Heidelberg, 10. VII. 2001

Für Frau Professor Eberhardt

von

[illegible]

Autonomietraining

Ronald Grossarth-Maticek

Autonomietraining

Gesundheit und Problemlösung durch Anregung der Selbstregulation

Mit Vorworten von
Jan Bastiaans, Helm Stierlin und Gerald Hüther

W DE G

Walter de Gruyter
Berlin · New York 2000

Über den Autor des Buches

Professor Dr. med. Dr. phil. Ronald Grossarth-Maticek wurde 1940 in Budapest geboren. Er ist seit 1990 Direktor des Institutes für Präventive Medizin, Politische, Wirtschafts- und Gesundheitspsychologie des Europäischen Zentrums für Frieden und Entwicklung der Universität für Frieden (gegründet von den Vereinten Nationen). Er ist Professor für Postgraduierte Studien im Fach Präventive Medizin.

Grossarth-Maticek hat die weltweit umfangreichsten Studien auf dem Gebiet der Psycho-Neuroonkologie und der Erforschung seelisch-körperlicher Wechselwirkungen bei der Entstehung chronischer Erkrankungen und Aufrechterhaltung der Gesundheit durchgeführt. Seine Ergebnisse zeigen eindrucksvoll, daß das seelisch-körperliche Befinden und die Stimulierungslage des zentralen Nervensystems einen deutlichen Zusammenhang mit der Krebsausbreitung und dem Krankheitsverlauf aufweist. Im Rahmen seiner Forschungsarbeit entwickelte Grossarth-Maticek ein neues psychotherapeutisches Verfahren, das er Autonomietraining nennt.

Der Autor arbeitete intensiv und über viele Jahre mit dem holländischen Psychotherapeuten und Psychosomatiker Professor Jan Bastiaans und dem Londoner Psychologen und Mitbegründer der Verhaltenstherapie Professor Hans-Jürgen Eysenck zusammen. Gemeinsam mit dem Heidelberger Familientherapeuten Professor Helm Stierlin schrieb er das Buch *Krebsrisiken – Überlebenschancen. Wie Seele, Körper und Umwelt zusammenwirken* (Carl Auer Verlag).

Grossarth-Maticek hat in Deutschland auf dem Gebiet der psychosomatischen Medizin seit 1980 die größte Anzahl von Veröffentlichungen in internationalen Fachzeitschriften. Die letzte Buchveröffentlichung *Systemische Epidemiologie und Präventive Verhaltensmedizin chronischer Erkrankungen. Strategien zur Aufrechterhaltung der Gesundheit* erschien 1999 im Walter de Gruyter Verlag, Berlin, New York.

Prof. Dr. med. Dr. phil. Ronald Grossarth-Maticek
Europäisches Zentrum für Frieden und Entwicklung
Universität für Frieden der Vereinten Nationen
ECPD Institut für präventive Medizin
Schloß-Wolfsbrunnen-Weg 16
69117 Heidelberg

Die Deutsche Bibliothek – CIP-Einheitsaufnahme

Grossarth-Maticek, Ronald:
Autonomietraining : Gesundheit und Problemlösung durch Anregung der Selbstregulation / Ronald Grossarth-Maticek. Mit Vorw. von Jan Bastiaans ... – Berlin ; New York : de Gruyter, 2000
ISBN 3-11-016881-2

Textkonvertierung: D. Ullrich, Berlin – Druck: Gerike GmbH; Berlin – Buchbinderische Verarbeitung: Lüderitz & Bauer GmbH, Berlin – Umschlagentwurf: Rudolf Hübler, Berlin

Printed in Germany

Inhalt

Vorwort von Jan Bastiaans[1]

Als ich Grossarth-Maticek 1975 kennengelernt habe, berichtete er mir sowohl über sein gesamtes Forschungsprogramm als auch über die Methode und theoretische Grundlage seines *Autonomietrainings* (er nennt es auch kreativ-novative Therapie oder einfach auch Soziopsychotherapie). Nach mehreren Jahren intensiver Zusammenarbeit lud ich ihn im September 1981 als einen der Hauptredner zum Weltkongreß des International College of Psychosomatic Medicine nach Montreal, Kanada, ein. 1982 bat ich ihn, einen Vortrag für die Plenarsitzung der XIV. Europäischen Konferenz für Psychosomatische Forschung in den Niederlanden zu halten. Eine dritte Einladung erfolgte 1983 für einen Vortrag im Rahmen der Plenarsitzung mit dem Thema „Früherkennung psychosomatischer Störungen" während des VII. Weltkongresses des International College of Psychosomatic Medicine in Hamburg.

Grossarth-Maticek führte umfangreiche prospektive Interventionsstudien durch, in denen die epidemiologische Datenerfassung mit der Intervention eng verbunden ist. Sein epidemiologisches Forschungsprogramm, in dem er mit Hilfe seiner wissenschaftlichen Hilfskräfte über 30000 Personen befragen konnte und eine ungewöhnlich große Anzahl von wissenschaftlichen Fragen zu beantworten versuchte, hat mich in seiner Komplexität vom ersten Augenblick unserer Begegnung fasziniert, und ich habe es bis heute aufmerksam verfolgt.

Ich bin davon überzeugt, daß die psychophysische Wechselwirkungsforschung, wie sie Grossarth-Maticek entworfen hat, sowohl für die Krankheitsentstehung als auch für die Gesundheitsforschung von fundamentaler Bedeutung ist. Das Forschungsprogramm von Grossarth-Maticek ergänzt und erweitert die monokausale Medizin. Möglicherweise kann die Wechselwirkungsforschung einen weitgehend gewichtigeren Beitrag zur medizinischen Ursachenforschung leisten als der monokausale Ansatz. Hätten die Krankheiten nur eine Ursache (z. B. das Zigarettenrauchen für den Lungenkrebs oder genetische Faktoren für Brustkrebs usw.), dann wären die Ursachen für die meisten chronischen Erkrankungen bis heute schon entdeckt, was leider absolut nicht der Fall ist.

In Hinblick auf das psychotherapeutische Vorgehen von Grossarth-Maticek war ich schon bei den ersten Begegnungen mit dem Wissenschaftler sowohl fasziniert als auch äußerst skeptisch. Meine Faszination begründete sich auf die klar formulierte Theorie, die hinter dem therapeutischen Verfahren steht, und die eindrucksvolle Methode der Beweisführung der therapeutischen Effekte. Beide Aspekte sind ja in der internationalen Psychotherapieforschung eine Seltenheit. Skeptisch machte mich der Bericht von Grossarth, daß er innerhalb einer und höchstens drei Sprechstunden in ca. 40% aller Fälle eine derart grundlegende Veränderung des Verhaltens erreichen kann, daß daraus langfristige Gesundheitseffekte und Verhaltensänderungen entstehen können. Wir Psychotherapeuten wissen doch, wie schwer und mühsam ein Veränderungsprozeß sein kann und wie häufig Rückschläge und Mißerfolge auftreten. Aus diesem Grund habe ich Grossarth-Maticek im Jahre 1976 gebeten, mich an therapeutischen Sitzungen teilnehmen zu lassen. Von 1976 bis 1983 nahm ich an insgesamt 83 verschiedenen Sitzungen teil. Dabei stellte ich mir folgende Fragen: Ist die therapeutische Methode von Grossarth-Maticek effektiv? Wenn ja, wie ist das wirksame Verhalten zu beschreiben?

Zunächst ist zu sagen, daß Grossarth-Maticek die Therapien im Rahmen seiner Forschungsarbeiten

1 Dieses Vorwort von Prof. Bastiaans wurde ursprünglich für ein geplantes Buch im Kölner Verlag Kiepenheuer und Witsch geschrieben. Aufgrund sich lange hinziehender statistischer Auswertungen konnte das Buch jedoch zum geplanten Zeitpunkt nicht erscheinen.

durchgeführt hat, so daß auch ich als wissenschaftlicher Mitarbeiter vorgestellt wurde. Er bat die Personen um Hilfe für die Entwicklung seiner Erkenntnisse und schaffte somit eine entspannte Atmosphäre, indem er sie als kompetente Gesprächspartner anerkannte. Er bat die Personen zuerst, über ihre Probleme frei zu sprechen und griff an unterschiedlichen Stellen flexibel und sensibel mit Interventionen ein. Bei keiner der 83 beobachteten Personen entwickelte sich ein Widerstand gegen die Gesprächsführung oder die unterschiedlichen therapeutischen Maßnahmen. Im Gegenteil, die Aufmerksamkeit, das Interesse und Engagement in der Problemdarstellung und in der Hoffnung auf die Problemlösung steigerte sich von Minute zu Minute sowohl bei den Patienten als auch bei dem Therapeuten. Bei 31 der 83 Personen (37,3%) zeigte sich eine überraschende und von den Personen mit ausgeprägtem positiven Engagement getragene Problemlösung. Diese war in der Regel durch ein neu definiertes alternatives Verhalten gekennzeichnet, die die Person emotional und rational positiv und motivierend aufnahm. In ca. der Hälfte der Restgruppe war eine rational und emotional gut begründete Alternative gefunden worden, bei der sich eine harte Arbeit für die Zukunft abzeichnete. Bei der anderen Hälfte der Restgruppe war nicht erkennbar, daß sich eine alternative Verhaltensweise definieren ließe, die von der Person angenommen wird. Offensichtlich ist die von Grossarth-Maticek entwickelte Kurztherapie nur bei ca. einem Drittel der Fälle hocheffektiv. Ich mußte mir dabei sowohl die Frage stellen, was macht der Therapeut Grossarth, wenn er hervorragende Ergebnisse bei einer Personengruppe erzielt und welche Personen sind geeignet, vom Autonomietraining zu profitieren. Ich versuche zunächst die zweite Frage zu beantworten: Vom Autonomietraining profitieren Personen, die in sich selbst latent oder Manifest ein alternatives Verhalten formuliert haben, von dem sie sich mehr Vorteile als Nachteile versprechen, aber nicht oder noch nicht in der Lage sind, es positiv in Verhalten umzusetzen. Personen, die sich mit dem problematischen und symptomerzeugenden Verhalten – z. B. mit dem selbst akzeptierten Todestrieb – in einer rigiden Weise abgefunden haben, und keinen Zugang zu Wohlbefinden mehr suchen, profitieren vom Autonomietraining weniger.

Nun zur therapeutischen Persönlichkeit von Grossarth-Maticek. Obwohl Grossarth von Fall zu Fall sehr variabel vorgeht und sogar für jede Person eine eigene, für sie angepaßte therapeutische Methode entwickelt, orientiert sich der Wissenschaftler an einer sehr konsistenten Theorie, die ihm ein konsistentes und widerspruchsfreies therapeutisches Verhalten ermöglicht. Die theoretische Annahme lautet: Jeder Mensch sucht unbewußt und bewußt nach Wohlbefinden, Lust, innerer und sozialer Sicherheit und Kompetenz. Er kann sich in dieser Suche aber auch verirren und sich in Leid, Konflikte, Fehlannahmen verstricken, die bis hin zur Symptombildung und Todessehnsucht führen. Die Aufgabe des Therapeuten ist es daher, dem Patienten zu helfen, sein Wohlbefinden zu mehren und seine Unlustquellen zu verringern. Da die Menschen trotz Ähnlichkeiten miteinander doch grundverschieden sind, bedarf es von Fall zu Fall unterschiedlicher Methoden und Analysen, um diesem Ziel gerecht zu werden. Auch hinter Leid, Selbst- und Fremdaggressivität stecken nach Grossarth-Maticek nicht nur der verfehlte Versuch, Wohlbefinden zu erreichen, sondern auch der Hinweis auf welchem individuellen Wege die Person ihre Erfüllung erstrebt.

Als Therapeut handelt Grossarth-Maticek konsequent in Hinblick auf die Stärkung und Anerkennung von Lust, Wohlbefinden, Kompetenz und Sicherheit. Nach der Analyse fragt er sich, in welchem Bereich und mit welchen Methoden erwartet die Person Wohlbefinden und in welchem Bereich und mit welchen Methoden wird sie gehemmt, ihre Sehnsucht nach Wohlbefinden erreichen zu können. Dabei sucht Grossarth-Maticek nach Bedürfnissen von allergrößter emotionaler Bedeutung für die Person, im Wissen, daß ihre Befriedigung eine starke Lustquelle ist oder wenn die Befriedigung unmöglich erscheint, ihre Desillusionierung die Basis für das Erreichen einer neuen Lustquelle ist.

Grossarth-Maticek ist jedoch kein hedonistischer Psychotherapeut, der Wohlbefinden und Lust um jeden Preis erstrebt. Er berücksichtigt auch die individuellen Hemmungen und erstrebt somit ein schuld- und angstfreies Wohlbefinden. In den Trainingsmethoden von Grossarth lernen die Personen neue Reaktionen zu entwickeln, die nach seiner Methode zu neuen neuronalen Verbindungen führen. Solche Verfahrensweisen sind notwendig, um die betroffene Person in bestimmten Bereichen zu enthemmen oder neue zu aktivieren und motivieren. Dabei legt Grossarth-Maticek größten Wert darauf, daß sich emotionale Strukturen aus dem limbischen System mit rationalen Strukturen aus der Hirnrinde derart funktional verknüpfen, daß neues Verhalten in Richtung Wohlbefinden und Lust möglich wird.

Mich hat in vielen Sitzungen erstaunt, daß es Grossarth-Maticek schon in einer Stunde erreicht, daß bei den Personen äußerst starke, aber positive Emotionen ausgelöst werden. Das liegt daran, daß er es versteht, sowohl die Bedürfnisse von hoher gefühlsmäßiger Qualität und gleichzeitig Lösungen anzusprechen, von der sich die Person eine Mehrung ihres Wohlbefindens verspricht. Er tut dies auf der Kompetenzebene der Person, daß heißt so, daß sie erkennt, daß sie die Ziele mit dem eigenen Verhaltensrepertoire erreichen kann. Die starken positiv ausgelösten Emotionen nutzt er zur Herstellung neuer Verbindungen zwischen Emotionen und rationalen Strukturen (da viele Menschen entweder Emotionen aufzeigen, die von der Ratio gehemmt werden oder rationale Strukturen haben, die die Auslösung emotionaler Reaktionen verhindern).

Die auf Wohlbefinden ausgerichtete Zielsetzung im Autonomietraining scheint das Unbewußte gut zu verstehen und zu integrieren. Wenn Widerstände gegen neues Verhalten auftreten, dann ist die Person trainiert, sie als Unwohlsein aufzufassen und abzuweisen. Ich möchte hier mit einer Schlußfolgerung und einer Frage schließen. Zunächst die Schlußfolgerung: Grossarth-Maticek ist nicht nur ein genialer Forschungsstratege im Entwurf neuer Methoden der Beweisführung in der Epidemiologie und der Überprüfung äußerst interessanter Hypothesen in der psychophysischen Wechselwirkungsforschung. Er ist auch ein äußerst begabter Psychotherapeut und Verhaltensberater. Meine anfängliche Skepsis gegenüber der Wirksamkeit seiner Methode ist nach langjähriger Überprüfung einem Gefühl der Anerkennung, Bewunderung und großer persönlicher Freundschaft gewichen. Meine Frage lautete trotzdem: Wie können andere Therapeuten das Autonomietraining erlernen und erfolgreich anwenden? Zur Beantwortung dieser Frage hilft mir die jahrelange Diskussion mit Grossarth-Maticek. Dabei wurde mir deutlich, daß das Autonomietraining trotz großer Variabilität und Flexibilität feste und erlernbare Grundprinzipien hat. Dabei kann jeder Psychotherapeut und Berater seine eigene Persönlichkeit und seine persönlichen Fähigkeiten einbringen.

Grossarth-Maticek studiert nicht nur die individuelle Selbstregulation. Er entwickelt Konzepte über die Wechselwirkung zwischen der individuellen und sozialen Selbstregulation und unterstreicht die enorme Bedeutung des subjektiven Faktors im individuellen und sozialen System. Seine Forschungen haben nicht nur eine enorme gesundheitliche Relevanz, sie sind auch für die Politik wichtig, vorausgesetzt die Politik ist nicht nur an der Lösung wirtschaftlicher und technischer Probleme interessiert, sondern auch am Glück und der Eigenaktivität der Bürger.

Trotz vieler Aspekte und Trainingsmethoden bleibt der Kern des Autonomietrainings die Kreation neuer Bedingungen, die für das einmalige Individuum notwendig und nützlich sind, weil sie mehr Wohlbefinden und Sicherheit auslösen. Das Erreichen individueller Autonomie ist das Ziel jeder Psychotherapie. Grossarth-Maticek versteht unter Autonomie allerdings die ungehinderte Fähigkeit eines Menschen, durch Eigenaktivität Wohlbefinden zu erreichen.

Der Untertitel des Buches könnte auch heißen „Analysen und Methoden zur Anregung der Eigenaktivität in komplexen Systemen", weil Grossarth-Maticek Wechselwirkungen in komplexen Systemen analysiert und erst aus deren Dynamik die Interventionsstrategie ableitet. Faszinierend dabei ist, daß er zeigen kann, daß sich auch die Probleme in komplexen Systemen häufig auf bestimmte definierbare Faktoren reduzieren lassen, und daß dabei relativ einfache Interventionen wirksam sind unter der Voraussetzung, daß sie exakt den Bedürfnissen im System entsprechen.

Die Forschungs- und Interventionsarbeit von Grossarth-Maticek ist aus folgendem Grund von allergrößter gesellschaftlicher Bedeutung: Er verbindet in seiner Analyse die Wirkung von objektiven Faktoren mit der Wirkung von subjektiven Faktoren. Damit analysiert er ein äußerst komplexes Wechselwirkungssystem und zeigt auf wie sich objektive Faktoren im subjektiven Erlebnis widerspiegeln und wie subjektive Faktoren die Verhaltensmotivation für objektive Veränderung darstellen. Während sich die Psychologen und Psychosomatiker überwiegend in das Getto der Subjektivität zurückziehen und die naturwissenschaftlich und ökonomisch orientierten Forscher in der Regel nicht in der Lage sind die Bedeutung des subjektiven Faktors zu berücksichtigen (z. B. in der Anregung der kreativen Eigenaktivität zur Verringerung der Arbeitslosigkeit oder Stimulierung der technischen Innovation, usw.), verbindet Grossarth-Maticek beide Aspekte mit einem Gewinn sowohl für die wissenschaftliche Forschung und Innovation als auch für die praktische Problemlösung. Während die moderne Bürokratie die menschliche Eigenaktivität durch überfürsorgliches Verhalten eher hemmt als anregt, zeigt Grossarth-Maticek die Bedeutung der problemlösenden Eigenaktivität. Um ein derartiges Forschungsprogramm durchzuführen und zu brauchbaren Anregungen zu kommen, bedarf es neben enormem Fleiß und Arbeitsaufwand auch eine extrem ausgeprägte Genialität, die ich in der langfristigen Zusammenarbeit mit Ronald Grossarth-Maticek immer wieder bewundern und genießen konnte.

In Zeiten der Konzentration der Weltwirtschaft, in der sich neben Vorteilen auch enorme soziale Krisen abzeichnen, besteht für die problemlösende Eigenaktivierung von Individuen und Gruppen, so wie sie Grossarth-Maticek aufzeichnet, ein zunehmender Bedarf.

Es steht zu hoffen, daß die Methode und Therapie von Grossarth-Maticek nicht nur wie bis jetzt im Rahmen wissenschaftlicher Studien angewandt werden, sondern auch Eingang in die therapeutische Praxis finden. Es wäre auch begrüßenswert, wenn sich Politiker und Manager mit der Anregung zur problemlösenden Eigenaktivität, so wie sie Grossarth-Maticek aufzeigt, intensiv befassen könnten.

Januar 1985

Prof. Dr. med. Jan Bastiaans
Ordinarius für Psychatrie an der Reichsuniversiät Leyden, Holland
ehem. Präsident des International College of Psychosomatic Medicine
und Mitglied im Präsidium der World Psychiatric Association

Vorwort von Helm Stierlin

Aus systemischer Sicht – aber nicht nur aus dieser – zeigt sich mir Ronald Grossarth-Maticeks wissenschaftliche Leistung als einzigartig. Ich sehe ihn als einen Pionier der Wechselwirkungsforschung, wobei sich die Erforschung von, und Intervention in, Wechselwirkungen als Herzstück der systemischen Wissenschaften überhaupt ansehen läßt.

Diese Wissenschaften revolutionierten im ausgelaufenen Jahrhundert die biologische Forschung. Denn sie lieferten dieser Modelle, die das komplexe Wechselspiel von Steuerung, Gegensteuerung und Selbstregulation in lebenden Systemen viel exakter zu erfassen erlaubten als dies mit bisherigen noch weitgehend monokausal ausgerichteten Modellen möglich schien. Entsprechende Modelle fanden auch in den letzten Jahrzehnten in der Familientherapie ihren Einzug und revolutionierten auch hier Erkenntnisansätze und therapeutisches Vorgehen.

Damit ergab sich aber auch als zentrale Herausforderung und Frage: Wie ließen sich nunmehr die biologischen und psychosozialen Bereiche systemisch integrieren oder, vielleicht genauer: wie ließ sich hier das komplexe Zusammenspiel von Faktoren im körperlichen, seelischen und sozialen Bereich so erforschen und begründen, daß sich nun auch für eine Sozio-Psycho-Somatik neue Perspektiven der Erkenntnis und der Intervention eröffneten?

Und dieser Herausforderung hat sich, wie ich meine, Ronald Grossarth-Maticek wie bislang kein anderer gestellt. Um hier Erfolg zu haben, mußte er mehreres erreichen: Er mußte einmal Wege finden, um sogenannte weiche psychologische Daten zu „härten", das heißt, er mußte diese auch für andere Forscher meßbar, vergleichbar und reproduzierbar machen. Das bedeutete etwa, er mußte von Methoden der psychologischen Datenerfassung wegkommen, bei der die Frage nach der eigenen Befindlichkeit, Erwartungen und Motiven nicht einfach abgehakt wurden. Vielmehr mußten die von ihm trainierten Interviewer um die Herstellung einer vertrauensvollen Beziehung zu den von ihnen Befragten bemüht sein, die diesen erlaubte, auch scham- und angstbesetzte Gefühle und Einstellungen zu offenbaren. Er mußte weiter eine genügend große Probandenzahl über genügend viele Jahre verfolgen. Und auch das tat er in einem weltweit wohl einzigartigen Ausmaß: Er interviewte und verfolgte ca. 35000 Probanden über Zeiträume bis zu drei Jahrzehnten. Dabei konnte er sich auch nicht mehr auf die bislang üblichen retrospektiven Studien verlassen, deren wissenschaftliche Aussagekraft gering ist. Vielmehr mußte es für ihn in erster Linie auf ein prospektives Design ankommen, das ihm erlaubte, Hypothesen zu stellen, die sich nach Beobachtungszeiträumen von 15 bis 20 und mehr Jahren entweder verifizieren oder falsifizieren ließen. Und das bedeutet natürlich auch: Er brauchte eine Theorie, aus der sich seine Hypothesen stimmig herleiteten. Und das mußte eine Theorie sein, die sich einerseits durch neue Erkenntnisse korrigieren ließ, anderseits in ihrer Grundsubstanz über Jahrzehnte hinweg haltbar war. Und auch dieser Balanceakt ist ihm, meine ich, in erstaunlicher Weise gelungen.

Doch weiter: Um Hypothesen über die Wechselwirkung psychosozialer und körperlicher Faktoren etwa bei der Krebsentstehung überzeugend testen zu können, war noch eine andere innovative Leistung erforderlich: Er mußte gleichsam sein prospektives Forschungsdesign mit einem Interventionsdesign kombinieren. Das sah dann etwa so aus, daß er nach dem Zufallsprinzip Hochrisikogruppen zusammenstellte, dann in der einen Gruppe intervenierte und die andere Kontrollgruppe ihrem Schicksal überließ. 15–20 Jahre später wurden dann bei beiden Gruppen wieder sowohl psychosoziale als auch biologisch-medizinische Befunde erhoben.

Kernelement dieser – sowohl als Forschung wie als therapeutisches Instrument verwendeten – Interventionen ist nun das Autonomietraining, um das es in diesem Buch vor allem geht. Dieses läßt sich als eine Form der Kurztherapie oder Kurzintervention beschreiben, die ganz auf die individuelle Bedürfnis- und Motivationskonstellation des Klienten abgestellt und dazu angetan ist, in dessen komplexem biopsychosoziologischen Wechselgeschehen etwas in Gang zu bringen, das nunmehr die Weichen in Richtung größerer Gesundheit und größeren Wohlbefindens stellt. Solche Therapie greift bei dem an, was Ronald Grossarth-Maticek den Knackpunkt nennt: Dem Systempunkt oder dem Leitmotiv, von dem her sich das ganze systemische Geschehen in gewisser Weise steuert und bei dessen Veränderung dann auch weitreichende Veränderungen in der Lebenseinstellung und im Gesundheitsverhalten zu erwarten sind. Wie das geschehen kann, beschreibt Grossarth-Maticek an vielen eindrucksvollen Beispielen. Und er zeigt nicht minder eindrucksvolle Resultate: In etwa 40% der von ihm mit dem Autonomietraining behandelten Klienten ließen sich 15–20 Jahre später hochsignifikante Unterschiede im Hinblick auf deren Gesundheit und Lebenserwartung nachweisen.

Im letzten Teil des Buches läßt er erkennen, daß die von ihm angewandten Forschungsansätze und die dadurch gewonnenen Befunde auch für verschiedenste gesellschaftliche und politische Bereiche relevant sind. Dabei zeigt sich als Kernelement der „Knackpunktbewältigung“ bzw. der Knotenlösung immer wieder eine Eigenaktivierung, die darauf abzielt, auf Dauer Wohlbefinden und Selbstregulation zu erreichen.

Ronald Grossarth-Maticek läßt sich auch als ein Verstörer in dem Sinne bezeichnen, in dem auch Charles Darwin einmal ein Verstörer war: Dieser verstörte bekanntlich viele seiner Zeitgenossen, indem er sie aus ihrem dogmatischen Schlummer – dies ein von Kant benutzter Ausdruck – riß. Die Verstörung seiner Zeitgenossen trug Darwin seinerzeit nicht wenig an Kritik, ja an Diffamierung ein. Ähnliches ließe sich auch in Grossarth-Maticeks Fall sagen. Aber ich bin sicher, daß im Laufe der Zeit auch in diesem Fall mehr und mehr Menschen das Positive an der von ihm ausgelösten Verstörung zu würdigen wissen.

Heidelberg, Mai 2000

Prof. Dr. med. et phil. Helm Stierlin
Universität Heidelberg

Vorwort von Gerald Hüther

Falls Sie, so wie ich, zu der Sorte Menschen gehören, die sich vor der Lektüre eines Buches ein Bild davon machen wollen, was sie darin möglicherweise finden, weshalb es für sie wichtig sein könnte, sich dieses Buch etwas genauer anzuschauen, dann lesen sie vermutlich Vorworte gern und freuen sich, wenn es davon gleich mehrere gibt. Sie haben so die Möglichkeit, den Inhalt des Buches vorab schon einmal aus unterschiedlichen Perspektiven zu beleuchten, ihn gewissermaßen summarisch durch die Brillen derjenigen zu betrachten, die diese Vorworte verfaßt haben. Je verschiedener diese Brillen, um so besser, um so runder wird das Bild.

Deshalb hier noch ein weiterer Blick auf das Buch von Ronald Grossarth-Maticek, diesmal durch die Brille eines Naturwissenschaftlers, genauer eines Hirn- und Streßforschers. Der Autor stellt hier ein Verfahren vor und zeigt, daß es mit Hilfe dieses „Autonomietrainings" möglich ist, bestimmte Grundhaltungen und Überzeugungen zu verändern, die das Denken und Handeln eines Menschen während seines bisherigen Lebens weitgehend bestimmt – und ihn dabei mehr oder weniger krank gemacht haben.

Geht das überhaupt? Lassen sich die im Gehirn eines Menschen einmal herausgeformten und gebahnten neuronalen Verschaltungsmuster später noch so grundsätzlich verändern? Und wenn es tatsächlich geht, wie soll das funktionieren? Kann sich das Verhalten eines Menschen allein dadurch verändern, daß er die Lust an der Gestaltung des eigenen Lebens (wieder) entdeckt? Weshalb trägt dieses neue Lebensgefühl dazu bei, daß er gesünder wird und bleibt? Das alles sind Fragen, die bei Hirnforschern vor einigen Jahren noch ratloses Schulterzucken ausgelöst hätten. Sie waren noch bis zu Beginn der neunziger Jahre der Meinung, daß die während der Phase der Hirnentwicklung entstandenen und unser Fühlen, Denken und Handeln bestimmenden neuronalen Verschaltungen und Netzwerke sich später nicht mehr verändern und sich mit fortschreitendem Lebensalter nur noch zunehmend auflösen könnten. Diese Vorstellung hat sich inzwischen glücklicherweise als falsch erwiesen. Und nicht nur die. Wer die neurobiologische Forschung der letzten Jahre aufmerksam und kritisch verfolgt hat, wird festgestellt haben, daß sich in diesem Bereich eine Wandlung vollzieht, etwas, das von Karl Jaspers „Achsenzeit" und von Thomas Kuhn „Paradigmenwechsel" genannt worden ist. Alte, bisher für richtig gehaltene, bisweilen sogar als Dogma vertretene und von anderen Disziplinen übernommene und dort zu Theoriebildung benutzte Ansichten beginnen allmählich aufzuweichen.

- Jahrzehntelang war man davon ausgegangen, daß die während der Hirnentwicklung ausgebildeten, neuronalen Verschaltungen und synaptischen Verbindungen unveränderlich seien. Heute weiß man, daß das Gehirn zeitlebens zur adaptiven Modifikation und Reorganisation seiner einmal angelegten Verschaltungen befähigt ist und daß die Herausbildung und Festigung dieser Verschaltungen ganz entscheidend davon abhängt, wie und wofür wir unser Hirn benutzen.

- Vor einigen Jahren konnte sich noch kein Hirnforscher vorstellen, daß psychosoziale Einflüsse in der Lage wären, die Struktur des Gehirns in irgendeiner Weise zu verändern. Heute sind die meisten von ihnen davon überzeugt, daß die im Lauf des Lebens gemachten Erfahrungen strukturell im Gehirn verankert werden.

- War man bisher stillschweigend davon ausgegangen, daß der Mensch sein großes Gehirn zum Denken besitzt, so haben Forschungsergebnisse der letzten Jahre deutlich gemacht, daß der Bau und die Funktion des menschlichen Gehirns in besonderer Weise für Aufgaben optimiert sind, die wir unter dem Begriff „psychosoziale Kompetenz" zusammenfassen.

Unser Gehirn ist demnach weniger ein Denk- als vielmehr ein Sozialorgan.

• Noch bis vor wenigen Jahren schien den Hirnforschern alles suspekt, was mit Gefühlen zusammenhing. Inzwischen beginnen sie zu verstehen, welche Bedeutung Gefühle nicht nur für die Ausrichtung von Wahrnehmungs- und Kognitionsprozessen besitzen, sondern auch wie frühe Erfahrungen im Gehirn verankert werden und wie sehr sie spätere Grundhaltungen und Überzeugungen bestimmen. Sie haben erkannt, welche Bedeutung der im Hirn ausgelösten neuroendokrinen Streßreaktion dabei zukommt, und wie sehr diese Reaktion selbst und die Spuren, die sie im Hirn hinterläßt vom subjektiven Gefühl der Kontrollierbarkeit bzw. Unkontrollierbarkeit abhängt.

• Fast ein ganzes Jahrhundert lang wurde heftig darüber gestritten, ob das Denken, Fühlen und Handeln des Menschen stärker von angeborenen Verhaltensprogrammen oder von den im Lauf des Lebens gemachten Erfahrungen bestimmt wird. Heute setzt sich auf Seiten der Verfechter der psychischen und psychosozialen Determiniertheit menschlichen Verhaltens allmählich die Einsicht durch, daß das Fühlen, Denken und Handeln des Menschen eine materielle, d. h. neurobiologische Grundlage hat. Andererseits müssen die Anhänger der biologischen Determiniertheit psychischer Erscheinungen inzwischen eingestehen, daß sowohl für die Stabilisierung der genetischen Anlagen innerhalb der Population wie auch für die Herausbildung bestimmter neuronaler bzw. synaptischer Verschaltungsmuster die intrapsychische Verarbeitung psychosozialer Erfahrungen zumindest beim Menschen von erheblicher Bedeutung ist.

Viele dieser neuen, in ihren Auswirkungen auf andere, anwendungsbezogene Bereiche der Neurowissenschaften kaum abschätzbare Erkenntnisse der neuro- und psychobiologischen Grundlagenforschung des ausklingenden 20. Jahrhunderts sind mit der Flut wissenschaftlicher Publikationen auf dem Gebiet der Neurowissenschaften an den potentiellen Nutzern, an Ärzten, Therapeuten und Trainern weithin unbemerkt vorbeigerauscht.

Erst ganz allmählich und sehr vereinzelt beginnen sie nun, das Versäumte nachzuholen und die neuen Erkenntnisse in ihre Therapiekonzepte und Trainingsprogramme einzubauen.

Roland Grossarth-Maticek gehört nicht zu diesen Nachzüglern. Er ist ein Vorreiter. Sein Autonomietraining hat er aufgrund seiner langjährigen Erfahrung mit Intuition und einem Blick für das Wesentliche bereits zu einem Zeitpunkt entwickelt, als er mit seinen Vorstellungen noch allein auf weiter Flur stand. Entgegen der damals noch vorherrschenden Meinung ist er davon ausgegangen, daß das Verhalten erwachsener Menschen im Prinzip veränderbar ist. Aber er wußte auch schon, daß sich grundsätzliche und nachhaltige Veränderungen des Denkens und Handelns eines Menschen nur erreichen lassen, wenn es gelingt, ihm das Gefühl zu vermitteln, daß er in der Lage ist, scheinbar unkontrollierbare Streßreaktionen kontrollierbar zu machen, daß nur so ein Gefühl von Wohlbefinden oder Lust entstehen kann. Und er war davon überzeugt, daß die Wiederherstellung des emotionalen Gleichgewichtes eine entscheidende Voraussetzung für die ungestörte Entfaltung der „Selbstheilungskräfte" des Menschen ist. Die integrativen Regulationssysteme, also das zentrale und periphere Nervensystem, das Herz-Kreislauf-System, das Immunsystem und das endokrine System konnten in seinen Augen nur dann optimal zur Gesunderhaltung des Organismus beitragen, wenn ihre Funktionen nicht durch negative Emotionen wie Angst, Ohnmacht, Hilflosigkeit etc. beeinträchtigt sind.

Sicher ist es schwer, ein Leben lang gebahnte Grundüberzeugungen zu verändern, und sicher gelingt das nicht in jedem Fall. Aber wenn es gelingt, dann nur so, wie es Ronald Grossarth-Maticek hier vorschlägt: Durch die Bewußtmachung und Nutzung der eigenen Ressourcen. Nur so lassen sich die immer komplexer werdenden Anforderungen bewältigen, die unsere soziale Lebenswelt an jeden einzelnen Menschen stellt. Das Gefühl, das man empfindet, wenn es einem gelingt, die Angst vor diesen Anforderungen zu überwinden, ist zunächst Überraschung, dann Neugier, dann Wohlbefinden und am Ende vielleicht sogar wieder Lust an der eigenen Lebensgestaltung, und die stärkt nicht nur die Gesundheit.

Gerald Hüther
Prof. Dr. rer. nat. Dr. med. habil.
Professor für Neurobiologie
Psychiatrische Klinik der Universität Göttingen
zuvor am Max-Planck-Institut für Experimentelle Medizin

Vorwort des Autors

Lieber Leser, liebe Leserin,

über viele Jahre habe ich mich gemeinsam mit meinem Forschungsteam mit dem Zusammenhang zwischen Wohlbefinden, Streß und Gesundheit beschäftigt. In diesem Buch möchten wir Ihnen einige unserer Erkenntnisse weitergeben in der Hoffnung, daß Sie dadurch persönliche Anregungen bekommen.

Was ist und wie entsteht Wohlbefinden? In welcher Beziehung steht das Wohlbefinden zur Aufrechterhaltung der Gesundheit?

Der Mensch ist ein sehr komplexes, soziopsychobiologisches System, in dem unterschiedliche Bedürfnisse entstehen, also Spannungen zwischen dem Ist-Zustand und den erstrebten Zuständen. Wohlbefinden entsteht dann, wenn für den Menschen. Wohlbefinden entsteht nicht nur durch *einen* Faktor, wie z. B. gesunde Ernährung oder positives Denken, sondern ist in der Regel das Ergebnis des Zusammenspiels vieler körperlicher und seelischer Faktoren im System. Dabei kommt der menschlichen Eigenaktivität, die bestimmte Bedingungen im Körper und soziale Beziehungen herstellt, eine zentrale Bedeutung zu. Wenn Menschen z. B. lernen, Verhaltensweisen, die zu negativen Bedingungen führen, aufzugeben, und neue Verhaltensweisen, die zu positiven Bedingungen führen, aufzubauen, dann kann ein wesentlicher Beitrag zur Verbesserung des Wohlbefindens erzielt werden.

Unterschiedliche Menschen benötigen zur Erreichung ihres Wohlbefindens unterschiedliche Bedingungen und Anregungen. Wohlbefinden entsteht, wenn wichtige Bedürfnisse befriedigt werden, während Unwohlsein verbunden ist mit nicht befriedigten Bedürfnissen. Solche Bedürfnisse sind häufig schon in der Kindheit erlernt. Wir konnten in großangelegten prospektiven Studien zeigen, daß der Grad des Wohlbefindens mit der Aufrechterhaltung der Gesundheit zusammenhängt. Das Wohlbefinden ist nicht nur ein angenehmes Gefühl, sondern auch ein Signal dafür, daß der Mensch gut funktioniert und seine Bedürfnisse zu seiner Zufriedenheit verwirklicht.

Wohlbefinden kann erlernt werden. Auch dies konnten wir in unseren Studien zeigen. Ziel dieses Buches ist, dem Leser zu helfen, den Grad seines Wohlbefindens zu messen und unterschiedliche Aktivitäten zur Herstellung von Bedingungen, die das Wohlbefinden verbessern, anzuregen.

Ich möchte Ihnen in diesem Buch ein neues Beratungs- und Trainingssystem vorstellen, daß ich *Autonomietraining* oder *Training zur Anregung der autonomen Selbstregulation* nenne. Ich möchte Ihnen zeigen, wie Sie mit Hilfe des Autonomietrainings erfolgreich Streß bewältigen und neue, bedürfnisbefriedigende Verhaltensweisen aktivieren können.

Das Autonomietraining ist ein Bildungs-, Beratungs- und Trainingssystem, das eine alternative Organisation des Verhaltens anregt, die im Individuum schon angelegt ist und somit verwirklicht werden kann. Was heißt das? Viele Menschen verhalten sich in einer Art und Weise, die ihnen negative Folgen (z. B. Unlust, Angst, Depressionen) einbringt, obwohl sie ihre genetischen und erlernten Verhaltenspotentiale anders organisieren könnten. Eine Person kann durch neue und kreative Verbindungen von bestimmten Erkenntnissen und Verhaltensweisen Aktivitäten entwickeln, die neue günstigere Bedingungen als bisher herstellen. Somit können früher gehemmte Bedürfnisse in einer neuen Organisation besser befriedigt werden.

Das Autonomietraining unternimmt den Versuch, Modelle aufzuzeigen, wie alternatives Verhalten erlernt werden kann. Das zu lernende Modell ist nicht einfach; deshalb wird es von vielen Seiten her beleuchtet, in der Überzeugung, daß es sowohl bewußt als auch unbewußt vom Übenden aufgenommen und dann je nach Bedürfnislage und Eigenart der Persönlichkeit in das Verhaltensrepertoire integriert wird. Im Autonomietraining ist der Begriff *autonome Selbstregulation* von zentraler Bedeutung. Unter Selbstregulation ist jede Eigenaktivität des Menschen zu verstehen, die mit dem Ziel unternommen wird, Bedürfnisse zu befriedigen und Wohlbefinden zu erreichen. Autonome Selbstregulation heißt, daß die Eigenaktivität nicht aus einer Abhängigkeit von bestimmten Erlebnissen, Personen oder Zuständen motiviert wird, die zum permanenten Nachteil für das Individuum wird. Die alternative Verhaltensorganisation, so wie sie im Autonomietraining vermittelt wird, verfolgt das Ziel, die eigenen Möglichkeiten und Verhaltenspotentiale so zu organisieren, daß dabei mehr Wohlbefinden, Lust und innere Sicherheit entstehen. Häufig lernt die Person zunächst durch eine einzige Aktivität, mehr Wohlbefinden als früher zu erreichen, und diese Erfahrung wird zum Ausgangspunkt für neue Aktivitäten und schließlich einer umfassenden Neuorganisation des Verhaltens, in der alte Hemmungen und Abhängigkeiten abgebaut werden und neue, flexible, bedürfnisbefriedigende Verhaltensweisen vorherrschen.

Um durch das Autonomietraining Streß erfolgreich zu bewältigen, muß der Leser zunächst verstehen, was Streß ist und in welcher Beziehung er zu der Fähigkeit zur autonomen Selbstregulation steht. Ich möchte Ihnen zunächst das Streßphänomen so nahe bringen, daß Sie es nicht nur verstehen, sondern in dem Maße ein Fachmann für die Streßanalyse und Streßbewältigung werden, wie Ihr Interesse am Thema reicht.

Ich möchte nicht nur, daß Sie verstehen, wie Streß entsteht und welche Streßursachen es gibt, sondern auch Ihre Fähigkeit anregen, Ihren eigenen Streß und den Ihrer Mitmenschen erfolgreicher bewältigen zu lernen. Ich hoffe, daß Ihnen dieses Buch sowohl ausreichende theoretische Informationen als auch praktische Anregungen vermittelt.

Dem Autonomietraining liegen einige Annahmen zugrunde, die es von anderen Therapie- und Beratungsmethoden unterscheiden:

Der Mensch ist ein sich selbst regulierendes System, das von Natur aus gut funktioniert, und dessen Funktionen durch fehlerlernte Bewertungen und Emotionen gestört werden können. Wenn die fehlerlernten Hindernisse für die natürliche Selbstregulation aufgehoben werden, dann ist schon die Hälfte des Problems gelöst.

Der Mensch ist auch ein aktives Wesen, das in seiner sozialen und physischen Umwelt und im eigenen Körper permanent positive oder negative Bedingungen herstellt. Wenn er nun im Autonomietraining lernt, die Bedingungen herzustellen, die er benötigt, dann ist die zweite Hälfte des Problems gelöst.

Chronischer Streß ist ein wichtiger Faktor bei der Entstehung chronischer Erkrankungen. Streß ist immer Ausdruck einer Überforderung aufgrund einer gestörten Selbstregulation. Streß alleine macht nicht krank, er geht komplexe Wechselwirkungen mit erblicher Anlage, krankheitserzeugenden Gewohnheiten (Fehlernährung, Rauchen, Trinken), Organvorschädigungen und Umweltfaktoren ein. Wenn chronischer Streß vorliegt, dann entfalten sich die physischen Risikofaktoren in ihrer krankheitserzeugenden Wirkung um ein Vielfaches.

Wenn Wohlbefinden und inneres Gleichgewicht vorherrschen, wird der Mensch seltener krank, und genießt das Leben intensiver. Selbstregulation zu erlernen, lohnt sich also mehrfach. Daher habe ich das Buch so gegliedert, daß Sie hoffentlich größtmöglichen Nutzen daraus ziehen können.

Sie können in einem Abstand von drei Monaten nach der ersten Ausfüllung der Testsysteme die Fragebögen ein zweites Mal beantworten, um festzustellen, ob Sie sich in der Ausprägung Ihres Stresses und in der Fähigkeit, Streß zu bewältigen, verbessert haben. Es wäre mir eine große Freude, wenn Sie mir das Ergebnis schriftlich mitteilen und mir erklären würden, welche der Aspekte, die für Sie von ganz besonderer Bedeutung waren, Sie erfolgreich verändern konnten.

Bitte konzentrieren Sie sich bei der Beantwortung der unterschiedlichen Fragen und versuchen Sie diese nicht nur mit Pflichtbewußtsein, sondern auch mit Freude an der Selbsterkenntnis zu beantworten. Wir konnten in experimentellen Studien zeigen, daß die mehrfache Beantwortung der Fragen eine streßreduzierende Wirkung hat. Durch das Ausfüllen des Fragebogens werden Sie auf bestimmte Bereiche aufmerksam, über die Sie möglicherweise früher selten nachgedacht haben. Durch den Einsatz Ihrer Intelligenz spüren Sie, welche Aktivitäten Ihnen fehlen und welche positiven Anregungen in den Fragen selbst schon stecken.

Das Thema Streß und Streßbewältigung durch Autonomietraining wird nicht nur komplex dargestellt, es werden auch unterschiedliche Formen der Darstellung gewählt mit dem Ziel, daß sich Ihnen unser Ansatz aus unterschiedlichen Blickwinkeln her einprägt. In diesem Buch werden sowohl das Autonomietraining als auch die theoretischen Grundlagen des menschlichen Verhaltens dargestellt, denn ohne dieses wäre ein gezieltes Training nicht möglich.

Das Buch konzentriert sich auf die menschlichen Alltagserfahrungen in bezug auf eigenes Verhalten und die daraus entstandenen positiven und negativen Folgen. Die Alltagserfahrung wird ergänzt durch systematische Beobachtung, wissenschaftliche Ergebnisse und therapeutische Erfahrung des Autors. Somit besteht die Hoffnung, daß der Leser seine eigenen Beobachtungen und Erfahrungen mit theoretischem Wissen und praktischem Vorgehen erweitern kann.

Was kann ein Mensch in seinem Alltagsverhalten tun, um Wohlbefinden und Sicherheit zu erreichen und was tut er, wenn er einen eigenen Beitrag zum Unwohlsein leistet? Zur Erreichung des Wohlbefindens ist z. B. Folgendes möglich: a) er entzieht sich einem Mitmenschen oder einer Tätigkeit, b) er verhält sich aktiv auf seine Umwelt und schafft somit neue Bedingungen, c) er verhält sich in einer bestimmten Weise zur eigenen Person, z. B. indem er seine positiven und negativen Gefühle zuläßt und er interpretiert sich und die Welt in einer bestimmten Weise. Genau diese Aspekte des menschlichen Verhaltens werden zum zentralen Bestandteil dieser Abhandlung.

Es gibt viele therapeutische Bücher und Abhandlungen, die dem Leser suggerieren, daß ein komplexes System, wie es der Mensch ist, durch einfache Eingriffe in allen Situationen wunschgemäß veränderbar ist. Dabei werden Techniken zusammen mit einer Gebrauchsanweisung beschrieben: Wenn Du das und das so und so tust, dann sind große Effekte zu erwarten. Die internationale psychologische Literatur ist voll von solchen Empfehlungen, z. B. wie man die Hirnströme harmonisiert, durch Fingerbewegung und Ablenkung der Aufmerksamkeit schwere traumatische Erinnerungen und Erlebnisse löschen kann oder daß inneres Gleichgewicht nur dann zu erwarten ist, wenn die Person ihren Konflikt herausschreit, vom Gesprächspartner Echtheit und Verständnis erfährt oder mit dem eigenen Unbewußten ins Reine kommt usw. Der Mensch ist ein viel zu komplexes soziopsychobiologisches System, in dem zahllose Faktoren voneinander abhängig sind und sich gegenseitig beeinflussen, als daß einzelnen Aspekten dauerhaft eine determinierende Wirkung zukommen könnte. Andererseits können komplexe Systeme, die sich durch die Wechselwirkung vieler Faktoren im relativen Gleichgewicht oder Ungleichgewicht befinden, durch relativ geringe Einflüsse maßgeblich verändert werden, unter der Voraussetzung, daß der Wirkfaktor wie der Schlüssel ins Schlüsselloch ins System paßt.

Obwohl viele Menschen unter vergleichbaren äußeren Lebensbedingungen leben, sind die individuellen Reaktionen häufig grundverschieden. Aus diesem Grund ist jeder Mensch einmalig. Andererseits sind auch überindividuelle Gesetzmäßigkeiten im Verhaltenssystem zu beobachten. So benötigen beispielsweise alle Menschen eine Anregung, die ihren spezifischen Bedürfnissen und Affinitäten entspricht. Alle Menschen haben ein Bedürfnis nach Regulation von Nähe und Distanz zur Erreichung einer optimalen Anregung. Ebenfalls sind alle Menschen darauf angewiesen, ihre Bedürfnisse zu befriedigen und Wohlbefinden, Lust und Sicherheit zu erreichen. Trotzdem unterscheiden sich die individuellen Bedürfnisse, erstrebten Zustände und Verhaltensstrategien von Person zu Person wesentlich. Das in diesem Buch dargestellte Autonomietraining berücksichtigt sowohl die individuelle Einmaligkeit als auch die überindividuelle Gesetzmäßigkeit, die das komplexe Systemgeschehen beeinflussen. Ebenso wird die Wirkung von Faktoren, die das System benötigt oder die das System stören, analysiert.

Zentrale Begriffe aus unserer psychosomatischen Theorie und Intervention sind Autonomie und autonome Selbstregulation.

Autonomie ist die innere Unabhängigkeit des Individuums vom Zwang, durch Eigenaktivität Bedingungen, Zustände und Beziehungen herzustellen und aufrechtzuerhalten, die zu langfristig negativen Folgen führen, gekoppelt mit der Fähigkeit, Wohlbefinden erzeugende Bedingungen durch die individuell spezifische Form der Eigenaktivität herzustellen.

Autonome Selbstregulation ist jede individuelle Eigenaktivität, die Bedingungen, Reizkonstellationen (z. B. Situationen, Zustände) in der sozialen Kommunikation, im Organismus, der physischen Umwelt und geistigen Kommunikation (z. B. erlebte Mensch-Gott-Beziehung) herstellt, auf die Wohlbefinden erzeugende, bedürfnisbefriedigende Reaktionen und Prozesse folgen und die Bedingungen abbaut, die Unwohlsein hervorrufen und der Selbstregulation im Wege stehen (deregulatives Verhalten).

Das **Autonomietraining** ist eine Interventionsmethode zur Anregung der autonomen Selbstregulation. Dabei werden die individuellen Eigenarten, sowie die spezifischen Fähigkeiten und Unfähigkeiten des Individuums berücksichtigt (einerlei, ob sie genetisch bedingt sind oder erlernt) und ein individuell gangbarer Weg zur Anregung der Selbstregulation gesucht. Weil angenommen wird, daß sich jeder Mensch mit individuellen und spezifischen Methoden selbst zu regulieren versucht, und daß die Hemmungen der Selbstregulation ebenfalls in ihrer Ursache und Ausprägung individuell einmalig sind, wird im Autonomietraining kein vorgefaßtes Verfahren angewandt, der die Annahme zugrunde liegt, daß es für eine bestimmte Problematik generell wirksam ist. Im Autonomietraining werden nach dem diagnostischen Gespräch und dem diagnostischen Verfahren (z. B. Auswertung der Fragebögen, Angehörigenangaben, usw.) für das einmalige Individuum einmalige Methoden entworfen. Trotzdem orientiert sich das Autonomietraining auch an allgemeinen wissenschaftlichen Ergebnissen und theoretischen Konzepten. Diese dienen zur allgemeinen Orientierung und Zielsetzung. Die Wege zum Ziel werden aber in individuellen Analysen für das einmalige Individuum kreiert.

Das menschliche Verhalten hat die Funktion, Bedürfnisse zu befriedigen und Unlustquellen zu verringern. Das Unbewußte ist eine lustoptimierende, systemintegrierende Funktion, die ihre Quelle im emotionalen und intuitiven Bereich hat, allerdings mit einer doppelten Funktion. Wenn die lustsuchende Funktion versagt und sich eine hoffnungslose Situation mit schwer erträglicher Unlust einstellt, kann vom Unbewußten ein systemzerstörender Impuls ausgehen (der sich z. B. im Selbstmord, der Begünstigung einer schweren chronischen Erkrankung oder der Verschlechterung des Krankheitsverlaufes, manifestieren kann). Das Unbewußte macht eigene Recherchen über Lustquellen, Lustnischen, aber auch über nicht zu überwindende Hemmungen. So erscheint beispielsweise die Sucht als eine Kompensation der Differenz zwischen erwarteter und erlebter Lust. Das Unbewußte erscheint als ein komplexes, subjektiv gesteuertes Informationssystem, das sich an Lust- und Unlustquellen ausrichtet, und sich entweder in Richtung Überlebensmotiv oder Todestendenz steuert. Das Unbewußte sucht nach hemmungsfreien Lustquellen und motiviert die Person, sich in Richtung Integration von Lust und Wohlbefinden in das erlebte Selbstkonzept zu bemühen, so daß kontrollierte und kompetente Lust und Wohlbefinden entstehen können. Wenn die Blockaden der erstrebten Lustquellen vom Unbewußten als subjektiv unüberwindbar erkannt werden, können selbstdestruktive Prozesse einsetzen, die sich in Hoffnungslosigkeit, Resignation und akzeptierter Todestendenz manifestieren können.

Das Autonomietraining unternimmt den Versuch dem Unbewußten zu helfen, es in seiner Suche nach Lust und Wohlbefinden zu unterstützen und die unbewußte Tendenz mit der rationalen Instanz zu vereinen. Ebenfalls versucht das Autonomietraining durch Herstellung neuer Bedingungen, automatische Reaktionen des Unbewußten in Richtung Selbstdestruktion zu verändern, weil in der neuen Situation beispielsweise auch neue lustvolle Reaktionen und Prozesse ausgelöst werden können. Da auch das Unbewußte eine automatische Informations- und Gefühlsverarbeitung unternimmt, kann es somit in seiner lustsuchenden Motivation gestärkt und seiner destruktiven Funktion geschwächt werden. Aus diesem Grund geht das Autonomietraining individuell auf jede subjektiv spezifische Lust/Unlustverarbeitung ein und wendet keine vorgefaßten Methoden an.

In diesem Buch wird eine psychotherapeutische Kurztherapie oder auch ein Beratungssystem, das ich Autonomietraining nenne, vorgestellt. Warum wurde eine neue Therapieform entwickelt, wenn es auf dem internationalen Markt schon so viele Formen von Kurztherapien gibt? Es gibt noch viele Gründe, die den Wissenschaftler zwingen, die bestehenden Therapieformen weiterzuentwickeln – was keineswegs heißt, daß das Autonomietraining nicht mehr durch andere Therapieformen zu verbessern wäre.[2]

Aus Platzgründen verzichte ich in diesem Buch auf eine kritische Auseinandersetzung mit unterschiedlichen Therapieformen, möchte aber hier zwei Beweggründe für den Entwurf einer neuen Therapie andeuten.

1. Jeder Therapeut orientiert sich in seinem therapeutischen Vorgehen an bestimmten Theorien und Annahmen. Wenn sich die Annahmen nur auf einen bestimmten Sachverhalt beziehen, können sie den Blickwinkel derart verengen, daß die wirklich mitursächlichen Faktoren für ein Problem nicht mehr gefunden werden und die notwendigen Lösungsschritte nicht angesprochen werden.
2. Aus einer eingeengten Sichtweise kann sich eine Intervention entwickeln, die weder dem Inhalt nach noch in der Wirkung dem Bedürfnis des individuellen Systems entspricht. Dabei wird das Individuum mit seinen bewußten und unbewußten Wünschen in die Analyse und Intervention ungenügend einbezogen.

Das Autonomietraining unternimmt den Versuch, in der Analyse und Behandlung eine größere Flexibilität und Vielseitigkeit der Intervention zu entwickeln. Dabei soll es der Natur und Funktionsweise komplexer Systeme gerechter werden.

Das Autonomietraining ist eine Kombination von Elementen aus der humanistischen Psychologie, der systemischen Kurztherapien, der lernorientierten Verhaltenstherapie, der Tiefenpsychologie und eigenen Ansätzen. Das wichtigste Charakteristikum des Autonomietrainings, das eine Unterscheidung von allen anderen Psychotherapieformen erlaubt, ist, daß die Zielsetzung an Forschungsergebnissen ausgerichtet ist, die Effekte des Autonomietrainings über viele Jahre kontrolliert werden und daß sich das Training explizit am Wohlbefinden ausrichtet.

Das Autonomietraining erstrebt zwar Wohlbefinden und Lust, aber nicht um jeden Preis, sondern ein kontrolliertes, vom Individuum kompetent beherrschtes und erreichbares Wohlbefinden. Unsere Forschungsergebnisse zeigen, daß Lust um jeden Preis, die Hemmungen und Schuldgefühle hervorruft, eher krankheitserzeugend als gesundheitserhaltend ist. Nur kompetent kontrolliertes Wohlbefinden hängt mit der Aufrechterhaltung der Gesundheit zusammen. Krankmachend sind gehemmte Lust und verhindertes Wohlbefinden bzw. blockierte Lust (wenn eine Person beispielsweise an ihren Bedürfnissen und Wünschen vorbeilebt). Im Autonomietraining werden nicht nur Wohlbefinden und Lust als gesundheitserhaltender Genuß erstrebt, sondern auch soziale Sicherheit. Der Mensch ist täglich durch unterschiedliche Faktoren (z. B. Mobbing am Arbeitsplatz) bedroht, seine soziale Sicherheit bis hin zum Identitätsverlust zu verlieren. Auch hier kann die Eigenaktivität angeregt werden, neue Bedingungen herzustellen, die problemlösend und sicherheitserzeugend sind. Wenn der Mensch in einem Bereich lernt, durch Eigenaktivität seine Probleme zu lösen und Wohlbefinden und Sicherheit zu erreichen, dann wird er eher befähigt sein, auch in anderen Bereichen, seine Probleme durch Eigenaktivierung anzugehen. Unsere Erfahrung zeigt, daß bei der Entstehung individueller Probleme nicht nur ein Faktor beteiligt ist (z. B. Fixierung auf ein Elternteil, Fehlernährung, Bewegungsmangel, Langeweile mit dem Ehepartner, Mobbing am Arbeitsplatz, Gefühl der sozialen Isolation usw.), sondern daß die Faktoren in Wechselwirkung treten und ein komplexes, dynamisches System bilden. So wird eine Person, die sich im Elternhaus vom Vater abgewiesen fühlte, bei Abweisung durch den Chef am Arbeitsplatz eher übersensibel reagieren, wobei dieser Zustand wieder eheliche Konflikte anregen kann usw. Das Autonomietraining hat nur dann Erfolg, wenn das zur Eigenaktivität angeregte Individuum selbständig in die Lage kommt, unlusterzeugende Systeme und Wechselwirkungen in wohlbefindenerzeugende umzuwandeln. Viele Wissenschaftler, die sich mit dem Autonomietraining beschäftigt haben, äußerten die Vermutung, daß im Autonomietraining nur Personen mit hoher Intelligenz und der Fähigkeit zur differenzierten Selbstbeobachtung Erfolg haben können. Diese Vermutung läßt sich auf Grund unserer bisherigen Untersuchungen nicht bestätigen. Personen mit allen Stufen der Intelligenz und verschiedenen Beobachtungsfähigkeiten können Faktoren herausfinden, die zu Wohlbefinden führen, einfach weil dieses Bedürfnis und diese Verhaltenstendenz genetisch angelegt sind und durch fehlerlernte Verhaltensweisen verhindert werden können.

2 Zum Thema systemischer Kurztherapien gibt das Buch von Eva Madelung: *„Kurztherapien – Neue Wege zur Lebensgestaltung“* (Kösel 1996) einen hervorragenden Überblick

Dieses Buch ist letztlich eine Anregung zur problemlösenden *Eigenaktivierung* – denn nur Sie alleine sind in der Lage, durch Ihr aktives Einwirken auf sich selbst und die Umwelt die Bedingungen herzustellen, die Sie für Ihr Wohlbefinden und Ihre Gesundheit benötigen.

Im Buch werden Forschungsergebnisse aus unterschiedlichen Bereichen vorgestellt (z. B. aus der primären und sekundären Prävention, Sportpsychologie, Erforschung der Arbeitslosigkeit, usw.). Alle Teilbereiche gehören zu einem Forschungsprogramm, das mit einem Hauptziel durchgeführt wird: Es soll die unwissenschaftliche und unpraktische Trennung zwischen der Erforschung der sogenannten „objektiven" Faktoren und der subjektiven Faktoren (Emotionen, Kognitionen, usw.) aufgehoben werden und das Tor für die Wechselwirkungsforschung beider Bereiche eröffnet werden. Wenn dies geschieht, kann sowohl mit einem wissenschaftlichen Erkenntniszuwachs als mit einer enormen Verbesserung der individuellen und sozialen Problemlösungsfähigkeit gerechnet werden. Wir versuchen mit unserer Forschung also eine Schleife zu öffnen zwischen zwei bis heute weitgehend voneinander abgetrennten Bereichen, zwischen dem naturwissenschaftlichen Denken und geisteswissenschaftlichen Denken. Die objektiven Faktoren bekommen ihre Repräsentanz im subjektiven Fühlen und Denken, die wiederum das Verhalten und die Gestaltung objektiver Faktoren beeinflussen.

Wenn man auf die Wechselwirkungsforschung verzichten würde, würden viele Erscheinungen unerforscht und im Dunkeln bleiben und somit bliebe auch der Zugang zur intelligenten, systemischen und problemlösenden Intervention versperrt.

In diesem Buch werden einige empirische Ergebnisse vorgestellt, die einen allgemeinen Orientierungsrahmen abgeben und die Bedeutung der individuellen und sozialen Selbstregulation für Gesundheit und gesellschaftliche Problemlösung unterstreichen. Die Ergebnisse entstammen den sogenannten Heidelberger Prospektiven Interventionsstudien, die von 1971 bis heute durchgeführt wurden. Dabei handelt es sich um Studien, die entweder an noch nicht erkrankten Personen oder an Krebspatienten oder an anderen Populationen (z. B. Arbeitslosen, Sportlern, Managern in Unternehmen, Aidspatienten, usw.) durchgeführt wurden. Dabei wurde auch die Effektivität des Autonomietrainings dokumentiert. Die einzelnen Ergebnisse sind oder werden noch in wissenschaftlichen Fachjournalen publiziert, so daß der Leser, der sich für Einzelheiten interessiert, auf internationale Veröffentlichungen hingewiesen werden kann.

In diesem Buch werden zwei Aufgaben verfolgt: a) Der Therapeut soll eine neue Methode in der Psychotherapieforschung und Praxis kennenlernen. b) Der Leser soll vom Buch für die angestrebte eigene Problemlösung profitieren, besonders in der Anregung seiner Selbstregulation. Dies wird sicher dann der Fall sein, wenn er die unterschiedlichen Kapitel aufmerksam liest und die Fragebögen in regelmäßigen Abständen immer wieder für sich beantwortet. Es wurde absichtlich an den unterschiedlichsten Stellen eine Verknüpfung zwischen theoretischer und empirischer Darstellung und der Darstellung der Ziele und Methoden des Autonomietrainings vorgenommen. Auch Wiederholungen von Inhalten aus unterschiedlichen Blickwinkeln wurden absichtlich dargestellt. Dies geschah in der Überzeugung des Autors, daß sich beim Leser dabei die wesentlichen theoretischen Grundlagen des Autonomietrainings bewußt und unbewußt besser einprägen.

Ich wünsche dem Leser bei der Lektüre dieses Buches viel Erfolg.

Heidelberg 1999

Dr. med. Dr. phil. Ronald Grossarth-Maticek
Professor für Präventive Medizin
am Europäischen Zentrum für Frieden
und Entwicklung
der Universität für Frieden der UN

1. Zusammenfassender Überblick

1.1 Selbstregulation, Autonomietraining und Gesundheit

In diesem Buch soll eine zusammenfassende Darstellung der Theorie und Methode, die dem Autonomietraining zugrunde liegt, erfolgen mit dem Ziel, dem Leser einen guten Überblick über die komplexe Materie zu verschaffen. Hierzu werden viele Aspekte dargestellt und Fallbeispiele angeführt.

Unsere Theorie und Methode ist ein komplexer systemischer Ansatz. Wir gehen von der Wechselwirkung vieler Faktoren im System aus. Erst die Qualität der Wechselwirkungen bestimmt eine Erscheinung. Im systemischen Ansatz wird es nie möglich sein, alle Faktoren, die miteinander in Wechselwirkung treten, exakt bis ins kleinste Detail zu beschreiben und zu erfassen. Im Unterschied zur monokausalen und mechanistischen Medizin und Psychologie, deren Vertreter glauben, daß ein kausales Geschehen (z. B. krankheitserzeugende Ursachen) mit einem klar umschriebenen Mechanismus und anhand eines Modells, in dem die Wirkungen eindeutig angegeben sind, begründet werden kann, geht die systemische Medizin von der Annahme aus, daß die Wirkfaktoren von einer so großen Anzahl unterschiedlicher Wechselwirkungen abhängen, daß ursächliche Modelle nicht eindeutig beschrieben werden können. Ein Faktor kann also in unterschiedlichen Richtungen mit anderen Faktoren zusammenwirken, z. B. mal als Ursache, mal als Folge, usw.

Selbstregulation

In diesem Buch werden mehrere Begriffe und Prozesse dargestellt, die für die systemische Diagnostik und Psychotherapie von größter Bedeutung sind. Ein zentraler Begriff ist die individuelle Selbstregulation. Unter *Selbstregulation* verstehen wir jede individuelle Aktivität, die in der Lage ist, Bedingungen herzustellen, die zu erfahrenem und gelebtem Wohlbefinden führen. Das gelebte Wohlbefinden ist ebenfalls von zentraler Bedeutung, weil es nicht nur mit innerer Zufriedenheit zusammenhängt, sondern in der Lage ist, viele Faktoren und Systeme zu beeinflussen. So kann anhaltendes Wohlbefinden den Lebenswillen stärken (wie auch umgekehrt). Anhaltendes Unwohlsein kann dementgegen Steuerungsmechanismen anregen, die sich in Richtung akzeptierte Todestendenz bewegen. Solche Faktoren können ihrerseits wieder das Immunsystem und viele physiologische Prozesse hemmen oder anregen.

Die Selbstregulation ist ein äußerst komplexer systemischer Prozeß, der von der Wechselwirkung vieler Faktoren abhängig ist. Einige sollen hier zur Illustration angeführt werden:

- erfolgreiche Eigenaktivität zur Herstellung individuell benötigter Bedingungen,
- positive Selbststeuerung in Richtung Wohlbefinden und Gesundheit,
- Herstellen eines inneren Gleichgewichts,
- Abwesenheit von Hemmung und Übererregung,
- Fähigkeit, Wohlbefinden und Lust zuzulassen und zu erleben,
- Fähigkeit, durch regulative Prozesse Hemmungen und Übererregungen in Gleichgewicht umzuwandeln,
- gute Integration von Emotionen und rationalen Komponenten,
- Fähigkeit, Verhaltensweisen mit langfristig positiven Folgen zu erreichen und Verhaltensweisen zu inaktivieren, die zu kurzfristig positiven, aber langfristig negativen Folgen führen,
- keine Duldung von Verhaltensweisen, die zu kurz- und langfristig negativen Folgen führen, aber keine Entwicklungen und Lernprozesse anregen,
- ausgeprägtes Kompetenzgefühl für das Erreichen von Lust und Wohlbefinden,
- hohe Flexibilität im Verhalten,
- gute Selbstbeobachtung und Selbstbeachtung,

- Integration unterschiedlicher menschlicher Tätigkeitsbereiche in ein bedürfnisbefriedigendes und Wohlbefinden erzeugendes System.

Hier wurden einige Faktoren angeführt, die auf der Verhaltensebene für die Selbstregulation von Bedeutung sind. Sie sind sowohl die Bedingungen für eine gute Selbstregulation als auch deren Folge. Im systemischen Denken können Ursache und Folge nicht auseinandergehalten werden.

Auch im Bereich der zwischenmenschlichen Beziehungen gibt es Faktoren, die mit einer guten Selbstregulation zusammenhängen. Hier sollen einige angeführt werden:

- soziales Zugehörigkeitsgefühl,
- soziale Integration in Gruppen und gesellschaftliche Aktivitäten,
- erlebte soziale Bedeutung für bestimmte Mitmenschen oder im Berufsleben,
- Deckung individueller Fähigkeiten mit den beruflichen Anforderungen,
- erlebte Anerkennung im Berufsleben,
- erlebte Anerkennung in persönlichen Beziehungen,
- ausgeprägte soziale Autonomie: innere Unabhängigkeit von Personen, Gruppen, Ideologien und Objekten,
- ausgeprägte Selbststeuerung: Abwesenheit von Fremdsteuerung, z. B. von einengenden kognitiven emotionalen Erwartungen eines Elternteils,
- positive soziale Anregung, die zu erlebtem Wohlbefinden führt,
- Freiheit von sozialen Repressionen: weder systematischer Empfänger, noch Sender von sozialen Repressionen,
- spontane, emotional positiv erlebte Gottesbeziehung, die auf Wohlbefinden, Lust und Gesundheit ausgerichtet ist.

Auch viele physische Positivfaktoren (das Gegenteil von Risikofaktoren) stehen mit der Selbstregulationsfähigkeit in enger Wechselwirkung, sowohl ursächlich als auch als Folge. Hierzu einige Beispiele:

- Normal- oder Idealgewicht,
- gesunde Ernährung,
- regelmäßige Bewegung,
- tägliche Berührung mit der frischen Luft außerhalb der Wohn- und Büroräume,
- normaler Blutdruck,
- normale Werte des Gesamtcholesterins,
- kein regelmäßiger oder hoher Alkoholkonsum,
- kein Nikotinkonsum,
- keine Abhängigkeit von Medikamenten und/oder Drogen,
- erholsamer, tiefer Schlaf,
- Fähigkeit zu regelmäßigem Erholen (so daß lang anhaltende seelisch-körperliche Erschöpfungszustände nicht auftreten).

Die hier angeführten Faktoren treten untereinander in komplexe Wechselwirkungen, so daß jeder monokausale und mechanistische Versuch, der die Wirkung eines Faktors auf andere Faktoren ursächlich festlegen will, von vornherein scheitern muß. So könnte ein Argument lauten: „Wer sich gesund ernährt, bekommt alle anderen Faktoren in den Griff." Oder: „Die innere Autonomie und die Abwesenheit von Abhängigkeiten ist die Grundvoraussetzung für seelische Gesundheit." Solche Argumente laufen ins Leere, weil die Richtung der Wirkung von Individuum zu Individuum unterschiedlich ist.

Der Mensch ist ein äußerst komplexes, sozio-psycho-biologisches System, in dem immer wieder Bedürfnisse entstehen, also Spannungen zwischen einem Ist-Zustand und einem erstrebten Zustand. Der Mensch kann nur dann überleben, wenn er seine wichtigsten Spannungen reduziert, also in der Lage ist, für ihn lebenswichtige Bedingungen und Zustände zu erreichen. Er entwickelt physische Bedürfnisse (z. B. nach Ernährung), physiologische Bedürfnisse (z. B. nach Bewegung) und soziale Bedürfnisse (z. B. nach Anerkennung, Zugehörigkeit usw.). Viele seiner Bedürfnisse sind lebensnotwendig und treten ebenfalls in gegenseitige Wechselwirkungen (z. B. kann ein Mensch, der sich sozial abgewiesen fühlt, ein gestörtes Eßbedürfnis aufweisen). Der Mensch ist auch ein aktives Wesen, d. h. er kann auf seine Umwelt und den eigenen Mechanismus einwirken und somit bedürfnisbefriedigende Bedingungen erreichen. Hier spielt seine Selbstregulationsfähigkeit eine zentrale Rolle. Ein Mensch, der sich gut reguliert, erreicht nicht nur mehr Wohlbefinden, er tut auch etwas für seine Gesundheit. Personen mit guter Selbstregulation erreichen ein bedeutend höheres Alter in gesunder Verfassung.

Es wurden mehrere Faktoren angeführt, die für eine gute Selbstregulation förderlich sind. Die Voraussetzungen für eine gute Selbstregulation können aber auch auf zwei wesentliche Faktoren reduziert werden:

a) die individuelle Fähigkeit, im Körper und der Umwelt Bedingungen herzustellen, die zu Wohlbefinden führen,

b) die individuelle Fähigkeit, das eigene Leben in Richtung Wohlbefinden und Gesundheit zu steuern.

Obwohl beide Faktoren eng zusammenhängen, gibt es Personen, die nur die eine oder die andere Fähigkeit ausgeprägt haben. So kann eine Person durchaus Bedingungen erreichen, in denen sie sich partiell wohl fühlt, sich aber trotzdem negativ in Richtung Krankheit und Tod steuern. Die Selbststeuerung in Richtung Gesundheit und Wohlbefinden, oder in Richtung Krankheit und Tod, ist maßgeblich von erlernten kognitiv-emotionalen Prozessen, Annahmen und inneren Programmen, abhängig. Diese lösen auf bestimmte Bedingungen (Reize) bestimmte gesteuerte Reaktionen aus. So kann eine Person beispielsweise bei der Einnahme eines Medikamentes, das Nebenwirkungen aufweisen kann, entweder positiv optimistisch gesteuert sein („Es wird schon nichts passieren") oder in Richtung Angst reagieren (indem die kleinste Selbstwahrnehmung als schwere körperliche Reaktion auf das Medikament gedeutet wird). Wenn ein Mensch beispielsweise eine neue Liebesbeziehung eingeht und sich dabei wohl fühlt, kann er sich entweder in Richtung wahrgenommenes Glück und akzeptierte Lebenstendenz steuern oder in Richtung Schuldgefühle und Selbstbestrafung, die bis hin zu akzeptierter Todestendenz gehen können.

Aufgrund unserer Forschungen kommen wir zu dem Schluß, daß die Aufrechterhaltung der Gesundheit bis ins hohe Alter von der Wechselwirkung und Existenz dreier Faktoren wesentlich abhängig ist, wobei jeder Faktor ein Drittel beiträgt:

a) die Anwesenheit von Positivfaktoren und Abwesenheit von physischen Risikofaktoren,
b) die Fähigkeit durch Eigenaktivität Wohlbefinden zu erreichen,
c) die Fähigkeit, das eigene Verhalten langfristig in Richtung Wohlbefinden zu steuern (also die Abwesenheit von anhaltenden oder intensiven Steuerungsfaktoren in Richtung Selbstdestruktion, akzeptiertes Unwohlsein und akzeptierte Todestendenz, „besser Sterben als Leben").

Der Mensch versucht durch sein Verhalten Zustände zu erreichen, die eine Optimierung von Wohlbefinden, Lust und Sicherheit ermöglichen, sowie eine Verringerung von Quellen der Unlust. Um dieses Ziel zu verwirklichen, entwickelt der Mensch nicht nur kurzfristige, sondern auch langfristige Verhaltensstrategien und Steuerungsmechanismen. In die individuellen Verhaltensstrategien zur Erreichung des Wohlbefindens können durchaus auch Leid, Schmerz und Strecken von Unwohlsein eingebaut werden. So kann eine Person beispielsweise annehmen, daß sie nur dann Wohlbefinden erreichen kann, wenn sie auch unangenehme und schwer zu ertragende Situationen akzeptiert. Die Suche nach Wohlbefinden ist nicht statisch, sondern zeigt dynamische Eigenschaften auf und orientiert sich immer an dem Punkt, an dem die Intensität von Wohlbefinden am stärksten erlebt wurde. Viele Menschen sind nicht in der Lage, in der gegenwärtigen Situation Wohlbefinden zu erleben, so daß sie schließlich resignieren und die eigene Todestendenz akzeptieren. Die Praxis und die Ergebnisse des Autonomietrainings zeigen, daß häufig geringfügige Verhaltensänderungen in der Lage sind, Situationen herzustellen, die langfristig zu bedürfnisbefriedigenden und Wohlbefinden erzeugenden Reaktionen führen. Der Kern des Autonomietrainings konzentriert sich auf die Suche und Herstellung von Bedingungen, die zu mehr Wohlbefinden und weniger Unlust führen.

Im Anhang dieses Buches werden empirische Ergebnisse als Beleg für diese Annahme angeführt.

Wenn die systemische Wechselwirkungsforschung auf die monokausale und mechanistische Ursachenforschung, aus Einsicht in die enorme Komplexität interagierender Faktoren und Systeme, verzichtet, dann stellt sich die Frage: Was kann diese Forschungsrichtung wissenschaftlich leisten?

Sie kann a) bestimmte interagierende Faktoren als Indikatoren für bestimmte Systementwicklungen benutzen (z. B. die Aussage treffen, daß Personen, die sich schlecht regulieren, häufiger erkranken), und b) durch Interventionen im System die Entwicklung in eine bestimmte Richtung verändern (z. B. die Häufigkeit von Krebserkrankungen verhindern).

Um das erste Ziel zu erreichen, mußten Meßinstrumente entwickelt werden, die unterschiedliche Systemindikatoren erfassen. Um das zweite Ziel zu erreichen, mußte eine effektive systemische Intervention entwickelt werden. Diese nennen wir *Autonomietraining*. Das Autonomietraining verfolgt das Ziel, besonders krankmachende und zu Unwohlsein führende Wechselwirkungen im System zu verringern und neue alternative Wechselwirkungen anzuregen, die zu erlebtem Wohlbefinden, Lust und Sicherheit führen. Die Erfahrung aus dem Autonomietraining lehrt uns, daß ein krankheitserzeugendes System mit unterschiedlichen Methoden stimuliert werden kann, sich in Richtung eines Wohlbefinden erzeugenden Systems zu verändern. Häufig ändert sich das ganze System, wenn ein Faktor im System verändert wird. Der therapeutische Erfolg hängt auch nicht von der Genialität eines Therapeuten ab, da jeder Trainer in das Interaktionssystem mit der Person seine eigenen Fähigkeiten und Ansätze zur Systemveränderung einbringen kann. Trotzdem hat das Autonomietraining eigene Prinzipien und Annahmen über die wirksamen Prozesse. Hier soll das Autonomietraining kurz und zusammenfassend so beschrieben werden, daß der Leser bei der Lektüre des Buches keine wesentlichen Verständnisprobleme hat.

Die theoretischen Annahmen, die der gesamten Forschung und Interventionsaktivität von Grossarth-Maticek zugrunde liegen, lassen sich in fünf Punkten formulieren:

1. Der Mensch ist ein aktives, auf sich und die Umwelt einwirkendes, Wohlbefinden, Lust und Sicherheit suchendes System (WLS-System). Der Mensch funktioniert nach einem automatischen WLS-Programm. Wenn das Erlebnis von Wohlbefinden, Lust und Sicherheit und/oder die Hoffnung auf WLS ausgeprägt sind, dann schaltet das individuelle Programm automatisch auf Lebenswillen, persönliche und soziale Integration. Wenn die Situation für das Individuum hoffnungslos ist und wenn Unlust, Unwohlsein und Unsicherheit als existentiell bedrohlich empfunden werden, schaltet das individuelle Programm auf Desintegration bis hin zur Todestendenz. In der Regel werden Lust- und Unlustquellen in Verbindung gebracht und es entwickeln sich resultierende Verhaltenstendenzen. Grundsätzlich sucht der Mensch nach intensivstem Wohlbefinden und ausgeprägtester Sicherheit und unternimmt den Versuch, extremen Bedrohungen und Unlustquellen auszuweichen.
2. Das Autonomietraining verändert die Eigenaktivität des Individuums mit dem Ziel, neue Lust- und Sicherheitsquellen zu erschließen und Unlustquellen zu inaktivieren. Wenn dies gelingt, schaltet das individuelle Programm automatisch von der Todes- zur Lebenstendenz, bzw. von der Desintegration zur Integration.
3. Die menschliche Sucht ist die Kompensation der Differenz zwischen erlebter Lust in der Gegenwart und der erwünschten oder phantasierten Lust.
4. Je geringer die Ausprägung von Wohlbefinden, Lust und Sicherheit, desto ausgeprägter sind die physischen Risikofaktoren (die zum großen Teil durch suchtartige Kompensationen entstehen, z. B. Fehlernährung, Bewegungsmangel, Alkohol- und Zigarettenkonsum, usw.). Die physischen Risikofaktoren wirken mit kognitiv emotionalen Fehlsteuerungen und zur Unlust führenden Selbstregulationsstörungen synergistisch in bezug auf Entstehung chronischer Erkrankungen.
5. Die individuelle und soziale Selbstregulationsfähigkeit benötigen sich gegenseitig und wirken synergistisch. Auf Dauer ist keine erfolgreiche und soziale Problemlösung vorstellbar ohne die systematische Aktivierung der individuellen Selbstregulation.

Autonomietraining

Im Autonomietraining wird der Versuch unternommen, die spezifischen Bedürfnisse, in ihrer Richtung, ihrem Inhalt, aber auch in ihrer Hemmung und Verhinderung bei dem einmaligen Individuum, zu analysieren, mit dem Ziel, Hemmungen aufzuheben und Bedürfnisbefriedigung zu erreichen. Damit soll die Eigenaktivität des Menschen, also seine Selbstregulation, angeregt werden. Nun gibt es von Mensch zu Mensch sehr unterschiedliche Bedürfnisse, Hemmungsursachen und Zielsetzungen. Aus diesem Grund mußte eine flexible und sensible psychotherapeutische Methode entwickelt werden, die nicht ihrer Analyse- und Interventionsfähigkeit selbst im Wege steht, indem sie beispielsweise von vornherein festlegt und dogmatisch zu wissen glaubt, was der Mensch braucht, um gesund zu werden und seine Symptome zu überwinden, (z. B.: „Der Mensch muß Echtheit und Aufrichtigkeit in der Begegnung mit dem Therapeuten spüren." „Er muß sich seine verdrängten Phantasien und Ängste bewußt machen." „Er muß anders als früher belohnt und bestraft werden." „Er muß seine früher erlebten Traumata hinausschreien." „Er muß seine fehlerlernten Annahmen korrigieren." usw.).

Im Autonomietraining wird der Versuch unternommen, für die individuell einmalige – in der Lebensgeschichte erlernte, aber auch genetisch determinierte, kognitiv-emotional aufgebaute und gesteuerte – Bedürfnisstruktur, ein adäquates und alternatives Verhalten zu stimulieren, das in der Lage ist, Bedingungen und Zustände herzustellen und aufrechtzuerhalten, die zur Auslösung bedürfnisbefriedigender Reaktionen nötig sind. Erst wenn dies geschieht, stellen sich Wohlbefinden, Lust und Sicherheit ein, und es entsteht die Basis für langfristige Persönlichkeitsentwicklung und Reifung.

Das Autonomietraining ist ein komplexes, systemisches, kybernetisches System, in dem die Annahme vertreten wird, daß der Mensch anhand der erfahrenen und erlebten Rückmeldungen auf sein Verhalten in der Lage ist, zu lernen und sein Verhalten zu korrigieren. Die erfahrenen Rückmeldungen sind häufig nicht so einfach und direkt, wie sie in vielen verhaltens- und lerntherapeutischen Ansätzen angenommen werden und verlaufen häufig indirekt und auf Umwegen. Menschen steuern häufig ihr Verhalten auch unbewußt, in Richtung erwünschter und für die weitere Entwicklung benötigter Rückmeldungen, wobei diese häufig auch aus erfahrenem Schmerz und Leid bestehen. Das wichtigste Ziel ist allerdings, anhaltendes Wohlbefinden und Lust zu erreichen.

Die Analyse im Autonomietraining beginnt in der Regel mit den gegenwärtigen, aktuell erlebten Bedürfnissen, Empfindungen, Zielsetzungen und Konflikten. Die Analyse geht so tief und so weit, wie es die Bedürfnisse und Äußerungen der Person zulassen.

Ziel des Autonomietrainings ist es, das alternative Verhalten flexibel anzuregen, so daß mehr Wohlbefinden, Lust, sowie innere und äußere Sicherheit entstehen. Das Autonomietraining formuliert Verhaltensweisen, die das Individuum schon latent in sich trägt, (z. B. als Wunsch), aber noch nicht in der Lage ist zu realisieren, (z. B. weil bestimmte Lernprozesse zur Verwirklichung noch nicht ausgebildet sind).

In die Analyse werden besonders die Prozesse der Selbstregulation und Selbststeuerung, sowie ihre Wechselwirkungen, einbezogen.

Wenn eine Person im Autonomietraining von sich erzählt, dann stellt sich der Trainer die Frage, welches Wohlbefinden und welche Unlust sie im Rahmen der geschilderten Struktur erlebt und auf welche Weise und durch welche Annahmen sie ihr Verhalten spezifisch in die eine oder andere Richtung steuert. Im therapeutischen Prozeß sucht das Autonomietraining alternative Verhaltensweisen, die von der Person angenommen und nicht als fremd erlebt und ausgestoßen werden. Die therapeutischen Zielsetzungen und Methoden werden nach der Analyse für das jeweilige konkrete Individuum spezifisch entwickelt. Das Autonomietraining kann im System unterschiedliche Veränderungen anstreben und je nach individueller Bedürfnislage unterschiedliche Interventionen entwickeln, immer in dem Wissen, daß ein veränderter Faktor, Veränderungen in anderen Bereichen nach sich zieht. So kann es für einen Menschen in der aktuellen Situation das Wichtigste sein, seine Ernährungsgewohnheiten zu verändern, während es für einen anderen Menschen viel wichtiger ist, eine symptomerzeugende Annahme zu verändern.

Je nach individueller Problemlage rücken unterschiedliche Ziele im Autonomietraining in den Vordergrund. So kann für Personen, die entweder ihr Verhalten emotional, anti-rational steuern, oder im Gegenteil rational, anti-emotional, und dabei langfristig negative Folgen erfahren, ein Training zur Integration von emotionalen und rationalen Bereichen entworfen werden. Auf der neurobiologischen Ebene entspricht dies der Integration und Harmonisierung von Reaktionen im limbischen und kortikalen System (Großhirnrinde). Auch das letzte Ziel des Autonomietrainings, langanhaltendes Wohlbefinden und Lust zu erreichen, hat ein neurobiologisches Substrat, nämlich die Anregung des Lustzentrums, das aus der Wechselwirkung von mehreren Zentren im Gehirn entsteht und nicht aus einem Zentrum, wie früher angenommen wurde.

Wenn eine Person in der Analyse extreme Abhängigkeiten von bestimmten Personen aufweist und als Empfänger von Repressionen nicht in der Lage ist, sich selbst zu regulieren, werden die Übungen im Autonomietraining wieder anders gestaltet.

Trotz unterschiedlicher Zielrichtungen je nach individueller Bedürfnislage und trotz unterschiedlicher Methoden, die im Autonomietraining entworfen und angewandt werden, gibt es eine generelle Zielsetzung, die ebenfalls neurobiologisch begründet ist: Wenn eine Person ein Problem hat, d. h., wenn sie nicht in der Lage ist, bestimmte erstrebte Verhaltensweisen zu entwickeln und andere, negativ empfundene Verhaltensweisen aufzugeben, dann fehlen für solche Aktivitäten im Hirn neuronale Verschaltungen, z. B. solche, die ein neues Verhalten aufgrund einer Erkenntnis anregen und die Grundlage für seine praktische Umsetzung schaffen. So kann eine Person über viele Jahre wissen, daß sie sich ungesund ernährt und die Folgen der ungesunden Ernährung negativ erleben und trotzdem nicht in der Lage sein, die ungesunde Ernährung aufzugeben, (z. B. wenn sie von dieser in der aktuellen Situation kurzfristig positive Folgen erlebt, aber nicht in der Lage ist, die langfristig negativen Folgen wahrzunehmen). Das Autonomietraining verfolgt die Zielsetzung, die neurobiologischen Voraussetzungen für alternatives Verhalten zu schaffen. Diese entstehen dann, wenn durch bestimmte Bedingungen spezifische Reaktionen ausgelöst werden, die neue neuronale Verschaltungen ermöglichen. Eine Person kann also nur dann neu lernen, wenn vorher neue Reaktionen ausgelöst wurden, weil ohne diese keine neuen neuronalen Verschaltungen im Hirn entstehen. Unterschiedliche Menschen haben unterschiedliche Fähigkeiten, aber auch Unfähigkeiten bestimmte neuronale Schaltungen zu entwickeln. Hier ist das Autonomietraining flexibel nach dem Prinzip: Wenn der eine Weg nicht geht, wird der andere eingeschlagen.

Das Autonomietraining ist eine Kurztherapie und dauert in der Regel selten länger als drei Stunden. Aus diesem Grund kann nicht erwartet werden, daß sich im Autonomietraining eine langfristige Persönlichkeitsreifung ergibt. Im Autonomietraining wird der Versuch unternommen, die wichtigsten Hemmungen in Form einer Krisenintervention abzubauen und neue alternative Verhaltensweisen in Richtung Wohlbefinden anzuregen und dabei Reaktionen auszulösen, die neue neuronale Schaltungen ermöglichen. Wenn dies gelingt, werden andere Prozesse in dieselbe Richtung, in unterschiedlichen Bereichen der individuellen Selbstorganisation angeregt, so daß nach dem Prinzip des Modell-Lernens auch andere Bereiche einbezogen und im Laufe der Jahre verändert werden. Das theoretische Modell im Autonomietraining wird schnell begriffen, weil es eindeutig und konsistent auf die Mehrung von Wohlbefinden und Lust sowie auf die Reduktion von Unwohlsein ausgerichtet ist. Dabei lernt das Individuum, sich selbst in unterschiedlichen Bereichen zu korrigieren und anzuregen. Nur so können die langfristigen Gesundheitserfolge im Autonomietraining erklärt werden, (die im Anhang dieses Buches dargestellt sind). Selbst Personen, die das Modell im Autonomietraining begriffen haben, aber keine Verbesserung ihres Wohlbefindens erreichen konnten, erzielen positive Gesundheitseffekte, wenn sie ihre Steuerung verändern.

Im Autonomietraining wird eine enge Verknüpfung zwischen wissenschaftlicher Grundlagenforschung und therapeutischer Intervention unternommen, das heißt, es werden nur solche Bereiche verändert, die sich in wissenschaftlichen Studien als krankheitserzeugend erweisen. So wissen wir beispielsweise, daß Personen mit schlechter Selbstregulation und resignativer Selbststeuerung bei Anwesenheit physischer Risikofaktoren eher erkranken als Personen mit guter Selbstregulation, positiver Steuerung in Richtung Mehrung des Wohlbefindens und Gesundheit bei Anwesenheit physischer Risikofaktoren. Bei solchem Wissen kann die Zielsetzung des Autonomietrainings klar definiert werden.

Das Autonomietraining ist eine psychotherapeutische und Beratungsmethode zur Verbesserung der Selbstregulation. Der Mensch ist aber ein äußerst komplexes System, in dem sich permanent unterschiedliche Bedürfnisse entwickeln, die auf unterschiedliche Weise befriedigt werden können, wobei sich die Selbstregulation spontan verbessern kann. So konnten wir beispielsweise zeigen, daß starke Raucher, die gleichzeitig eine Fehlernährung und schlechte Selbstregulation aufweisen, bei Einnahme des Multivitaminpräparates Eunova forte sowohl eine Verbesserung der Selbstregulationsfähigkeit erreichen, als auch über lange Beobachtungszeiträume hinweg länger leben und gesund bleiben. (R. Grossarth-Maticek, Gesundheitseffekt von Eunova forte. Primäre und sekundäre Prävention von Infektions- und Entzündungskrankheiten. Apotheker Journal, Heft 8/96, S. 38–40; R. Grossarth-Maticek, Einfluß von Vitaminen und Mineralstoffen auf die Gesundheit von Risikogruppen, Apotheken Journal, Reise &

Pharmazie). Krebspatienten, die zusätzlich zur medizinischen Behandlung Iscador einnehmen, verbessern ebenfalls ihre Selbstregulation und leben länger.

Die individuelle Fähigkeit zur Erreichung von Wohlbefinden ist nicht nur durch kognitiv-emotionale und soziale Verhaltensweisen bestimmt, sondern überdies durch gezielte Maßnahmen im Sinne eines Autonomietrainings zur Stabilisierung der Gesundheit.

Dieses zeigt sich auch bei dem weit verbreiteten Phänomen der Wetterfühligkeit, unter dem je nach Alter bis zu 50% der Bevölkerung leiden. Die ausgeprägte Symptomatik der Wetterfühligkeit zeigt sich insbesondere bei feinfühligen Menschen graduell unterschiedlich mit Kopfdruck, Kreislaufproblemen, Abgeschlagenheit, Gereiztheit, innerer Unruhe oder Schlafstörungen.

Weltweite Recherchen und weitreichende Befragungen Betroffener führen bei der Suche nach wirkungsvollen und zugleich gut verträglichen Behandlungsmöglichkeiten zu einer in der Zusammensetzung einzigartigen Naturarznei. So konnte tatsächlich nachgewiesen werden, daß diese besondere Naturarznei, bekannt als *Klosterfrau Melissengeist*, eine spürbare und nachhaltige Hilfe bei 87% der betroffenen Personen ermöglicht.

Die Erklärung hierfür läßt sich von dem umfassenden pharmakologischen Wirkprofil ableiten, da diese spezielle Naturarznei, die nach einem besonders schonenden Destillationsverfahren aus ausgesuchten hochwertigen Arzneipflanzen hergestellt wird, das durch Wetterschwankungen aus dem Gleichgewicht gebrachte empfindliche vegetative Nervensystem wieder harmonisiert. Hierdurch werden zugleich die Stoffwechselfunktionen gegen von außen auf den Organismus einströmende belastende Reize – wie z. B. auch Wetterphänomene – gestärkt und stabilisiert und damit insgesamt auch vorbeugend und abschirmend auf die Psyche und Physis und somit auf das Wohlbefinden des Menschen ein positiver Einfluß ausgeübt.

Diese mit *Klosterfrau Melissengeist* erreichte „innere Stabilität" spiegelt sich nachweislich auch darin wider, daß die Verwender im Sinne einer Ganzheitstherapie eine deutlich geringere Infektionsanfälligkeit aufweisen und erkennbar weniger an chronischen Erkrankungen leiden.

1.2 Zum Stand der psychotherapeutischen Forschung

Die moderne psychotherapeutische Forschung steht im krassen Widerspruch zum großen Bedarf nach psychotherapeutischer Betreuung in der Bevölkerung. Sie ist wissenschaftlich noch weitgehend ein Entwicklungsland. Hier muß aus räumlichen Gründen auf eine Auseinandersetzung mit unterschiedlichen Schulen und Richtungen und spezifischen Fragen aus der Psychotherapieforschung verzichtet werden. Es wird auf die umfangreiche Literatur zu diesem Thema hingewiesen (z. B. Grawe K., Bernauer F., Donati R. 1990. Psychotherapien im Vergleich: Haben wirklich alle einen Preis verdient? Psychother med Psychol 40: 102–114. Grawe K., Donati R., Bernauer F. 1994. Psychotherapie im Wandel. Von der Konfession zur Profession. Göttingen)

Hier sollen allerdings vier wesentliche Kritikpunkte angedeutet werden, die auf die meisten psychotherapeutischen Richtungen und Schulen zutreffen:

1. Die einzelnen psychotherapeutischen Richtungen sind thematisch und theoretisch auf sehr spezifische Komplexe und Bereiche eingeengt und entsprechen somit keineswegs der individuellen und sozialen Komplexität lebender Systeme. So gut wie alle Richtungen versuchen auf monokausaler Weise ein zentrales Thema zu behandeln und diesem eine determinierende Rolle für die Entwicklung in komplexen Systemen zuzuschreiben, die diesem in der Regel nicht zukommt.
2. So gut wie alle therapeutischen Richtungen beschreiben zwar mehr oder weniger ihre theoretische Auffassung und ihr Vorgehen, sie spezifizieren aber nicht in genügender Weise das wirksame Prinzip der Therapie und das heißt, sie haben Schwierigkeiten, zu erkennen, was ihr Vorgehen in komplexen Systemen bewirkt und welchem Vorgang ein eventueller therapeutischer Erfolg zu verdanken ist.

Da im Rahmen der systemischen Analyse angenommen wird, daß es keine monokausale Wirkung gibt, d.h. daß jede Wirkung ein ganzes Systemgeschehen beeinflußt, müßten die Therapieforschungen von ihren monokausalen Konzepte Abstand nehmen. Therapeutische Interventionen bewegen Systeme an unterschiedlichen Stellen. Diese gilt es herauszuarbeiten.

3. Eine gravierende Unzulänglichkeit aller auf dem Markt befindlichen psychotherapeutischen Systeme ist, daß sie in der Regel nicht durch epidemiologische Studien, gekoppelt mit experimentellen Therapiedesigns ihre therapeutischen Erfolge nachweisen, schon gar nicht über lange Zeiträume, z. B. länger als 10 Jahre.
4. Möglicherweise die gravierendste Unzulänglichkeit aller psychotherapeutischen Formen ist der Mangel an Kontrolle von Kontraindikationen und negativen Auswirkungen der Therapie. Solche Kontrollen müßten ebenfalls in epidemiologischen Langzeitstudien, aber auch kurzfristig während und nach der Therapie erfaßt werden. Solange die unerwünschten Effekte einer Therapie, die bis hin zu Selbstmord, Ausbruch von Psychosen, schweren Angstepisoden, depressiven Verstimmungen, Fremdaggression usw. reichen können, aber auch zu gehäuftem Auftreten organischer Erkrankungen, wie z. B. Krebs beitragen können, nicht systematisch erforscht und dokumentiert werden, kann von einer wissenschaftlichen Therapieforschung auf dem heutigen internationalen Forschungsstand noch nicht die Rede sein.

Zusammenfassend läßt sich also sagen, daß eine wissenschaftliche Psychotherapieforschung und Therapieentwicklung mindestens den folgenden Anforderungen entsprechen muß:

1. Theoretische Begründung, die der Komplexität des sozio-psycho-biologischen Systems „Mensch" entspricht.
2. Exakte Beschreibung der Wirkungsmechanismen der Intervention in komplexen Systemen.
3. Wissenschaftliche Erfassung der Wirkungen und Nebenwirkungen der Intervention in langen Zeiträumen durch epidemiologische Studien mit experimenteller Intervention.

Solange die hier vorgestellten Minimalforderungen nicht erfüllt sind, kann die moderne psychotherapeutische Forschung trotz vieler Abhandlungen und Bücher noch keinen Anspruch auf reife wissenschaftliche Entwicklung stellen.

Mit dem hier vorgestellten Autonomietraining wird der Versuch unternommen, die oben aufgestellten Forderungen wenigstens zum Teil zu erfüllen und somit Anregungen für weitere Diskussion im Rahmen der Psychotherapieforschung zu geben.

In der psychotherapeutischen Forschung im Rahmen des Autonomietrainings wurde folgendes geleistet:

1. Die Erfassung subjektiv wahrgenommener Veränderungen. Die Personen haben unmittelbar nach dem Autonomietraining sowie im Abstand von einem, drei, sechs und zwölf Monaten die Fragen beantwortet, ob sie a) negative Effekte (z. B. Angstzustände, Depressionen, Gefühle der Überforderung usw.) erleben, oder b) positive Erlebnisse und Gefühle haben. Die Antworten wurden mit einer nach dem Zufallsprinzip ausgewählten und in Alter, Geschlecht und Grad der Selbstregulation vergleichbaren Kontrollgruppe verglichen.

Die Ergebnisse zeigten, daß von 395 Personen ein Jahr nach dem Autonomietraining 385 (97,5%) überhaupt keine Nebenwirkungen bei sich feststellten.

2. Die Erfassung objektiver Faktoren, z. B. der Vergleich der Mortalität in der Therapie- und Kontrollgruppe nach einem bestimmten Zeitraum.

Unterschiedliche Therapiestudien zeigten, daß Personen mit Autonomietraining im Vergleich zu Kontrollgruppen signifikant länger leben und seltener chronische Erkrankungen in einem bestimmten Beobachtungszeitraum entwickelten (R. Grossarth-Maticek. 1999. *Systemische Epidemiologie und präventive Verhaltensmedizin chronischer Erkrankungen.* Walter de Gruyter)

3. Die Erfassung der Bereiche, in denen die trainierten Personen eine Wirkung durch das Autonomietraining zu erfahren glaubten.

Hier wurden beispielsweise gehäuft folgende Bereiche angegeben:

a) Anregung der Selbstbeobachtung,
b) mehr Aufmerksamkeit für positive und negative Folgen des eigenen Verhaltens,
c) Konzentration der Aufmerksamkeit auf Lust und Wohlbefinden,
d) mehr Spontaneität in der Eigenaktivität zur Herstellung erwünschter Situationen,
e) verstärkte Fähigkeit, wesentliche Verhaltensdeterminanten im System aufzuspüren,
f) Anregung der Fähigkeit zu flexiblem Verhalten und Aufgabe rigider Verhaltensstrukturen,
g) mehr Zugang zu neuen Interpretationen, die das eigene Verhalten erklären,
h) Stimulierung der kreativen Problemlösung
i) angenehme Erlebnisse durch die erfahrene Bestätigung, daß der bisherige Lebensweg anerkannt wird und als solcher als Basis für die Erweiterung des Verhaltensrepertoires dient,
j) Anregung der Hoffnung auf neue Problemlösungen,
k) Verbesserung des Gefühls der Eigenkompetenz für zukünftige Zielsetzungen,
l) verbesserte Kooperation zwischen rationalen und emotionalen Anteilen,
m) Verbesserung der Kooperation zwischen bewußten und unbewußten Anteilen,
n) Anregung der Lebenstendenz,
o) Verringerung der Todestendenz (Wunsch zu sterben),
p) Stimulierung der Äußerung und Befriedigung emotional wichtigster Bedürfnisse,
q) Anregung der freien Liebeszirkulation zwischen Ich, Mitmensch und Gott.

Alle oben erwähnten Faktoren wurden im Vergleich zur nicht trainierten Kontrollgruppe in einer Nachuntersuchung von einem Jahr in der Gruppe mit Autonomietraining signifikant verbessert.

Die theoretische Begründung des Autonomietrainings trägt der Komplexität lebender Systeme Rechnung, d. h. sowohl der dialektischen Entwicklung unterschiedlicher Faktoren als auch dem aktuellen Zustand des Systems. Im Rahmen der theoretischen Analysen wird sowohl den aktuellen Bedürfnissen, der erstrebten Befriedigung als auch der allgemeinen Bedürfnisbefriedigung und der Tendenz zur individuellen Lust und zu Wohlbefinden ein hoher Stellenwert eingeräumt. Trotzdem reduziert sich das Autonomietraining nicht auf eine einfache egoistisch-hedonistische Position; das menschliche Verhalten und Erleben werden in einen breiteren theoretischen Rahmen integriert. In diesem Rahmen sprechen wir von einer konsequenzgesteuerten systemischen Dialektik. Sowohl Individuen als auch Gruppen und Gesellschaften erzeugen durch ihr aktives Verhalten bei sich und in der Umwelt Konsequenzen, die subjektiv erleb- und objektiv erfaßbar sind. Die erlebten und erzeugten Konsequenzen erzeugen automatisch Reaktionen und neue Aktionen und sind somit Teil einer systemischen und konsequent gesteuerten Dialektik als Basis jeglicher Entwicklung. In der dialektischen Analyse von Verhalten, der Konsequenzen und der Reaktion auf diese ist eine breite theoretische Basis gegeben, in die sich unterschiedliche Systemfaktoren einbeziehen lassen. Somit können individuelle, aber auch historische Verhaltensweisen und Entwicklungen analysiert werden, wobei auch Rückentwicklungen als Basis für neue Entwicklungen verständlich werden.

2. Einführung: Zentrale Motive des Menschen – was kann das Autonomietraining leisten?

In diesem Buch werden Analysen und Methoden zur Anregung der Selbstregulation vorgestellt. Dabei stellt sich die Frage, welche Antriebskräfte den Menschen steuern, über welche Wege er Wohlbefinden, Zufriedenheit und Lust erreicht und unter welchen Bedingungen es zur Entwicklung von Symptomen (z. B. Angst, Depression, Langeweile, übertriebene Aggression) und ausgeprägtem Unwohlsein kommt. Erst wenn diese Fragen beantwortet werden können, können Aussagen über die Leistungsfähigkeit des Autonomietrainings diskutiert werden.

Der Leser dieses Buches wird schnell herausfinden, daß unsere theoretische Konzeption eine hedonistische ist, und wir von der Annahme ausgehen, daß der Mensch ein Wohlbefinden und Lust suchendes Wesen ist. Er strebt nicht nur nach Wohlbefinden und Lust, sondern ist auch bemüht, die höchste Lustintensität, die er bisher erlebt hat, zu wiederholen und sogar zu steigern. Soziale und ökonomische Sicherheit und die Abwehr von Gefahren erstrebt der Mensch nur dann, wenn er sich mit dieser Zielsetzung letzten Endes Wohlbefinden und Lust verspricht. Wenn die Hoffnung auf Wohlbefinden sinkt und sich beispielsweise ein Zustand der Monotonie und Langeweile oder eine schwer erträgliche Depression einstellen, dann kann sich das Streben nach sozialer Sicherheit verringern und selbstdestruktive Prozesse, die bis hin zum Selbstmord reichen, können sich durchsetzen.

Sowohl das Bewußte als auch das Unbewußte eines Menschen verfolgen das gleiche Ziel: die Optimierung von Lust und Wohlbefinden und die Herstellung von Bedingungen, unter denen einen lustbetonte Bedürfnisbefriedigung möglich wird. Zur Herstellung solcher Bedingungen manipuliert das Unbewußte häufig Verhaltensweisen, die spontan ablaufen und der Person in ihrer Bedeutung gar nicht bewußt sind.

Wenn beispielsweise eine Person in der Kindheit zu einem Elternteil in bestimmten Situationen eine Bedürfnis nach Nähe und Zärtlichkeit entwickelt hat, diese Bedürfnisse jedoch von dem betreffenden Elternteil nicht befriedigt wurden und das Kind erfahren mußte, daß sich die Zuwendung des Elternteils nur auf den Ehepartner konzentrierte, kann das Unbewußte des Kindes und des späteren Erwachsenen immer wieder Situation oder Verhaltensweisen manipulieren, die ähnliche Situationen hervorrufen. So sucht man beispielsweise unbewußt einen Partner, von dem man Abweisung spürt, ähnlich wie in der Kindheit vom Elternteil. Dabei werden Bedürfnisse von allergrößter gefühlsmäßiger Bedeutung geweckt. Da die stärksten Gefühle in der Kindheit oft in Situationen entstanden sind, in denen sich das Kind frustriert (z. B. abgewiesen) fühlte, werden in der Gegenwart häufig wieder Situationen hergestellt, in denen sich die Person erneut abgewiesen fühlt und zwar in der Hoffnung, diesmal angenommen und anerkannt zu werden. In der Regel wird aber erneut eine Enttäuschung erlebt. Wenn die Person jedoch ihr Ziel erreicht und tatsächlich anerkannt wird, verliert die begehrte Person in der Gegenwart nicht selten jeglichen Reiz, weil die Abweisung zur Auslösung emotionaler Erwartungen und Bedürfnisse von starker Intensität notwendig ist.

Viele Menschen haben derartige Angst vor Abweisungserlebnissen und Frustrationen, in denen ihre tiefsten Gefühle mit verletzt werden, daß sie sich in Beziehungen begeben, in denen sich die Partner gegenseitig schützen und in denen sie selbst darauf verzichten, andere Personen zu verletzen oder zu enttäuschen. Auf lange Sicht ist der Preis Langeweile und Monotonie. Andere Menschen unternehmen nicht einmal den Versuch in der Gegenwart (z. B. in der Partnerbeziehung) ihre Bedürfnisse zu äußern und zu befriedigen und richten sich lieber an einem Elternteil, zu dem sie intensive Gefühle entwickelt haben, ein Leben lang aus. Bei solchen mutter- oder vaterfixierten Personen sind Konflikte ebenfalls vorprogrammiert, z. B. wenn sie in eine Ehe eintreten und massive Enttäuschungen des Ehepartners hervorrufen. Wieder andere Personen verzichten auf jegliche Gefühlsäußerung und verhalten sich rational und gefühlsarm, in der Hoffnung somit ihren möglicherweise schon in der frühen Kindheit enttäuschten Bedürfnissen von größter emotionaler Bedeutung entkommen zu können. Dieser Versuch ist ein ebenso hoffnungsloses Unterfangen wie bei Personen, die den umgekehrten Weg einschlagen, nämlich über Gefühlsausbrüche ohne rationale Steuerung zum Ziel zu kommen.

Der Mensch ist auf seiner Suche nach Wohlbefinden, Lust und Bedürfnisbefriedigung gezwungen, seine emotionale Seite und seine Vernunft, sein Unbewußtes und sein Bewußtes sinnvoll zu koordinieren. Die menschlichen Gefühle, die beispielsweise im lymbischen System lokalisiert sind, drängen auf Befriedigung. Eine echte Befriedigung kann jedoch nur dann entstehen, wenn die Gefühle mit den rationalen Strukturen, die in der Hirnrinde lokalisiert sind, gut zusammenarbeiten. Vom Menschen kann also nicht verlangt werden, daß er seine schon in der Kindheit gebildeten Bedürfnisse, die für ihn von größter gefühlsmäßiger Bedeutung sind, aus rein rationalen Gründen aufgibt, weil sie z. B. unsinnig erscheinen. Es kann von der Vernunft ebenfalls nicht verlangt werden, daß diese ein vollkommen irrationales und unverständliches Verhalten gutheißt und akzeptiert, nur weil dahinter Bedürfnisse von höchster gefühlsmäßiger Bedeutung stehen. Die Vernunft kann aber sowohl den Ursprung eines emotionalen Bedürfnisses als auch die Methode und das Ziel der unbewußten Verhaltenssteuerung, durch die Situationen hergestellt werden, in denen eine Hoffnung auf Bedürfnisbefriedigung und somit auf Lustgewinnung besteht, begreifen lernen.

Wenn die Vernunft und das Bewußtsein die unbewußten Bedürfnisse und Verhaltensmanipulationen erkennen, wird sich gegenüber diesen eine viel größere Toleranz und Unterstützung entwickeln. Beim Scheitern der unbewußten Zielsetzung wird dann das Unbewußte vom Bewußten beeinflußt und z. B. zur Aufgabe des Objektes, das die Enttäuschung hervorruft, angeregt, ohne daß dabei selbstdestruktive Prozesse eingeleitet werden. Dabei werden unbewußte Verhaltenstendenzen und Bedürfnisse mehr ins Bewußtsein rücken, was aber nicht heißt, daß sich als Folge rational-antiemotionale Verhaltensweisen entwickeln, im Gegenteil, es erhöhen sich die Chancen auf lustvolle Bedürfnisbefriedigung. Auch die soziale Kommunikation zwischen Menschen, die sich gegenseitig ihre Gefühle und Bedürfnisse mitteilen, wird humaner, wenn die Menschen fähig werden, die Vernunft mit ihren unbewußten Verhaltensmanipulationen zu verbinden. Wenn das erreicht wird, erkennen die Menschen Situationen, in denen sie ihre Mitmenschen für die Befriedigung von Kindheitserlebnissen benutzen, von solchen zu unterscheiden, in denen sie den Mitmenschen wirklich meinen und nicht stellvertretend für einen Elternteil erleben. Dabei sind beide Aspekte gerechtfertigt, weil die Bedürfnisse von größter gefühlsmäßiger Bedeutung in der Regel in der Verknüpfung von Erlebnissen aus der Kindheit und der Gegenwart entstehen.

Was kann das Autonomietraining hier leisten? Zunächst können die theoretischen Analysen, die dem Autonomietraining zugrunde liegen, das menschliche Verhalten, auch dort, wo es völlig irrational erscheint, sowohl dem Akteur als auch dem Mitmenschen verständlich machen. Der Mensch lernt, z. B. durch Informationen, die er vom Trainer bekommt, den Sinn und die Zielsetzung seines Verhaltens zu begreifen. Eine Person hat um so eher die Chance, die Motive des eigenen Verhaltens zu begreifen, je häufiger es sich wiederholt hat, so daß sowohl die negativen Folgen (Leid, Frustration etc.) als auch die positiven Folgen (z. B. erlebte Lust, Erfahrungen von großer gefühlsmäßiger Bedeutungen) erlebt wurden.

Wenn ein Mensch mit Hilfe des Autonomietrainings lernt, den Sinn seines unbewußt gesteuerten Verhaltens zu erkennen und dabei vernünftig zu seinen Gefühlen steht, dann wird er auch lernen, sein Unbewußtes durch bewußte Vorgaben noch besser in Richtung Bedürfnisbefriedigung zu steuern. Dabei wird er unterschiedliche Methoden entwickeln, seine Ziele zu verwirklichen. Mit diesen Methoden arbeitet das Autonomietraining, z. B. indem es die Eigeninitiative anregt und die Person nach dem Prinzip „Versuch und Irrtum" motiviert, unterschiedliche Situationen und Bedingungen herzustellen oder sie lehrt, vom Bewußtsein abgespaltene Bedürfnisse und Gefühle anzuerkennen. Denn dies ist die Voraussetzung, damit den abgespaltenen Bedürfnissen überhaupt ein Anspruch auf Befriedigung und Anerkennung zuerkannt wird.

In diesem Buch werden unterschiedliche Analysen und Methoden des Autonomietrainings dargestellt, immer mit der Zielsetzung, das Wohlbefinden und die Lust zu mehren und Unlustquellen zu verringern. Dabei kommt dem Begriff der Selbstregulation eine besondere Bedeutung zu. Die Selbstregulation, als Aktivität zur Herstellung von Wohlbefinden definiert, wird durch komplexe Prozesse gesteuert: durch bewußte und unbewußte Bedürfnisse, das Streben nach Wohlbefinden und Lust, durch rationale Einsichten sowie spontane emotionale Reaktionen etc.

Viele Menschen steuern ihr Verhalten nicht durch positive Ziele (z. B. „Ich erstrebe eine faszinierende sexuelle Beziehung"), sondern eher durch negative Vorgaben (z. B: „Wenn eine Person an mich Erwartungen stellt, dann bedroht sie mich und ich muß nein sagen"). Wenn die Angst vor direkt formulierten Quellen von Lust und Wohlbefinden ausgeprägt ist, dann kann Wohlbefinden auch durch indirekte Zielsetzungen erstrebt werden, z. B. durch den Wunsch, anderen zu helfen, durch die narzißtische Konzentration auf die Erfolge der eigenen Person etc. Auch bei solchen Personen kann das Autonomietraining helfen, durch Analysen Quellen der erstrebten Bedürfnisbefriedigung offenzulegen und Methoden für ihre Realisierung zu entwickeln.

Zur Verdeutlichung der Ausführungen ein Beispiel:

Herr L. wuchs bis zum 5. Lebensjahr bei seiner Mutter als uneheliches Kind auf. Er entwickelte gegenüber seiner Mutter starke gefühlsmäßige Bedürfnisse nach Nähe und Anerkennung und eine enorme Eifersucht auf einen Freund, den seine Mutter in seinem 5. Lebensjahr kennengelernt hatte. Die Mutter machte dem kleinen L. schon früh deutlich, daß sie von ihm ungewöhnliche Leistungen erwartete. Wenn der kleine L. von seiner Mutter Zuwendung erwartete, stürzte er sich vor der Mutter in endlose Aktivitäten, immer mit dem Satz „Mama, schau, was Lollo kann". Die Mutter schaute in der Regel ihrem Sohn mit Bewunderung stundenlang zu und belohnte ihn anschließend durch körperliche und seelische Zuwendung. In diesen Situation entwickelten sich beim kleinen L. Gefühle von höchster gefühlsmäßiger Bedeutung, die er ein Leben lang bei unterschiedlichen Frauen wiederholen und befriedigen wollte.

Wenn der Freund der Mutter erschien, versuchte der kleine L., die Mutter durch zahllose Aktivitäten nach dem Motto „Mama, schau, was Lollo kann" von ihrem Liebhaber fernzuhalten. Manchmal gelang ihm dies, was mit starker Bedürfnisbefriedigung und Wohlbefinden Hand in Hand ging. Der später erwachsene L. erinnert sich im Autonomietraining, daß die Mutter ihn jedoch einmal eine ganze Nacht abgewiesen hat und mit dem Liebhaber im Nebenzimmer intensiv Sex getrieben habe, während der kleine L. fürchterlich weinte. Die Mutter kam nur einige Male ins Zimmer und schrie ihn an. Von diesem Augenblick begann der kleine L. seine Mutter zu hassen und abzulehnen. Die Ambivalenz blieb unverändert bis zum Tode der Mutter, als Herr L. 35 Jahre alt war. Als sie starb, empfand er zwar am Sarg der Mutter starke Liebesgefühle, konnte ihr aber die damals erlebte Abweisung nie vergessen.

Herr L. ist im Moment des Interviews 42 Jahre alt und berichtet rückwirkend über vier Beziehungen zu Frauen, die zwischen zwei und sechs Jahren anhielten und über unzählige Situationen, in denen er mit anderen Frauen geflirtet hat. Zunächst beobachtete er, daß die Frauen, obwohl sie sehr unterschiedlich waren, ihn alle in irgendeiner Form an seine Mutter erinnerten. Er erlebte seine Mutter als eine Urfrau mit viel Energie, sexueller Wärme, hoher Intelligenz, aber auch mit Elementen einer geheimnisvollen Abweisung. Zu Frauen hatte Herr L. eine für ihn klare Einstellung: Er ließ sich nur dort ein, wo er absolute Zuwendung erfuhr und trennte sich von Frauen, wenn eine Abweisung auch nur im geringsten Maße drohte. Herrn L. fiel weiter auf, daß er gegenüber Frauen, die ihm sympathisch waren, ein typisches Verhalten aufwies: Er entwickelte endlose Gespräche mit der Tendenz einer positiven Selbstdarstellung, ganz nach dem Motto: „Schau, was Lollo kann". In der Regel kam es zu folgender Situation: Herr L. war nach 3–5 Stunden Selbstdarstellung restlos erschöpft, während die zuhörende Frau ihre ursprüngliche Sympathie schlagartig veränderte, plötzlich eine abweisende Mimik zeigte und auf Nimmerwiedersehen verschwand. Das Problem war nur, daß Herr L. in solchen Situationen Gefühle von höchster emotionaler Intensität entwickelte und erwartete, daß er von seiner Zuhörerin umarmt und anerkannt würde. Weil dies nicht geschah, verfiel er häufig in wochenlang anhaltende Depressionen mit Lähmung jeglicher Verhaltensaktivität. In den Beziehungen, die Herr L. einging, reagierten die Frauen auf die Erzählungen von Herrn L. zunächst mit größter Faszination, wobei er sich wohlfühlte und die Bestätigung sichtlich genoß. Obwohl die Frauen ihn anerkannten, litt Herr L. an Minderwertigkeitsgefühlen, in der festen Überzeugung, daß er eines Tages sitzengelassen würde, so wie damals von der Mutter. Wenn er seine Freundinnen zusammen mit anderen Männern in völlig harmlosen Situationen sah, nahm er dies als Anlaß zur Trennung. Nach der Trennung litt er wieder monatelang und kämpfte mit depressiven Zuständen.

Wenn der hier gegebene Fall ein extremer Fall wäre, der mit der Masse der Menschen nichts zu tun hätte, dann wäre das Beispiel hier fehl am Platz. Er scheint aber typisch für viele Menschen zu sein, weil jeder Mensch in seinem Leben gewisse Punkte aufweist, an dem seine Bedürfnisse von höchster gefühlsmäßiger

Bedeutung entstehen, wobei sein Unbewußtes die Situationen wiederholt, in denen eine Befriedigung erwartet wird. Der Mensch wäre schlecht beraten, solchen Situationen auszuweichen, sondern er muß lernen, zu seinen Bedürfnissen zu stehen und nach Wegen der Befriedigung zu suchen.

Herr L. hat beispielsweise im Autonomietraining gelernt, zu begreifen, warum er gegenüber Frauen, die ihm sympathisch waren, ein so großes Bedürfnis nach Selbstdarstellung entwickelte. Dabei konnte er sein Verhalten akzeptieren und erklärte manchmal den Frauen, die ihm sympathisch waren, die Gründe für sein Verhalten. Dabei nahm er bewußt in Kauf, daß er von den meisten Frauen abgewiesen wurde, aber dort auf Verständnis stieß, wo ihm echte Sympathie entgegengebracht wurde. In einer zweiten Übung lernte er, den abgespaltenen Schmerz durch die Abweisung der Mutter anzunehmen, aber auch die enorme positive Energie, die sich hinter seiner Sympathie für bestimmte Frauen verbirgt. Zunehmend begriff er, daß er auch den Frauen etwas zu bieten hatte und sich nicht nur in der Bittstellerrolle eines verlassenen Kindes befand.

Wenn es zu Abweisungserlebnissen durch Frauen kam, dann begriff er vernunftsmäßig den Grund, so daß er nach der Trennung nicht mehr so intensiv leiden mußte. Er konnte die ihn abweisenden Frauen ebenfalls abweisen mit dem Argument, daß sie für ihn offensichtlich nicht die richtigen seien. Im Laufe der Jahre lernte Herr L. seine Sympathie zu Frauen abzukoppeln von seinem Leistungsanspruch, so daß er sein Verhalten ins Gegenteil umkehrte. Er war nicht mehr bereit, die eigene Person darzustellen und entwickelte mehr Humor. Er konnte seine Sympathie direkt äußern, indem die positiven Eigenschaften der Frauen anerkennen konnte, unabhängig davon, ob sie ihn an seine Mutter erinnerten oder nicht. Herr L. entwickelte nach nur zwei Stunden Autonomietraining, in dem er über die Motive seines Verhaltens aufgeklärt wurde und lernte, abgespaltene Gefühle anzunehmen, in einem Zeitraum von vielen Jahren durch Intensivierung der Selbstbeobachtung und Verhaltensweisen nach dem Prinzip „Versuch und Irrtum“ andere Verhaltensmuster, die ihm sowohl halfen, seinen selbstgestellten Fallen auszuweichen, als auch mehr Lust und Wohlbefinden zu erreichen. Dies konnte in verschiedenen Nachuntersuchungen im Abstand von mehreren Jahren festgestellt werden.

Das Autonomietraining ist, um es noch einmal zu sagen, eine hedonistische Methode zur Anregung des Wohlbefindens und zum Abbau von Unwohlseins. Die Erfahrung des Autonomietrainings lehrt, daß die Wege und Quellen des Wohlbefindens in sehr unterschiedlichen Bereichen des menschlichen Lebens liegen und daß verschiedene Systeme unterschiedliche Methoden zur Erreichung des Zieles benötigen.

Wann spürt man, daß das Autonomietraining erfolgsversprechend ist und die Intervention beendet werden kann? Wenn der Zustand erreicht wird, in dem die Person ein alternatives Verhalten, das zu mehr Wohlbefinden führt, begreift und erlebt und eine hohe Motivation entwickelt, das problematische Verhalten zu verändern. In solchen Situationen macht es sozusagen „klick“. Ein solcher Zustand kann nach ein bis drei Gesprächsstunden auftreten, es kann aber auch viele Stunden und Jahre dauern, bis ein alternativer Weg gefunden wird. Das von uns entwickelte und hier vorgestellte Autonomietraining ist eine Kurztherapie, die die Anregung zur Problemlösung in einigen Stunden erstrebt. Dabei kann die initiierte Veränderung Prozesse auslösen, die über viele Jahre anhalten und eine selbstgesteuerte Entwicklung beinhalten.

2.1 Verhaltensanalyse und Selbstregulationstraining in komplexen Systemen

Der Mensch besteht aus Milliarden Zellen; in seinem Organismus laufen unzählige chemische und physiologische Prozesse ab. Er steht in permanenter Wechselwirkung mit seiner physischen und sozialen Umwelt. Er hat ein Bewußtsein und Gefühle, er gestaltet seine Umwelt und seinen Körper aktiv mit. Ein komplexeres System als der Mensch ist kaum vorstellbar. Wenn viele Faktoren miteinander in Wechselwirkung stehen, muß die Erforschung und die Beeinflussung einzelner, isolierter Faktoren äußerst schwer erscheinen.

Müssen in Anbetracht der Komplexität der menschlichen Natur die psychologische Verhaltensanalyse und die Verhaltenstherapie, die sich nur auf bestimmte Aspekte konzentrieren, nicht als äußerst naiv erscheinen?

Die Antwort lautet: Nein, wenn wir den richtigen Zugang zur Analyse und Intervention finden.

Im menschlichen Organismus laufen unzählige Prozesse ab, wobei sich immer neue Bedürfnisse, also Spannungen zwischen erstrebten und Ist-Zuständen bilden. Die Bedürfnisse organisieren sich meistens hierarchisch, d. h. sie bekommen unterschiedliche individuelle Bedeutungen. Wenn der Mensch in der Lage ist, seine wichtigsten Bedürfnisse zu befriedigen, stellt sich ein subjektives Gefühl ein, das wir Wohlbefinden nennen. Hier gehen objektive Prozesse in die Subjektivität über. Die subjektive Empfindung motiviert wiederum das Verhalten und beeinflußt somit die objektiven Prozesse (z. B. über die Ernährung). Wenn sich die Psychologie also auf die Erfassung von Wohlbefinden und anderen subjektiven Gefühlen wie Lust und Sicherheit konzentriert, dann befindet sie sich an der wichtigsten Schnittstelle zwischen objektiven Prozessen und dem subjektiven Erleben und kann sich somit auf die Wechselwirkungen zwischen beiden Bereichen konzentrieren.

Wenn sich ein Mensch rundum wohl fühlt, wenn er sich gleichzeitig sozial und physisch sicher fühlt und motiviert ist, Lust zu erleben, dann ist er mit großer Wahrscheinlichkeit auch körperlich gesünder, als wenn er in Unsicherheit, Unlust und Unsicherheit lebt. Wenn das Letztere der Fall ist und die Person sich selbst nicht helfen kann, dann ist eine Therapie angebracht.

Einerlei, ob es sich um eine Langzeit- oder Kurzzeittherapie handelt, oder ob es um eine psychologische Beratung geht, es stellt sich immer die Frage, wie eine Therapie ausgestattet sein muß, um den Geschehnissen in einem derart komplexen System, wie es die menschliche Natur ist, gerecht zu werden.

Wenn eine Therapie vorgefaßte Annahmen von wirksamen Prinzipien hat – und solche Annahmen haben leider die meisten Therapien – dann läuft sie Gefahr, den spezifischen Bedürfnissen des Patienten nicht gerecht zu werden. Wenn eine Therapie beispielsweise annimmt, daß es gut ist, in Form eines „Urschreis“ früh erlebten Schmerz loszuwerden, dann muß dies keineswegs das Bedürfnis vieler Patienten sein. Eine andere Therapie kann bei einigen Patienten sehr erfolgreich sein, indem sie beispielsweise die Vorstellungskraft und Visualisierungsfähigkeit aktiviert; aber was ist mit Patienten, die keine Vorstellungskraft haben und denen die Fähigkeit fehlt, durch Imagination Autosuggestion einzusetzen? Einige Therapeuten verhalten sich wie jemand, der mit einem oder nur einigen wenigen Schlüsseln versucht, in viele unterschiedliche Wohnungen einzudringen. Wenn der Schlüssel in das Schlüsselloch passen soll, dann müßte ein echter therapeutischer Erfolg eher die Ausnahme als die Regel sein.

Das von mir entwickelte Autonomietraining unternimmt den Versuch, das Schlüsselloch nicht mit einem vorgefaßten Schlüssel, von dem ich zwar weiß, wie er wirkt, aber nicht, ob er paßt, das Schloß zu öffnen, sondern es macht zunächst einen Abdruck vom Schlüsselloch und fertigt den Schlüssel anschließend im Zusammenarbeit mit der Person. Mit einem solchen Verfahren besteht die Hoffnung, der Dynamik komplexer Systeme gerecht zu werden, mit dem Ziel, diese vorhersagen und beeinflussen zu können.

In der Diagnostik wird der Versuch unternommen, sowohl überindividuelle Zusammenhänge als auch die Einmaligkeit des individuellen Systems zu berücksichtigen. Der Mensch ist gleichzeitig ein absolut einmaliges Wesen, das sich in seinen Erkenntnissen, Lebensstrategien und Lebensplänen absolut von jedem anderen Menschen unterscheidet. Überindividuelle Zusammenhänge können nur dann erfaßt werden, wenn viele einmalige Züge des Menschen nicht berücksichtigt werden und die Zusammenhänge auf einer relativ formalen Ebene festgestellt werden. So haben wir in unseren Studien z. B. erfahren, daß die "rational-antiemotionalen" Menschen, also Personen, die dazu neigen, keine Gefühle aufkommen zu lassen, häufiger Atheisten sind als Personen, die sich an Gefühlen orientieren. Personen, die ihre positiven und negativen Gefühle eher zulassen und diese kompetent verarbeiten, leben länger als Personen, die Gefühle von sich abweisen.

Äußerst schädlich für die Gesundheit auf überindividueller Basis ist der Zustand, wenn man gegenüber einem Objekt derart ambivalent ist, daß sich das Dafür und das Dagegen die Waage halten und keine eindeutige Verhaltensweise in einer Richtung möglich erscheint. Eine solche Person kann beispielsweise weder mit einer anderen noch ohne eine andere Person innerlich zufrieden werden. Dieser Zustand bringt – wenn er lange anhält – eine große Anzahl gesundheitsschädlicher Verhaltensweisen mit sich.

Ein weiteres Beispiel, in dem Menschen mit ähnlichen Problemen auch auf überindividueller Ebene ähnliche Verhaltensweisen entwickeln: Wir haben im Rahmen der Heidelberger Studien 26 Personen analysiert, deren Mutter bei der Geburt verstorben ist. Dabei entwickelten 25 Personen ein Verhaltensmuster, das bei 100 Personen in der Kontrollgruppe, die die Mutter nicht bei der Geburt verloren hatten, nicht ein einziges Mal vorkam. Die 25 Personen versuchten, in unterschiedlichen Bereichen und mit unterschiedlichen Methoden, ein ähnliches Ziel zu erreichen, nämlich die Verwirklichung eines Zustandes, der objektiv nicht realisierbar ist.

So versuchte eine Person beispielsweise, das Perpetuum mobile zu entdecken und war zutiefst überzeugt, daß das Ziel erreichbar sei bei gleichzeitiger Betonung, wie wichtig die Erreichung dieses Zieles für seinen gefühlsmäßigen Zustand sei.

Ein 42jähriger Mann suchte Frauen, die mit ihm in einem dilettantisch selbstgebastelten Boot weit vom Ufer aufs Meer hinausfuhren, in der Hoffnung, daß äußerst starke Stürme auftreten. Der Mann war davon überzeugt, daß er nur dann sein Glück und die Partnerin fürs Leben finden könne, wenn er sich mit ihr zusammen und in einer Entfernung vom Ufer von mindestens 10 km aus dem größten Sturm retten könnte. Bisher fand er sechs Frauen, die das Abenteuer mitmachen wollten, er erlebte allerdings nur mit einer Frau einen intensiven Sturm, in dem das Boot völlig zerschlagen wurde. Beide konnten sich buchstäblich im letzten Augenblick noch retten. Bei ihm stellten sich aber leider nicht die erwünschten positiven Gefühle ein, weil die Entfernung zum Ufer nur ca. 5 km war.

Die anderen 23 Personen hatten weniger dramatische Zielsetzungen, sie waren aber alle so gut wie nicht zu verwirklichen.

Wodurch entsteht die gemeinsame überindividuelle Tendenz zur Realisierung des Unmöglichen in Zusammenhang mit der Erwartung der Glückseligkeit? Die Interpretation könnte lauten, daß der Verlust der Mutter im Unbewußten derart schmerzhaft fortlebt, daß sich die irrationale und stark emotionalisierte Erwartung durchsetzt, daß nach der Realisierung des Unmöglichen, der Verlust der Mutter wieder rückgängig gemacht werden kann. Obwohl die einzelnen Personen unterschiedliche Lebenserfahrungen und soziale Unterstützungen hatten (z. B. eine liebevolle Stiefmutter, nette Großeltern) hat sich das Hobby als überindividueller Persönlichkeitszug bei 96% der Personen durchgesetzt.

Die überindividuelle Analyse nützt dem Autonomietraining nur soweit, daß sich der Trainer nicht völlig blind und ohne theoretisches Wissen an den Problemen der Person orientiert.

In der individuellen Analyse wird nun über die wichtigsten Ziele, die spezifischen Bedürfnisse, über Wohlbefinden und Unwohlsein, über das individuelle Verhaltensrepertoire, die wichtigsten Lebenspläne, Ziele und Strategien, über die Steuerungsmechanismen usw. mit der Person gesprochen, aber immer orientiert an ihrem wichtigsten Problem und mit dem Ziel, eine Lösung zu finden. Wenn sich die wichtigsten Bedürfnisse herauskristallisieren, dann wird in flexibler und kreativer Weise der Versuch unternommen, Verhaltensweisen zu finden, die in der Lage sind, die einmaligen individuellen Bedürfnisse so zu befriedigen, daß Wohlbefinden, Sicherheit und Entwicklung möglich werden.

In Anbetracht der Komplexität der menschlichen Natur darf es nicht verwundern, daß sich die einzelnen Lösungen in denkbar unterschiedlichen Bereichen abspielen können. Die eine Person benötigt Abstand und Verzicht, dort wo sie bisher glaubte, Nähe und Verwirklichung zu benötigen. Die andere braucht mehr Nähe und Verwirklichung dort, wo sie sich in unnötiger Askese geübt hat. Diese allgemeinen Beispiele wären allerdings völlig wirkungslos, wenn sie nicht spezifisch an der einmaligen Individualität ausgerichtet wären.

Zur Verdeutlichung des Vorgehens im Autonomietraining möchte ich hier ein drastisches Beispiel bringen, weil solche Beispiele stärker im Gedächtnis bleiben.

Herr E. ist 41 Jahre und exzessiv alkohol-, zigaretten- und heroinabhängig. Er ist abwechselnd selbst- und fremdaggressiv und permanent damit beschäftigt, Geld für seinen Drogenkonsum zu beschaffen. Es fällt auf, daß er in unterschiedlicher Weise bettelt, indem er regelmäßig seine arme und unterdrückte Person in den Vordergrund stellt. Im Gespräch zeigt sich, daß er zu seiner Umwelt keinerlei positive Beziehungen aufbaut und diese als unangenehm und störend empfindet. Seine Eltern und Geschwister hätten immer betont, wie nett er sei („zum Anbeißen süß"). Er glaubt aber, daß in Wirklichkeit kein Mensch was von ihm wolle. Von sich glaubt er, daß er der einzige wichtige und würdige Mensch auf der ganzen Welt sei, und daß er es wirklich nicht verdient habe, mit soviel Schmutz und Dreck, wie es die Menschen seien, zusammenleben zu müssen. Früher hat er viel Geld ausleihen können, später gaben ihm die Menschen immer weniger, und er mußte sich richtig bemühen, von jemandem etwas geschenkt zu bekommen. Er verspricht jedem, das ausgeliehene Geld zurückzugeben, denkt aber in Wirklichkeit nicht daran und regt sich fürchterlich auf, wenn jemand das Geld zurückverlangt. Er kann nicht verstehen, daß sich diese widerliche Menschen noch an seine Person heranwagen.

Jeder Versuch, mit Herrn E. in ein diagnostisches und therapeutisches Gespräch zu kommen, scheiterte an seiner Uneinsichtigkeit und seinen rigiden Interpretationen. Er führte die Gespräche nur deswegen, weil ich ihm versprach, für jedes Gespräch 100,– DM zu zahlen. Bei Abschluß des Gespräches behauptete er, es sei ihm das Doppelte oder Dreifache versprochen worden, und wenn ich mein Versprechen nicht einhalte, könnte ich "leicht einen über die Rübe bekommen."

In der zweiten Gesprächsstunde war mir vollkommen klar, daß ein Interventionserfolg auf keinem gewöhnlichen psychotherapeutischen Weg zu erzielen war. Herr E. war nicht bereit, irgendwelche alternativen Verhaltensweisen zu finden oder zu formulieren, da er kein Problembewußtsein hatte – außer daß er wußte, daß alle seine Problem nur daher rühren, daß seine Umwelt ihn nicht verdient hat und ihm unendlich minderwertig erscheint. Dementsprechend hatte er nur ein müdes Lächeln für unterschiedliche Verhaltensweisen übrig, die von mir zur Diskussion gestellt wurden, z. B. für die Frage, ob er sich vorstellen könnte, seine Größe durch Leistung, die er als Künstler durchaus erbringen könnte, unter Beweis zu stellen. Dann kam mir intuitiv eine sehr abwegige Hypothese in den Kopf: Herr H. ist offensichtlich extrem narzißtisch auf sich selbst fixiert und weist seine Mitmenschen mit Verachtung und Aggression von sich ab. Vielleicht bleibt sein narzißtisches und autoerotisches Bedürfnis unbefriedigt. Ich fragte ihn, ob er sich vorstellen könne, regelmäßig seinen eigenen Urin zu trinken statt der 5–10 Liter Bier, die er täglich trinke. Herr E. meinte lächelnd, diese Idee sei selbst für seine Begriffe abartig, er könne aber jetzt nicht abschätzen, ob sie seiner würdig sei. Acht Tage nach dem Gespräch rief mich Herr E. um drei Uhr nachts an und teilte mir mit, daß Urin geil schmecke, sogar noch besser als Bier.

20 Tage danach sah ich ihn wieder. Er berichtete, daß er zwischen drei und sechs Liter Wasser täglich trinke und zum Vegetarier geworden sei, da sein Urin dann weitaus besser schmecke. Nach zwei Jahren trank Herr E. noch immer täglich seinen Urin, wurde völlig alkohol- und heroinabstinent und widmete sich mit großer Konzentration seiner künstlerischen Tätigkeit. Als ich ihn beglückwünschte, meinte er, er müsse mir noch die Steigerung mitteilen: Urin schmecke besonders gut, wenn er es mit dem eigenen Sperma mische. Er fühle sich nun rundum wohl und könne überhaupt nicht verstehen, daß er mal heroin- und alkoholsüchtig gewesen sei.

Nach dieser Erfahrung glaubte ich in naivster Weise, einen Weg gefunden zu haben, auch anderen heroin- und alkoholsüchtigen Menschen helfen zu können. Ich habe es acht Personen vorgeschlagen, mit dem Ergebnis, daß sich alle entweder angewidert gefühlt haben oder darüber lachten – weil es für ihre Bedürfnisstruktur überhaupt nicht paßte.

Das Beispiel, daß für einen bestimmten Menschen nur ein bestimmtes Verhalten seiner Bedürfnisstruktur entspricht und es keine Verallgemeinerung geben kann, illustriert inhaltlich das gesamte Autonomietraining.

Weil im Autonomietraining Kreativität in der Problemlösung gesucht ist, nannte ich es in einigen Veröffentlichungen auch „kreativ-novatives Training“. „Novativ“ kommt aus dem Juristischen und heißt: „Aufhebung alter Schuldverhältnisse aufgrund Schaffung neuer Rechtsverhältnisse.“ Ins Psychologische übertragen würde das heißen: Befriedigung neuer Bedürfnisse und Inaktivierung alter Hemmungen.

2.2 Der dynamische und systemische Charakter des menschlichen Verhaltens

Zentrale Steuerungsfaktoren

Jedes beobachtbare Verhalten des Menschen oder jedes menschliche Problem ist in der Regel nicht das Produkt der Wirkung eines Faktors, sondern das Ergebnis einer komplexen Wechselwirkung. Der menschliche Geist neigt häufig dazu, die Dinge zu vereinfachen und für bestimmte Erscheinungen eine Ursache festmachen zu wollen. Somit werden nicht nur im Alltagsleben, sondern auch in der Wissenschaft permanent unsinnige oder nur zum Teil gültige Behauptungen oder Fragestellungen entworfen. Wenn Fragen im monokausalen Sinne gestellt werden, dann gibt es auf diese in der Regel keine vernünftige Antwort. So eine Frage ist beispielsweise: „Führt Religiosität zu Wohlbefinden oder zu Unwohlsein, ist sie für den Menschen gut oder schlecht?" Die Frage kann nur dann sinnvoll beantwortet werden, wenn zusätzliche Aspekte berücksichtigt werden, z. B. ob es sich um eine schuldzuweisende, Normen setzende und moralisierende Religiosität handelt oder um eine spontane, erlebnisfähige, die Gefühle aktivierende. Jeder einzelne Faktor, der in die Analyse einbezogen wird, ist abhängig vom Kontext anderer Wirkfaktoren.

Ein Beispiel einer monokausal ausgerichteten Theorie ist z. B. die in Amerika entwickelte kognitive Verhaltenstherapie. Sie unterstreicht die Bedeutung von Annahmen, Überzeugungen und Erkenntnissen für die Steuerung des menschlichen Verhaltens. Zweifelsohne kommt den kognitiven Faktoren eine sehr wichtige Rolle zu, aber auch diese wirken nicht selbständig, monokausal, sondern sind in ihrer Entstehung, ihrem Inhalt und ihrer Intensität von anderen Faktoren beeinflußt und determiniert (z. B. von der Art der sozialen Beziehungen, der Religiosität, Ernährung, von Drogen-, Alkohol- und Kaffeekonsum usw.).

Der Mensch ist kein statisches Wesen, sondern befindet sich in permanenter Veränderung. Je nach Zustand seines Systems benötigt er unterschiedliche Reize und Bedingungen für seine Bedürfnisbefriedigung. Der Mensch hat die Fähigkeit, unterschiedliche Wirkungsfaktoren aus verschiedenen Bereichen durch bestimmte Steuerungsfaktoren zu ordnen und in ihrer Wirkung auf ein bestimmtes Ziel zu lenken. Für den einen Menschen kann ein Steuerungsfaktor eine bestimmte Emotion in Kombination mit einer Einsicht sein, für den anderen ein wichtiges Bedürfnis oder eine nahestehende Person, eine Arbeit, ein Hobby usw. Wenn eine Person z. B. in einem Zustand lebt, in dem sie sich extrem unwohl fühlt, dann kann aus dem Gefühl heraus, daß sich so die unerträglichen Zustände verringern würden, eine sogenannte konfliktresultierende Todestendenz entstehen, also der Wille und das Bedürfnis zu sterben. Ein solcher Faktor kann zum Steuerungsfaktor werden, indem sich alle anderen Faktoren im System an ihm ausrichten, wie z. B. eine Schwächung des Immunsystems etc. Für eine andere Person kann die Verwirklichung eines beruflichen Zieles von allergrößter individueller Bedeutung sein und sich zum zentralen Steuerungsfaktor entwickeln. Eine solche Person kann über Jahre hinweg mit größter Energie und Motivation ein Berufsziel solange verfolgen, bis sie sich von ihren „Konkurrenten" erstaunlich weit absetzt. Für eine dritte Person ist ein zentraler Steuerungsfaktor das sog. Versöhnungsmotiv mit der Tendenz, Harmonie in Bereichen herzustellen, in denen keine Konfliktlösung in Sicht ist.

Es ist leicht vorstellbar, daß bestimmte Steuerungsfaktoren die Lebenstendenz, das Bedürfnis nach Wohlbefinden, die Flexibilität und die persönliche Entwicklung unterstützen, während andere Steuerungsmotive die individuelle und soziale Katastrophe erstreben. So kann ein Politiker, der sich nach außen sozial gibt, innerlich aber derart an seine Mutter gebunden blieb, daß ihm die gesamte Welt nach dem Tode seiner Mutter nicht mehr überlebenswürdig schien, eine Verhaltenssteuerung entwickeln, die auf individuelle und soziale Vernichtung ausgerichtet ist (selbstverständlich sind nicht alle individuellen Steuerungen der Politiker auf die totale Katastrophe ausgerichtet, es gibt auch kreative Steuerungen in Richtung Problemlösung). In der Regel sind die Steuerungsfaktoren eng verknüpft mit den sog. *Bedürfnissen von allergrößter gefühlsmäßiger und individueller Bedeutung.* Jeder Mensch hat bestimmte Ziele, Wünsche und Empfindungen, die für ihn von größter Wichtigkeit sind. In diesen Bedürfnissen kommen immer drei zentrale Faktoren zum Ausdruck: die Suche nach Wohlbefinden, nach intensiver Lust und nach individueller und sozialer Sicherheit. Vorrang hat die Sicherung der existentiellen und sozialen Sicherheit (z. B. Ernährung, Wohnen, Einkommen etc.). Wenn diese Sicherheit befriedigend gewährleistet ist, dann setzt sich das Bedürfnis nach Wohlbefinden und nach Lust (gesteigertes Wohlbefinden) als zentrales Bedürfnis durch. Natürlich sind diese Bedürfnisse nicht bei allen Menschen und nicht ein Leben lang gleich, sie können in unterschiedlichen Bereichen mit unterschiedlicher Intensität zum Ausdruck kommen.

Häufig kann im System Mensch ein bestimmter Faktor, z. B. eine Veränderung in der Anregung, eine ausgeprägte Umorientierung von Bedürfnissen und Steuerungsfaktoren hervorrufen, sowohl im positiven als auch im negativen Sinne. Wenn eine Person beispielsweise einige Jahre eine sehr starke gefühlsmäßige Anregung durch bestimmte Reize erfahren hat (seien es Personen oder Bedingungen) und es nun zu einem Abfall des Reizniveaus kommt, dann kann es in der Folge zur Blockade von Bedürfnissen größter gefühlsmäßiger Bedeutung und zur Veränderung der Steuerungsfaktoren des Verhaltens kommen. D. h. aber keineswegs, daß der Mensch seinen äußeren Bedingungen hilflos ausgeliefert ist, denn er ist prinzipiell immer in der Lage, durch seine Eigenaktivität neue und ihn anregende Bedingungen herzustellen und auf vorhandene Bedingungen anders als bisher zu reagieren. Ein Ziel des Autonomietrainings ist es, Verhaltensweisen anzuregen, die bedürfnisbefriedigende Bedingungen herstellen.

Da der Mensch auf unterschiedliche objektive Bedingungen verschiedenartig reagiert, wird die Erfassung seines subjektiv erlebten Wohlbefindens, seiner Bedürfnisse von höchster emotionaler Bedeutung und seiner individuellen Steuerungsfaktoren mindestens ebenso wichtig wie die Erfassung von objektiven und naturwissenschaftlich meßbaren Parametern. Das heißt nicht, daß es einen Widerspruch zwischen beiden Bereichen gibt, im Gegenteil, die subjektiven, sozialen und physischen Systeme wirken ebenfalls zusammen, häufig in einer synergistischen Form.

Da auf den Menschen unzählige Faktoren einwirken, die ebenso unzählige Wechselwirkungen hervorrufen und selbst das Produkt komplexer Prozesse sind, stellt sich die Frage, in welchen Bereichen der Mensch noch beobachtbar und beeinflußbar sein kann.

Folgende Aspekte sind für den Wissenschaftler und Therapeuten beobachtbar und wahrnehmbar:

a) die Qualität des subjektiven Befindens, z. B. Wohlbefinden, Unlust, Angst,
b) die subjektiven Bedürfnisse von größter emotionaler Wichtigkeit,
c) die verhaltenssteuernden Faktoren (Steuerungsfaktoren)
d) das Verhältnis von Reiz und Reaktion (z. B. zwischen Bedingungen und Zuständen und den von ihnen ausgelösten Gefühlen und Empfindungen),
e) die Effekte des aktiven Verhaltens auf sich und die Umwelt (z. B. ob ein bestimmtes Verhalten Wohlsein oder Unwohlsein auslöst)
f) die individuellen Mechanismen der Konfliktverarbeitung (z. B. Zulassung von negativen und positiven Gefühlen)
h) die Art der Interpretation von sich und der Umwelt.

Die Analyse und das Autonomietraining konzentrieren sich immer auf die Bereiche, die für den Menschen von größter gefühlsmäßiger Bedeutung sind (z. B. die Veränderung eines Zustandes, der zu intensivem Unwohlsein führt, oder die Verwirklichung eines äußerst wichtigen Zieles).

Die folgende Graphik soll die komplexen Wechselwirkungen unterschiedlicher Faktoren, die das menschliche Verhalten beeinflussen, vorstellen. Die Graphik zeigt, daß das Phänomen *Verhalten* mit den Wechselwirkungen unterschiedlicher Subsysteme zusammenhängt, und daß es trotzdem durch Steuerung auf unterschiedlichen Ebenen nicht zufällig abläuft, sondern organisiert ist.

Das einfache Reiz-Reaktionsverhältnis (z. B. ich friere, weil es kalt ist) wird kontrolliert durch Verhaltensprogramme, (z. B. immer wenn mir kalt ist, ziehe ich mich warm an oder wenn es mir zu kalt ist, bewege ich mich physisch). Die Verhaltensprogramme werden wiederum von den übergeordneten Steuerungsfaktoren beeinflußt.

Ein übergeordneter Steuerungsfaktor kann beispielsweise eine innerlich akzeptierte Todestendenz sein. Wenn die Person aufgrund erlebter Unlust lieber sterben als leben möchte, können alle negativen Erlebnisse in diese Zielsetzung umprogrammiert werden (z. B. wenn ich friere, depressiv und erschöpft bin, nehme ich diese Zustände hin in der Hoffnung bald zu sterben). Wenn eine Person dem entgegen einen ausgeprägten Lebenswillen hat, der aus dem Bedürfnis Leben zu wollen resultiert, dann kann sie viele Erlebnisse und Verhaltensweisen in Richtung Aufrechterhaltung der Gesundheit steuern. Steuerungsfaktoren können aus vielen Lebensbereichen kommen, z. B. aus der Religiosität, den Berufszielen, der Partnerbeziehung oder den Erwartungen einer wichtigen Person, usw.

Die einfachen Reiz-Reaktionsabläufe, die Verhaltensprogramme (die begrenzte Reiz-Reaktionsabläufe kontrollieren) und die Steuerungsfaktoren (die generelles Verhalten beeinflussen) stehen untereinander in Wechselbeziehung. Diese Prozesse stehen ebenfalls mit den biologisch-organischen Abläufen, sowie mit der physischen und sozialen Umwelt in permanenter Wechselbeziehung.

Verhalten in komplexen Systemen

unbewußte Steuerung	Steuerungsfaktoren (übergeordnete Orientierung)	**bewußte Steuerung**
Biologische Prozesse und Strukturen	Verhaltensprogramme (wenn/dann-Regel für das Reiz-Reaktionsverhältnis)	Soziale Umwelt
	Einfaches Reiz-Reaktionsverhältnis (auf bestimmte Reize folgen bestimmte Reaktionen)	Physische Umwelt
	Aktives Reize (Bedingungen) herstellendes Verhalten (Selbstregulation)	
Positive Folgen:	Konsequenzen des Verhaltens und Korrektur des Verhaltens durch die Konsequenzen	Negative Folgen:
Hoffnungen auf Bedürfnisbefriedigung Bedürfnisbefriedigung Wohlbefinden Lust Sicherheit		Hoffnungslosigkeit Bedürfnisblockade Unwohlsein Unlust Unsicherheit
Physische Positivfaktoren:		Physische Risikofaktoren.
Gesundheit		Krankheit

Der Mensch ist seiner physischen und sozialen Umwelt den Vorgängen im Organismus, sowie den Steuerungsfaktoren für sein Verhalten nicht hilflos ausgeliefert, im Gegenteil er kann diese Vorgänge durch sein aktives Verhalten beeinflussen, indem er neue Reize und Bedingungen herstellt. Ziel des Verhaltens ist immer die Bedürfnisbefriedigung, d. h. die Reduktion von Ist- und erstrebten Zustand. Wenn eine Bedürfnisbefriedigung erfolgt, oder Hoffnung auf die Bedürfnisbefriedigung besteht, können sich Wohlbefinden, Lust, Sicherheit und vom Optimismus getragene Eigenaktivität entwickeln. Dieser Zustand tritt in Wechselwirkung mit Positivfaktoren aus dem Organismus und der physischen und sozialen Umwelt in Richtung Gesundheit.

Bleiben die Bedürfnisbefriedigung bzw. die Hoffnung auf Bedürfnisbefriedigung aus, so stellen sich Unlust, Unsicherheit, Hoffnungslosigkeit und Unwohlsein ein. Dieser Zustand tritt in Wechselwirkung mit Risikofaktoren aus der Umwelt, der sozialen Beziehung und dem Organismus und bildet die Basis für eine Krankheitsentstehung.

Das Autonomietraining analysiert und beeinflußt das hier dargestellte komplexe System auf verschiedenen Ebenen.

2.3 Reizqualitäten – Reizkonstellationen – subjektive Reaktionen

Der Mensch reagiert permanent auf Reize (Bedingungen), die er in seinem Organismus, seiner physischen und sozialen Umwelt z. T. vorfindet, z. T. selbst gestaltet. Die Reaktionen sind z. T. automatisch, z. T. erlernt. Wenn eine Person z. B. in kaltes Wasser springt, dann wird sich eine bestimmte physiologische Reaktion automatisch ergeben, trotzdem werden die Reaktionen von Mensch zu Mensch unterschiedlich sein, je nach subjektiver Bewertung und Lernerfahrung mit kaltem Wasser. Der Mensch kann auf bestimmte Reize positiv oder negativ reagieren, er kann dabei Bedürfnisse befriedigen und Wohlbefinden erreichen oder seine Bedürfnisbefriedigung blokkieren und Unwohlsein erreichen. Das Autonomietraining legt großen Wert auf die Analyse der subjektiven Reizqualität (also ob eine Bedingung, ein Reiz, zu positiv oder negativ erlebten Folgen führt), weil unterschiedliche Reize automatische Reaktionen hervorrufen, die das Individuum häufig nicht kontrollieren kann. Somit ist es häufig wichtiger, die Reize und Bedingungen zu verändern, als den Versuch zu unternehmen, die Reaktionen zu verändern. Nur selten löst ein bestimmter Reiz eine bestimmte Reaktion aus, eher handelt es sich um eine Kombination von Reizen, die wir Reizkonstellationen nennen. Die typischen subjektiven Reaktionen, die Reize und Reizkonstellationen auslösen, sind z. T. erlernt und z. T. durch den Zustand des Organismus oder auch möglicherweise genetisch bedingt. Hier soll ein Beispiel für erlernte Reaktionen auf bestimmte Reizkonstellationen gegeben werden.

Frau R. reist sehr gerne in entfernte Länder. Je weiter sie von zuhause weg ist, und je weniger sie sich an die eigene Zivilisation erinnert, desto glücklicher und entspannter fühlt sie sich. Zuhause in der eigenen Familie fühlt sie sich immer gehemmt und nicht in der Lage, ihre individuellen Bedürfnisse zu befriedigen und ist gezwungen, sich zurückzustellen. Dieser Zwang fällt bei Reisen in ferne Länder weg, und sie kann entspannt und mit verbesserter Selbstregulation immer dann reagieren, wenn sich die neue Reizkonstellation ergibt. Sie kommt regelmäßig glücklich und entspannt von Urlaubsreisen, die äußerst anstrengend waren, zurück.

Ein zweites Beispiel:

Herr V. ist an seine Mutter derart gebunden, daß er Schuldgefühle und Konflikte immer dann bekommt, wenn er auf seine Ehefrau eingeht. Er fühlt sich gehemmt, hat einen hohen Alkohol- und Tablettenkonsum und ißt viel zu viel, so daß er übergewichtig ist. Er ist hilflos aufgeregt, abwechselnd mal auf die Ehefrau, mal auf die Mutter und mal auf sich selbst. Er versucht, aus der Konfliktsituation auszubrechen, indem er eine Freundin sucht. Dabei verstärken sich seine Angstgefühle und seine Risikofaktoren. Nun findet Herr V. zwei Frauen, die ihn mögen und die er sympathisch findet. Hier ergab sich also eine neue Reizkonstellation. Auf die neue Reizkonstellation reagiert Herr V. mit Lust, Entspannung und Wohlbefinden. Er hat weder Schuldgefühle, noch entwickelt er Aufregung in Hinblick auf seine Mutter und Ehefrau. Er intensiviert seine Bewegung und reduziert seine Abhängigkeiten. Auf die neue Reizkonstellation folgen keine fehlerlernten Reaktionen, die zu einer Blockade der Bedürfnisbefriedigung führen, während neue, bedürfnisbefriedigende Reaktionen ausgelöst werden, möglicherweise aus dem Gefühl heraus, daß er sowohl die Ehefrau als auch die Mutter mag, aber dies zu beiden nicht äußern kann.

Ein drittes Beispiel:

Herr F. trennte sich vor Jahren von einer Frau, die er sowohl sexuell als auch von ihrer sozialen Position her mochte und schätzte. Nach der Trennung war er jahrelang depressiv. Er lernte mehrere Frauen kennen, aber keine konnte ihm die Qualität der Anregung geben wie die Frau, von der er sich getrennt hatte. Einige Frauen fand er sexuell attraktiv, aber etwas naiv, die anderen empfand er intelligent, aber unerotisch. Jahre nach der Trennung lernt er eine Frau kennen, die ihn physisch an seine frühere Partnerin erinnerte, die er sexuell aber noch attraktiver fand, und die er von ihrem Beruf her ebenfalls interessanter fand. In dieser Beziehung entwikkelt Herr F. ausgeprägtes Wohlbefinden, positive Gefühle und hohe Anregung. Dabei konnte er die früher noch nicht überwundene Abhängigkeit zu seiner Freundin überwinden. Auch hier wird die neue Reizkonstellation ersichtlich, ebenso wie die subjektiv ausgelöste Reaktion.

Das Zusammenspiel von Reizen, Reizkonstellationen und Reaktionen ist nicht nur ein sinnloser automatischer Ablauf in lebendigen Organismen. Reize und Reaktionen greifen in komplexe Prozesse ein und leisten einen Beitrag zur Bedürfnisbildung und -befriedigung. Wenn eine Person z. B. in einen sehr kalten Raum kommt, dann entwickelt sich ein Bedürfnis nach Wärme. Wenn die Person dann in einen warmen Raum kommt, dann werden Reaktionen ausgelöst, die eine bedürfnisbefriedigende Funktion haben.

Der Mensch versucht durch sein aktives Verhalten permanent Bedingungen herzustellen (Reize und Reizkonstellationen), die es ihm ermöglichen, Reaktionen auszulösen, die zu Bedürfnisbefriedigung und somit zu Wohlbefinden führen. Ein solches Ziel gelingt in eindeutiger Weise relativ selten, weil viele Bedingungen häufig ambivalente Zustände und Reaktionen mit widersprüchlichen Effekten erzielen. Häufig sind bestimmte Reaktionen im Zeitablauf unterschiedlich, so kann z. B. ein Essen sehr gut schmecken und Wohlbefinden hervorrufen. Wenn aber übertrieben viel und lange gegessen wird, kann es gegenteilige Reaktionen erzeugen. Ein Ehegatte kann z. B. seinen Partner lieben und sich mit ihm sehr sicher und geborgen fühlen, aber gleichzeitig nach der vollzogenen Sexualität ein ausgeprägtes Unwohlsein erleben (obwohl während der sexuellen Betätigung Wohlbefinden und Lust entstehen). Dieselbe Person kann zu einem anderen Sexualpartner nach sexueller Betätigung anhaltende Lustgefühle und Begeisterung, aber äußerst negative Gefühle aufgrund der Unverträglichkeit des Geruchs des Partners erleben.

Wenn das spontane Reiz-Reaktions-Verhältnis nicht im Detail analysiert wird, dann läuft jede Psychotherapie Gefahr, sich in theoretische oder moralische Sphären zu begeben, die weit entfernt von den Prozessen sind, die die Verhaltensmotivation der Person darstellen.

Das Verhalten hat die komplizierte Aufgabe, die Reize und Reizkonstellationen so zu gestalten, daß daraus möglicherweise anhaltendes Wohlbefinden entsteht und daß Quellen von Unwohlsein soweit wie möglich vermieden werden. Häufig handelt der Mensch im guten Glauben, solche Ziele zu erreichen, während er genau das Gegenteil erreicht. Manchmal handelt ein Mensch aber auch konsequent und vernünftig, er ist nur nicht in der Lage, sein intuitives Verhalten richtig zu verstehen.

Eine große Hilfe für die Erreichung bedürfnisbefriedigender Reizkonstellationen durch die Stimulierung adäquater Verhaltensweisen kann das Unbewußte leisten. Das Unbewußte ist eine Instanz, das Informationen aus unterschiedlichen Bereichen speichert und verarbeitet, letztlich mit dem Ziel, das individuelle Wohlbefinden, die physische und soziale Sicherheit und die Sinnerfüllung zu gewährleisten. Wenn ein Mensch eine gute Kommunikation zwischen seinem Bewußten und Unbewußten hat, und wenn er in der Lage ist, seine bewußte und unbewußte Zielsetzung relativ widerspruchsfrei zu koordinieren, dann wird er in die Lage kommen, durch sein Verhalten Reizkonstellationen, die zu Bedürfnisbefriedigung und Wohlbefinden führen, zu mehren, und Reizkonstellationen, die zu Unwohlsein führen, zu verringern. Das Gegenteil trifft für Menschen zu, die sich bewußt gegen die Bedürfnisse des Unbewußten ausrichten. Wenn sich eine Person z. B. ausgesprochen rational und antiemotional verhält und wenn für sie nur vernünftige, sachlich begründete, physisch greifbare und beobachtbare Faktoren zählen, und wenn sie glaubt, daß psychische Faktoren unfaßbar sind und somit der Beachtung nicht würdig sind, dann laufen solche Personen Gefahr, negativ erlebte Reaktionen wie anhaltende Depression auch unter besten materiellen Bedingungen zu entwickeln. Es gibt auch Personen, die sich in ihrem Verhalten extrem von Emotionen steuern lassen, und dabei die rationalen Grundsätze vernachlässigen. Auch diese Menschen finden nur selten bedürfnisbefriedigende Reizkonstellationen, weil sich das Unbewußte auch an rationalen Vorgaben und Zielsetzungen ausrichtet.

Die unten stehende Tabelle zeigt drei Verhaltensmuster und ihre Auswirkungen auf die Überlebenszeit und das Wohlbefinden bei Akademikern:

Rational-antiemotionales Verhalten: Die Person orientiert sich nur an rationalen Grundsätzen. Es zählen nur objektive Fakten, Zahlen und beobachtbare physische Faktoren. Die Person vernachlässigt seelische Vorgänge und Gefühle, weil diese nicht naturwissenschaftlich beweisbar und somit nicht faßbar sind. Beruflich überwiegend Naturwissenschaftler. Dabei werden möglicherweise emotional wichtige Reizkonstellationen aus rationalen Erwägungen nicht hergestellt.

	Rational-antiemotionales Verhalten		Emotional-antirationales Verhalten		Integration von rationalem und emotionalem Verhalten	
Deutschland						
N = 1199	862	71,9%	150	12,5%	187	15,6%
durchschn. Überlebenszeit	68,2 Jahre		67,6 Jahre		84,2 Jahre	
Grad des Wohlbefindens	3,1		3,9		5,6	
ehemaliges Jugoslawien						
N = 401	160	39,9%	198	49,4%	43	10,7%
durchschn. Überlebenszeit	65,1 Jahre		63,2 Jahre		82,4 Jahre	
Grad des Wohlbefindens (Skala 1–7)	3,0		3,6		4,9	

Emotional-antirationales Verhalten: Die Person orientiert sich ausschließlich an Gefühlen, Intuitionen und negiert jede rational begründete Einsicht. Wenn sie Begründungen für bestimmte Verhaltensweisen oder Zustände angibt, dann sind diese offensichtlich derart subjektiv gefärbt, daß das Fehlen der rationalen Grundlagen beobachtbar ist. Der Mensch wird als einmaliges Individuum aufgefaßt, wobei Zahlen und objektive Fakten abgelehnt werden. Beruf überwiegend: Geisteswissenschaftler. Auch der Mangel an Rationalität kann verhindern, daß bedürfnisbefriedigende Bedingungen erreicht werden.

Integriertes Verhalten: Integration von rationalem und emotionalem Verhalten. Die Person orientier sich sowohl an rational begründeten Grundsätzen als auch an Emotionen, wobei beide Instanzen in permanenter gegenseitiger Beeinflussung stehen. „Ich denke mit dem Gefühl und ich fühle im Denken." Beruf: Zur Hälfte Naturwissenschaftler, die sich auch mit Geisteswissenschaften befassen, z. T. Geisteswissenschaftler, die mit naturwissenschaftlichen Grundsätzen vertraut sind. Bei diesem Verhalten ist die Chance am größten die für die spezifische Bedürfnisstruktur benötigte Reizkonstellation herzustellen.

Es kann angenommen werden, daß der rational-antiemotionale Typ sich übermäßig an rationalen Grundsätzen und Interessen ausrichtet und die Funktionen des Unbewußten nicht nutzt. Er lebt kürzer und fühlt sich weniger wohl als Personen, die sich sowohl rational als auch emotional verhalten. Bei dieser letzten Gruppe besteht eine bessere Kommunikation zwischen bewußten und unbewußten Prozessen. Auch die Personen, die sich ausgeprägt an Emotionen, also am Unbewußten ausrichten, aber dem Unbewußten keine rational begründeten Zielsetzungen vorgeben, leben kürzer und fühlen sich weniger wohl als Personen, die beide Instanzen integrieren.

Die Befragungsergebnisse, die in Deutschland und im ehemaligen Jugoslawien in den Jahren 1976–1982 durchgeführt wurden, zeigen, daß sich die Richtung der Ergebnisse in beiden Ländern decken, obwohl sich auch kulturspezifische Unterschiede bemerkbar machen.

Die Jugoslawen reagierten viel ausgeprägter emotional-antirational, während die deutschen Akademiker ausgeprägter rational-antiemotionale Verhaltensweisen aufwiesen.

Ein rational-antiemotional orientierter Mensch ist im Berufsleben fleißig, arbeitet häufig bis zur Erschöpfung, neigt zu Routinearbeiten und ist dabei sehr gründlich und verantwortungsbewußt. Er ist in kreativen Problemlösungen und eigenständigen Ideen äußerst arm und gehemmt.

Der emotional-antirationale Mensch neigt zu einseitigen und übertriebenen Verhaltensweisen und ist in der Regel durch Emotionen so stark bestimmt, daß seine Einseitigkeit der Umwelt negativ auffällt.

Die Person, die in der Lage ist, rationale und emotionale Aspekte zu integrieren, und bei der sich beide Seiten in einer permanenten gegenseitigen Korrektur und Beeinflussung befinden, ist äußerst kreativ, sensibel, human, mehr auf die Entwicklung allgemeiner und abstrakter Problemlösungen eingestellt als auf die Verfolgung eines Details, das sich in Fleiß erschöpft.

Wir haben uns die Frage gestellt, wie die Führungspositionen in Verwaltung, Wirtschaft, Forschung und Lehre (z. B. an den Universitäten) durch die drei Verhaltensmuster besetzt sind. 82,4% dieser Personen sind ausgesprochen rational-antiemotional; 9% sind emotional-antirational und nur 7,5% gehören zu der Gruppe der Menschen, die die Emotionen und Rationalität optimal integriert. Dabei hat diese Gruppe noch seltener als die zwei anderen Gruppen hohe Führungspositionen (Abteilungsleiter, Lehrstuhlinhaber).

Auf den ersten Blick erscheint es sinnvoll, daß die rational-antiemotionale Persönlichkeitsstruktur überproportional Führungspositionen besetzt, und zwar aufgrund des Fleißes, des Verantwortungsbewußtseins und der Arbeitsausdauer. Diese Persönlichkeitsstruktur weist aber ein großes Problem auf: Sie hat keinen Zugang zur unbewußten Kreativität, und die verdrängten Gefühle und unbefriedigten Bedürfnisse haben die Tendenz, ins Bewußtsein vorzudringen und sich bemerkbar zu machen. Dies kann häufig nur dann geschehen, wenn die rationale Kontrolle durchbrochen wird, so daß es zu einem emotionalem Chaos kommt. Kann dieser Zustand eventuell eine Erklärung sein für die Tatsache, daß viele Tausende Computerprogrammierer nicht in der Lage waren, das „Jahr-2000-Problem" zu vermeiden oder es frühzeitig zu erkennen?

3. Theoretische Grundlagen der Verhaltensanalyse und Intervention

3.1 Das Lust-/Unlustmanagement

Das menschliche Verhalten ist einerseits sehr vielschichtig und komplex, andererseits zeigen Menschen häufig bestimmte, sich immer wiederholende stereotype Verhaltensmuster, besonders in Situationen, in denen Gefühle geäußert werden.

In ausführlichen Verhaltensbeobachtungen und -analysen, die sich über viele Jahre hinzogen, stellte ich mir immer wieder die Frage, welches die zentralen Motive und wichtigsten Steuerungsfaktoren des menschlichen Verhaltens sind. Nur wenn solche Faktoren wissenschaftlich erkannt und erforscht werden, kann grundlegendes Wissen sowohl für die Analyse des menschlichen Verhaltens als auch für die therapeutische Intervention gewonnen werden.

Wie schon an vielen Stellen dieses Buches gesagt, ist der Mensch ein Sicherheit, Wohlbefinden und Lust suchendes System. Das menschliche Verhalten hat die zentrale Aufgabe, diese Zustände zu mehren und Situationen, die Unlust, Unwohlsein und Unsicherheit bis hin zu extremer Bedrohung auslösen, zu vermeiden. Dabei richtet sich die Motivation offensichtlich in der Verbindung mit der funktionellen Eigenart des zentralen Nervensystems an den extrem negativen oder positiven Erlebnissen aus. Der Mensch scheint in seiner Psyche permanent auf der Suche nach optimalen Bedingungen, vor allem nach optimaler Lust und optimalem Wohlbefinden zu sein. Dabei schließt er in seinem Verhalten notgedrungen Kompromisse zwischen der Suche nach optimaler Lust und der Notwendigkeit, bedrohlichen und Unsicherheit hervorrufenden Situationen auszuweichen. Hier sprechen wir von konfliktresultierenden Verhaltensweisen im Lust-/Unlustmanagement.

Jeder Mensch kann im Hinblick auf die Eigenarten seines spezifischen Lust-/Unlustmanagements analysiert werden. Dabei werden seine typischen Verhaltensweisen sowohl im normalen als auch im antisozialen Bereich verständlich.

Der Mensch bindet sich an die erlebte Quelle seiner höchsten Lust und versucht, diese durch Wiederholung immer wieder zu erreichen oder aufrechtzuerhalten. In der Regel treten Frustrationen auf, wobei die Hoffnung auf die Lustquelle weiterbestehen bleibt. Wenn die erstrebte Lustquelle von höchster emotionaler Intensität nicht zu erreichen ist, dann tritt ein Zustand ein, den wir Lustdefizit nennen. Dieser Zustand kann durch suchtartiges Verhalten für eine Zeit kompensiert werden.

Das Objekt, das für das Individuum als höchste Lustquelle fungiert, kann a) ein Elternteil sein (in diesem Fall sprechen wir vom primären Objekt), b) ein Partner, ein Freund, ein Arbeitskollege (sekundäres Objekt). Die primären und sekundäre Objekte können im Laufe des Lebens abwechselnd die Quelle der individuell ausgeprägten Lust sein.

Im Hinblick auf die Lustentwicklung unterscheiden wir drei Formen:

a) in der Kindheit selten erlebte oder erfahrene Lust (blockierte Lustquelle)
b) im Elternhaus erlernte und gelebte Lust, die häufig dann wieder in der Äußerung und Realisierung verhindert wird, wobei die Personen von der primären Lustquelle abhängig bleiben und ihre Abhängigkeit in der Regel auf sekundäre Objekte übertragen.
c) Personen, die im Erwachsenenalter lernen, sich selbst zu regulieren und dabei in ihrer Lust nicht extrem von konkreten Erwartungen und Situationen abhängig sind

Im Hinblick auf unterschiedliche Verhaltensstrategien, durch die das Individuum versucht, Wohlbefinden und Lust zu erreichen und Quellen der Unlust, Unsicherheit und des Unwohlseins zu vermeiden, habe ich sechs unterschiedliche Verhaltensmuster beschrieben, die ich die Grossarthsche Verhaltenstypologie nenne. Es ist immer problematisch, wenn man den Versuch unternimmt, das komplexe menschlich Verhalten in engumschriebene Verhaltensmuster zu pressen. Hier soll nur der Versuch unternommen werden, bestimmte, tagtäglich zu beobachtende Verhaltenscharakteristika zu beschreiben und zu operationalisieren, im vollem Bewußtsein, daß viele Personen Mischtypen sind, also Charakteristika unterschiedlicher Verhaltensmuster in sich tragen und vor allem viele Eigenschaften haben, die hier in der Beschreibung der Verhaltenstypologie gar nicht erwähnt werden. Die hier beschriebenen Verhaltensmuster sind aber trotzdem von Bedeutung, z. B. weil sie statistisch signifikant mit bestimmten Erkrankungen oder der Aufrechterhaltung der Gesundheit zusammenhängen.

3.2 Die Grossarthsche Verhaltenstypologie

Jeder Mensch ist ein einmaliges Individuum mit ganz spezifischen Charakteristika. Aus diesem Grund muß der Versuch problematisch sein, Menschen in bestimmte Kategorien und Typen einzuteilen, weil dabei immer die Gefahr besteht, daß die individuelle Einmaligkeit an Schärfe verliert. Trotzdem habe ich aus zwei Gründen und aufgrund systematischer Beobachtungen eine Typologie menschlichen Verhaltens entwickelt. Der erste Grund ist, daß mir alle bisher entworfenen Typen in der Literatur zu oberflächlich und unspezifisch erschienen. Der zweite Grund ist, daß ich glaube, daß bestimmte spezifische Verhaltensweisen für unterschiedliche Menschen derart charakteristisch sind, daß sie nicht nur eine Einteilung in Verhaltenstypen rechtfertigen, sondern daß die spezifischen überindividuellen Verhaltensmuster auch mit bestimmten Formen der Erkrankung oder Gesundheit zusammenhängen.

Auch die Zuordnung zu einem Typ ist nicht eine monokausale, eindimensionale Beschreibung, sondern ein komplexer systemischer Zusammenhang, in dem viele Aspekte in Erscheinung und Wechselwirkung treten. So kann mal der eine, mal der andere Aspekt eines Typs in der einen oder anderen Beschreibung der Typologie hervorgehoben werden.

Hier sollen einige wichtige Charakteristika der unterschiedlichen Verhaltensmuster beschrieben werden, ebenfalls einige Aspekte ihrer Entstehungsgeschichte. In dieser Beschreibung rückt die Art der Stimulierung, Anregung, die typische Reaktion auf die Stimulierung und die individuelle Anpassungsform an das gegebene Reiz-Reaktionsverhältnis in den Vordergrund.

Grossarth-Maticek hat sechs unterschiedliche Verhaltensmuster beschrieben. Die Verhaltensmuster unterscheiden sich nach unterschiedlichen Kriterien und korrelieren entweder mit Krankheit oder Gesundheit. Bevor die Verhaltenstypen beschrieben werden soll hier die allgemeine Theorie, aus der sie abgeleitet werden, dargestellt werden. Der Mensch ist ein Lust, Wohlbefinden und Sicherheit suchendes System, das permanent die Tendenz hat den Unlustquellen auszuweichen und optimales Wohlbefinden zu erreichen. In der Regel ist der Mensch aber täglich Unlust- und Lustquellen ausgesetzt, so daß es zu Kompromissen kommt. Wenn Lust und Unlust in Verbindung gebracht werden und das Individuum den Versuch unternimmt, für sich den besten Weg zu finden, sprechen wir von Lust-/Unlustmanagement. Dabei stellen sich immer wieder ambivalente Reaktionen und Verhaltensweisen ein, das heißt, das erstrebte Verhalten kann durch sich zwei ausschließende Motive blockiert werden. Somit ist das Verhalten nicht mehr eindeutig in eine Richtung bestimmt. Dabei kann eine Person in die Situation kommen, daß sie weder mit noch ohne einen bestimmten Zustand oder ein Objekt glücklich, zufrieden und entspannt sein kann. Der Mensch erstrebt aber für seine Bedürfnisbefriedigung ein eindeutiges Verhalten. Die sechs Grossarthschen Verhaltensmuster wurden unter anderem auch danach konstruiert wie ein Mensch langfristig mit seiner Ambivalenz umgeht.

Typ I – Hemmung mit altruistischer Anpassung/Lustsuche durch externe Zuwendung

Personen, die Typ I zugeordnet werden können, erwarten Lust, Wohlbefinden und Sicherheit durch Zuwendung und Anerkennung von emotional wichtigen Personen, für die sie sich in der Regel selbst zurückstellen und altruistisch aufopfern. Dabei sind sie extrem gehemmt, die eigene Person zu lieben, anzuerkennen und ich-bezogene Bedürfnisse zu äußern, Erwartungen und Ansprüche zu stellen. In der sozialen Kommunikation geben sie ihren wichtigen Bezugspersonen in der Regel verschlüsselt die folgende Botschaft: „Ich tue alles für Dich, in der Hoffnung, daß Du Dich dann mir zuwendest, da ich nur durch Deine Anerkennung meine Bedürfnisse von allerhöchster emotionaler Bedeutung befriedigt bekommen kann und somit die Lust erreiche, die ich erstrebe."

Für die externe Anerkennung nimmt die Person nicht nur extreme Selbstzurückstellung in Kauf, sie engagiert sich auch häufig bis zur seelisch-körperlichen Erschöpfung, die aber in der Regel nie zur Zielverwirklichung führt. Wenn dann Enttäuschungen, in Folge erlebter Abweisung oder Verlusterlebnisse hinzukommen, können seelische Erschütterung und innere Verzweiflung auftreten. Solche Zustände werden in der Regel von Typ I nicht als Signale für die gehemmte ich-bezogene Bedürfnisäußerung aufgefaßt, sondern die Person verstärkt sogar noch ihr altruistisches Verhalten, in der Hoffnung, daß sich das wichtige Objekt ihr doch noch zuwendet.

Typ I ist häufig durch extrem schmerzliche Abweisungs- oder Verlusterfahrungen motiviert. Dabei entsteht eine derartige Angst vor erneuter Abweisung, daß sich die Person auf übertrieben altruistische Weise an Außenobjekten ausrichtet. Dem Typ-I-Verhalten kann aber auch eine emotional starke und positive Beziehung zu einem Elternteil zugrunde liegen, wobei die Person der Illusion verfällt, daß sie die erstrebte Zuwendung von Objekten nur dann aufrechterhalten kann, wenn sie sich ihrerseits aufgibt und an den idealisierten Objekten extrem ausrichtet.

Beispiel:

Frau S. fühlte sich von ihrer Mutter immer abgelehnt und kritisiert. Die Mutter war selbst stark ichbezogen und konnte dem Kind nie die gewünschte Liebe geben. Frau S. hatte ihren Vater sehr gerne und schätzte ihn sehr. Mit 25 Jahren heiratete sie einen Mann, den sie ähnlich wie ihren Vater sehr hoch einschätzte. Mit der Zeit entpuppte sich ihr Ehemann als ein extremer Kritiker seiner Frau. Er lehnte Frau S. massiv ab und konnte sich über keine Eigenschaft mehr positiv äußern. Frau S. lebte 16 Jahre in dieser Ehe und erkrankte schließlich an Brustkrebs. Über die gesamte Zeit konnte sie ihre Enttäuschung nicht zum Ausdruck bringen; sie schluckte die Kritik und paßte sich an ihre Mutter und den Ehemann an, indem sie immer wieder den Versuch unternahm, Harmonie herzustellen.

Da das Typ-I-Verhalten, wenn es mit physischen Risikofaktoren zusammenkommt, mit der Krebsausbreitung in Zusammenhang zu stehen scheint, und wir in dieser Arbeit viel von Krebs sprechen, sollen hier einige Eigenschaften des Typus I ausführlicher dargestellt werden:

1. Die Person zeigt eine anhaltende Hemmung, der Äußerung und Befriedigung ich-bezogener Gefühle, Bedürfnisse und Ansprüche. Sie äußert selten Sätze wie „Ich will..., ich brauche..., ich erwarte...". Sie ist gehemmt, durch eigene Aktivität Bedingungen und Anregungen in zwischenmenschlichen Beziehungen herstellen zu können, die zur direkten Befriedigung ihrer ichbezogenen Wünsche, Bedürfnisse und Sehnsüchte führen.
2. Die Person definiert die eigene Existenzberechtigung und existentielle Zielsetzung durch die Leistung für andere (z. B. für gefühlsmäßig wichtige Bezugspersonen, durch berufliche Leistung, hohes Pflichtbewußtsein etc.).
3. Die Person zeigt eine hohe Idealisierungsbereitschaft gegenüber emotional wichtigen Objekten, gekoppelt mit einer relativ niedrigen Selbsteinschätzung.
4. Sie lebt von der Zuwendung und Nähe emotional wichtiger Objekte bei ausgeprägter Selbstzurückstellung der eignen ich-bezogenen Impulse und Bedürfnisse. Die Person ist fremdgesteuert (fremdreguliert), das heißt sie richtet sich in ihrem Verhalten an den Erwartungen und Bewertungen emotional wichtiger Objekte aus.
5. Die Person zeigt eine ausgeprägte, passive und nicht-verbalisierte Erwartungshaltung nach Zuwendung durch hochbewertete Objekte bei angepaßtem und altruistischen Verhalten.
6. Die Person hat einen gehemmten und äußerst schwach ausgeprägten narzißtischen Selbstschutz, der in sog. exponierendem Verhalten zum Ausdruck kommt (z. B. Härte gegen sich selbst, Nicht-

Achtung von Krankheitszeichen, Überforderung und Anzeichen seelisch-körperlicher Erschöpfung).
7. Neigung zur Überaktivität bis zur seelisch-körperlichen Erschöpfung, gekoppelt mit altruistischem Verhalten (z. B. nach Abweisungs- oder Verlusterlebnissen).
8. Traumatisch erlebte Abweisung, Entwertung, Zurückstellung durch einen emotional wichtigen Elternteil.
9. Traumatisch erlebte Abweisung, Entwertung, Zurückstellung durch ein emotional wichtiges Objekt in der Gegenwart.
10. Traumatisch erlebte Verlustereignisse in der Kindheit (Verlustschmerz).
11. Traumatisch erlebte Verlustereignisse im Erwachsenenalter (Verlustschmerz).
12. Ausgeprägte Angst, von wichtigen Personen abgewiesen und zurückgewiesen zu werden.
13. Angst, emotional wichtige Personen zu verlieren (durch Tod oder Trennung).
14. Tendenz zu langanhaltender innerer Verzweiflung und Erschütterung nach Entwertungs-, Abweisungs- oder Verlusterlebnissen durch emotionale Objekte.
15. Formal-altruistische, normenkonforme Religiosität mit blockierter ich-bezogener Gottesbeziehung (z. B. Hemmung, für sich selbst und die Befriedigung eigener Bedürfnisse zu beten).
16. Anhaltendes, häufig unbewußtes und blockiertes Bedürfnis, von abweisenden und verletzenden Objekten doch geliebt und anerkannt zu werden.
17. Anhaltendes Bedürfnis, mehr Nähe zu emotional wichtigen Objekten zu erreichen aus einer emotional schwer erträglichen Distanz.
18. Idealisierung von abweisenden Objekten, in der Hoffnung, durch altruistische Aktivität die Zuwendung und somit die Befriedigung emotional wichtigster Bedürfnisse zu erreichen.
19. Zunehmender Abfall der Befriedigung durch Fremdsteuerung und idealisierende Objektabhängigkeit (z. B. Trennung, erlebte Abwertung, Verstärkung der Monotonie).

Zusammenfassend läßt sich sagen, daß das Hauptcharakteristikum des Typ-I-Verhaltens darin besteht, daß die Person fremdgesteuert von den eigenen ich-bezogenen Bedürfnissen abgespalten, entfremdet ist und durch die Zuwendung von idealisierten Objekten vollkommen abhängig ist. Sie versucht durch altruistisches, harmonisierendes und idealisierendes Verhalten die Zuwendung emotional wichtigster Objekte aufrechtzuerhalten, weil diese für sie die wichtigste und überlebensnotwendige Lustquelle ist. Wenn sich diese akut oder im Laufe der Zeit verringert, wird eine große Anstrengung unternommen, die positive Objektbeziehung wieder aufzubauen, häufig bis zur seelisch-körperlichen Erschöpfung, wobei sich Symptome wie Depressionen, innere Verzweiflung und Überforderung einstellen.

Solche Zustände können einerseits das Immunsystem beeinflussen, sie können aber auch physische Risikofaktoren oder die genetische Disposition in der krankheitserzeugenden Wirkung potenzieren. Eine Person, die von der eigenen flexiblen Bedürfnisäußerung entfremdet ist, greift häufiger zu Schlaf- und Beruhigungsmitteln und zeigt andere gesundheitsschädliche Verhaltensweisen. Diese wirken dann im Streß synergistisch. Somit ist das Typ-I-Verhalten ein Faktor, der die Krebsausbreitung stimuliert.

Eine spannende Frage ist es, ob das Typ-I-Verhalten psychotherapeutisch, z. B. im Autonomietraining verändert werden kann. Die Antwort ist eindeutig Ja. Dabei wird im Autonomietraining ein alternatives Verhaltensmuster gesucht, das in der Lage ist, Lust, Wohlbefinden und Sicherheit zu verstärken, ohne das Typ-I-Verhaltensmuster traumatisch zu erschüttern. In der Regel bekommt die Person im Autonomietraining hohe Anerkennung für ihr bisheriges Verhalten, gekoppelt mit der kreativen Tendenz, neue ich-bezogene Lustbereiche zu erschließen und neuen Kompetenzen in der ich-bezogenen Bedürfnisäußerung zu erlernen. Solche Ziele können natürlich nur dann verwirklicht werden, wenn die spezifische individuelle Eigenart der Person berücksichtigt wird und ihre latente Motivation erkannt und berücksichtigt wird. Die Person muß das alternative Verhalten als eigenes Bedürfnis im Rahmen der eigenen Kompetenz erkennen und durchlassen.

Typ II – hilflose Übererregung mit negativer Anpassung/Unlust und Bedrohung durch störende Objekte

Personen, die dem Typ-II-Verhalten zugeordnet werden, fühlen sich durch negativ erlebte Objekte in der Gegenwart (Personen, Zustände, Situationen, auch möglicherweise die eigene Person durch negativ erlebte Verhaltensweisen) massiv gestört, behindert, bedroht und negiert. Sie erstreben zwar eine Distanz zu den negativ erlebten Objekten, bleiben aber in ihrer Nähe (z. B. mit dem Argument, daß es ihnen nicht gelingt, sich von einem negativ erlebten Partner zu trennen, aber auch häufig weil sie durch ihr aktives Verhalten die unerträgliche Nähe durch Manipulation aufrechterhalten).

Personen, die diesem Verhaltensmuster zugeordnet werden, leben in der Überzeugung, daß sie in der Verwirklichung ihrer erstrebten Lust durch negativ erlebte Objekte aus der Gegenwart systematisch verhindert werden, weil diese sie von außen abhalten, in die Nähe der erstrebten Lustquelle zu gelangen. So kann beispielsweise eine Ehepartner in der Überzeugung leben, daß er durch das Verhalten seines Partners verhindert wird, eine engere Beziehung zu einem Elternteil aufrechtzuerhalten oder die Nähe zu einer anderen wichtigen Person zu realisieren.

Die Personen, die dem Verhaltenstypus I oder II zugeordnet werden, weisen einige Gemeinsamkeiten und einige Unterschiede auf: Gemeinsamkeiten sind z. B. die, daß beide Typen extrem fremd-, außengesteuert sind, z. B. in der Überzeugung, daß die Zuwendung oder Störung der Objekte für die eigene Lustverwirklichung determinierend sind. Gleichzeitig ist bei beiden Typen die Eigenaktivität in Richtung individuelle, ich-bezogene Bedürfnisäußerung und -befriedigung verhindert.

Der grundlegende Unterschied zwischen den beiden Typen ist der, daß Personen des Typus I die Nähe und Zuwendung von ersehnten und hochbewerteten Objekten als wichtigste Basis für das eigenen Wohlbefinden erstreben, während die Person des Typus II erfolglos die Distanzierung von negativ erlebten Objekten erstreben, in der Hoffnung, daß dann eine Lustquelle, Wohlbefinden und Sicherheit erreicht werden können.

Beispiel:

Herr J. lebte bis zum 30. Lebensjahr mit seinen Eltern zusammen. Er hatte eine sehr starke Mutterbindung, rief z. B. seine Mutter mehrmals täglich vom Arbeitsplatz aus an und richtete sich an ihren Äußerungen und Erwartungen stark aus. Dann heiratete er. Schon nach einigen Monaten Ehe kritisierte er seine Ehefrau in ihrem gesamten Verhalten, in der Regel in enger Absprache mit seiner Mutter. Einer der Kritikpunkte war, daß er seiner Ehefrau nymphomanisches Verhalten unterstellte. Immer wieder äußerte Herr J. gegenüber seiner Frau aber auch liebevolle Gefühle und zeigte sich von dieser abhängig, obwohl konfliktbelastet.

Nach drei Jahren Kritik verließ die Ehefrau Herrn J. plötzlich. Sie ging in eine andere Stadt, ohne ihre Adresse preiszugeben. Herr J. fiel nach diesem Ereignis in tagelang anhaltende innere Übererregung. Sein Blutdruck ging hoch, er intensivierte das Zigarettenrauchen und den Alkoholkonsum und konnte sich eigenen Angaben zufolge über viele Jahre hinweg von dem Schock nicht mehr erholen. Was ihn am Schlimmsten getroffen habe, sei, daß er nun den Beweis erhalten habe, daß seine Frau noch viel schlechter sei als er in seinen kühnsten Vermutungen angenommen habe.

Typ III – ambivalent-narzißtisches Verhalten

Personen, die Typ III zugeordnet werden, sind extrem auf die eigenen Bedürfnisse und das eigene Verhalten konzentriert, während sie die Objekte der Umwelt ausschließlich danach bewerten, ob sie ihnen Lust, Wohlbefinden und Sicherheit bringen oder Unlust, Unwohlsein und Unsicherheit. Da es in der Realität keine Objekte gibt, die nur Wohlbefinden und Lust bei dem Kommunikationspartner erzeugen können, entwickelt die Person des Typus III zur Umwelt eine ausgeprägte Ambivalenz, die besonders für Kommunikationspartner gilt, die für das Individuum von großer emotionaler Bedeutung sind, in der Regel deswegen, weil sie in der Lage sind, bei der Person starke Lust zu erzeugen. Je stärker die Lust, desto höher die Erwartungen an das Objekt, als permanente Lustquelle zu dienen. Wenn das nicht geschieht, kommt es zu intensivem Lustdefizit, das zu intensiver Negation und Entwertung des Objektes führen kann, aber auch zu einer erneuten Steigerung der Lustquelle (z. B. wenn es nach einem Angriff wieder zur Versöhnung mit dem Objekt kommt).

Beispiel:

Herr Z. wurde von seiner Mutter in der Kindheit sowohl angenommen als auch abgelehnt. Die schönsten Erlebnisse konzentrieren sich auf intime Erlebnisse mit der Mutter in der frühen Kindheit. Ebenfalls die schlimmsten Ereignisse, z. B. als sich die Mutter mit einem anderen Mann einließ und Herrn Z. über Tage alleine ließ. Im Erwachsenenalter findet Herr Z. immer wieder Beziehungen, die ihn an seine Mutter erinnern. Bei dem Gefühl der geringsten Abweisung trennt sich Herr Z. vorsorglich. Er leidet einige Tage, konzentriert sich aber schnell wieder auf neue Partner, mit denen das Spiel von vorne losgeht.

Typ IV – inneres Gleichgewicht durch flexibles und autonomes Verhalten/Lustvolle Anregung in der Gegenwart durch Selbst- und Objektzuwendung

Personen, die Typ IV zugeordnet werden, sind in der Lage durch ihr Verhalten in der Gegenwart Bedingungen herzustellen, in denen sie immer wiederkehrendes Wohlbefinden, Lust und Sicherheit erleben. Dabei erreichen sie sowohl die Zuwendung von emotional bedeutenden Objekten, die Abwendung von störenden Objekten als auch die permanente Äußerung und Befriedigung der individuellen, ich-bezogenen Bedürfnisse. Dies geschieht in einem flexiblen Verhalten, das in der Regel für sich Wohlbefinden und Lust sucht und in der Lage ist, die individuellen Bedürfnisse seiner Mitmenschen nach Lust und Wohlbefinden zu erkennen, zu unterstützen und dort, wo möglich, gemeinsame Bedürfnisbefriedigungen zu erstreben.

Das Verhalten des Typus IV ist wenig fixiert auf bestimmte Objekte, Verhaltensweisen und Erwartungen und somit in der Lage, Lustquellen aus unterschiedlichen Bereichen anzuregen und zu genießen. Die Lustquellen wechseln sich in der Regel von einem Bereich zum anderen ab, z. B. wohltuende Ernährung, Bewegung, Sex, wohltuende Arbeit, lustbetonte Gottesbeziehung, wohltuende Abwendung von störenden Mitmenschen, wohltuende Zuwendung zu bestimmten Personen usw.

Beispiel:

Frau D. fühlt sich von ihren Eltern in bestimmten Bereichen verstanden und unterstützt und in bestimmten Bereichen abgelehnt und alleine gelassen. Sie findet beide Eltern z. T. sympathisch, z. T. unsympathisch. In der Partnerbeziehung legt sie großen Wert auf Intelligenz, Zuverlässigkeit und Verständnis. Wenn sie aus der eigenen Intuition einen Menschen sympathisch findet, dann kann sie die Nähe genießen und entwickelt keine übertriebene Abgrenzungstendenzen bei geringfügiger Enttäuschung, aber auch keine Hinnahme von Verletzungen. Sie reagiert auf Abweisungen und Verletzungen sofort, mit dem Ziel, wieder eine positive Beziehung herzustellen. Obwohl sich Affinitäten aus der Kindheit auf den Partner übertragen, kann sie in der Gegenwart ihre Bedürfnisse äußern und befriedigen, ohne zu große Loyalität oder Bindungen zu den Eltern zu erleben. Frau D. kann in der Gegenwart Bedingungen herstellen, die ihr guttun, und fühlt sich nicht übertrieben ängstlich oder verletzt, wenn bestimmte Ereignisse an traumatische Ereignisse aus der Kindheit erinnern.

Typ V – rational/anti-emtionales Verhalten/ Suche nach Lust und Wohlbefinden durch vernunftgesteuerte Einstellung und Verzicht auf Emotionen

Personen, die dem Typus V zugeordnet werden, haben große Scheu und erhebliche Angst, sich emotionalgesteuert zu verhalten und ihre Gefühle zu erkennen und zu äußern. Sie werden von der Illusion geleitet, daß Sicherheit, Wohlbefinden und sogar Lust durch rein rationales Verhalten erreicht werden können – z. B. Lust durch Erkenntnis eines Sachverhaltes oder Erreichung einer komplizierten Problemlösung. Die Zielverwirklichung, Lust durch rational-antiemotionales Verhalten erreichen zu können, kann in der Regel nicht erreicht werden, weil sich die Emotionen aufgrund der Struktur des zentralen Nervensystems (limbische Aktivierung) in bestimmten Situationen doch dominant durchsetzen und dann zu emotionalen Problemen führen (z. B. Depressionen, Erschütterungen, manische Reaktionen usw.).

Personen, die dem Typus V angehören, haben in der Regel in der Kindheit keine emotionale Anregung erfahren und hatten häufig Eltern, die ebenfalls rational-antiemotional eingestellt waren. Sie versuchen dann im späteren Leben durch rational-antiemotionale Einstellung die Ideale der Eltern zu verwirklichen, in der unbewußten Hoffnung, dann eine lustbetonte emotionale Zuwendung erreichen zu können.

Beispiel:

Herr V. wurde von seinen Eltern kalt behandelt, so daß nie positive oder negative Emotionen in der Familie gelebt wurden. Er erinnert sich auch an keinen gefühlsmäßig positiven Körperkontakt in seiner Kindheit. Herr V. versucht als hervorragender Wissenschaftler den Sachverhalt immer rational zu begreifen, während er größte Aversion gegen jede Art von auf ihn gerichtete Gefühle entwickelt.

Typ VI – anti-normatives Verhalten/ Lusterwartung durch anti-rational/emotionale Einstellung

Personen, die Typ VI zugeordnet werden, haben eine extreme Hemmung, Lust, Wohlbefinden und Sicherheit durch sozial angepaßtes, normenkonformes Verhalten zu suchen. In ihrem Bedürfnis nach Wohlbefinden und Lust setzen sie auch kein rationales Verhalten ein, sondern sind extrem emotional anti-normativ und anti-sozial ausgerichtet.

Im Unterschied zu Typ III sind die narzißtischen und ich-bezogenen Bedürfnisse (z. B. extremer Selbstschutz) schwach ausgeprägt. Typ VI hat weder ein positives Bild von der Umwelt, noch hat er ein hohes Selbstwertgefühl. Er versucht, Wohlbefinden und Lust durch künstliche oder externe Stimulierung herbeizuführen (z. B. Drogensucht, Alkohol, Zigaretten) oder durch Herstellung von Situationen, in denen er sich durch emotional gesteuerte Aggressionsäußerung eine lustvolle Befriedigung verschafft.

Beispiel:

Herr H. ist das dritte von drei Kindern. Er wurde weder von den Geschwistern noch seinen Eltern richtig akzeptiert, sonder eher als lästiger, unerwünschter und ungeplanter Nachkömmling behandelt. Trotz emotionaler Abweisung wurden an ihn hohe berufliche Erwartungen gestellt nach dem Motto: „Nur wenn du Leistung vollbringst, kannst du auf Anerkennung hoffen".

Herr H. organisierte systematisch sein berufliches Versagen, auch in Bereichen, in denen er hochbegabt war, und verfiel immer mehr dem Alkohol- und Drogenkonsum. Er fühlte sich wohl, wenn er das Geld für seinen Drogenkonsum von „Freunden" geschenkt bekam, weil das für ihn ein Beweis für deren uneigennützige Zuneigung war. Als er von den Freunden zunehmend abgewiesen wurde, versetzte sich Herr H. eine Überdosis Heroin.

Um Typ I und II durch Beispiele zu belegen, wählen wir hier zwei extreme Beispiele, mit der Absicht, daß diese dem Leser besser im Gedächtnis bleiben.

Beispiel für Typ I
– Herr B., 56 Jahre, Prof. der Neurologie

Als Kind wurde Herr B. äußerst streng erzogen, immer auf Pflichten hingewiesen und bei kleinster Nichteinhaltung strengstens bestraft. So mußte er schon mit 15 Jahren in den Ferien in einer Fabrik Kinderarbeit verrichten. Wenn er sich morgens um 5.00 Uhr zehn Minuten zum Frühstück verspätete oder abends zum Nachtessen zu spät kam, wurde ihm die komplette Mahlzeit entzogen. So bekam er an einigen Tagen über 24 Stunden nichts zu essen und übte sich dabei in Ausdauer und Härte gegen sich selbst. Der einzige Weg, Anerkennung von Vater und Mutter zu bekommen, war absoluter Gehorsam und Pflichterfüllung. Bei kleinster Abweichung bekam er vom Vater Ohrfeigen und wurde von der Mutter durch Nichtbeachtung bestraft. Als Schüler und später Medizinstudent war er äußerst fleißig, pflichtbewußt und extrem an die Erwartungen des Lehrkörpers angepaßt. Er arbeitete sehr viel und absolvierte seine Examen in der Regelstudienzeit.

Als junger Arzt lernte er seine Frau kennen, mit der er später zwei Kinder bekam. Seine Ehefrau war äußerst stark an den eigenen Eltern ausgerichtet und betonte, sie würde nur einen Mann heiraten, der ihr absolut treu und gehorsam ist, weil er bei kleinster Abweichung von ihren hohen Erwartungen dem Vergleich mit ihren Eltern, besonders ihrem Vater nicht standhalten könnte. Diese Erwartungen gefielen Herrn B. und beide glaubten, daß sie den idealen Partner für sich gefunden hätten. In der mehr als dreißigjährigen Ehe übte die Frau die totale Kontrolle über alle Lebensbereiche aus, was Herr B. meistens widerspruchslos hinnahm. So rief die Ehefrau in der aktiven Berufszeit von Herrn B. täglich mindestens zehnmal, in der Regel jede halbe Stunde an, um ihn zu kontrollieren und ihm Einkaufsbefehle nach der Arbeitszeit zu erteilen, z. B. 1 kg weiße Trauben einzukaufen. Als Herr B. dann 1 kg *blaue* Trauben nach Hause brachte, verdrehte Frau B. ihm, während er am Schreibtisch saß, mit Gewalt so das rechte Ohr, daß die Schmerzen kaum noch auszuhalten waren. Herr B. schrieb am Schreibtisch der beiden Kinder weiter und belehrte diese, daß ein echter Mann jede Provokation durch seine Mutter – Entschuldigung, seine Ehefrau – und sei sie noch so schmerzlich, ertragen müsse. Herr B. hatte offensichtlich mit seiner Ehefrau dieselbe Anregungsstruktur wie im Elternhaus hergestellt, nämlich die schärfste Kontrolle und die prompte Bestrafung bei Nichterfüllung der Erwartungen. Erfüllte Herr B. die Erwartungen seiner Ehefrau, dann verkrochen sich beide häufig ins Bett und er bekam von Frau B. eine Tafel Schokolade, die sie vor den Kindern versteckten. Solche Augenblicke – also die Belohnung durch Frau B. nach Pflichterfüllung – bezeichnet Herr B. als die schönsten in seinem Leben, die leider nur sehr selten eintraten. Meistens kamen sehr schmerzliche Bestrafungen oder Abweisungen aufgrund nicht erfüllter Erwartungen, die sich in Kleinigkeiten äußerten. Der Alltag von Herrn B. verlief meistens in dem Versuch, sich optimal an die Erwartungen der Ehefrau und des Arbeitsplatzes anzupassen. Seine Stimmung war meistens nach innen subdepressiv und traurig (z. B. weil er von seinen Eltern nie echte Anerkennung und Nähe erfuhr, während er nach außen den unverletzlichen, belastbaren und immer für andere ansprechbaren Menschen spielte).

Im 51. Lebensjahr bekam er einen Knochentumor (Hondro-Sarkom). Der Tumor wurde in einer sehr komplizierten Operation in den USA herausoperiert. Zwei Tage nach der Operation erinnerte er sich, daß er in einem neurophysiologischen Institut einen Vortrag halten sollte und war nicht in der Lage, diesen Vortrag abzusagen. Während des Vortrags fiel ihm das operierte Hüftgelenk aus der Fassung, er befestigte es mit dem Hosengürtel, so daß am nächsten Tag eine neue Operation durchgeführt werden mußte. Nach drei Jahren wuchs ein neuer Tumor in der Größe eines halben Fußballes. Er hatte äußerst starke Schmerzen, über die er nie klagte. Er starb einige Monate danach, mehr besorgt um seine Frau, die mehrere Herzinfarkte bekam, als um sich selbst. Wenn es zu latenten oder manifesten Konflikten, z. B. zwischen den Kindern und der Ehefrau kam, dann schlichtete Herr B. und suchte Harmonie um jeden Preis, offensichtlich aus Angst selbst entwertet oder angegriffen zu werden.

Das Beispiel zeigt, daß Herr B. seine ersehnten Bedürfnisse nach höchster gefühlsmäßiger Bedeutung, nämlich die Anerkennung seiner Eltern und die gefühlsmäßige Nähe zu ihnen nie erreichen konnte. Er wählte sich in der Gestalt seiner Ehefrau ein symbolisches Ersatzobjekt, das ihn an das Verhalten seiner Eltern erinnerte, aber mehr die Frustration aufrechterhielt als das es zur Befriedigung kam. Herr B. wiederholte immer wieder Verhaltensweisen, die extremen Gehorsam und Pflichterfüllung ausdrücken, ohne dafür eine echte Belohnung – z. B. in der Erreichung von Lust und Wohlbefinden zu erfahren. Weil er sich der Ursache seiner Hemmung, z. B. seiner Ehefrau, den internalisierten elterlichen Erwartungen etc. total anpaßt, hält er die Bedingungen aufrecht, die ihn hemmen, alternative und bedürfnisbefriedigende Verhaltensweisen zu entwickeln.

Beispiel für Typ II – Herr D., 45 Jahre

Herr D. verlor im Krieg als Jugendlicher durch eine Granate die rechte Hand. Er behauptet immer, daß er dadurch von allen Menschen abgelehnt und als Krüppel erlebt wird. Die einzige Person, die ihn voll anerkannt und bedingungslos geliebt hat, war seine Mutter, die verstarb als er 19 Jahre alt war. Herr D. fiel schon in der Schule und später im Sportverein, z. B. beim Fußballspielen, als sehr reizbar und streitsüchtig auf. Die Kameraden schonten ihn als Invaliden, was Herrn D. jedoch zusätzlich aufregte und was er als Beweis ansah, daß ihn außer seiner Mutter alle als Krüppel ansahen. Als er 25 Jahre alt war, verliebte sich eine wunderschöne junge Frau in ihn, die ihn außerdem noch vom Aussehen an seine Mutter erinnerte. Er versuchte sie zwar eine Zeit lang von sich abzuhalten, heiratete sie jedoch nach einigen Jahren. Er kritisierte die Frau täglich und immer intensiver und verglich sie negativ mit der eigenen Mutter. Mehrfach schlug er auf sie ein, weil sie Dinge so tat, wie sie seine Mutter sicher nicht getan hätte, z. B. indem sie das Essen versalzte. Er lebte in permanenter Anspannung und Übererregung. Er nahm an, daß alle Frauen, außer seiner Mutter, auch moralisch unsauber seien und war der Überzeugung, daß ihn seine Frau irgendwann sicherlich betrügen würde. Eines Tages ging er durch einen Park und sah zwei sich leidenschaftlich küssende Menschen. Er war sich sicher, seine Frau in den Armen eines anderen Mannes erkannt zu haben. Dabei erlitt er einen derartigen Schock, daß er am ganzen Körper zitterte, einen Schwindelanfall bekam und kurz erblindete. Daraufhin entwickelte er einen Riesenwut mit Tötungsabsicht, war aber körperlich derart gelähmt, daß er keinen Schritt nach vorne kam. Er mußte sich hinsetzen, dabei ging das Pärchen an ihm vorbei, und er stellte fest, daß die Frau nicht seine Ehefrau war, sondern eine wildfremde Person. Man mußte ihn im Krankenwagen nach Hause bringen, und er erholte sich von diesem Schock erst nach einigen Tagen. Er war nicht froh, erkannt zu haben, daß es sich nicht um seine Frau gehandelt hatte, sondern noch wütender, weil er einsehen mußte, welchen Schaden sie ihm zufügen könnte. Drei Wochen nach dem Schockerlebnis wurde bei Herrn D. eine sehr schwere Diabetes festgestellt, mit Symptomen, die er vor dem Schockerlebnis nie hatte. Gleichzeitig stellten sich Bluthochdruck und Bewegungsmangel ein. Einige Jahre danach mußten bei Herrn D. auch die andere Hand und beide Füße als Folge von Diabetes amputiert werden.

Mein letzter Besuch bei Herrn D. war drei Monate vor seinem Herzinfarkttod. Dabei badete ihn seine Frau in einer Kinderbadewanne. Das Wasser war offensichtlich für ihn etwas zu kalt. Er schaute sie mit haßerfülltem, bösem Blick an und beschimpfte sie: „Du Hure, ich habe Dir schon hundertmal gesagt, das

Wasser ist zu kalt. Das wäre meiner Mutter nie passiert." Drei Jahre nach dem Tod von Herrn D. starb seine Frau an Brust- und Unterleibskrebs. Sie wurde von ihren Eltern immer abgewiesen und beschimpft und suchte ihre Erfüllung im Dienen.

Kommentar

Herr D. zeigt durchgehend eine negative Einstellung gegenüber seinen Mitmenschen und besonders gegenüber seiner Ehefrau. Sie sagte mir, daß es nur in äußerst seltenen Fällen vorkam, daß Herr D. ihr gegenüber Dankbarkeit, Anerkennung oder Sympathie zeigte. Herr D. blieb infantil auf seine Mutter fixiert, weil er offensichtlich die Erfahrungen mit ihr als die stärkste gefühlsmäßige Anregung erlebte. Er verhielt sich so, als würde er die ersehnte Mutter aufrechterhalten können, indem er seine Frau ablehnt.

Zwei Fragen sind im Hinblick auf die Grossarthsche Typologie besonders spannend:

1. Wie entsteht ein charakteristisches Typverhalten?
2. Wie kann ein gestörtes Typverhalten in Richtung Typ IV therapeutisch verändert werden?

Zur Genese der Typologie spielen zunächst sicherlich auch genetische Faktoren eine Rolle. So gibt es Menschen, die in ihrem Temperament schnell explodieren und somit eher zu den Typen II, III oder VI neigen, oder Menschen, die ihre Gefühle stark unter rationale Kontrolle bekommen und somit eher zu Typ I oder V neigen. Auch die Neigung zu harmonischer Zusammenarbeit zwischen Rationalität und Gefühlen kann genetisch mitbedingt sein und somit zu Typ IV beitragen.

Eine besonders wichtige Rolle in der Typgenese scheint familiendynamischen Faktoren in der Kindheit zuzukommen. Dabei spielen drei Faktoren eine wesentliche Rolle:

1. Die Fixierung des Kindes auf Kindheitserlebnisse mit besonders positiver emotionaler Qualität. So kann beispielsweise ein Spielerlebnis mit einem Elternteil zum stärksten emotionalen Erlebnis werden.
2. Die Quelle besonders schmerzlicher Abweisungserlebnisse in der Kindheit, vor allem in Situationen, in denen Bedürfnisse von höchster gefühlsmäßiger Qualität entstanden sind.
3. Traumatische Ausstoßung, z. B. durch Abweisung und/oder überstarke Bindung durch Verhinderung der Ablösung durch die Eltern.

Eine Person ist durch Erlebnisse aus der Vergangenheit an dem Punkt fixiert, an dem das größte Lusterlebnis oder die Lusterwartung mit der stärksten Frustration, z. B. Abweisung, verbunden war. Die Fixierung eines Menschen kann so ausgeprägt sein, daß er über viele Jahre alle Zustände, Bedingungen und Objekte der Gegenwart als reizlos und depressionserzeugend empfindet. Die therapeutische Überwindung und Heilung im Sinne des Autonomietrainings kann nur dann erreicht werden, wenn die Person in der Gegenwart eine noch stärkere Lustquelle erreicht, die die alte Lustquelle überwindet und neutralisiert. Dabei sollte die neue Lustquelle bewußt herstellbar und kontrollierbar sein. Häufig wird im Alltagsleben jedoch eine alte Fixierung durch eine neue Fixierung ersetzt, weil die Person durch ihr aktives Verhalten ähnliche Objektbeziehungen herstellt wie die aus der Kindheit, als die stärksten Bedürfnisse und Hemmungen aktiviert wurden.

Wenn eine Person z. B. einen Alkoholiker zum Vater hatte, auf den sie fixiert ist, dann wird sie möglicherweise auch einen Alkoholiker als Partner suchen, der sie auch mit anderen Eigenschaften an den Vater erinnert. Wenn in dieser Partnerbeziehung die Gefühle sehr stark sind, dann kann sich die alte Fixierung auflösen. Solche Prozesse werden im Autonomietraining berücksichtigt und den Menschen bewußt gemacht in der Absicht, daß unkontrollierte Verhaltensweisen in kontrollierte übergehen.

Das Typ I-Verhalten entsteht eher in Familienstrukturen, in denen das Kind einerseits angeregt wurde, andererseits aber in der Befriedigung verhindert wurde, z. B. aus Angst vor einem Elternteil, durch Ausstoßung oder Abweisung mit Hinweis auf Leistungserwartung.

Typ II entsteht eher in Familienstrukturen, in denen Bedürfnisse von höchster gefühlsmäßiger Bedeutung an ein Elternteil (in der Regel an die Mutter) gebunden sind, durch die die Ablösung verhindert wurde. Die Person übernimmt die elterliche Interpretation von einer bösen Außenwelt.

Bei Typ IV wurden in der Familie positive Gefühle angeregt, aber auch die Ablösung vom Elternhaus konnte erfolgreich stattfinden, so daß neue lustbetonte Beziehungen möglich wurden.

Bei Typ III wurde in bestimmten Bereichen eine erfolgreiche Ablösung möglich, während in anderen Bereichen Fixierungen aus der Kindheit verhaltensbestimmend werden.

Bei Typ V scheint sich eine so frühe Verhinderung der emotionalen Lustquellen ereignet zu haben, daß das Kind und der spätere Erwachsene nicht gelernt haben, emotionale Ansprüche zu stellen und zu kontrollieren. Sie richteten ihr Verhalten an den elterlichen Forderungen nach Rationalität und Leistung aus.

Typ VI konnte seine emotionalen Erfahrungen in der Kindheit nicht rational einordnen und verstehen und erlebte einen Widerspruch zwischen emotionalen Äußerungen und rationalen Interpretationen. Er fühlt sich von letzteren derart bedroht, daß er Gefühle und Bedürfnisse nur in Bereichen äußert, in denen Unvernunft vorherrscht.

Es gibt auch eine enge Wechselwirkung zwischen den unterschiedlichen Formen der Verhaltensregulation innerhalb der Grossarthschen Typologie und der gesellschaftlichen Selbstregulation. In einer Gesellschaft, die sich gut selbst reguliert, besteht auch eine größere Chance, die individuelle Regulation in Richtung Typ IV zu verbessern, wie auch umgekehrt. Personen, die sich gut im Sinne von Typ IV selbst regulieren, neigen auch zu einer besseren gesellschaftlichen Selbstregulation.

Unsere therapeutische Analyse zeigte folgende Gesetzmäßigkeit: je früher, massiver und nachhaltiger die Fixierung in der Kindheit bis in die Gegenwart, desto geringer die individuelle Fähigkeit, den Zusammenhang zwischen Fixierung und aktueller Problematik zu erkennen und zu erleben. Ein großer Prozentsatz der Bürger leidet unter einer Fixierung aus der Kindheit, mit der Unfähigkeit, die Zusammenhänge zu erkennen und wahrzunehmen. In diesem Zusammenhang sprechen wir von einem kognitiv-emotionalen Gesetz. Das Autonomietraining berücksichtigt diesen Zustand und verzichtet bei solchen Personen auf die Bewußtmachung und zwar im Wissen, daß neuerlebte Lustquellen in unterschiedlichen Bereichen die Fixierung automatisch abbauen können. Aus diesem Grund kommt dem Aufbau alternativer Verhaltensweisen eine zentrale Rolle zu, die dann, wenn sie zu Lust und Wohlbefinden führen, automatisch die Bereitschaft zur Selbstanalyse verbessern.

3.3 Das Unbewußte

Psychologen und Psychotherapeuten sprechen häufig vom Unbewußten, ohne es genau zu beschreiben oder zu definieren. Was ist nun das Unbewußte und wie funktioniert es? Zunächst ist festzustellen, daß das Bewußte und das Unbewußte Teile eines Systems sind, die miteinander in permanenter Wechselwirkung stehen. Das Unbewußte ist die vom Bewußtsein abgespaltene, aber aktivierte Informationsverarbeitung, die mit dem Bewußtsein unterschiedlich kommuniziert. Dabei kann das Unbewußte bewußt werden und umgekehrt. Die Informationsverarbeitung im Unbewußten geschieht aufgrund abgespeicherter Erfahrungen und Erlebnisse aus unterschiedlichen Bereichen, z. B. der individuellen Lebensgeschichte, der erfahrenen Gott-Mensch-Beziehung, der zwischenmenschlichen Beziehungen, der genetisch festgelegten Reaktionstendenzen und der erlebten Organfunktionen. Im Unbewußten kommt es zu interaktiven und resultierenden Informationsverarbeitungen, so daß abschließende Lösungsmöglichkeiten und Verhaltensmotivationen angeregt werden. Eine unbewußte Tendenz kann zum Motiv für ein bewußtes Verhalten werden.

Das Organ für unbewußte Prozesse ist das zentrale Nervensystem. Alle Organe im Körper arbeiten unbewußt; so wird dem Menschen z. B. nie bewußt, was die Leber tut oder die Bauchspeicheldrüse. Das Unbewußte nimmt aber auch die Organfunktionen wahr und verarbeitet diese mit anderen Reizen. Die Funktion des menschlichen Unbewußten kann nur verstanden werden, wenn man sich klar macht, daß das Unbewußte wie ein Computer Informationen anhand bestimmter Programme verarbeitet. Je nach Programm werden das beobachtete Verhalten, das unbewußt gesteuert ist, und die bewußte Wahrnehmung unterschiedlich ausfallen. Das Bewußte und das Unbewußte orientieren sich an ähnlichen Programmen. Auch das Unbewußte wird in erster Linie durch Programme, die die „Wenn-dann"-Regel ausdrücken (z. B.: „Wenn ich mich von meiner Mutter entferne, bin ich unsicher") , wie auch durch übergeordnete Steuerungsfaktoren beeinflußt, z. B.: „Ich liebe Gott und fühle, daß Gott für mich wichtig ist. Aus diesem Grund ist Gott das Wichtigste in meinem Leben.")

Je nachdem, welches Programm das Unbewußte benutzt, kann ein intelligentes, lebenserhaltendes, kreatives Verhalten entstehen, oder ein dummes, brutales, destruktives, lebenszerstörendes Verhalten. Ein gesundes Unbewußtes erstrebt eine kreative Informationsverarbeitung, die dem Individuum Wohlbefinden, Lust, Sicherheit und Sinnerfüllung ermöglicht. Ein krankes und destruktives Unbewußtes verarbeitet die Informationen zum Nachteil des Menschen.

Ein krankes Unbewußtes kann nicht nur den Menschen zerstören, sondern den Menschen auch motivieren, seine soziale Umwelt planmäßig zu vernichten. Ein gesundes, den Menschen und die Gesellschaft schützendes Wohlbefinden, Lust und Sicherheit erzeugendes Unbewußtes kooperiert eng mit dem bewußten Erleben (das bewußte Erleben ist aufgrund der Wechselwirkung von Informationsverarbeitung und Gefühlen möglich).

Wenn das Bewußtsein mit dem Unbewußten nicht kooperiert und sich beide Instanzen durch unterschiedliche und sich gegenseitig ausschließende Programme leiten lassen, dann entsteht die Basis für körperliche und seelische Erkrankung. Aus diesem Grund ist es das Ziel des Autonomietrainings, unbewußte und bewußte Programme und Funktionen zu vereinen, so daß die Grenzen zwischen beiden fließend werden. Das Bewußte soll das Unbewußte und das Unbewußte soll das Bewußte jederzeit abrufen, aktivieren und für die Problemlösung benutzen können.

Individuelle Unterschiede im Verhalten der Menschen sind zum großen Teil auf die unterschiedlichen Programme im Unbewußten zurückzuführen. Das Unbewußte verarbeitet eine große Anzahl von Informationen aus unterschiedlichen Bereichen und entwirft Lösungstendenzen, die individuell unterschiedlich sind. So können zwei Personen, die sich von ihrem emotional wichtigen Partner trennen, das Erlebnis grundunterschiedlich verarbeiten.

Für die eine Person ist das Erlebnis schmerzlich. Dabei wird im Unbewußten eine frühere Trennung aktiviert und ein Gefühl der Hilflosigkeit erzeugt. Dieses Gefühl kann mit einer falschen Annahme verbunden werden, daß es dann zur Schmerzlinderung käme, wenn sich die Person umbrächte, weil sie dann echte Zuwendung und Mitleid von den abweisenden Personen erfahren könne. In diesem Fall verstrickt sich das Unbewußte in einer auswegslosen Situation, so daß das Bewußte in den Sog und Dienst des Unbewußten gerät, indem es nur noch über die Art des Selbstmordes nachdenkt. Eine andere Person kann die schmerzliche Trennung vollkommen anders im Unbewußten verarbeiten. Beim Trennungsschmerz aktiviert es die Suchreaktion nach neuen Partnern und erhöht somit die Chance, wieder Wohlbefinden und Sicherheit zu erreichen.

Das Unbewußte verarbeitet auch viele Informationen kreativ und erarbeitet neue Lösungsmöglichkeiten, die das bewußte Verhalten zur Kenntnis nehmen könnte. Häufig jedoch übernimmt das Bewußtsein die intelligente Informationsverarbeitung vom Unbewußten nicht – zum Nachteil des individuellen Wohlbefindens.

Dazu ein Beispiel:

Ein junger Mann ist stark an seine Mutter gebunden. Er kritisiert sie aber auch permanent, d. h. er ist ihr gegenüber ambivalent eingestellt. Einerseits fasziniert ihn seine Mutter, andererseits lehnt er sie in bestimmten Bereichen ab. Weitere Erfahrungen des Mannes erlauben es, die Informationsverarbeitung des Unbewußten besser zu verstehen: Der Mann fand eine Frau, die er innerhalb einer Woche heiratete und mit der er dreißig Jahre glücklich zusammenlebte. In bestimmten Bereichen erinnerte ihn die Frau sehr stark an seine Mutter, und in anderen Bereichen hatte die Frau genau die Eigenschaften, die er sich bei seiner Mutter wünschte, aber nicht finden konnte. Das Unbewußte hat also die positiv erlebten Seiten der Mutter als ideal aufbewahrt und gleichzeitig in der Suchaktion für neue lusterzeugende Objekte eine Korrektur der Mutter dort vorgenommen, wo die Eigenschaften als unangenehm erlebt werden.

Die Ehefrau war die ideale Korrektur der Mutter – sowohl im physischen Aussehen als auch in den Verhaltenseigenschaften. Da der Mann mit seinem Unbewußten sehr gut kooperierte, begriff er die Leistung des Unbewußten für die Steigerung seines Wohlbefindens. Er berichtete, daß er mit seiner Ehefrau seit dreißig Jahren sexuell glücklich ist und die Sympathie nicht abbricht, wie es bei früheren Frauen der Fall war.

Wenn eine Person in der Lage ist, sich im bewußten Verhalten am Unbewußten auszurichten und das Unbewußte in seiner Intelligenz und Kreativität zu nutzen, dann kann sie auf eine unschätzbare Hilfe in der Konfliktverarbeitung und im Erkenntnisgewinn bauen.

Ein Wissenschaftler, der sein Unbewußtes befragen kann, ist eher kreativ und genial als einer, der sich nur an rationalen Grundlagen ausrichtet. Ein solcher Wissenschaftler kann zwar eine formale Intelligenz aufweisen, im Inneren ist er aber eher zwanghaft und in seiner Kreativität blockiert. Menschen, die einen guten Zugang zu ihrem Unbewußten haben, haben auch eine gute Intuition, lassen sich von ihren Gefühlen und von ihrer Vernunft leiten, indem sie beide vereinen. Sie sind in der Lage, sowohl Bedürfnisse von höchster gefühlsmäßiger Bedeutung auszuleben, Lust und Wohlbefinden zu erleben, als auch Abstand zu nehmen und die Dinge flexibel und von unterschiedlichen Seiten her zu betrachten.

Das Unbewußte ist keineswegs eine autonome, von den äußeren und inneren Reizen unabhängige Informationsverarbeitungsinstanz, da Reize aus der Umwelt und aus dem Körper verarbeitet werden. Daher sind die Programme, nach denen die Reize verarbeitet werden, von entscheidender Bedeutung. Diese sind z. T. erlernt, z. T. genetisch festgelegt. Es muß noch viel geforscht und überlegt werden, um die Frage, auf welche Impulse das Unbewußte reagiert und wie die Programme, die die Verarbeitung im Unbewußten steuern, vermittelt werden, endgültig zu beantworten.

Viele Verhaltensweisen und Eigenschaften, die eindeutig vom Unbewußten gesteuert sind, können nur schwer rational erklärt werden, z. B. daß schon das Kind Mozart ohne musikalische Vorbildung Melodien komponierte. Für die unbewußten Programme ist nicht nur die Software (die Programme) wichtig, sondern auch die Hardware, d. h. die Beschaffenheit des Computers (die genetische Grundlage). So kann eine Person z. B. eine genetisch angelegte Tendenz zum abstrakten Denken haben und somit zur komplexen Informationsverarbeitung neigen, während eine andere Person nur konkret denken kann und nur zu relativ primitiver Informationsverarbeitung fähig ist.

Das Unbewußte speichert nicht nur Erlebnisse, sondern auch Verhaltensmuster, Beziehungsstrukturen und unterschiedliche Formen von vollzogenen oder phantasierten Anpassungen. Die gespeicherten Daten werden in der aktuellen Situation in unterschiedlichen Formen abgerufen und somit zum Bestandteil des Bewußten. Wenn bestimmte Elemente im Bewußtsein nicht mehr aktuell sind, tauchen sie wieder ins Unbewußte ab. Wenn sich Personen 20 oder 30 Jahre nach dem Schulabschluß bei einem Klassentreffen wiedersehen, dann werden ihnen Name, Vorname und Einzelheiten eher bewußt, als wenn sie ohne aktuellen Anlaß nur die Erinnerung bemühen.

Die unbewußte Informationsverarbeitung verfolgt immer ein potentiell positives Gefühl für den Menschen. Es will das Wohlbefinden, die Lust sowie die soziale Sicherheit und physische Gesundheit intensivieren und aufrechterhalten. Zur Verwirklichung dieses Zieles verlaufen im Unbewußten permanent Informationsverarbeitungen, die Impulse ins Vorbewußte geben und das spontane, emotionsgeladene Verhalten direkt beeinflussen und leiten.

Je nach Erlebnissen und Verarbeitungsprogrammen kann das Unbewußte unterschiedliche Variationen in der Intelligenz und Nützlichkeit der Konfliktbearbeitung zeigen. Es kann eine sehr hohe Intelligenz aufweisen, so daß das Bewußte gut beraten wäre, auf die Zeichen aus dem Unbewußten zu hören, es kann aber auch eine erschreckende Dummheit und Brutalität zu Tage treten, so daß das Bewußtsein in diesem Fall besser beraten wäre, die Prozesse und Motivationen des Unbewußten näher zu untersuchen und es durch Verhaltensänderung so zu korrigieren, daß es den irrationalen Protest nicht mehr nötig hat.

Das Verhältnis von Bewußtem und Unbewußten kann dem Verhältnis zwischen einem Haustier und seinem Besitzer ähneln – wobei der Besitzer das Bewußte und das Haustier das Unbewußte ist. Der Haustierbesitzer kann sowohl die Lustsignale des Haustiers begreifen und fördern, als auch Grenzen setzen, wo er beim Tier zerstörerisches Verhalten wahrnimmt.

Wenn das Bewußte lernt, die Signale des Unbewußten wahrzunehmen und zu verstehen (z. B. „mein Unbewußtes weiß, daß ich eine stärkere Erlebnisintensität benötige, als ich sie im Moment habe, und es versucht, diese durch Abhängigkeit von Alkohol und Zigaretten zu kompensieren, wobei es meine Gesundheit schädigt"), dann kann es mit dem Unbewußten in einen Dialog treten, und bewußt Bedingungen herstellen, die dem Unbewußten besser entsprechen, so daß dieses dann von seinen Forderungen und Programmen Abstand nehmen kann.

Wenn ein Mensch lernt, eine optimale Kommunikation zwischen bewußten und unbewußten Instanzen zu erreichen, dann lernt er auch zwangsläufig, sein Verhalten so auszurichten, daß er optimales Wohlbefinden, Lust und Sicherheit konfliktfrei erreichen kann. In diesem Entwicklungsstadium erscheinen Lust, Wohlbefinden, Moral, Religion, soziales Engagement, Bindung zu den Eltern usw. nicht mehr als Widerspruch. Das Individuum begreift, daß es für seine Entwicklung bestimmte Quellen an Lust und Wohlbefinden benötigt und daß es nicht nur ein Recht, sondern auch eine Pflicht hat, diese Ziele sozial angepaßt zu verwirklichen.

Wenn das Unbewußte tyrannisch und selbstschädigend auftritt, dann bedeutet dies nicht, daß es ein an sich selbstdestruktives Unbewußtes gibt, sondern, daß das Unbewußte in der Suche nach Wohlbefinden, Sicherheit und stärksten individuellen Lustquellen in seiner Verwirklichung behindert wird und als Antwort darauf eine *Sucht* entwickelt. Wenn sich das bewußte Verhalten gegen die lustsuchenden Impulse aus dem Unbewußten intensiv wehrt (z. B. durch interessenbezogene Anpassung, fehlverstandene Moral usw.), dann kann das Unbewußte mehrere Warnstufen schalten mit dem Ziel, die Bedürfnisse wenn nicht direkt, dann indirekt zu befriedigen: Die erste Stufe ist Sucht, die zweite Warnstufe ist die Entwicklung eines Selbstmordprogrammes nach dem Motto: „Wenn du kein Wohlbefinden erreichen kannst, und dich nur noch mit negativen Folgen quälen mußt, dann macht es mehr Sinn zu sterben als weiterzuleben."

In allen Fällen, d. h. in allen Konfliktlagen lohnt es sich für das Bewußtsein, die Signale des Unbewußten wahrzunehmen und diese zu analysieren. In der Regel sind die Signale aus dem Unbewußten Hinweise für Bedürfnisbefriedigung und Lustsuche auf der sozial angepaßten Ebene. So kann z. B. – wie im oben genannten Beispiel – eine Person, die in der Kindheit von bestimmten Eigenschaften eines Elternteils fasziniert, von anderen Eigenschaften aber abgestoßen war, im Erwachsenenalter in der Suche nach dem lusterzeugenden Partner entsprechende Korrekturen vornehmen, so daß sie einen Partner findet, der einerseits an die Eltern erinnert, andererseits diametral entgegengesetzt ist. Hier ist das bewußte Verhalten gut beraten, wenn es die spontanen Impulse aus dem Unbewußten aufnimmt und mit bestimmten Personen im Erwachsenenalter, die dem phantasierten Idealtypus entsprechen, besonders positiv kommuniziert.

Wenn eine Person in der Kindheit von ihrer phantasierten Lustquelle extrem abgeschnitten und gehemmt wurde, dann hat eine solche Lebensgeschichte auch Einfluß auf die unbewußte Informationsverarbeitung. Nur ein Kind, das sozial und bedürfnisgerecht behandelt wird, kann im Erwachsenenalter ein konstruktives und auf Wohlbefinden ausgerichtetes Unbewußtes aufbauen. Wenn ein Kind asozial und nicht bedürfnisgerecht behandelt wird, und das Unbewußte nicht mit wichtigen Programmen, die die Überlebensstrategie anregen, konfrontiert wird, dann kann es sein Bedürfnis nach Lust und Wohlbefinden nur asozial und psychopathologisch verarbeiten. Dabei ist das Zusammenspiel von Bewußtem und Unbewußtem gestört.

Das Unbewußte ist ein intelligentes Informationsverarbeitungssystem, das sich aber an subjektiven Gesichtspunkten orientiert und somit je nach subjektiv erlebter Realität äußerst nützliche und äußerst destruktive Anregungen leisten kann. Es hat die Aufgabe und Fähigkeit, das Wohlbefinden und die Lust zu optimieren und Quellen von Unwohlsein zu vermeiden. Das Unbewußte wird aktiv, wenn in unterschiedlichen Lebenssituationen bestimmte Motivationen und Bedingungen auftreten, die nach Lösungen suchen. Es unternimmt den Versuch, die Quellen, mit denen die stärkste Intensität an Lust und Wohlbefinden erlebt wurde, zu replizieren und die Quellen stärkster Unlust zu vermeiden. Solange in der subjektiv erlebten Realität die unbewußte Hoffnung auf Optimierung der Lust und des Wohlbefindens besteht, unterstützt das Unbewußte die bewußte Tätigkeit in dieser Richtung. Dabei entwickelt sich eine starke Lebenstendenz, die unterschiedliche Gesundheitsprozesse anregt, z. B. das Immunsystem. Wenn sich im unbewußten Informationsverarbeitungssystem das Gefühl durchsetzt, die erstrebte höchste Lustquelle und das erstrebte Wohlbefinden nicht mehr erreichen zu können, und wenn sich in diesem Zusammenhang intensive Unlust und innere Verzweiflung anbahnen, dann kann das Unbewußte eine Todestendenz entwickeln, also dem gesamten soziopsycho-biologischen

System einen Sterbeimpuls geben, d. h. das Signal, daß es besser ist zu sterben als zu leben.

Das Unbewußte ist nicht abgetrennt vom Bewußten, beide Systeme sind in permanenter Kommunikation und verfolgen letztlich das gleiche Ziel. Im Bewußten setzen sich Impulse aus dem Unbewußten durch und das Bewußte kann das Unbewußte beeinflussen, z. B. indem es Verhaltensweisen entwickelt, die Bedingungen herstellen, die dem Unbewußten neue lebensbejahende Verarbeitungen ermöglichen. Das Unbewußte ist ein Helfer von bewußten Absichten, es kann aber auch zu einem Widerspruch zwischen beiden Instanzen kommen, z. B. indem das Bewußte glaubt, mit einem Partner glücklich zu sein und gleichzeitig einen radikalen Bruch zu einem Elternteil vollziehen zu müssen, während das Unbewußte die wichtigste Lustquelle in der Beziehung zu diesem Elternteil empfindet und eher die Trennung vom Partner empfiehlt.

Das Unbewußte ist einerseits ein sehr kreatives und offenes Informationsverarbeitungssystem, das viele Informationen wahrnimmt, andererseits aber auch festgelegt ist auf die Wahrung von Wohlbefinden, Lust, sozialer Sicherheit, körperlicher Unversehrtheit und Sinnerfüllung. Die erste Aufgabe des Unbewußten ist in Bedrohungssituationen selbstverständlich die Wahrung der körperlichen Integrität und die Sicherung des sozialen Überlebens. So werden beispielsweise bei physischen Bedrohungen automatisch die Aktivitäten eingesetzt, bei denen größte erlernte und genetische Fertigkeiten bestehen. Das Unbewußte erstrebt auch im sozialen Leben den Einsatz solcher Fähigkeiten, die individuell gut entwickelt sind, muß aber häufig mit dem Bewußten Kompromisse schließen, weil der soziale Anpassungsprozeß beispielsweise vom Individuum häufig Fähigkeiten erwartet, die es gar nicht hat. Im schlimmsten Fall werden die benötigten sozialen Fertigkeiten auf eine rein rationale Ebene gestellt und vom Unbewußten völlig abgetrennt. Dann kommt es beispielsweise bei hochqualifizierten Fachexperten in bestimmten Bereichen zu eklatanten Fehlleistungen, die sich nicht einstellen könnten, hätten sie im Berufsleben noch einen Zugang zu unbewußten Korrekturprozessen. Ein Beispiel dafür ist die Tatsache, daß Tausende von Computerprogrammierern aus rationalen Spargründen das Jahr 2000 und danach nicht einprogrammierten und sich dabei nicht ein einziger die Frage gestellt hat, was nach dem Jahre 2000 mit der Funktionsfähigkeit der Programme geschehen wird.

Wenn Personen das Unbewußte und Bewußte optimal integrieren, dann fließen beide Bereiche ineinander und beeinflussen sich in kreativster Form. Zur Illustration möchte ich hier zwei Beispiele aus der eigenen Biographie anführen:

1. Ich hatte eine Großmutter, die 93 Jahre geworden ist, und überhaupt keine Probleme hatte mit der konfliktfreien Integration von intensiver spontaner, christlich orientierter Religiosität und der Fähigkeit, Lust und Wohlbefinden bei ihren Mitmenschen gut zu heißen und selbst lustvoll im Verzicht zu leben. Sie ernährte sich vegetarisch in nur kleinen Mengen, bewegte sich regelmäßig bis ins hohe Alter und ging nach dem Tod ihres Mannes im ersten Weltkrieg (als sie 23 war) nie mehr eine sexuelle Beziehung ein. Auch beim Neinsagen, z. B. bei einem übermäßigen Nahrungsangebot, fühlte sie sich wohl, wurde aber nie dogmatisch oder entfremdet moralisch. Als ich 24 Jahre war, kam ich spontan mit einer Freundin, die sie nicht kannte, in ihr Haus und bat sie, uns in ihrem kleinen Blumengarten, in dem die Blumen von ihr ohne jede Anordnung gesät waren, ein Bett herzurichten. „Ohne jede Moral", mit glitzernden Augen freute sie sich, schleppte ihr Bett mit weißen Laken in den Blumengarten, stellte neben das Bett einen Liter Wein und etwas zu essen, während die Freundin noch draußen wartete.

Dann zog sich die Oma in ihr eigenes Zimmer zurück, schloß die Tür ab und wußte nicht, daß ich noch an der anderen Türseite lauschte. Sie betete laut, offensichtlich vom Unbewußten gesteuert, wie folgt: „Gott Vater, Gott Sohn und Gott heiliger Geist, gib meinem Enkelkind ein wunderschönes Erlebnis mit dem schönsten Orgasmus. Laß, daß sich beide Körper in Liebe finden und wohl und glücklich fühlen, ganz unabhängig davon, ob sie sich morgen verlieren oder heiraten. Nur die erfahrene Liebe zwischen den Menschen kann den Menschen zur Weiterentwicklung helfen, um am Ende einzusehen, daß die Liebe zum Gott die höchste Lustquelle ist, die ein Mensch erleben kann."

2. Dieselbe Oma spielte in meinem neunten Lebensjahr ebenfalls eine Rolle, indem sie aus dem Unbewußten eine Entscheidung traf, die mein Unbewußtes anregte und mich somit aus einer möglicherweise fatalen Situation rettete. Nach dem Krieg 1945 landete ich ohne Kenntnisse der Landessprache (da ich mit der deutschsprachigen Oma aufwuchs) im ehemaligen Jugoslawien. Dies hatte zur Folge, daß ich zwei Jahre lang in der ersten Klasse saß. Ich wurde von der Lehrerin und den Mitschülern als der Klassendümmste angesehen. Weil ich elementare Dinge nicht verstand, wurde ich sozial gemieden, und da die Lehrerin keine großen Sympathien für Deutsche empfand, wurde ich für meine man-

gelhafte Leistung massiv bestraft, z. B. durch Schläge auf die Finger, aber meistens durch Ignorieren und Lächerlichmachen. Als die Lehrerin drohte, daß ein weiteres Sitzenbleiben nicht zu verantworten und mein Beruf als Hilfsarbeiter vorgezeichnet sei, wurde ich wachgerüttelt und wandte mich an die Oma um Rat. Sie sagte: "Die Lage ist so schlimm, daß Dir kein Mensch mehr helfen kann, außer Gott". Bei dieser Gelegenheit hörte ich zum ersten Mal etwas über Gott, weil die strenggläubige evangelische Oma nicht die Gewohnheit hatte, über ihre Ansichten zu predigen oder gar zu erziehen.

Ich fragte sie: „Wie geht das mit Gott?" Da sagte Sie: „Du mußt beten: Gott Vater, Gott Sohn und Gott heiliger Geist, vor Dir steht ein armes Kind, das vom Leben völlig erdrückt wird und bittet Dich, ihm zu helfen, daß alle seine Probleme gelöst werden und es weiterhin auf dem Pfad des Lichtes wandeln darf." Mein kindliches Unbewußtes hatte die Botschaft sofort begriffen und aktivierte beim anschließenden Gebet sein Unbewußtes und gab diesem ein völlig neues Programm, das sich im Laufe des Gebetes weiterentwickelte, modifizierte und ausbreitete. Ich begann zu beten wie die Oma sagte und spürte sofort eine innere Kraft und eine starke geistige Einwirkung. Dieses Gefühl motivierte mich, weiter zu beten, wie folgt: „Lieber Gott, ich bitte Dich nicht nur, daß Du mir hilfst, in die nächste Klasse zu kommen, sondern ich meine auch, daß ich jetzt genug die Rolle des Dummen gespielt habe, und ich bitte Dich, mir in der Zukunft soviel Gescheitheit zu geben, daß ich in meinem ganzem Leben nie mehr einem Menschen begegnen muß, der mich als dumm erlebt und abweist." Nach dem Gebet war ich sehr glücklich, da ich das Gefühl hatte, ein göttliches Signal erhalten zu haben mit dem Hinweis: „Du sollst es haben." Voller Selbstbewußtsein ging ich am nächsten Tag in die Schule und wartete auf die erste Abweisung seitens der Lehrerin. Daraufhin packte ich mitten in der Stunde meine Tasche und ging in ein anderes Klassenzimmer der ersten Klasse zu einer anderen Lehrerin. Ich setzte mich in die Bank zu einem Schüler und bat die erstaunte Lehrerin, mich zu fragen. Sie erfuhr schnell den Sachverhalt, nahm mich in ihrer Klasse auf und förderte mich liebevoll. Nach ein paar Tagen fing sie einen Streit mit der früheren Lehrerin an und warf ihr vor, daß sie sich an Kindern auslebt und nicht würdig ist, sich Pädagogin zu nennen. Bis zum Abitur war ich ein hervorragender Schüler und kam im Studium in unterschiedliche Förderungen für Hochbegabte. Dabei hörte ich nie auf, in der wissenschaftlichen Arbeit unbewußte Signale mit dem Bewußtsein zu vereinen, und zwar im Gefühl, daß das Bewußte ohne die Signale aus dem Unbewußten, also daß die Rationalität ohne die Signale aus dem Gefühlsleben, nur einen halben Wissenschaftler ausmachen können.

Die angeführten persönlichen Beispiele sollen den Leser motivieren, bei sich selbst Situationen zu entdecken, die sein Unbewußtes unterstützt hat. Solche Aspekte nimmt das Autonomietraining wahr, wenn es das Ziel verfolgt, das Unbewußte und das Bewußte kooperativ, kreativ und im Dienste des Wohlbefindens zu vereinen.

Das Autonomietraining unternimmt den Versuch, unbewußte Prozesse in Richtung Wohlbefinden, Lust und Sicherheit anzuregen und selbstdestruktive Prozesse aus dem Unbewußten abzubauen. Dabei soll das Unbewußte aus dem Bewußten so aktiviert werden, daß für die Realisierung eine hohe subjektive Motivation entsteht.

Die unbewußten Prozesse haben nicht nur einen großen Einfluß auf Gesundheit und Erkrankung, sie können in ihrer Wirkung auch empirisch erforscht werden . Das heißt, obwohl das Unbewußte ein höchst individuelles System ist, zeigt es in seiner Funktion auch überindividuelle Gesetzmäßigkeiten auf. Eine solche Gesetzmäßigkeit besteht beispielsweise in dem Zusammenhang zwischen dem abrupten und totalen Abfall einer Reizqualität und der Entwicklung einer Todestendenz. Wenn Personen, eine sie sehr erfüllende und ihre Bedürfnisse befriedigende Anregung verlieren (z. B. einen wichtigen Partner) und kein alternatives Verhalten aufweisen, um eine ähnlich starke Anregung in anderen Bereichen zu erreichen, dann kann sich aus dem Unbewußten heraus eine ausgeprägte Todestendenz entwickeln, die z. B. im Selbstmordversuch endet. Wenn eine solche Person durch Informationen oder Herstellung neuer Bedingungen dem Unbewußten Hoffnung auf neues Wohlbefinden und Sicherheit vermittelt, dann kann sich diese Instanz wieder voll für das Überleben engagieren. Die Bedingung für den therapeutischen Erfolg ist allerdings, daß das alternative Verhalten nicht nur eine Quelle von Wohlbefinden suggeriert, die vom Unbewußten nicht ernst genommen wird, sondern eine Quelle findet, die das Unbewußte in höchstem Maße anregt. Zur Therapie der Anregung des Unbewußten erfahren Sie mehr im Kapitel „Autonomietraining".

3.4 Verhalten und Wohlbefinden

Der Mensch ist ein komplexes Netzwerk, in dem viele Subsysteme in Wechselwirkung treten. So treten das biologische Subsystem mit seiner großen Anzahl von physiologischen Reaktionen und anatomischen Strukturen, das kognitiv-emotionale Subsystem, das soziale Subsystem und das wahrgenommene göttlich-kosmische Subsystem in permanente Wechselwirkungen.

Der Mensch kann die Ausgangsbedingungen für das Funktionieren der Systeme und ihrer Funktionsweise durch sein Verhalten beeinflussen. Er erstrebt im allgemeinen folgende Ziele:

a) Die Beseitigung von Bedrohung, Unwohlsein und Unsicherheit.

b) Das Erreichen von Wohlbefinden, Lust und Sicherheit.

Wenn eine Person existentiell bedroht ist, dann hat die erste Komponente absoluten Vorrang. Wenn die Bedrohung zwar beseitigt ist, sich aber auf Dauer weder Wohlbefinden noch Lust einstellen, dann ist das erfolgreiche Funktionieren der Systeme ebenfalls bedroht. Wenn eine Person Hoffnungen hat, irgendwann in der Zukunft Wohlbefinden und Lust zu erreichen, dann ist sie in der Lage, über große Zeiträume größte Anstrengungen zu unternehmen, um unterschiedliche Hindernisse zu überwinden und Ziele zu erreichen. Dabei werden häufig komplexe Verhaltensstrategien eingesetzt. Wenn die Person allerdings jede Hoffnung auf das Erreichen von Wohlbefinden und lustvolle Zufriedenheit verliert, dann können Resignation, Depression und krankheitserzeugendes Verhalten einsetzen.

Wie funktionieren solche Prozesse?

Der Mensch scheint trotz seines Überlebenskampfes, auf den er durch seine geschichtliche Entwicklung programmiert ist, auch an ausgeprägt irrationalen Motiven orientiert zu sein, die besonders dann zum Tragen kommen, wenn das elementare materielle und soziale Überleben gesichert ist. Aus dieser Sicht erscheint er als ein Wohlbefinden und Lust suchendes Wesen, das sowohl konservativ als auch progressiv vorgeht, um dieses Ziel zu erreichen. Von der Geburt über die frühe Kindheit, Pubertät, das Erwachsenenalter bis hin zum Tod speichert der Mensch Erinnerungen, in denen seine Lusterlebnisse und sein Wohlbefinden am stärksten ausgeprägt waren und/oder Situationen, in denen das Bedürfnis nach Wohlbefinden und Lust trotz Frustration (oder gerade wegen dieser) intensiv erlebt wurde. Die Konservativität des Verhaltens zeigt sich darin, daß immer wieder der Versuch unternommen wird, ähnlich starke Lusterlebnisse zu erreichen wie damals, als sie am intensivsten waren. Solche Situationen können aus der Kindheit stammen, aus einer Partnerbeziehung oder aus dem beruflichen Leben. Häufig sind Erinnerungen oder Assoziationen an frühere Situationen, die mit höchster emotionaler Lust oder Lusterwartung gekoppelt waren, ausreichend, um das aktuelle Verhalten zu bestimmen.

Wenn der Mensch nun Situationen erlebt, in denen sein Wohlbefinden und seine Lust noch stärker als bei der ersten Erfahrung ausgeprägt sind, dann wird die neue Situation in der Zukunft der Maßstab für neue Zielsetzungen und das Verhalten sein. In diesem Fall *steigern* sich das Wohlbefinden und die Lust. Wenn dieser Vorgang konflikt- und schuldfrei erlebt wird, entstehen sowohl Impulse für die Aufrechterhaltung der Gesundheit als auch für die Heilung. Wenn eine Person immer wieder Wohlbefinden und Lust erreicht oder in der Hoffnung lebt, diese Erreichen zu können, dann ist das wichtigste Motiv für die individuelle Entwicklung und Aufrechterhaltung der biologischen, sozialen und kognitiven Funktionen gegeben.

Wenn eine Person von einem höheren Niveau an erlebtem Wohlbefinden auf ein niedrigeres *abfällt*, und wenn alle Hoffnungen, das erstrebte Niveau von Wohlbefinden und Lust wieder zu erreichen, zunichte werden, dann entstehen nicht nur Symptome wie Depression, Hoffnungslosigkeit, Angst, Niedergeschlagenheit, Verzweifelung, das Erleben von Sinnlosigkeit usw., sondern es entsteht auch die Grundlage für organische und schwere chronische Erkrankungen, wie z. B. ein zentralnervös ausgelöstes Signal für das Krebswachstum.

Das erreichte Wohlbefinden und das gesteigert erlebte Wohlbefinden in Form von Lust sind also nicht nur angenehme Zustände von subjektiv erlebtem Genuß, sondern ein elementares Signal für Gesundheit, Entwicklung und das Überleben. Selbst wenn ein Mensch für lange Zeit im Zustand des Unwohlseins lebt, kann er diesen Zustand durch sein aktives Verhalten wieder ändern, indem er Bedingungen herstellt, die mehr seinen persönlichen Bedürfnissen entsprechen. Nun sind die Bedürfnisse der Menschen sehr unterschiedlich und sie benötigen unterschiedliche Anregungen und Strategien zu ihrer Befriedigung. Ein Mensch erstrebt z. B. Wohlbefinden durch Sicherheit und eine gut funktionierende Ehe, während solche Bedingungen für eine anders geartete Bedürfnisstruktur Stagnation und Krankheit bedeuten würden.

Aus der Sicht unserer Theorie vom Wohlbefinden und Verhalten erscheint Disstreß als die individuelle Überforderung, ungünstige und bedrohliche Bedingungen zu beseitigen und das erstrebte Wohlbefinden und Lust zu erreichen. Wenn dies der Fall ist, suchen einige Menschen eine Kompensation im Suchtverhalten. Dabei können sie in bestimmten Bereichen ihr Wohlbefinden zwar steigern, aber auf Kosten der Schädigung des Körpers. Wenn Menschen auf der Suche nach Wohlbefinden vollkommen resignieren, weil sie glauben, die erstrebten Bedingungen nicht mehr erreichen zu können, und sich dabei ein unerträgliches Ausmaß an Unwohlsein entwickelt, dann kann der Wunsch entstehen, lieber sterben als leben zu wollen. Bei einer Gruppe von Personen entwickelt sich ein solches Verhalten einfach deswegen, weil die negativen Folgen von bestimmten Zuständen zu sehr schmerzen, bei einem anderen Personenkreis entsteht ein beinahe lustbetonter (aber in der Regel unbewußter) Wunsch zu sterben oder zu erkranken, z. B. weil sie sich dabei in irrationaler Weise eine Zuwendung erhoffen.

Das bewußte menschliche Verhalten und sein Unbewußtes (Determinanten des Verhaltens, die sich der bewußten Wahrnehmung entziehen) verfolgen in der Regel in bezug auf Wohlbefinden und Lust dasselbe Ziel: Beide Instanzen erstreben ein dauerhaftes und immer wiederkehrendes Wohlbefinden und eine bestmögliche Reduktion von Bedrohung, Unwohlsein und Unsicherheit. Trotzdem können schwere Konflikte zwischen dem bewußt gesteuerten Verhalten und den unbewußten Instanzen entstehen. Dies geschieht aufgrund unterschiedlicher Bewertung eines erstrebten oder durchgeführten Verhaltens. So kann z. B. eine Person einen Partner bewußt begehren und zu diesem eine enge Beziehung anstreben, während das Unbewußte diese Zielsetzung ablehnt, so daß Angst und Unsicherheit die Folge sind. Das Unbewußte kann dabei z. B. von der Information gesteuert sein, daß die Person derart an einen Elternteil gebunden ist, daß Konflikte vorprogrammiert sind oder von dem unbewußten Wissen, daß sich die Person in der erstrebten engen Beziehung auf Dauer nicht wohlfühlen wird. Das Unbewußte äußert sich häufig als *Intuition* in Vorahnungen oder nach außen als irrational erscheinende Verhaltensweisen. Es ist durchaus möglich, daß das Unbewußte in vielen Situationen intelligenter ist als das Bewußte und somit ein besserer Hüter der individuellen Integrität als das bewußte Ich.

Aus der Sicht unserer Forschung ist generell zu sagen, daß dort, wo anhaltendes Wohlbefinden, akzeptierte und gelebte Lust vorherrschen, eine gute Integration zwischen bewußten und unbewußten Instanzen vorhanden ist. Dort, wo trotz rationaler Verhaltensweisen und verwirklichter Ziele anhaltendes Unwohlsein auftritt, muß das individuelle Verhalten solange korrigiert werden, bis ein akzeptiertes und lang anhaltendes Wohlbefinden erreicht wird. Auch unbewußte Instanzen lernen aus der Erfahrung und sind somit in der Lage, auch ihre irrationalen Ängste und Hemmungen abzubauen, wenn die Erfahrung lehrt, daß ein bestimmtes Verhalten zu Wohlbefinden führt. Das Ziel des von uns entwickelten Autonomietrainings ist es unter anderem, Eindeutigkeit im Wohlbefinden suchenden Verhalten zu erreichen und das heißt häufig auch die Versöhnung von unbewußten und bewußten Instanzen. Das Bewußte und das Unbewußte müssen in ihrer Definition von Lust und Wohlbefinden übereinstimmen.

Wohlbefinden und Lust können in unterschiedlichen Lebensbereichen und durch ganz verschiedenartige Aktivitäten erlebt werden. Eine Person kann z. B. Lust und Wohlbefinden im Suchtverhalten erreichen (auf Kosten der Gesundheit); eine andere Person durch die Befriedigung ihrer Liebesbedürfnisse zu den Eltern, dem Partner, zu Gott usw. Eine dritte Person erreicht Wohlbefinden in der Arbeit; eine vierte Person sucht in Sadismus und Fremdzerstörung (und sogar Selbstzerstörung) kurzfristiges Wohlbefinden. Einige Personen suchen und erreichen Wohlbefinden und Lust in angepaßten und gesellschaftlich erwünschten Verhaltensweisen (z. B. Ehe, Treue usw.). Andere Personen finden Wohlbefinden außerhalb von gesellschaftlichen Regeln und Normen. Sowohl die Ausbildung individueller Bedürfnisse von großer emotionaler Bedeutung als auch die subjektiv benötigte Anregung zur Bedürfnisbefriedigung ist von Person zu Person sehr unterschiedlich. Von daher ist es nicht verwunderlich, daß auch die Wege zum Erreichen des Wohlbefindens individuell unterschiedlich sind. Viele Mißverständnisse, zwischenmenschliche sowie moralische und ideologische Konflikte, sind auf unterschiedliche Grundannahmen über Bedingungen, die zu Wohlbefinden führen sollen, zurückzuführen. Wenn eine Person z. B. glaubt, daß sie nur in einer engen Zweierbeziehung Glück und Wohlbefinden erreichen kann, und der Partner dieser Person glaubt, daß eine enge Zweierbeziehung die Hölle ist, dann ist der Konflikt vorprogrammiert. Die Erkenntnis, daß Menschen unterschiedliche Wege zum Wohlbefinden benötigen, kann die zwischenmenschliche Toleranz erheblich steigern.

Obwohl die individuellen Wege zum Erreichen des Wohlbefindens verschieden sind (wie auch die erlernten Hemmungen auf dem Wege zum Wohlbefinden), gibt es auch kulturelle und sozial-ökonomische Faktoren, die in unterschiedlichen Variationen für alle Mitglieder einer Gesellschaft gelten. So erfahren die Kinder in der bürgerlichen Kleinfamilie häufig eine enge Mutter- oder Vaterbindung, die bei der späteren Bindung an den Partner ein angsterzeugender Faktor sein kann. Die Angst resultiert aus der Befürchtung, daß die Bindung an den Partner die erstrebte und phantasierte Bindung an den Elternteil bedroht und somit das erstrebte Wohlbefinden nicht erreicht werden kann.

In diesem Buch soll dem Leser geholfen werden nach Verhaltensweisen zu suchen, die seiner individuellen Bedürfnisstruktur entsprechen, so daß eine optimale Anregung und ein optimales Wohlbefinden erreicht werden können. Ein solcher Weg ist häufig alles andere als leicht, es lohnt sich aber, ihn zu gehen.

3.5 Die seelische Dimension von Gesundheit und Krankheit

In diesem Buch unternehme ich den Versuch, einem breiten Leserkreis Kernfragen und Ursachen seelischer Gesundheit und Krankheit in einer Form darzustellen, die es dem Leser ermöglicht, sich selbst besser zu erkennen und sich erfolgreich, d. h. in Richtung von mehr Gesundheit und Wohlbefinden, anzuregen.

Ich habe das Thema der Krankheitsentstehung und der Aufrechterhaltung der Gesundheit lange Jahre wissenschaftlich erforscht und in einer großen Anzahl deutscher und internationaler Publikationen dargestellt. Zwar gibt es bereits eine große Anzahl von Büchern und wissenschaftlichen Publikationen, die sich mit der Frage beschäftigen, in welcher Form Streß krank macht und welches Verhalten mit Gesundheit in Zusammenhang steht, doch bei der Frage, welche Faktoren, Verhaltensweisen, Situationen und Konflikte den Menschen wirklich krank machen, welche Verhaltensweisen die Gesundheit aufrechterhalten und welche Dynamik dabei abläuft, besteht noch großer Forschungs- und Aufklärungsbedarf.

Ich hatte als Wissenschaftler die Gelegenheit, eine sehr große Anzahl von Menschen über viele Jahre zu beobachten, häufig bis ins hohe Alter oder sogar bis zu deren Tod. Dabei stellte ich mir immer die Frage: Was unterscheidet Menschen, die früh krank werden von Menschen, die bis ins hohe Alter gesund bleiben? Eine solche Beobachtung muß interdisziplinär angelegt sein und die Funktionsweise komplexer Systeme einbeziehen. Ich konnte immer wieder beobachten, daß dem psychischen Faktor in komplexen Systemen eine größere Rolle zukommt, als im Rahmen der Naturwissenschaften allgemein angenommen wird und daß sowohl die Entstehung unterschiedlicher Erkrankungen als auch die Aufrechterhaltung der Gesundheit bis ins hohe Alter von bestimmten seelisch-körperlichen Wechselwirkungen abhängt. In diesem Buch sollen grundsätzliche Motive, Bedürfnisse und Konflikte, die das menschliche Verhalten steuern, dargestellt und der Hinweis gegeben werden, wie krankmachende Bedingungen überwunden und Gesundheit erreicht werden kann.

In jahrelanger Forschung und Erfahrung kam ich immer wieder zu dem Schluß, daß der Mensch eher aufgrund seiner eigenen Illusionen und angeregten Bedürfnisse, die häufig irrationaler Natur sind, erkrankt, als durch objektive, von außen kommende Ursachen – obwohl auch diese selbstverständlich eine Rolle spielen. Auf der Suche nach krankmachenden und gesundheitserhaltenden Bedingungen beschäftigten mich vor allem Bedürfnisse von größter gefühlsmäßiger Bedeutung. Solche Bedürfnisse sind individuell unterschiedlich ausgeprägt und bilden sich als Modell schon in der Kindheit aus. So können Kinder in Beziehung zu ihren Eltern ausgeprägte Lust und Wohlbefinden erleben. Je nachdem, wie die weitere Beziehung verläuft, kann das Kind jedoch große Angst entwickeln, die elterliche Lustquelle zu verlieren, wenn es von deren Erwartungen abweicht. Ein Kind, das diese Erfahrung dauerhaft gemacht hat, kann sich ein Leben lang nach Menschen sehnen, mit denen eine vergleichbare Lustintensität erlebt wird, gleichzeitig aber große Angst entwickeln, die ursprüngliche, also elterliche Lustquelle, dabei zu verlieren. Je nach individueller Entwicklung können solche Menschen in bestimmten Situationen in anhaltende seelische Krisen geraten, die letztlich in Wechselwirkung mit physischen Faktoren zu chronischen Krankheiten führen können.

Während es eine Gruppe von Menschen sehr schwer hat, konfliktfrei Lust und Wohlbefinden zu erreichen, gelingt das einer anderen Gruppe von Menschen erstaunlich leicht, obwohl aufgrund einer Analyse ihrer Biographie größere Hemmungen zu erwarten wären. Wir haben auch diese Gruppe von Menschen gründlich beobachtet, und möchten die Ergebnisse dem Leser für den eigenen Gewinn mitteilen.

Selbstverständlich tritt bei den meisten Menschen eine Kombination von gesundheitsfördernden und krankmachenden Faktoren auf, so z. B., wenn eine Person über viele Jahre ihre Gesundheit aufrecht erhält, aber dann doch von nicht verarbeiteten Konflikten und Problemen eingeholt wird. Auch diese Menschen sollen von dem Buch profitieren.

Meine international publizierten Ergebnisse haben immer wieder gezeigt, daß Personen, die bis ins hohe Alter physisch gesund bleiben, auch ein höheres Niveau an Wohlbefinden und Lust in ihrem Leben hatten, während Personen, die früh krank wurden, erheblich mehr an Unwohlsein und Unlust litten. Die Ursachen von Unwohlsein und Unlust können einerseits in dramatischen und traumatischen Erlebnissen und bedrohlichen Situationen begründet sein, so daß sich z. B. Hoffnungslosigkeit, schwere reaktive Depressionen usw. einstellen. Andererseits können diese Zustände auch bei Personen auftreten, die unter Reizlosigkeit und Eintönigkeit im Alltag leiden. Solche Menschen können sozial gut angepaßt und abgesichert sein, aber trotzdem an mangelnder Anregung für ihre wichtigsten Bedürfnisse und Gefühle leiden.

Was sind die wichtigsten Bedürfnisse eines Menschen? An vorderster Stelle steht die Wahrung der physischen Existenz durch materielle Sicherheit und soziale Zugehörigkeit.

Die Befriedigung dieses Bedürfnisses ist in unserem, westlichen Kulturkreis zum großen Teil abgesichert – obwohl bei zunehmender Arbeitslosigkeit und sozialer Desintegration breiter Bevölkerungsschichten auch dieses Bedürfnis wieder aktuell wird. Bei relativer Befriedigung dieses Bedürfnisses tritt beim Menschen ein zweites, mächtiges und den ganzen Menschen beherrschendes Bedürfnis ein, nämlich das Bedürfnis nach Lust und Wohlbefinden. Wenn existentielle physische und materielle Bedürfnisse abgesichert sind, dann wird die Suche nach Wohlbefinden und Lust zum Hauptmotiv seiner Tätigkeit, und zwar in allen Bereichen seiner Aktivität und Wahrnehmung.

Menschen entwickeln naturgemäß unterschiedliche Annahmen über die Wege und Methoden, das erstrebte Wohlbefinden und die erstrebte Lust zu erreichen. So glauben einige Menschen, daß sie Lust nur dann erreichen können, wenn sie einen bestimmten Partner für sich gewinnen oder die Abweisung von einem Partner verringern. Andere Personen glauben, daß der wichtigste Weg zum Wohlbefinden das Erreichen eines bestimmten beruflichen Zieles ist, während wieder andere Menschen glauben, daß sie Wohlbefinden in meditativer Abgeschiedenheit und in der Aufgabe übermäßiger Begierde finden können. Auch die Bereiche, in denen unterschiedliche Menschen die höchste Intensität von Lust und Wohlbefinden erleben, sind sehr unterschiedlich. Einige Personen realisieren solche Gefühle, nachdem sie sich mit einem Partner zusammentun, von dem sie früher getrennt waren, andere, indem sie harmonisch mit einem Partner oder Elternteil zusammenleben, während eine dritte Gruppe von Menschen Wohlbefinden und Lust erst dann erleben kann, wenn vorher physische oder seelische Qual erfolgten.

In bezug auf Gesundheit und Krankheit kann folgender Satz formuliert werden: Je stärker ausgeprägt die Bedürfnisse nach Lust und Wohlbefinden in bezug auf eine Person oder eine Handlung sind, und je stärker diese Bedürfnisse in ihrer Äußerung und Befriedigung behindert und je geringer die Möglichkeiten alternativer Verhaltensweisen vorhanden sind (durch das die Bedürfnisse noch auf anderem Wege befriedigt werden), desto eher kann eine akute oder chronische Krankheit entstehen. Umgekehrt, je flexibler der Mensch ist, d. h. je größer seine Fähigkeit, seine Bedürfnisse nach Wohlbefinden und Lust im Alltag zu äußern und zu befriedigen, je geringer dabei die inneren und äußeren Hemmungen ausgeprägt sind, und je leichter es ihm fällt, Alternativen zu finden, desto gesünder bleibt die Person bis ins hohe Alter. Dabei muß jeder Mensch in seiner einmaligen Individualität geachtet werden, mit dem Ziel, daß er seine optimale Lustquelle findet und seine Hemmungen und Ängste soweit wie möglich neutralisiert.

Um die eigenen Bedürfnisse zu erkennen und zu befriedigen, bedarf es eines langen Entwicklungsprozesses. Der Mensch muß lernen, sich von noch aus der Kindheit stammenden Ängsten zu befreien und die eigenen Potenzen und Bedürfnisse in der Gegenwart richtig einzuschätzen. In diesem Prozeß entsteht Selbstsicherheit und Identität.

Wären unser seelischer Apparat und unser Gehirn ein perfekt funktionierendes System, daß in allen Situationen die besten Reaktionen hervorruft, dann wäre dieses Buch mit dem Versuch, Ratschläge zur Verbesserung des Verhaltens zu geben, überflüssig. Alle meine Beobachtungen zeigen jedoch, daß der größte Teil der Menschen in einem selbstgebauten Gefängnis lebt, so daß viele irrationale Orientierungen entstehen, durch die man sich selbst im Wege steht.

Chronische Erkrankung oder Aufrechterhaltung der Gesundheit werden nicht nur durch seelische Faktoren bestimmt, wobei diesen aber eine sehr wichtige Rolle im System zukommt. Der Mensch ist ein so komplexes System, daß nicht alle Störungen identifiziert werden können. Man kann also nur in Wahrscheinlichkeiten sprechen, z. B. wie hoch das Risiko zu erkranken ist. Unserer Theorie nach entsteht chronische Erkrankung in der Wechselwirkung von folgenden Faktoren im System:

1. Behinderte Selbstregulation (Störung in der aktiven Herstellung von erstrebten Bedingungen und die aktive Beseitigung von unangenehmen Bedingungen), 2. System-/Organüberforderung (z. B. durch anhaltende Fehlernährung, hohen Alkoholkonsum, usw.), 3. Familiär-genetische Prädisposition für bestimmte Erkrankungen (gehäuftes Vorkommen einer Erkrankung in einer Familie gerader Linie), 4. Organvorschädigung (z. B. chronische Bronchitis, Leberzirrhose, Magengeschwür etc.), 5. Exposition gegenüber physischen und chemischen Noxen aus der Umwelt (z. B. Zigarettenrauchen, Autoabgase, Viren, Bakterien, z. B. Lärm, Umweltverschmutzung, Berührung mit Asbest, giftigen Holzschutzmitteln etc.), 6. Exposition gegenüber Noxen, die im Organismus entstehen (z. B. Cholesterol-Epoxiden, erhöhter Blutzucker), 7. Pathophysiologische Faktoren (z. B. Bluthochdruck), 8. Negative sozio-ökonomische Bedingungen (z. B. Ausstoß aus einer sozialen Gruppe, Arbeitslosigkeit, usw.). Ein weiterer Krankheitsfaktor ist die gehemmte freie Zirkulation der Liebesenergie zwischen dem Gotteserlebnis, der eigenen Person und den Mitmenschen.

Eine chronische Erkrankung ist das Ergebnis interaktiver Wirkungen, also von Wechselwirkungen der oben genannten Faktoren, die mit der folgenden Formel ausgedruckt werden kann:

Chr. E. = IF von ExU, ExO, OV, OÜ, D, PhF, GhSr, GSI, GLE.

Chronische Erkrankung (**Chr. E.**) = **IF** (**interaktiv-synergistische Funktion**) **von:**

ExU (Exposition gegen physisch-chemischen Noxen aus der Umwelt) **ExO** (Exposition gegenüber Noxen aus dem oder im Organismus) **OV** (Organvorschädigung) **OÜ** (Organüberforderung) **D** (familiärgenetische Disposition für bestimmte Erkrankungen) **PhF** (physiologische Funktionsstörungen) **GhSr** (gehemmte Selbstregulation) **GSI** (gehemmte soziale Integration) **GLE** (gehemmte Zirkulation der Liebesenergie zwischen dem Selbst, der sozialen Umwelt und dem Gotteserlebnis).

In unserer Krankheitskonzeption zeigt sich im Unterschied zur rein physisch und organisch orientierten Konzepten, aber auch im Unterschied zu den rein psycho-dynamischen Konzepten eine permanente interaktive Wechselwirkung zwischen den beobachtbaren und meßbaren physischen Faktoren und den wahrgenommenen, erlebbaren und kognitiv-emotional gesteuerten Faktoren (Emotionen, Annahmen, Verhaltensweisen, soziale Beziehungen). Das heißt, eine kognitiv-emotionale Fehlsteuerung (z. B. wenn die Person über lange Zeiträume negative Bedingungen wahrnimmt, aber nicht verändern kann), kann zur Verstärkung von physischen Risikofaktoren führen (z. B. Bluthochdruck, erhöhter Zigaretten- und Alkoholkonsum etc.), wobei die negative, aber hilflose Wahrnehmung der physischen Risikofaktoren ein erneuter Krankheitsfaktor ist. Unsere empirischen Studien zeigten, daß die gehemmte Selbstregulation insofern der wichtigste krankheitserzeugende Faktore ist, weil er mit allen anderen Risikofaktoren, die in der Formel aufgeführt ist, die intensivste Wechselwirkung eingeht.

Die oben erwähnten Wechselwirkungen im Hinblick auf die Entstehung unterschiedlicher Erkrankungen wurden ausführlich in dem Buch: R. Grossarth-Maticek. *Systemische Epidemiologie und präventive Verhaltensmedizin chronischer Erkrankungen.* Walter de Gruyter, Berlin 1999.

Die erwähnten Faktoren treten in enge Wechselwirkung, z. B. wird der Ausstoß aus einer sozialen Gruppe schlimmer wirken, wenn er kognitiv-emotional als katastrophal erlebt wird. Die Selbstregulation spielt bei der Aufrechterhaltung der Gesundheit oder Krankheitsentstehung deswegen eine zentrale Rolle, weil sie die Wirkung vieler anderen Risikofaktoren im System entweder in Richtung Krankheitsentstehung verschlimmern kann, oder in Richtung Aufrechterhaltung der Gesundheit beeinflussen kann. Dazu soll hier ein Beispiel gebracht werden. Wir haben aus der Heidelberger Studie drei Personengruppen mit unterschiedlicher Selbstregulation wie folgt identifiziert:

1. Gruppe: Die Personen können auf Dauer negativ erlebten Zuständen nicht ausweichen und sind nicht in der Lage erwünschte Zustände durch Eigenaktivität zu erreichen. Die Personen sind auf Dauer nicht in der Lage Wohlbefinden zu erreichen und leiden unter ausgeprägtem Unwohlsein und Unlust. **2. Gruppe:** Die Personen können negativen Zuständen nur zum Teil ausweichen und erwünschte Zustände nur zum Teil erreichen und somit teilweise zu Wohlbefinden gelangen und dies nur durch ein ausgeprägtes Suchtverhalten. **3. Gruppe:** Die Personen können durch flexibles Verhalten immer wieder negativen Zuständen ausweichen und erwünschte Zustände erreichen. Sie erleben immer Wohlbefinden und Lust.

Unsere prospektiven Untersuchungen zeigen, daß Personen der ersten Gruppe unter einem Beobachtungszeitraum von 15 Jahren und bis zum Alter von 70 Jahren in 62,8% sterben, im Durchschnitt 5,3 Jahre nach der Befragung, und nur in 15,9 % gesund bleiben. Die Gruppe 3 stirbt im selben Zeitraum in 15,5% und bleibt gesund in 57,3%. Die Gruppe 2 liegt in beiden Werten in der Mitte (stirbt in 29,6% und bleibt gesund in 35,5%).

4. Was ist Selbstregulation?

Stelle Dir die Bedingungen, die Du brauchst, selbst her

Selbstregulation wird definiert als die individuell unterschiedlich stark ausgeprägte Fähigkeit, durch Eigenaktivität Bedingungen im eigenen Körper und in der sozialen bzw. natürlichen Umwelt herzustellen, auf welche die Person mit Bedürfnisbefriedigung, innerem Gleichgewicht und Wohlbefinden reagiert. Eigenaktivität kann dabei sowohl aktives Verhalten der Umwelt und der eigenen Person gegenüber bedeuten, als auch eine Änderung in den Einstellungen und Bewertungen sein.

Die Selbstregulation umfaßt alle Bereiche des menschlichen Lebens wie Ernährung, Bewegung, soziale Beziehungen und Partnerschaft, Beruf, Religiosität usw. Zentral für eine gute Selbstregulation ist die Äußerung und aktive Befriedigung von emotional wichtigen Bedürfnissen und Wünschen sowie die Integration von Hemmungs- und Übererregungsprozessen, so daß ein dauerhaftes inneres Gleichgewicht und Wohlbefinden erreicht wird.

Die einzelnen Lebensbereiche sind dabei nicht isoliert voneinander zu betrachten, sondern sie stehen in engster Wechselwirkung und beeinflussen sich gegenseitig. So kann eine Hemmung in einem Bereich – besonders wenn sie Bedürfnisse von großer emotionaler Bedeutung betrifft – alle anderen Bereiche (z. B. Ernährung, Bewegung) negativ beeinflussen. Umgekehrt kann eine sehr gute Selbstregulation in bestimmten Bereichen gehemmte Bereiche zumindest für eine Zeit kompensieren.

Selbstregulation kann auch als ein Verhalten beschrieben werden, zum richtigen Zeitpunkt das Richtige zu tun und damit zu Wohlbefinden und Bedürfnisbefriedigung zu finden.

Was für den einzelnen das jeweils „Richtige" ist, hängt von seiner individuellen Bedürfnisstruktur und der spezifischen Situation ab. So hat z. B. ein bestimmter Mensch das Bedürfnis, sich in die pralle Sonne zu legen, während ein anderer das Bedürfnis hat, die Sonne zu meiden und dadurch sein Wohlbefinden zu steigern. Starre Regeln gibt es für die Selbstregulation nicht.

Wenn Probleme entstehen, kann die betroffene Person entweder den Versuch unternehmen, durch ihr aktives Verhalten das Problem zu lösen, d. h. durch ihre Eigenaktivität Bedingungen zu schaffen oder wiederherzustellen, auf die sie spontan mit Wohlbefinden und Befriedigung reagiert (*gute Selbstregulation*), oder sie kann passiv bleiben, resignieren und bestimmte Verhaltensweisen wiederholen, von denen sie sich eine Lösung der Probleme verspricht, die aber anhaltend zu negativen Folgen führen (*schlechte Selbstregulation*).

4.1 Merkmale guter Selbstregulation

Der wichtigste Indikator für den Ausprägungsgrad der Selbstregulation bei einer Person ist das Ausmaß ihres subjektiven Wohlbefindens. Einen Menschen mit einer guten Selbstregulation erkennt man unter anderem daran, daß er persönlich wichtige Ziele verfolgt, über seine Probleme mit anderen spricht, in einer Art und Weise aktiv ist, die ihm sichtlich gut tut, durch sein Verhalten innere Selbständigkeit bewahrt, Hoffnungen in die Zukunft setzt und seinen Lebenswillen akzeptiert. Ein solcher Mensch äußert und befriedigt seine gefühlsmäßig wichtigsten Bedürfnisse, wenn nötig auch durch Versuch und Irrtum, d. h. es werden unterschiedliche Verhaltensweisen erprobt, bis sich Erfolg einstellt. Die Person ist fähig, ihr Verhalten so lange zu verändern, bis die gewünschten Ergebnisse erzielt werden. Seelisch-körperliche Überforderungen werden registriert und soweit wie möglich vermieden. Dabei stellt sich ein ausgeprägtes Gefühl der Eigenkompetenz ein, d. h. die Überzeugung, die Probleme durch eigenes Verhalten lösen zu können. Eine gute Selbstregulation geht auch häufig mit spontaner und emotional erlebter Religiosität einher, sowie mit dem Gefühl, für andere wichtig zu sein. Personen mit guter Selbstregulation sind fähig, sowohl die erwünschte Nähe als auch den erwünschten Abstand zu wichtigen Personen herzustellen, und sie finden Verhaltensweisen, durch die sie ihre Bedürfnisse ohne Hemmungen befriedigen und zwar in einer sozial akzeptierten Weise.

Weitere Kennzeichen einer erfolgreichen Selbstregulation sind *fortgesetzte Selbstbeobachtung und Orientierung an den Konsequenzen des eigenen Verhaltens*, ausreichende körperliche Bewegung, eine Ernährung, die Wohlbefinden und Lust steigert und ein Gefühl persönlicher Autonomie, d. h. das Gefühl, sowohl mit als auch ohne gefühlsmäßig wichtige Bezugspersonen glücklich leben zu können.

So, wie eine geglückte Selbstregulation mit Wohlbefinden und innerem Gleichgewicht einhergeht, so hängt eine schlechte oder blockierte Selbstregulation mit Unwohlsein und einem ausgeprägten inneren Ungleichgewicht – sei es nun das Vorherrschen von Hemmung oder Übererregung – zusammen.

Alle die Merkmale, die oben als Kennzeichen einer guten Selbstregulation beschrieben wurden, können in ihrer negativen Ausprägung als Merkmale einer gestörten Selbstregulation gelten, vor allem die Unfähigkeit, die eigenen emotionalen Bedürfnisse und Wünsche wahrzunehmen, zuzulassen, zu äußern und aktiv zu befriedigen.

Die Ursachen für eine gestörte Selbstregulation können vielfältig sein und sowohl aus aktuellen Bedingungen als auch aus der Kindheit herrühren. Eine Erziehung, in der das Kind um seiner selbst willen geliebt und die kindliche Eigenaktivität systematisch gefördert wird, kommt einer guten Selbstregulation entgegen. Aber auch Personen mit einer „schlechten" Kindheit können aus vielerlei Gründen und Umständen heraus eine gute Selbstregulation entwickeln oder nachträglich erwerben, sei es durch eigene Anstrengung, glückliche Umstände im späteren Leben oder Psychotherapie.

Der Mensch entwickelt in der Kindheit ausgeprägte emotionale Bedürfnisse und macht mit diesen entweder gute oder negative Erfahrungen, je nachdem, ob eine Befriedigung oder eine Frustration stattgefunden hat. Diese frühen Erfahrungen können einen prägenden Einfluß auf das Leben des betreffenden Menschen gewinnen. Wenn die Befriedigung emotionaler Bedürfnisse in der Kindheit bedroht wurde, z. B. durch abweisende oder kalte Eltern, kann im Kind eine derartige (lebensbedrohliche) Angst entstehen, daß es im späteren Erwachsenenleben immer wieder versucht, Situationen herzustellen, in denen es auf übertragende Weise diese Bedürfnisse befriedigt und Abweisungen in dem Wunsch verhindert, die alten Verletzungen zu heilen.

Zur Verdeutlichung ein Beispiel:

Herr M. erinnert sich aus seiner Kindheit einerseits, daß er mit der Mutter sehr angenehm gespielt und sie sehr geliebt hat, andererseits daß in ihm große Angst entstanden ist, wenn sich die Mutter aufgrund seines Verhaltens von ihm abgewendet hat. Diese Ängste hielten bis in das Erwachsenenalter an. Ständig versuchte Herr M. herauszufinden, wann ein Entzug der Mutter bevorstand, um den Entzug dann durch das eigene Verhalten zu verhindern. Immer wenn Herr M. versucht hatte, sich seinerseits der Mutter zu entziehen, indem er sich z. B. einer anderen Frau zuwandte, hat sich seine Mutter so drastisch von ihm abgewandt., daß Herr M. Angstgefühle und Depressionen entwickelte. Wenn er der Mutter beweisen konnte, daß er die andere Frau trotz Zuwendung nicht ernst nimmt, dann reagierte sie positiv .

Die Situation spitzte sich zu, als Herr M. heiratete und gegenüber seiner Frau positive Gefühle zeigte. Zuerst wollte Herr M. den Kontakt zu seiner Mutter abbrechen, was ihm aber nicht gelang, da sein Wunsch, mit der Mutter zu sprechen und in ihrer Nähe zu sein, zu groß war. Wenn Herr M. sich so verhielt, daß seine Mutter nicht enttäuscht war führte dies zu Depressionen bei der Ehefrau. Schließlich wurde diese krank. Nach 12 Jahren Ehe verließ sie Herrn M. plötzlich, weil sie sich in einen Mann verliebt hatte, der auf sie mehr einging. Auf die Trennung reagierte Herr M. mit denselben Angstgefühlen und Depressionen, die er bereits aus der Beziehung zu seiner Mutter kannte.

Die Trennung hatte Herrn M. so getroffen, daß er nicht mehr in der Lage war, auf die Ratschläge der Mutter zu hören; seine Konzentrationsschwierigkeiten und innere Anspannung hatten sich soweit verstärkt, daß er nur noch bedingt arbeitsfähig war. Um einigermaßen entspannen zu können, trank Herr M. ein bis zwei Liter Wein oder einen halben Liter Whisky pro Tag. Zusätzlich nahm er Valium in großen Dosen. Die früher übliche regelmäßige körperliche Betätigung reduzierte sich und die Ernährung wurde einseitig. Zunächst bekam Herr M. eine schlecht eingestellte Diabetes, er starb im 43. Lebensjahr an Leberzirrhose. Herr M. war in seinen letzten Lebensjahren nicht mehr in der Lage, durch eigene Aktivität Wohlbefinden zu erreichen und seine Bedürfnisse selbständig zu befriedigen. Er hatte einige Male versucht, seine Frau anzurufen und ihr mitzuteilen, daß er seine Schuld um die Vernachlässigung ihrer Person eingesehen habe und in Zukunft mehr auf sie eingehen wolle, einerlei wie schlecht es ihm dabei ginge. Nachdem die Frau abweisend reagierte, brach Herr M. in völliger Depression und Passivität zusammen und versuchte, sich mit einer Überdosis Tabletten das Leben zu nehmen.

Nun ein Beispiel von einer guten Selbstregulation:

Herr Z. wurde von beiden Elternteilen abgelehnt. Im Berufsleben ist er sehr kreativ und vielseitig und wird aufgrund dieser Fähigkeiten von vielen Berufskollegen eher abgelehnt als anerkannt.

Die Ehefrau trennte sich von ihm, was ebenfalls eine Belastung war. Nachdem Z. immer wieder darunter gelitten hatte, von den Eltern abgewiesen zu werden, und bei sich beobachten konnte, daß ihn Personen besonders anziehen, die ihn abweisen, entschloß er sich, sein Problem zu überwinden. Er gab seine Schwächen vor sich selbst zu und akzeptierte sich selbst als verletztes und abgewiesenes Kind. Er beobachtete bei sich nicht nur Leid nach der Trennung von seiner Frau, sondern auch eine gewisse Zufriedenheit. Dabei entwickelte er eine sehr große Aktivität in Richtung Partnersuche, bis er schließlich eine Frau fand, die ihn in seinen Stärken, Schwächen und Verletzlichkeiten akzeptierte. Seinen Eltern teilte er mit, daß er sich von ihnen abgelehnt fühle und sagte, daß er nur noch dann Interesse an der Beziehung habe, wenn die Eltern auf ihn liebevoll zugehen wollten. Im Beruf fühlte er sich zunehmend dadurch geehrt, daß er so viele Neider hatte, und entwickelte seine Kreativität immer weiter. Die berufliche Leistung diente ihm zur Selbstanerkennung und Selbstliebe; er gab sich dabei einen sogenannten "narzißtischen Schutz" vor Verletzungen von außen. Wenn er ein Bedürfnis nach körperlicher Betätigung hatte, dann betrieb er unterschiedliche Sportarten, die sein Wohlbefinden steigerten. Über Jahre hatte er sich falsch ernährt, bis er zu dem Schluß kam, daß sein Wohlbefinden viel größer ist, wenn er wenig und kontrolliert ißt. Nach der Trennung gelang ihm dies zunehmend, während er in der Ehe mit seiner Frau unkontrolliert aß.

Weitere Beispiele für erfolgreiche Selbstregulation in Streßsituationen

Eine Person leidet an einer chronischen Erkrankung; sie hat Schmerzen und große Angst, der Krankheit zu unterliegen. Sie befindet sich also unter großem Streß. Sie probiert nach dem Prinzip „Versuch und Irrtum“ unterschiedliche Verhaltensweisen und Therapiemethoden aus, in der Hoffnung, die Krankheit zu überwinden. Es kommt zu Rückschlägen und Mißerfolgserlebnissen, die Person lernt aber trotzdem neue, wichtige Verhaltensweisen im Kampf gegen die Erkrankung kennen. Sie neigte z. B. früher dazu, bei starken Schmerzen zu resignieren, während sie sich jetzt im Schmerzzustand entspannen kann und die Erfahrung macht, daß dieser irgendwann aufhört und beherrschbar wird. Sie findet nach vielem Suchen und Ausprobieren plötzlich ein Medikament, das hilft und an das sie glaubt. Die Person verbessert ihre Beziehungen zum Ehegatten, indem sie mehr auf seine Eigenarten eingeht und keine Forderungen stellt, die ohne Befriedigung bleiben. Durch die neuen Verhaltensweisen verstärkt sich das Wohlbefinden und der Verlauf der chronischen Erkrankungen verbessert sich. Dieser Zustand gibt der Person noch mehr Wohlbefinden und Sicherheit, und der Disstreß verwandelt sich sogar in Eustreß.

Eine andere Person leidet seit Jahren unter starkem beruflichem Streß, der dadurch entsteht, daß die Person zwar sehr viel arbeitet, aber annimmt, daß sie von ihren Vorgesetzten permanent abgewiesen wird, indem sie deren Verhaltensweisen stets als Ablehnung deutet. Nun verändert die Person ihre Bewertung und sucht nicht mehr nach Beweisen, daß sie in allen Situationen abgewiesen wird, sondern nach Möglichkeiten, ihre Arbeit und Fähigkeiten optimal im Unternehmen zu integrieren. Auf die neue Aktivität reagieren die Vorgesetzten positiv und die Person entwickelt Gefühle der Sicherheit und des Wohlbefindens. Auch hier tritt nun Eustreß an die Stelle von Disstreß.

Ein junger Stürmer in einer Fußballmannschaft trifft trotz bester Kondition und bestem Können selten ins Tor. Die Fehler des Spielers werden vom Trainer und den Mitspielern mit Abweisung beantwortet, und er selbst fühlt sich verärgert und unsicher. In Kontakt mit einem Psychologen findet der Spieler heraus, daß er beim Torschuß kein Selbstvertrauen hat und annimmt, nicht erfolgreich zu sein. Er verändert seine

Eigenbewertung, stellt sich bei jedem Torschuß Erfolg vor und beeinflußt sich und seine körperlichen Reaktionen positiv. Das veränderte Verhalten zeigt Erfolg, es stellen sich Wohlbefinden und das Gefühl der Sicherheit ein.

Das Autonomietraining verfolgt das Ziel, die Selbstregulation des Menschen anzuregen und zu verbessern. Dabei wird angenommen, daß Streßsituationen bewältigt werden können, wenn neue und meistens kreative Verhaltensweisen eingesetzt werden, die das Individuum erlernen kann.

Lernprozesse und Entwicklungen können nur dann stattfinden, wenn der Mensch durch neue Aktivitäten neue Bedingungen und Zustände herstellt, die dann zu neuen Reaktionen, Einsichten, Erlebnissen und Gefühlen führen.

4.2 Wie funktioniert die Selbstregulation?

Selbstregulation wird in unterschiedlichen Bereichen der menschlichen Tätigkeit durch Eigenaktivität erzielt. Sie beginnt bei der täglichen Herstellung positiver oder negativer Bedingungen und endet bei der Beeinflussung sehr komplexer Lebensentwürfe und langfristiger Verhaltensstrategien.

Ein einfaches Beispiel für die Selbstregulation in der Alltagspraxis ist z. B. folgendes:

Person A liegt im Bett und ist trotz wahrgenommener Kälte einfach zu bequem, sich eine weitere Decke zum Zudecken zu nehmen, obwohl sie neben dem Bett liegt. Die Folge kann eine Erkältung sein. Person B nimmt sich die Decke und richtet das Bett so, daß es von der Temperatur her angenehm ist. Der Lohn kann ein guter und erholsamer Schlaf sein.

Ein zweites Beispiel:

Ein Tourist mietet eine Wohnung, die ihm auf den ersten Blick gut gefällt. Auf den zweiten Blick bemerkt er, daß in der Wohnung ein neuer Teppichboden gelegt wurde, der stark riecht und ihm Kopfschmerzen bereitet. Er schämt sich jedoch, bei der Hotelrezeption nachzufragen, ob diese andere Räume frei haben, da er doch gerade eingezogen ist und seine Begeisterung über die gemietete Wohnung mitteilte. Er hält es zwölf Tage durch, der Preis sind dauerhafte Kopfschmerzen und am Ende Brechreiz und Übelkeit. Er kommt müde und krank aus dem Urlaub. Der Tourist hätte sich aber auch anders verhalten können. Er hätte sich an den Hotelchef wenden und das Problem erklären können. Es hätte sich herausstellen können, daß eine andere Wohnung mit ähnlichen Qualitäten, aber altem Teppichboden noch frei ist. Der Tourist hätte umsiedeln können, sich möglicherweise in der anderen Wohnung sehr wohl gefühlt und der Urlaub wäre gerettet gewesen.

Schon an so einfachen Beispielen unterscheiden sich die Personen mit guter und schlechter Selbstregulation. Eine Person mit schlechter Selbstregulation kann jedoch jederzeit ihre Selbstregulation verbessern.

Etwas schwieriger wird es, wenn der Verbesserung der Selbstregulation zunächst eine gründliche Selbstbeobachtung, Selbstanalyse und die Bereitschaft, die eigenen Gefühle und Befindlichkeiten wahrzunehmen, vorausgehen müssen. Bei solcher Selbstbeobachtung können z. B. ein Trinker oder ein Kettenraucher, bei sich die negativen Folgen wahrzunehmen beginnen. Es ist nicht einfach, die eigenen Lebenspläne und Verhaltensstrategien zu analysieren und im Sinne der Selbstregulation positiv zu beeinflussen. Es kann sein, daß die betreffende Person dafür kompetente therapeutische Hilfe in Anspruch nehmen muß oder daß sie sich damit abfinden muß, sich über sehr lange Zeiträume selbst zu beobachten und nach dem Prinzip "Versuch und Irrtum" herauszufinden, was ihr wirklich guttut.

Noch schwieriger wird die Selbstregulation, wenn Erlebnisse aus der Kindheit einer erfolgreichen Selbstregulation im Wege stehen oder wenn eine Störung der Selbstregulation in einer auf den ersten Blick nicht leicht zu erkennenden Ursache liegt. Schwierig wird es auch, wenn in solchen Situationen ein erfolgreiches, die Selbstregulation anregendes Alternativverhalten erst gefunden werden muß.

Dieses Buch soll bei den genannten Fragestellungen Hilfe leisten.

4.3 Wodurch wird unser Verhalten motiviert?

Die Suche nach verlorenem oder erstrebtem Wohlbefinden

Der Mensch ist in einer Hinsicht allen anderen Lebewesen vergleichbar: Er versucht immer wieder positive, bedürfnisbefriedigende, angenehme, lebenserhaltende Bedingungen herzustellen und negativen, unlusterzeugenden und bedrohlichen Bedingungen auszuweichen. Da positive und negative Bedingungen in jedem Augenblick des Lebens entstehen, ist der Mensch immer gezwungen, aktiv zu sein. Er stellt durch seine Aktivität Bedingungen her, auf die er dann positiv oder negativ reagieren kann. Er verfolgt aber auch langfristige, häufig sogar irrationale Ziele. Das menschliche Verhalten ist nicht immer zweckmäßig, um auf dem kürzesten und einfachsten Wege die optimale Bedürfnisbefriedigung zu erreichen. Um das zu verstehen, müssen wir uns vergegenwärtigen, wie unser Verhalten durch erlernten Annahmen, Bewertungen und Gefühle gesteuert wird. Der Mensch orientiert sein Verhalten auch langfristig an intensiv erlebten Lust- und Unlustquellen. Dort, wo die intensivste Unlust und Bedrohung erlebt wurde, zeigt sich auch die intensivste Vermeidungstendenz. Wenn bestimmte Situationen im Leben zu Wohlbefinden und großer Lust durch Bedürfnisbefriedigung führten, dann erstrebt der Mensch immer wieder die Erreichung solcher oder ähnlicher Situationen und Beziehungen. Nun treten im Leben eines Menschen häufig Situationen auf, in denen er auf der Suche nach dem verlorenen Glück Ersatzobjekte und Symbole sucht, die ihm letztendlich doch nicht die erstrebte Befriedigung bringen. Somit kann es zu verdeckten oder manifesten Depressionen kommen. Schlimmer ist aber, daß der Mensch in der Suche nach verlorenem Glück seine Chancen im Hier und Jetzt weniger wahrnimmt.

Auch frühere negative Erlebnisse können den Menschen im Hier und Jetzt blockieren, flexibel zu reagieren und seine Chancen wahrzunehmen. Es gibt Menschen, die in der Gegenwart nicht fähig sind, mit einem Partner, Wohlbefinden und Lust zu erreichen und sich über lange Zeiträume von ihrem jeweiligen Partner eingeengt fühlen. Kommt es dann zur Trennung, setzt eine massive Idealisierung des verlorenen Partners ein, die mit den stärksten Bedürfnissen nach Nähe einhergeht. Das Bedürfnis nach Nähe wird um so stärker, je geringer die objektiven Chancen sind, diese zu realisieren. Bestimmte Menschen können unter einem solchen Zustand über Jahre hinweg extrem leiden und schwere psychosomatische und depressive Symptome entwickeln. Andere sind beispielsweise verlassen worden und es hat sich ein so großer Trennungsschmerz ausgebildet, daß sie aus Angst vor einer Wiederholung bereit sind, beinahe alles zu tun, um nicht erneut verlassen zu werden.

Warum reagieren Menschen derart irrational und wie hängen solche Verhaltensweisen mit der erlebten Kindheit zusammen?

In der Regel bilden sich die stärksten Gefühle in der Kindheit aus, weil das Kind sowohl begeisterungsfähig als auch ungenügend kritisch in der Objektbeurteilung ist. Das Kind ist auch schmerzlichen und äußerst bedrohlichen Erlebnissen hilflos ausgeliefert. Die stärksten positiven und negativen Erlebnisse der Kindheit bilden häufig den Kern von Motivationen und Verhaltensweisen im Erwachsenenalter. Obwohl der Erwachsene eine Menge neuer Verhaltensstrategien entwickelt, die an seine Umwelt angepaßt sind, können bestimmte Motive und Reaktionen aus der Kindheit noch immer den Kern der Verhaltenssteuerung und Lebensstrategie ausmachen.

Jeder Mensch kommt in seiner individuellen Lebensgeschichte an einen Punkt, der zum Fokus seiner gefühlsmäßig stärksten Erwartungen und Erlebnisse wird. An diesem Punkt konzentriert sich das höchste individuelle Wohlbefinden, Lusterlebnis und Zugehörigkeitsgefühl auf das Objekt, das diese Lust auslöst. Dieser Zustand ist verbunden mit der existentiellen Bereitschaft, sich dem wichtigen, Wohlbefinden, Sicherheit und Lust erzeugenden Objekt, z. B. einem Elternteil, zu verschreiben. Solche Erlebnisse können ein Leben lang die Quelle der Inspiration und Motivation sein.

Das ursprüngliche Objekt wird austauschbar und es werden immer wieder Situationen und Objekte gesucht, die an das ursprüngliche Objekt soweit wie möglich erinnern, also mit ihm Ähnlichkeiten aufweisen. Die Person bleibt solange an die alte Objektkonstellation gebunden, bis sie eine neue Konstellation findet, die zu noch mehr Lust und Wohlbefinden führt. So wie positive Erlebnisse ein Leben lang das Verhalten steuern können, können auch negative, aversive Erlebnisse Langzeiteinflüsse auf das Verhalten ausüben, indem man z. B. aus Angst vor schmerzhaften Wiederholungen (z. B. von Abweisungen oder Mißhandlungen) bestimmte Situationen oder Personen meidet.

In dem Umgang mit Lust, Wohlbefinden und Angst vor Wiederholung der negativen Erlebnisse entwickelt jeder Mensch einmalige und charakteristische Verhaltensstrategien, Bedürfnisstrukturen und Persönlichkeitseigenschaften. Jeder Mensch organisiert für sich nicht nur sein spezifisches Verhalten, sondern er programmiert auch seine Lebensgeschichte. Somit kommt es zu typischen Verhaltensweisen in unterschiedlichen Situationen, die verschiedene Biographien charakterisieren und voneinander abgrenzen. Was für einen Menschen schmerzhaft und unangenehm erscheint, das sucht ein anderer Mensch im Rahmen seiner Bedürfnisbefriedigung. Zwei nach außen glücklich erscheinende Menschen können nach innen völlig unterschiedlich reagieren. Der eine programmiert sein Leben mit dem Ziel, sein Glück lange zu erhalten, während der andere glaubt, sein Glück mit einer Strafe erkaufen zu müssen. Der Dritte glaubt, überhaupt kein Anrecht auf Glücksgefühle zu haben.

Die Motive des menschlichen Verhaltens sind sehr vielschichtig und entsprechen der Dynamik in sehr komplexen Systemen. Sie können trotzdem verstanden werden, wenn genug Informationen über die wirklichen Gefühle und die verhaltenssteuernden Annahmen vorliegen. Prozesse und Entwicklungen in komplexen Systemen verlaufen in der Regel nicht zufällig, sondern sie sind durch spezifische Annahmen, Bewertungen, Erlebnisse und Bedürfnisse gesteuert.

4.4 Programme, Annahmen und Erfahrungen, die unser Verhalten steuern

Der Mensch ist ein aktives, auf seine Umwelt einwirkendes System, das durch komplexe Annahmen, Verhaltensweisen und Erfahrungen gesteuert wird. Dabei zeigt sich eine spezifische Persönlichkeitsorganisation, die das Verhalten durch bestimmte Programme steuert. Programme sind Wenn-dann-Regeln, die häufig schon von vorneherein bestimmen, welche Reaktionen und Aktionen in bestimmten Situationen aufeinander folgen werden. Jeder Mensch hat ein inneres Programm, das sein gesamtes Leben in eine Richtung steuert. Daher ist das menschliche Verhalten so hochgradig individuell, daß es im Alltagsleben, z. B. im Beruf oder in der Partnerbeziehung, zu extremen Mißverständnissen kommen kann, wenn Menschen mit unterschiedlichen Annahmen in Kommunikation treten.

In der individuell spezifischen und programmgesteuerten Verhaltensstrategie werden die wichtigsten Bedürfnisse und Zielsetzungen sichtbar. Einige Menschen sind so stark von zentralen Kindheitserlebnissen bestimmt, daß der größte Teil ihres Lebens darauf ausgerichtet ist, Erlebnissen, die an die traumatischen Umstände in der Kindheit erinnern, auszuweichen oder positive und lustbetonte Erlebnisse symbolisch zu wiederholen. Um dies zu erreichen, bedienen sie sich unterschiedlicher Strategien. So kann sich eine Person jeglicher Kommunikation abrupt entziehen, wenn sie eine ähnliche Verletzung wie in der Kindheit vermutet. Eine andere Person kann eine enorme Kommunikationsbereitschaft entwickeln, mit dem Ziel, einen Partner zu finden, von dem sie eine ähnlich starke Lust erwartet wie in der Kindheit. Wenn eine solche Quelle gefunden worden ist, können individuell unterschiedliche Reaktionen auftreten.

So kann eine Person Angst vor Abweisung entwickeln und die Beziehung abbrechen, während eine andere Person den Wunsch nach enger Beziehung immer mehr zum Ausdruck bringt. Es gibt Menschen, die von der Lustquelle aus der Vergangenheit abgeschnitten sind und in der Gegenwart keinerlei Hoffnungen mehr haben, noch Wohlbefinden und Lust zu erreichen. Bei diesen Menschen kann sich Leiden und Unlust derart verstärken, daß sie in solchen Situationen lieber sterben als leben wollen und auf ein „Todesprogramm“ schalten.

In der menschlichen Verhaltensstrategie wird jedoch nicht nur einseitig aufgrund hedonistischer Motive nach Lust gesucht, sondern der Mensch versucht auch als soziales Wesen seine Kommunikation besonders zu Personen, die ihm emotional sehr wichtig sind, zu verbessern und so zu ordnen, daß er sich dabei wohl und sicher fühlt. Solche Elemente sind nicht nur im liebevollen, sozialen Umgang erkennbar, sondern auch in Verhaltensweisen, die antisozial anmuten oder pathologische Züge tragen. So kann z. B. ein Vater sein Kind schlagen, weil er selbst vom Vater geschlagen wurde und diesen durch die eigene Tat rechtfertigen will – ohne dabei wahrzunehmen, daß er dem eigenen Kind schadet.

Verhaltensprogramme werden nicht nur durch spezifische Annahmen, sondern auch durch Gefühle und Bedürfnisse sowie deren Zusammenspiel gesteuert. Dabei entstehen häufig Konflikte, nicht selten mit katastrophalen Folgen.

Grundsätzlich läßt sich sagen, daß ein Mensch um so stabiler und gesünder ist, je mehr sich sein Verhalten an den Bedingungen, Zuständen und Objekten in der Gegenwart ausrichtet, und je mehr die Bedürfnisse in der Gegenwart unabhängig von den Bedürfnissen in der Kindheit geäußert und befriedigt werden. Umgekehrt gilt, daß ein Mensch um so instabiler und gefährdeter ist, je mehr sein Verhalten durch unbefriedigte Bedürfnisse aus der Kindheit in der Gegenwart motiviert ist. Wenn bei einer Person Bedürfnisse von höchster emotionaler Bedeutung, die aus der Kindheit stammen, in der Gegenwart angeregt werden, und die Befriedigung durch Verhaltensweisen, die an negative Erlebnisse aus der Kindheit erinnern, verhindert wird, dann kann sie in die Lage kommen, daß ihre gesamte Verhaltensorganisation aufgebrochen wird. Dabei können Programme aktiviert werden, die in Richtung Tod oder chronische Inaktivität führen, in der Regel weil die Unlust, Angst, erlebte Bedrohung etc. nicht auszuhalten sind.

Dazu ein Beispiel:

Karin hat als Kind eine äußerst starke Bindung und Sympathie zu ihrem Vater entwickelt. Wenn sie sich vom Vater anerkannt und verstanden fühlte, entwickelte sie höchstes Wohlbefinden und anhaltende Glückszustände. In diesen Situationen wollte sie dem Vater dauernd ihr Spielzeug zeigen und mit ihm viel spielen. Solche Situationen wiederholten sich vom 3. bis zum 5. Lebensjahr. Die äußerst angenehmen Erlebnisse mit dem Vater wurden immer wieder unterbrochen durch plötzliche Erlebnisse, in denen sie ihre Eltern als kalt und abweisend empfand. Sie erinnert sich, daß sie in solchen Situationen immer wieder das Verständnis und die Zuneigung von ihrer Mutter einholen wollte. In der Regel hatten solche Versuche über längere Zeiträume keinen Erfolg. Einige Male entwickelte sie als Kind so schwere Depressionen, daß sie zu einem Kinderpsychiater gebracht wurde. Nach einigen Tagen wandte sich der Vater der kleinen Karin wieder positiv zu, als wäre nichts gewesen. Sie erinnert sich, auf solche Situationen häufig tagelang gewartet zu haben, und sagte einmal zu sich selbst: „Wenn Papa nicht mehr zum Spielen kommt, dann muß ich sterben."

Die kleine Karin wurde groß, machte ihr Abitur und studierte u. a. Politologie an der Universität. Sie hatte mehrere Freunde in unterschiedlichen Lebensabschnitten, die sie sehr herzlich und freundschaftlich behandelte, ließ sich jedoch nie auf Beziehungen ein, in denen es zu starken gefühlsmäßigen Erwartungen und Erlebnissen kam. Wenn Männer starke emotionale Forderungen an sie stellten, wies sie diese in der Regel mit dem Hinweis ab, daß sie nicht bereit sei, auf derartige gefühlsmäßige Erwartungen einzugehen. Etwa im 25. Lebensjahr traf Karin plötzlich auf den Akademiker Ivan, in den sie sich Hals über Kopf mit stärkstem emotionalem Engagement verliebte. Ivan hatte einerseits so eine warme Herzlichkeit, daß sie mit ihm stundenlang reden konnte, und das Bedürfnis verspürte, mit ihm gemeinsam die unterschiedlichsten Dinge zu machen. Gleichzeitig erschreckte sie in bestimmten Situationen vor ihm, weil er dann plötzlich kalt und abweisend war. In solchen Situationen fühlte sie sich depressiv und unruhig und zählte die Stunden, bis Ivan sich ihr wieder liebevoll zuwandte. Dann blühte sie auf und äußerte die Überzeugung, daß sie nur noch dann glücklich leben könne, wenn Ivan sich ihr zuwende. Leider wandte sich Ivan immer häufiger ab und wurde immer brutaler in seiner Argumentation und seinem Verhalten. In diesen Situationen suchte Karin den Kontakt zu Ivans Mutter in der Hoffnung, bei dieser Verständnis zu finden. Die Mutter entwickelt jedoch überhaupt kein Verständnis für Karin, und bestärkte ihren Sohn darin, sich abweisend zu verhalten, nach dem Motto: „Dieses Mädchen ist keine Frau für Dich." Nach intensiven Abweisungsperioden wandte sich Ivan Karin immer wieder liebevoll und emotional zu, was mit einer starken Sexualität Hand in Hand geht. Folgten dann wieder heftige Abweisungen, versuchte Karin sich zu retten, indem sie Beziehungen zu anderen Männern einging, die sie aber selbst abbrach, weil sie die emotionale Intensität zu Ivan als unvergleichlich stärker empfand.

Eines Tages ging Ivan auf eine Dienstreise ins Ausland und schrieb Karin auf einer Postkarte, daß es ihm sehr gut gehe und er endlich begriffen habe, daß es ihm ohne sie viel besser gehe, und er keinen Kontakt mehr zu ihr wünsche. Als Karin die Karte gelesen hatte, wurde sie im selben Augenblick depressiv und apathisch und beschloß, sich umzubringen. Sie entwickelte nur noch die Aktivität, sich eine geeignete Stelle zu suchen, von der sie in den Tod springen könnte. Sie wurde in eine psychiatrische Klinik eingewiesen. Die Eltern kümmerten sich zwar formal um sie, in Wirklichkeit schämten sie sich aber, daß ihre Tochter in der Psychiatrie gelandet war. Damit haben sie sich in kalter und gewohnter Manier entzogen. Kurz vor dem 30. Lebensjahr sprang Karin von einem Hochhaus.

Das hier angeführte Beispiel zeigt deutlich, wie Bedürfnisse aus der Kindheit (z. B. nach Zuwendung durch den Vater) im Erwachsenenalter wiederholt werden (z. B. nach Zuwendung vom Partner). Dabei kam es im obigen Fall zu einer tragischen Verknüpfung zwischen dem gefühlsmäßig stärksten Bedürfnis und einem unerträglichen Abweisungsgefühl bei der Äußerung der Bedürfnisse. Karin hatte immer Angst vor endgültiger Abweisung. Diese Angst wurde unerträglich stark, als sie die Karte von Ivan las. Als Karin in der Psychiatrie auch noch die Kälte ihrer Eltern wahrnahm, schaltete ihr Programm endgültig auf „Todestendenz", weil sie in einer Welt, in der die Abweisung unerträglich wurde und keine Chance mehr auf Bedürfnisbefriedigung bestand, nicht mehr leben wollte und konnte.. In diesem Fall sprechen wir von einer „konfliktresultierenden Todestendenz" – der Konflikt entsteht aus dem Bedürfnis nach Zuneigung und der Angst vor Abweisung.

Die meisten Menschen, die starke positive, aber auch negative Erlebnisse aus der Kindheit mitbringen, bringen sich selbstverständlich nicht um, sondern entwikkeln andere Strategien, um mit dem Problem fertigzuwerden. Einige Menschen versuchen dies, indem sie keine Beziehungen mit starken gefühlsmäßigen Anforderungen eingehen, die sie an die Erwartungen aus der Kindheit erinnern könnten. Somit schützen sie sich zwar vor Wiederholungen und Enttäuschungen, zahlen dafür einen aber sehr hohen Preis mit Eintönigkeit. Sie verbringen häufig ein Leben ohne Höhen und Tiefen und ohne die Anregung, die sie sich von ihren Bedürfnissen her ersehnen. Andere Menschen erleben immer wieder gefühlsmäßig positive Situationen, die ihre Bedürfnisse aus der Kindheit wiederaufleben lassen und z.T. befriedigen. Sie weisen aber aus Angst vor Abweisung ihre Partner und Mitmenschen vorsorglich ab, ohne zu sehen, daß sie bei diesen möglicherweise schwere Verletzungen und Traumata auslösen.

4.5 Zur Integration von Wohlbefinden und Unwohlsein als Verhaltensmotivation

Das menschliche Verhalten wird häufig durch die Wechselwirkung und Integration von negativen und positiven Erlebnissen und emotionalen Erwartungen gesteuert. Der Mensch versucht, positive Erlebnisse mit stärkster emotionaler Intensität zu wiederholen und Bedingungen für ihre Verwirklichung herzustellen. Gleichzeitig wird der Versuch unternommen, negativen Erlebnissen, wie z. B. Angst, Bedrohung, Erschütterung etc. auszuweichen bzw. Bedingungen herzustellen, unter denen sie nicht mehr auftreten. Bestimmte Verhaltensweisen bestimmten Mitmenschen gegenüber lösen aber nicht nur eindeutig positive oder negative Gefühle oder Erlebnisse aus. Häufig werden sowohl positive als auch negative Erlebnisse ausgelöst und der Mensch ist gezwungen, Verhaltensweisen zu entwickeln, die einen Kompromiß darstellen und somit eine Integration unterschiedlicher Erlebnisse. Die Abwägung zwischen positiven und negativen Einflüssen und Erlebnissen und die Entwicklung daraus resultierender Verhaltensweisen ist ein allgemeines motivationales Prinzip menschlichen Verhaltens. Jeder Mensch verarbeitet trotzdem individuell spezifisch und einmalig sein Lust-Unlust-Problem und entwickelt dabei einmalige Verhaltensweisen. Das Modell ist also genetisch und von der Funktion des zentralen Nervensystems vorgegeben, während der Inhalt individuumsspezifisch ist.

Die individuell einmalige Motivation in der resultierenden Verarbeitung von Quellen der Lust und Unlust und das daraus folgende Verhalten, nenne ich den *Grossarthschen Punkt.* Die Analyse der resultierenden Verarbeitung von Lust und Unlust kann Verhaltensursachen erklären und zur Orientierung bei der Entwicklung therapeutischer Strategien hilfreich sein.

Zur Verdeutlichung sollen hier einige Beispiele angeführt werden:

Frau M., 35 Jahre, lebt mit ihrer Mutter zusammen. Die Mutter ist interessiert an der Aufrechterhaltung der Beziehung mit ihrer Tochter und malt ihr ein negatives Bild von der Außenwelt und den bösen Männern. Die Tochter hat das Bild angenommen und fühlte sich häufig in ihrer Gegenwart sicher und wohl. Nun traf sie einen Freund, den sie ebenfalls sehr mochte. Die Mutter kritisiert den Freund und entwertet ihn extrem. Frau M. fühlt sich in ihren Phantasien z. T. sehr froh, wenn sie an ihren Freund denkt, bekommt dann aber immer wieder panische Angstzustände und entwickelt Symptome, wie z. B. Atemnot, Schwindelgefühle, Angst vor dem Tod etc. Frau M. trifft sich ab und zu mit dem Freund, dieser verliebt sich in sie und will sie heiraten. Die Angstzustände von Frau M. verstärken sich noch mehr und sie sucht einen Ausweg. In ihrer Verzweiflung spricht sie mit ihrer besten Freundin und kommt zu dem Schluß, daß für sie Männer, die Besitzansprüche und Bindungswünsche äußern, nicht in Frage kommen. Sie beschließt die Trennung von ihrem Freund, obwohl sie ihn sehr gern hat. Sie teilt der Mutter mit, daß sie bei ihr weiterwohnen möchte und Männer sucht, die an sie keine Ansprüche stellen. Die Angstsymptome haben sich verringert.

Das Beispiel zeigt, daß Frau M. zwischen der lust- und unlusterzeugenden Wirkung ihres Freundes und ihrer Mutter Kompromisse schließt und resultierende Verhaltensweisen sucht, die ihr eigenes Wohlbefinden verbessern. Hier handelt es sich um einen dynamischen Prozeß, der in allen Variationen fortgesetzt wird und zwar immer mit der Absicht, das Wohlbefinden soweit wie möglich zu entfalten und das Unwohlsein so weit wie möglich zu verringern. So hat Frau M. beispielsweise den nächsten Freund verlassen und ist aus Angstgefühlen ganz zur Mutter geflüchtet, während sie beim darauffolgenden Versuch, die Mutter verlassen hat und mit ihrem Freund in eine andere Stadt gezogen ist.

Häufig scheitert der Versuch, eine eindeutige resultierende und konfliktlösende Verhaltensweise zu finden, weil die Ambivalenz – also die Motivation dafür und dagegen – zu stark ist. Auch andere Gründe, wie das Fehlen alternativer Verhaltensweisen, können eine sinnvolle Integration von Lust und Unlust verhindern.

Hier sollen noch zwei weitere Beispiele für die konfliktresultierende Lust-Unlust-Verarbeitung angeführt werden:

Frau Sch. ist in ihrem Verhalten extrem am idealisierten Vater ausgerichtet. Sie hat größte Ängste, Verhaltensweisen, die nicht konform mit den Erwartungen ihres Vaters sind, zu zeigen. Der Vater erwartete von Frau Sch., sich asexuell zu verhalten und keine Beziehungen mit Männern einzugehen. Schon in der Jugend entwertete er alle männlichen Bekanntschaften.

In der Ehe ist sie erschüttert über die Verhaltensweisen ihres Mannes, da dieser auf sie nicht eingeht, wie sie das vom Vater gekannt und erwartet hat. Sie findet einen neuen Liebhaber, um den Ehemann zu bestrafen und in der Hoffnung, sich in der neuen Beziehung entfalten zu können. Nun treten erneut Ängste und Beklemmungen auf, und sie beschließt, von Partnerbeziehungen und Sexualität Abstand zu nehmen und fühlt sich dabei wohl und befreit.

Herr B. leidet unter dem Konflikt, sich eine treue Partnerin zu wünschen, aber gleichzeitig die Frauen zu entwerten, wobei ihn die Untreue ängstigt, aber auch reizt. In einigen Beziehungen manipulierte er seine treuen Partnerinnen solange, bis sie ihn betrogen haben, danach litt er so sehr, daß er in der neuen Beziehung die Treue seiner Partnerin unterstützt, aber unter Langeweile leidet.

Die Beispiele suggerieren vereinfacht, daß es in der psychischen Verarbeitung nicht nur um die Integration einer Lustquelle und einer Unlustquelle geht. In Wirklichkeit werden unterschiedliche, wahrgenommene und empfundene Quellen von Lust und Unlust aus unterschiedlichen Bereichen in Zusammenhang gebracht und resultierend verarbeitet.

Beispielsweise stellt sich der noch im Hause der Eltern lebende Sohn das Zusammenleben mit seiner Mutter als lustvoll sowie Wohlbefinden und Sicherheit spendend vor. Gleichzeitig bekommt er Konflikte mit dem Vater, weil er von diesem aufgrund der zu engen Mutterbindung abgelehnt wird. Aufgrund der Vaterbeziehung bekommt er in bestimmten Situationen Angstgefühle, z. B. wenn er an die Mutter zu große Ansprüche stellt. Resultierend fühlt sich der junge Mann noch immer motiviert, mit der Mutter zusammenzuleben und nimmt die Ablehnung durch den Vater an. Nun zeigt der Sohn in einem bestimmten Berufsbereich hohe Kreativität und Begabung. Er soll in eine andere Stadt ziehen, um dort in einem Verlag eine Stelle anzutreten. Noch immer ist die Mutter stärker und er beschließt, trotz erheblichen Konfliktes, bei der Mutter im gemeinsamen Haushalt zu bleiben und entwickelt Angstgefühle, die neue Stelle anzutreten.

Nach einigen Monaten trifft der junge Mann eine Freundin, in die er sich verliebt und die ihn überredet, in eine andere Stadt zu ziehen. Nun sind die positiven Erfahrungen und Erwartungen mit seiner Freundin so stark, daß er die Mutterbindung abschwächt und sogar negativ empfindet, nachdem sich die Mutter gegen die Beziehung aussprach. Die Freundin machte zwei Jahre lang die Erfahrung, daß der junge Mann doch noch stark an der Mutter hängt und sie sich aus diesem Grund häufig abgewiesen und vernachlässigt fühlte. So telefonierte er täglich bis zu zwei Stunden mit seiner Mutter und war danach sichtlich verstört und ihr gegenüber abweisend. Danach verließ ihn die Freundin aus Verzweiflung über die Mutterbindung mit einem neuen Freund, den sie aber nicht so liebte wie ihn.

Wochen und Monate litt der junge Mann so schwer, daß er psychotherapeutisch behandelt werden mußte. Er hatte nun erkannt, daß er seine Freundin mehr als seine Mutter und jede andere Frau liebt. Als sie sich einmal zufällig in einer Kneipe trafen, versöhnten sie sich und zogen wieder zusammen. Er genoß das Zusammenleben mit seiner Freundin, fühlte sich glücklich und liebte sie so sehr, daß er mit seiner Mutter nur noch selten sprach.

Danach begann die Mutter mit der Leidenschaft einer obsessiven, sitzengelassenen Frau um ihren Sohn zu kämpfen. Das Verhalten der Mutter widerte den Sohn an, und er fühlte sich an seine Freundin eindeutig positiv und leidenschaftlich gebunden. Nach 17 Jahren, bei unserem letzten Gespräch, waren die beiden verheiratet, hatten drei Kinder und führten eine emotional erfüllte Ehe. Die Mutter verstarb an Brust- und Unterleibskrebs.

Das hier angeführte Beispiel soll zeigen, daß mehrere Faktoren in die Lust-/Unlustkalkulation eingehen (in diesem Fall: Mutter, Freundin, Beruf, Trennung, die erneute Versöhnung) und daß sich immer zwischen allen Faktoren resultierende Tendenzen ausbilden (z. B.: „Ich bleibe im Haushalt der Mutter“, „Ich ziehe aus dem Haushalt aus“, „Ich fühle mich mehr zur Mutter hingezogen“, „Ich fühle mich doch mehr zu meiner Freundin hingezogen“ etc.). Die Lust-/Unlustkalkulation kann auch zwischen bewußten und unbewußten Instanzen verlaufen, z. B. wenn ein gewisser Sachverhalt von einer Person permanent idealisiert wird und dadurch eine zweite Person gezwungen wird, die Meinung der ersten Person zu übernehmen und die eigenen Widerstände zu verdrängen. Wenn das Unbewußte dabei zuviel unlusterzeugenden Widerstand aufnimmt, kann es explosive, z. B. aggressive Verhaltensweisen auf das Objekt auslösen.

Das Lust-/Unlustmanagement und die daraus resultierenden Verhaltensweisen sind keineswegs immer rational und vernünftig, da sie häufig von fehlerlernten Annahmen beeinflußt sind, aufgrund derer das Individuum dort Lust und Wohlbefinden erwartet, wo in der Regel Unlust und Unwohlsein auftreten. Die fehlerlernten Annahmen entstehen häufig schon in der Kindheit und können einen Menschen in der Realisierung seines Wohlbefindens ein Leben lang stören. Besonders gefährlich sind beispielsweise die emotional gestützten Annahmen und Überzeugungen, daß ein oder beide Elternteile die höchste Quelle von Wohlbefinden, Lust und Sicherheit darstellen, gekoppelt mit der Angst, die elterlichen Erwartungen nicht zu enttäuschen, weil danach Abweisung befürchtet wird. Solche Menschen sind häufig ein lebenslang nicht in der Lage, lustvolle zwischenmenschliche Beziehungen im Hier und Jetzt einzugehen oder ihren Partnern und Mitmenschen vorurteilsfrei zu begegnen.

Das verhaltensresultierende Lust-/Unlustmanagement ist die grundlegende Motivation menschlichen Verhaltens und ist nicht nur geeignet, gesundes Verhalten zu erklären, sondern auch im besonderen Maße Verhaltensstörungen.

Wenn die Analyse im Autonomietraining zeigt, daß ein ambivalentes Verhalten aufgrund von Lust-/Unlustkonflikten in seiner Eindeutigkeit blockiert ist, oder wenn eine Person aufgrund von Erlebnissen und Fixierungen aus der Vergangenheit im Hier und Jetzt nicht lustfähig ist, dann werden Wege gesucht, durch individuelle Eigenaktivität Lustquellen zu erschließen, die das Individuum kompetent herbeiführen kann und die es nicht überfordern. Wenn das geschieht, werden automatisch Reaktionen ausgelöst, die die alten Konflikte und Hemmungen aufheben.

Das Lust-/Unlustmanagement ist, wenn es nicht durch fehlerlernte Annahmen gesteuert und verhindert wird, im Grunde ein selbstregulativer Prozeß. Wenn ein Verhalten beispielsweise etwas mehr positive als negative Konsequenzen hervorruft, also etwas mehr Wohlbefinden und Lust als Unwohlsein und Unlust, dann kann es trotz negativer Folgen über viele Jahre aufrechterhalten bleiben. Wenn sich die Lust-/Unlustverhältnisse aber im Laufe der Jahre in Richtung plötzlich auftretender oder schleichender Unlustvermehrung entwickeln, kann das Verhalten, das jetzt mehr Unlust als Lust hervorruft, spontan aufgegeben werden.

Dazu zwei Beispiele:

Das erste Beispiel zeigt, wie sich in einer Konfliktsituation der selbstregulative Prozeß einstellt, während das zweite Beispiel zeigt, daß die Selbstregulation trotz negativer Folgen aufgrund fehlerlernter Annahmen behindert bleibt.

Herr B. hat ein Problem, das ihn seit Jahren beschäftigt. Er ist erheblich übergewichtig, leidet an Bewegungsmangel und zeigt eine Fehlernährung auf, die nur auf die Abendstunde vor dem Schlafengehen konzentriert ist. Den ganzen Tag ißt er relativ wenig und beginnt abends zwischen 20.00 und 24.00 Uhr soviel zu essen, daß er in der Regel in der Nacht nicht gut schlafen kann. Als sich im Laufe der Jahre die negativen Folgen verstärkten, z. B. durch Gastritis, Brechreiz, massive Übelkeit, Atemstörungen usw., veränderte er sukzessive seine Ernährung, aß immer weniger und in der Regel nicht nach 18.00 Uhr. Sein Gewicht normalisierte sich, er begann sich mehr zu bewegen und fühlte sich sichtlich wohler. „Ich wußte, daß es so kommen muß, weil ich letztlich auf Lebenslust und Wohlbefinden programmiert bin."

Die andere Person, Herr F., hatte ganz ähnliche Probleme und Symptome. Er neigte dazu, sich Schuldgefühle zu machen und erlebte jede schlaflose Nacht mit Selbstvorwürfen. In der Kindheit wurde er von den Eltern abgewiesen und permanent kritisiert. Von ihm wurde immer Schuldanerkenntnis gefordert. Herr F. konnte trotz negativster Konsequenzen seine Eßgewohnheiten am Abend nicht verändern. Im Gegenteil, er verstärkte sie noch, so daß er zum Schluß abends ca. 1 kg Butter oder ½ kg Speck aß. Er starb im 48. Lebensjahr an Herz-Kreislauf-Versagen.

Das Autonomietraining kann in das resultierende Lust-/Unlust-Management eingreifen und den Menschen helfen, neue Wege zur Vermehrung der Lust und zur Verminderung der Unlust zu suchen. Dabei werden sowohl die spezifischen Bedürfnisse des Menschen berücksichtigt als auch das alternative und latent vorhandene Verhaltenspotential, das in der Lage sein könnte, neue bedürfnisadäquate Anregungen zu schaffen. In diesem Buch werden viele Beispiele angeführt, die eine alternative Aktivität zur besseren Integration von Lust und Unlust ermöglichen.

Durch die Ergebnisse des Lust-/Unlustmanagements können auch viele politische, moralische, ästhetische und religiöse Einstellungen verstanden werden. Wenn beispielsweise eine Person mit einem Volk besonders positive und lustvolle Erfahrungen machen konnte, wird sie dieses Volk eher befürworten, während dasselbe Volk von einer anderen Person kritisiert wird, die dort negative Erfahrungen machen mußte. Wenn sich eine Person im Gebet besonders wohlfühlt und sich von Gott angenommen und geliebt empfindet, wird sie eher religiös sein als eine Person, die extrem negative Erfahrungen mit Kirche und Religionsunterricht hatte und Gott nicht emotional positiv erleben konnte. Ein Partner, der eine Person an einen Menschen erinnert, mit dem diese Person positive Erfahrungen gemacht hat, wird positiver beurteilt als im umgekehrten Fall. Die gegenseitige Anerkennung der Eigenart des persönlichen Lust-/Unlustmanagements und der daraus folgenden Verhaltensweise könnte der erste Schritt zu einer verbesserten sozialen Selbstregulation und zu zwischenmenschlicher Toleranz und Verständigung sein.

4.5.1 Was ist Streß? Die Beziehung zur Selbstregulation

Viele Menschen sprechen tagtäglich von „Streß" und viele populärwissenschaftliche Bücher versprechen „nie wieder Streß", häufig ohne zu wissen, was Streß wirklich ist, so daß man vergeblich nach einer exakten Definition des Phänomens sucht.

Hans Selye beschrieb u. a. die physiologischen Vorgänge, die bei Streßzuständen ausgelöst werden. Ich möchte hier eine Definition auf der *Verhaltensebene* geben, weil die Streßbewältigung letztlich durch eine Verhaltensänderung erzielt wird. In der Alltagssprache wird von Streß dann gesprochen, wenn der Wissenschaftler an *Disstreß* denkt, da es auch einen wohltuenden Streß, den sogenannten *Eustreß* gibt. *Disstreß* entsteht dann, wenn auf eine Herausforderung eine insuffiziente (d. h. unzureichende, eine Symptom verursachende) Antwort folgt. Wenn dementgegen eine Herausforderung eine ausgesprochen positive Reaktion hervorruft, die zu Wohlbefinden führt, sprechen wir von *Eustreß*.

In der internationalen Literatur gibt es drei unterschiedliche Ansätze zur Streßdefinition:

a) die sogenannte *Reaktionsdefinition*: Hier wird Streß unabhängig von seiner Auslösung über das Geschehen im Organismus definiert.
b) die sogenannte *Stimulusdefinition*: Hier wird Streß durch die auslösende Umgebung definiert.
c) die sogenannte *transaktionale Definition*: Hier wird sowohl die streßauslösende Bedingung, als auch die Streßreaktion berücksichtigt.

Der transaktionale Ansatz wird z. B. vom amerikanischen Psychologen *Lazarus* vertreten. Er sieht als das entscheidende Merkmal von Streß die Bezogenheit von Organismus und Umgebung. Um Streß auszulösen, bedarf es einer Beziehung zwischen einem spezifischen Organismus und einer besonderen Umgebungsbedingung. Lazarus nimmt an, daß Streß eine allgemeine Kategorie für eine große Anzahl miteinander verbundener Probleme darstellt und daß dieser Begriff von daher nicht eindeutig zu definieren sei (*Lazarus* 1966).

Frese und *Semmer* (1987) fassen die Aussagen von Lazarus zusammen und definieren Streß wie folgt: „Streß ist das Ungleichgewicht zwischen den Anforderungen der Umwelt und den Möglichkeiten des Individuums, sie zu bewältigen. Wenn das Individuum ein solches Ungleichgewicht befürchtet, also eine Situation als bedrohlich wahrnimmt, liegt laut Lazarus Streß vor" (Frese & Semmer, S. 3–5).

Ich beziehe in meine Streßdefinition folgende Faktoren ein:

a) Eine individuelle Überforderung im Verhältnis von Reiz/Reaktion und Aktion.
b) Eine Störung/Behinderung im sozio psycho biologischen Regulationssystem.
c) Die Entstehung von Symptomen (z. B. Angst, Überreizung, Depression).

Meine Streßdefinition ist ein transaktionaler Ansatz, weil er sowohl die Umweltreize als auch die typischen Reaktionen und Aktionen des Organismus einbezieht.

Da die spezifischen Reaktionen und Aktionen wesentlich durch subjektive Annahmen und Bewertungen gesteuert werden, berücksichtigt mein Streßkonzept ebenso wie das Konzept von Lazarus kognitive Prozesse.

Ich hoffe, daß meine Streßdefinition alle Phänomene des Stresses berücksichtigt und somit eine universelle Streßdefinition darstellt.

Definition:

Streß (Disstreß) ist jede Regulationsstörung im sozio psycho biologischen System des Individuums, die durch eine Überforderung im Reiz-Reaktionsverhältnis entsteht (weil keine adäquate, problemlösende, zielerreichende, bedürfnisbefriedigende Verhaltensweise gefunden werden kann) und bestimmte Symptome hervorruft (z. B. Angst, Depression, Wut, Aggression, hilflose Übererregung usw.), die Ausdruck einer Anpassungsstörung des Individuums an die Umwelt sind.

Man könnte Streß auch so definieren:

Streß (Disstreß) ist jede Überforderung des Individuums durch physische, soziale und physiologische Reize (Stressoren), die aufgrund einer funktionalen Unzulänglichkeit der sozio-psycho-biologischen Regulationsmechanismen entsteht.

Eustreß ist das Erlebnis einer erfolgreichen sozio-psycho-biologischen Regulation des Individuums, die als Antwort auf starke Herausforderungen im Reiz-Reaktionsverhältnis entsteht und Wohlbefinden, Lust und Sicherheitsgefühle hervorruft.

Die Überforderung im Reiz/Reaktions-Aktionssystem kann sowohl durch Reize im Organismus als auch durch Reize aus der Umwelt entstehen, die so ungünstig sind, daß sie keine adäquaten und symptomfreien Aktionen und Reaktionen auslösen können. Eine Überforderung im System kann auch dann entstehen, wenn auf harmlose Reize kognitiv fehlgesteuerte Reaktionen und Aktionen folgen, die zu massiven Symptomen wie z. B. Angst führen.

In der Regel sind bei der Entstehung des Stresses sowohl biologische und physiologische als auch soziale und psychologische (kognitiv-emotionale) Faktoren beteiligt. Ein Mensch reguliert im streßfreien Zustand die drei Faktoren in ein funktionierendes Ganzes. Im Zustand des Stresses kommt es zur Überforderung in einem der Systeme ohne die Fähigkeit zur ausgleichenden Selbstregulation. Eine Person erfährt z. B. daß ihr gekündigt wird. Darauf kann sie negativ kognitiv (z. B. mit der Vorwegnahme einer düsteren Zukunft) und mit innerer Übererregung im zentralen Nervenssystem reagieren, die u. a. Angst auslöst. Bei einer anderen Person kann der streßauslösende Reiz dagegen im körperlichen Bereich liegen.

In der Regel liegt die größte Streßgefahr nicht im objektiven Reiz, sondern in der inadäquaten Reaktion auf den Streßauslöser und der individuellen Hilflosigkeit, die Streßreaktion zu beseitigen. Reize aus dem Organismus und der physischen und sozialen Umwelt werden, sobald sie vom Menschen wahrgenommen werden, auch subjektiv bewertet. Somit kann selten von einem „objektiven" Reiz gesprochen werden, der eine bestimmte Reaktion und Aktion auslöst, sondern von *subjektiv bewerteten Reizen.* Wenn z. B. ein relativ untrainierter Mensch plötzlich forciert Sport betreibt, dann kann sein Kreislaufsystem Symptome der Überforderung aufweisen. Dieser wahrgenommene Zustand kann starke Angst auslösen, z. B. weil die Person weiß, daß untrainierte Sportler durch Herz-Kreislaufkollaps sterben können. Eine solche Bewertung ist zunächst eine Reaktion, sie wird aber im zweiten Schritt Teil der Reizqualität, weil die erlebte Reizbewertung (drohender Kollaps) noch stärkere Angstreaktionen hervorrufen kann. So gesehen ist jeder geistige und physische Auslöser von bestimmten Reaktionen ein *Reiz.* Unter *Aktionen* (Verhalten) verstehen wir jede individuelle Aktivität, die darauf abzielt, Reize derart zu verändern, daß darauf erwünschte Reaktionen folgen. Aktionen werden in der Regel von Reaktionen auf Reize motiviert.

Streß (wir verwenden den Begriff Streß hier entsprechend der Alltagssprache im Sinne von Disstreß) kann durch unterschiedliche Ursachen entstehen, z. B. durch körperliche Faktoren (Schmerz, eine organische Erkrankung), durch soziale Faktoren (z. B. Ausstoßung aus einer sozialen Gruppe, Arbeitslosigkeit usw.) und durch kognitiv-emotionale Faktoren (z. B. negative Bewertungen einer Situation, negative Erinnerungen usw.). Solche Faktoren bilden eine Herausforderung an das Individuum, und es wird auf diese in bestimmter Weise reagieren und agieren, also bestimmte Verhaltensweisen entwickeln. Wenn sich die Verhaltensweisen als ungenügend erweisen, dann entwickeln sich bestimmte Symptome.

Einige Beispiele sollen dies verdeutlichen:

So leidet z. B. eine Person an Krebs und kann keine Verhaltensweisen finden, die ihr die Sicherheit geben, die Krankheit bewältigen zu können. Dieser Zustand kann zu mächtigen Angstgefühlen und Depressionen führen, oder Hoffnungslosigkeit bzw. Verzweifelung hervorrufen. Hier entsteht Streß.

Eine andere Person leidet an schweren Schmerzzuständen und jeder Schmerzimpuls wird als Bestätigung für die innere Hilflosigkeit aufgenommen, die sich damit verstärkt. Auch das ist Streß.

Einer dritten Person wird gekündigt. Sie fühlt sich hilflos und ungerecht behandelt und ist nicht mehr in der Lage, bedürfnisbefriedigende Verhaltensweisen zu entwickeln (z. B. um den Job doch noch zu behalten). Dabei entstehen hilflose Übererregung und Aggression.

Eine vierte Person lebt in äußerlich sehr sicheren materiellen, beruflichen und sozialen Verhältnissen. Sie entwickelt jedoch in bestimmten Situationen (z. B. wenn sie unter vielen Menschen alleine ist) plötzlich die Vorstellung, sie könne sterben, weil ihr Herz-Kreislauf-System versagt. Obwohl die Person organisch gesund ist, entwickelt sie auf die Vorstellung (die Reizstruktur) eine heftige Reaktion (z. B. Übererregung), weil sie keine adäquaten Verhaltensweisen findet, die in der Lage wären, die unrealistischen Wahrnehmungen und ihre Auswirkungen zu verhindern. Dabei kann eine sehr starke und panikartige Angst entstehen, die möglicherweise die Phantasie und die Hilflosigkeit noch verstärkt, so daß es zu einem Teufelskreis kommt. All dies ist Streß.

Streß entsteht also immer in einem Reiz-Reaktionsverhältnis, das die Funktionsfähigkeit von Regulationssystemen stört.

Das menschliche Individuum ist ein sehr komplexes System, das aus einer unüberschaubaren Fülle von Subsystemen besteht, die sich alle innerhalb ihrer selbst und gegenseitig regulieren. Regulation bedeutet immer, daß ein Mangelzustand in einem Subsystem durch eine Aktivität im Subsystem oder in anderen Systemen kompensiert wird mit dem Ziel, den Mangelzustand zu beheben und somit die Spannung zwischen dem Ist- und einem Soll-Zustand zu verringern.

Es gibt physiologische, soziale und kognitiv-emotionale Regulationssysteme, die gegenseitig mit dem Ziel in ihre Prozesse eingreifen, die Regulation zu verbessern. Dazu ein Beispiel: Die Konzentration von Natriumchlorid (Kochsalz) wird im Blut durch Regulationsmechanismen gesteuert. Das Blut benötigt eine bestimmte Konstante von Natriumchlorid. Wenn man durch starkes Schwitzen zuviel Salz verliert, kann dies zu einem lebensbedrohenden Zustand führen. In einem solchen Moment kann es passieren, daß man selbst bei größter Hitze aufhört zu schwitzen, wobei die Haut trocken wird und die Temperatur bedrohlich ansteigen kann. Dadurch entsteht eine weitere ebenfalls lebensbedrohliche Situation, da eine Körpertemperatur von mehr als 42 Grad Celsius Körpertemperatur tödlich ist. In dieser Situation muß dringend ein anderes Regulationssystem, nämlich das Regulationssystem auf der Verhaltensebene eingreifen: die Person muß Wasser mit Kochsalz trinken, um den Prozeß des Schwitzens wieder in Gang zu bringen. Dann reguliert sich die Temperatur von selbst.

Ein Beispiel für Streß auf physiologischer Ebene wäre Diabetes Mellitus (Zuckerkrankheit). Hier kann der Körper auf den Reiz „hohe Zuckerkonzentration im Blut“ keine adäquate physiologische Reaktion bieten, indem blutzuckersenkendes Insulin produziert und eingesetzt würde. Das zunächst rein pathophysiologische Problem konnte durch Erforschung der Krankheit und Entwicklung von Medikamenten gelöst werden, und der Patient weiß, daß er durch sein eigenes Verhalten (Spritzen von Insulin) für sich eine Abhilfe finden kann und somit der früher tödlichen Krankheit ausweichen kann.

In der Regel bestehen bei jeder Streßerscheinung komplexe und spezifische Wechselwirkungen zwischen biologischen, sozialen und kognitiv-emotionalen Systemen. Dabei kommt der individuellen Verhaltensweise sowohl bei der Streßentstehung als auch bei der Streßbewältigung eine große Bedeutung zu – vor allem deswegen, weil der Mensch die Fähigkeit hat, auf seinen Körper, seine Umwelt und die eigene Person aktiv einzuwirken.

In allen Bereichen, in denen bei der Streßentstehung und Bewältigung das Eigenverhalten eine Rolle spielt, sprechen wir von *Selbstregulation.* Selbstregulation ist also die Fähigkeit eines jeden Menschen, durch sein aktives Verhalten Bedingungen derart zu verändern und herzustellen, daß dabei Streßsituationen verhindert, überwunden oder gemildert werden können. Da Streß ein Bestandteil des täglichen Lebens ist, kann kein seriöser Wissenschaftler ein streßfreies Leben versprechen (nach dem Motto: „Nie wieder Streß“). Trotzdem kann jeder Mensch trainieren, die eigene Streßbewältigung erfolgreicher als früher zu gestalten.

4.5.2 Streßursachen und Wege der Überwindung

Persönlicher und gesellschaftlicher Streß ist ein sehr wichtiger Faktor bei Entstehung von Krankheiten und Problemen in der modernen Gesellschaft. Streß entsteht immer dann, wenn auf bestimmte Reize Reaktionen folgen, die die menschliche Anpassungsfähigkeit überfordern und herabsetzen, so daß das innere Gleichgewicht gestört wird und bestimmte seelische und körperliche Symptome auftreten. Der Mensch reagiert auf Zustände, die er selbst in seinem Körper und in seiner sozialen Umwelt schafft, aber auch auf Zustände, die er vorfindet und die auf ihn positiv oder negativ wirken. Im ersten Fall sprechen wir vom individuellen, im zweiten vom sozialen Streß. Zwischen beiden Streßarten gibt es eine enge Verbindung.

Menschen schaffen also durch ihre Eigenaktivität Zustände, auf die sie dann positiv oder negativ reagieren. Wenn der Mensch relativ streßfrei im Wohlbefinden und inneren Gleichgewicht leben will, muß er lernen, durch seine eigene Aktivität zunächst solche Voraussetzungen zu schaffen, auf die bedürfnisbefriedigende Reaktionen folgen können. Er muß auch lernen, fehlerlernte Verhaltensweisen abzubauen, die zu negativen Folgen führen. Der Mensch hat zwar ein hochentwickeltes Hirn, dessen Funktionen möglicherweise mehr mit der Entstehung von chronischen Erkrankungen, aber auch mit der Aufrechterhaltung von Gesundheit zusammenhängen als bisher angenommen, er weist aber trotzdem in der Streßbewältigung einige Schwerfälligkeiten auf, die es durch Training zu überwinden gilt.

Streß wegen mangelnder Entscheidungsfähigkeit

Ein gravierender Verhaltensfehler und anhaltender Streßfaktor bei Menschen ist z. B. ihre relative Unfähigkeit, zwischen kurzfristig positiven und langfristig negativen Folgen zu unterscheiden. Viele Menschen wiederholen über Jahre hinweg bestimmte Verhaltensweisen, von denen sie positive Folgen erwarten (zum Beispiel übermäßiges und kalorienreiches Essen als Lustgewinn, Zigarettenrauchen als Faktor der eingebildeten Entspannung) und sind trotz wahrgenommener negativer Folgen (z. B. Bewegungsschwierigkeiten durch Übergewicht, Bronchitis aufgrund des Rauchens usw.) nicht in der Lage, ihr Verhalten zu ändern. Der Mensch scheint sich derart auf kurzfristig positive Folgen zu konzentrieren, daß er in diesem Augenblick die Wahrnehmungsfähigkeit für langfristig negative Folgen des Verhaltens verliert. Diese Eigenschaft des Menschen kann sowohl seine individuelle Gesundheit als auch die Funktionsfähigkeit einer gesunden Gesellschaft bedrohen.

Streß durch übermäßige Fixierung

Ein zweites, gravierendes Problem, das für die moderne Streßforschung von großer Bedeutung sein müßte, ist die Neigung des Menschen, sich an bestimmte Personen oder Zustände aus der Vergangenheit derart zu binden, daß die Gegenwart als reiz- und bedeutungslos erlebt wird. So können Personen auf ein Elternteil, einen aktuellen oder verlorenen Partner oder eine früheren Position in der Gesellschaft derart fixiert bleiben, daß sie in der Gegenwart Depressionen und Krankheiten entwickeln und ihre wirklichen Chancen zunichte machen.

Dieser Tatbestand weist nicht nur auf eine Irrationalität des Verhaltens hin, sondern auf ein ernstes Problem, bei dem das menschliche Gehirn an die Grenze seiner Leistungsfähigkeit stößt und neue Formen des Verhaltenstrainings notwendig werden.

Wie entsteht eine übermäßig starke Bindung und Fixierung?

Sie entsteht dort, wo der Mensch seine stärksten positiven Gefühle und die stärksten Lustgefühle und Gefühle der Faszination erlebt hat. Dabei wurde das Lustzentrum im Gehirn angeregt und es entsteht ein Drang zur Wiederholung. Nicht selten wird das Objekt, an das die ursprüngliche Lust gebunden ist, in der Phantasie idealisiert und hochbewertet, wodurch die Fixierung noch verstärkt wird. Je stärker die Fixierung an ein Objekt aus der Vergangenheit, desto ausgeprägter kann die Depression und Hoffnungslosigkeit in der Gegenwart sein, deren Ursache häufig nicht erkannt wird und mit Vorliebe auf andere Faktoren geschoben wird. Es gibt viele Menschen, die in einer Fixierung auf die Vergangenheit leben und die Gegenwart nur noch ertragen. Die Folge ist nicht nur eine schlechte Lebensqualität, sondern eine erhöhte Anfälligkeit für chronische Erkrankungen. Nicht selten kommt es zu einer Verbindung zwischen der Fixierung der Gefühle in der Vergangenheit und der Unfähigkeit, langfristig negative Folgen des eigenen Verhaltens abzuwehren, indem vordergründige und kurzfristige Befriedigungen als Ausweg gesucht werden. Fixierung kann aber auch durch die Angst, ein Objekt zu verlieren, entstehen.

Streß als Folge von Abweisung

Ein weiteres und möglicherweise das größte Streßproblem ist die menschliche Neigung, traumatische Abweisungserlebnisse aus der Kindheit in der Gegenwart reparieren zu wollen. Das menschliche Grundbedürfnis, bedingungslos von einem wichtigen Elternteil geliebt zu werden, wird in der Familie häufig enttäuscht. So wird beispielsweise dem Kind vermittelt, daß es nur geliebt wird, wenn es Leistungen erbringt, oder es wird rücksichtslos hinter den Partner oder ein Geschwister zurückgestellt oder ihm wird sonstwie bewiesen, daß es nicht bedingungslos geliebt wird. In solchen Situationen entstehen traumatische Abweisungserlebnisse, die mit soviel Schmerz verbunden sind, daß der Mensch im Laufe seines Lebens eine ganze Reihe von präventiven Verhaltensmaßnahmen entwickelt, um diesem Abweisungsschmerz nicht noch einmal begegnen zu müssen. Trotzdem bemüht sich die betroffene Person immer wieder im Hier und Jetzt emotionale Beziehungen aufzubauen und dabei Situationen herbeizuführen, die der Situation ähneln, in der das Kind lieblos abgewiesen wurde. In solchen Situationen wird der Versuch unternommen, die Erfahrung zu machen, doch voll geliebt und anerkannt zu werden. Wenn das der Fall wäre, dann bestünde die Hoffnung, daß die traumatische Erinnerung aus der Kindheit "repariert" und überwunden würde. Leider gelingen solche Versuche in der Regel nicht, aus dem einfachen Grund, weil die Angst und die Erwartung, erneut enttäuscht zu werden, so stark sind, daß sie einer positiven Bestätigung im Wege stehen und diese zunichte machen. Dies hat zur Folge, daß es zu erneuten Abweisungserlebnissen kommt, die noch traumatischer (z. B. depressionserzeugend, angsterzeugend) erlebt werden.

Diese Problematik wird zusätzlich durch die Tatsache kompliziert, daß Partner mit unterschiedlichen Bedürfnissen aufeinandertreffen und sich gegenseitig Signale geben, die vom anderen jeweils mißinterpretiert werden. So fühlt sich z. B. ein Partner vom anderen abgewiesen und spielt den Beleidigten, in der Hoffnung, daß sein Partner dann wieder liebevoll auf ihn zukommt und ihn anerkennt. Dieses Signal begreift der andere Partner vielleicht nicht, sondern fühlt sich seinerseits abgewiesen. So kann eine gegenseitige Distanzierung bis zur Trennung eskalieren, wobei beide Partner unter Umständen extrem leiden.

Es gibt auch Menschen, die in der Vergangenheit, z. B. im Elternhaus, glauben, starke Liebe und Anerkennung erlebt zu haben, und nun unter der Angst leiden, die elterliche Zuneigung zu verlieren, wenn sie sich anderen Menschen zuwenden. Dabei sind sie bemüht solange, negative Eigenschaften bei dem jeweiligen Partner zu finden, bis es zur Trennung kommt. Auch hinter solchen Verhaltensweisen steckt letztlich die Angst erfahren zu müssen, von einem Elternteil nicht voll geliebt zu werden oder nur unter bestimmten Bedingungen geliebt zu werden. .

Hier zeigt sich erneut, wie das menschliche Hirn illusionäre Erwartungen bildet, die zu anhaltendem Streß führen. Obwohl es unterschiedliche Elterntypen gibt und durchaus nicht alle ihre Kinder abweisen, kann niemand verhindern, daß das Kind in unterschiedlichen Situationen Bedürfnisse von großer gefühlsmäßiger Bedeutung entwickelt und sich bei Nichtbefriedigung abgewiesen fühlt. Da es überhaupt nichts bringt, den Eltern oder dem Partner Vorwürfe zu machen, ist es für den Menschen wichtig, Verhaltenstechniken zu erlernen, welche die ewige Wiederholung von Abweisungserlebnissen langfristig überflüssig machen.

Streß infolge konfliktbedingter Blockaden

Eine weitere und auf Dauer sehr belastende Streßsituation ist die konfliktbedingte Blockade eines eindeutigen Verhaltens und Bewertens aufgrund sich ausschließender Motive. Solche Zustände können sich auf die gesamte Persönlichkeit ausdehnen und schließlich schwere Depressionen, Angstzustände und andere Symptome auslösen.

Ein Beispiel:

Die Tochter liebt ihren Vater und äußert ihm gegenüber hohe gefühlsmäßige Erwartungen. Der Vater fordert von ihr häufig in aggressiver und entwertender Weise Leistung als Vorbedingung, von ihm anerkannt zu werden. Die Tochter stürzt sich in der Schule und im Studium in Hyperaktivität mit dem Ziel, beste Leistungen zu vollbringen, gerät aber im Hinblick auf die Leistungen sowohl von der gefühlsmäßigen als auch von der kognitiven Seite in zwiespältige Beurteilungen. Einerseits will sie Leistung vollbringen, um vom Vater anerkannt zu werden; andererseits entwickelt sie eine immer größere Angst, daß die Leistung dem Vater nie genügen wird und er sie selbst dann ablehnen würde, wenn sie die von ihm erwartete Leistung bringen würde. Der Konflikt führt zu immer ausgeprägterer seelisch-körperlicher Erschöpfung und Angst, bis sich schließlich Apathie und Depression einstellen. In diesem Zustand bekommt die Person vom Arzt Antidepressiva verordnet, worauf es ihr über Jahre hinweg besser geht. Trotzdem ist sie nicht in der Lage, ihren Grundkonflikt zu überwinden und ist noch immer hochambivalent gegenüber dem Thema Leistung, die sich in starker Motivation und gleichzeitig ausgeprägter Angst ausdrückt.

Wir haben eine Vielzahl verschiedener Streßarten erforscht. Hier sollen noch einige zur Illustration erwähnt werden:

a) Die Lähmung des psychischen Apparates nach Schockerlebnissen. Menschen können nach bestimmten schockierenden Erlebnissen derart ihre innere Orientierung und ihren Halt verlieren, daß sie nach außen über lange Zeit apathisch wirken, weil sie in vielen wichtigen psychischen Funktionen gelähmt sind. Solche Personen sind selbstmordgefährdet oder auf lange Sicht kommunikations- und berufsunfähig. Solche Reaktionen entstehen in der Regel dann, wenn die Person durch schockierende Erlebnisse, z. B. bei unerwarteten Trennungen, nicht mehr in der Lage ist, ihre Bedürfnisse von höchster emotionaler Bedeutung zu befriedigen und sich selbst nicht mehr in der gewohnten Art erleben und interpretieren kann („die Welt nicht mehr versteht").
b) Eine zweite, mildere Form des Stresses äußert sich bei Menschen, die nur in bestimmten Bereichen Störungen im Reiz-Reaktionsverhältnis aufweisen, während sie in vielen anderen Bereichen Entspannung und Wohlbefinden erzielen. So kann z. B. eine Person nur dann hilflos aufgeregt sein, wenn sie ihre hochbewertete Mutter mit dem Ehepartner vergleicht, der niedriger bewertet wird (in bestimmten Bereichen, z. B. den Kochkünsten).

Die oben beschriebenen Streßsituationen kann der Mensch zwar bei sich analysieren und begreifen, weil das Gehirn offensichtlich Strukturen hat, die ein solches Begreifen möglich machen. Er hat allerdings noch nicht genügend gelernt, wie er mit unterschiedlichen Streßsituationen am erfolgreichsten fertig wird (deswegen lebt er mehr in Angst vor dem Streß und in relativer Lustlosigkeit als in Wohlbefinden und Lust). Wenn neue und erfolgreiche Streßbewältigungsmaßnahmen erlernt werden, dann kann angenommen werden, daß die schon vorhandenen Hirnfunktionen durch Training in Richtung einer effektiveren Streßbewältigung ausgebaut werden können.

Unbewältigter Streß führt nicht nur zu Krankheiten, sondern auch zu erhöhter Rigidität, verringerter Kreativität und geringerer Beweglichkeit in der Lösung beruflicher, gesellschaftlicher und politischer Probleme.

Wir haben in unserer jahrelangen Verhaltensforschung verhaltenstherapeutische Verfahrensweisen entwickelt und Beratungssysteme entworfen, die in der Lage sind, dem Menschen zu helfen, seinen Weg im Hier und Jetzt zu finden und sein Verhalten an langfristig positiven Folgen auszurichten. Ferner haben wir viele individuelle und soziale Streßursachen erforscht und unterschiedliche Trainingsmaßnahmen zur Streßbewältigung entwickelt. Diese Maßnahmen sollen dem Leser in dem Training zur Verfügung gestellt werden und zugute kommen.

Während die modernen Wissenschaften in unterschiedlichen Bereichen (z. B. der Genforschung, der Molekularbiologie usw.) mit großem materiellen und geistigen Aufwand tagtäglich neue Fortschritte machen und von der Gesellschaft unterstützt werden, scheint die Bedeutung der Streßforschung noch ungenügend erkannt zu sein. Es gibt viele populär- und halbwissenschaftliche Bücher, die, ohne den Streß systematisch zu erforschen, Ratschläge erteilen wie der Streß überwunden werden kann. Einerlei ob dabei zu Entspannung oder positivem Denken geraten wird, gehen sie alle von einer wissenschaftlich grundsätzlich falschen Prämisse aus. Es wird der Versuch unternommen, die Symptome zu beseitigen ohne die Ursachen zu kennen und zu verändern.

Aufgrund unserer Forschung wissen wir, daß der Mensch durch seine Eigenaktivität Bedingungen herstellt, auf die er dann automatisch reagiert und daß es darauf ankommt, durch Eigenaktivität zunächst die Bedingungen zu verändern, worauf die positiven Reaktionen dann wieder automatisch folgen. Es gibt viele Möglichkeiten die Voraussetzungen zu ändern, z. B. durch Entzug aus einer Situation, durch veränderte Aktivität auf eine Situation oder durch veränderte Bewertung, die zu veränderter Aktivität führen kann.

Der zentrale Begriff unserer Streßforschung ist die individuelle und soziale Selbstregulation. Unter Selbstregulation verstehen wir jede individuelle oder soziale Aktivität, die Bedürfnisbefriedigung, Wohlbefinden und Problemlösung herbeiführt. Der Mensch ist ein sehr komplexes soziobiologisches System, in dem immer wieder, sowohl Bedürfnisbefriedigungen und Entwicklungen stattfinden als auch Störungen und Hemmungen. Aus diesem Grund kann kein seriöser Wissenschaftler den Himmel auf Erden versprechen. Trotzdem gibt es Menschen, die den größten Teil ihres Lebens in Leid verbringen und unter Bedingungen leben, die ihnen nicht gut tun, zum großen Teil deshalb, weil sie nicht gelernt haben, durch Eigenaktivität die ungünstigen Voraussetzungen zu ändern. Es gibt auch Menschen, die überwiegend und über sehr lange Strecken ihres Lebens glücklich und entspannt bis ins hohe Alter leben. Das Ziel dieses Trainingssystems ist den Menschen aufgrund von Forschungsergebnissen und theoretischen Erfahrungen zu helfen, ihre Eigenaktivität erfolgreich anzuregen, mit dem Ziel mehr Lust und Wohlbefinden zu erreichen und gleichzeitig einen individuellen Beitrag zur gesellschaftlichen Selbstregulation zu leisten.

Es gibt eine wichtige Beziehung zwischen dem menschlichen Disstreß und Eustreß und der Funktionsweise des Zentralen Nervensystems. So ist zum Beispiel die Hirnrinde (Cortex cerebri) die Trägerin von Denkprozessen, Erkenntnissen, Annahmen und Assoziationen. Das limbische System ist das Zentrum der Gefühle, z. B. Haß, Liebe. Eine gute Kooperation zwischen den beiden Teilen des Gehirns ist die Voraussetzung, daß einerseits Gefühle geäußert, aber auch rational kontrolliert werden können und andererseits die Vernunft von den Gefühlen positiv beeinflußt und somit differenzierbar wird.

Die Wechselwirkung zwischen dem Kortex und dem limbischen System kann aus rein organischen Gründen gestört sein (z. B. durch Hirntumore, Verletzungen). Viel häufiger wird diese Wechselwirkung jedoch durch psychosoziale Faktoren in ihrer Funktion verhindert. Ein gesunder Mensch, der sich gut selbst reguliert, seinem Streß vorbeugt und in der Lage ist, immer wieder Eustreß zu erzeugen, beweist eine gute Kooperation zwischen seinen Gefühlen und seiner Vernunft. Die Gefühle beeinflussen und belehren die Vernunft, die Vernunft fördert und formt positive Gefühle. Wenn diese Wechselwirkung gestört ist, entsteht Streß. So gibt es Personen, die eine derartig strenge und gegen die eigene Gefühle gerichtete Rationalität zeigen, daß ihre gefühlsmäßigen Bedürfnisse über lange Sicht blockiert bleiben. Es liegt auf der Hand, daß bei solchen Personen die Funktionen des limbischen Systems und ihre Einwirkung auf den Kortex blockiert sind. In unseren Heidelberger Prospektiven Studien konnten wir z. B. zeigen, daß Personen mit extrem rational-antiemotionalem Verhalten häufiger Krebs bekamen, besonders Hirntumore, als Personen, bei denen die Emotionalität und Rationalität im Gleichgewicht standen.

Es gibt auch Menschen, bei denen die Emotionen fast vollkommen den rationalen Anteil bestimmen und dominieren. Hier ist das limbische System überaktiviert und blockiert die Impulse aus dem Kortex. Solche Personen haben zwar eine erhöhte Kreativität in Bereichen, die von Gefühlen bestimmt sind (z. B. in der Kunst), zeigen aber eine sehr geringe Rationalität in der Begründung ihres Verhaltens und geringe rationale Differenziertheit in der Bewertung unterschiedlicher Sachverhalte. Bei diesen Personen besteht eine starke Wechselwirkung zwischen dem limbischen System und dem Lustzentrum im Gehirn, und sie haben das Bedürfnis, durch starke Emotionen ihr Lustzentrum in permanenter Erregung zu halten. Dabei neigen sie dazu, jede rationale Kontrolle des limbischen Systems auszuschalten. Die Einnahme von Drogen, hohem Alkoholkonsum und exzessivem Rauchen sind Versuche, die kortikale Kontrolle auszuschalten und das Lustzentrum anzuregen. Obwohl dabei kurzfristig positiver Streß (Eustreß) entstehen kann, ist auch ein rein emotionales Verhalten letztlich ein massiver Streß, weil die Person doch mit der eigenen internalisierten, aber nicht zugelassenen Rationalität und der rationalen Kritik aus der Umwelt in Konflikt gerät.

4.5.3 Streß und die gesundheitlichen Auswirkungen

Wir konnten in ausgedehnten Längsschnittstudien zeigen, daß Streß ein wichtiger gesundheitsschädlicher Faktor ist und daß er mit der Entstehung unterschiedlicher chronischer Erkrankungen zusammenhängt. Unterschiedliche Streßsituationen potenzieren einerseits den physischen Risikofaktor und zeigen andererseits mit diesem synergistische Effekte auf (d. h. sie potenzieren sich in der Wirkung gegenseitig).

Personen mit einer schlechten Selbstregulation, mit geringem Wohlbefinden und negativer Selbststeuerung erkranken häufiger, besonders, wenn sie zusätzlich noch ausgeprägte physische Risikofaktoren aufweisen. Die Ergebnisse aus unserer Forschung wurden ausführlich in meinem Buch Systemische Epidemiologie und präventive Verhaltensmedizin chronischer Erkrankungen – Strategien zur Aufrechterhaltung der Gesundheit, Walter de Gruyter, Berlin, N. Y., 1999, publiziert. Ergebnisse zum Thema Streß und Krankheit finden sich auch in dem Buch Stierlin/Grossarth-Maticek, Krebsrisiken und Überlebenschancen – wie Seele, Körper und Umwelt zusammenwirken, Carl Auer-Systeme Verlag, Heidelberg 1998.

4.5.4 Streß aus der Kindheit – Streß in der Partnerbeziehung

In der Kindheit werden sowohl Erregungsmuster, die zu Wohlbefinden führen, angelegt, als auch bestimmte Sensibilisierungen erlernt, die im Erwachsenenleben immer wieder zu Streß führen. Wenn ein Kind sich z. B. an schöne und lustvolle Erlebnisse mit einem Elternteil erinnert, dann kann es positiv auf solche Personen reagieren, mit denen es angenehme Kindheitserinnerungen assoziiert. Wenn in der Kindheit Frustrationen, Enttäuschungen und andere negative Erlebnisse auftraten und in der Erinnerung gespeichert sind, dann können diese durch Assoziation mit bestimmten aktuellen Personen oder Situationen wieder erlebt werden und zu erheblichen Streßreaktionen führen. Die Verbindung zwischen Kindheit und aktueller zwischenmenschlicher Beziehung kommt vor allem in der Partnerbeziehung zum Ausdruck. In der Partnerbeziehung kommen in der Regel zunächst positive Assoziationen mit angenehmen Kindheitserlebnissen zum Tragen, z. B. erinnert der Partner an ein positiv erlebtes Elternteil. Dabei werden Bedürfnisse von größter emotionaler Bedeutung angeregt. Häufig werden aber in der zweiten Phase auch negative Erlebnisse durch den Partner wieder angeregt, die dann zu ausgeprägt negativen Reaktionen und Belastungen führen können. Auch nicht verarbeitete und noch vorhandene Bindungen an Eltern und andere Bezugspersonen aus der Kindheit können zum Tragen kommen, wenn z. B. der Partner absolute Hingabe fordert. Häufig kulminieren dann die Konflikte mit dem Partner derart, daß es zur Trennung kommt. Nach der Trennung können ebenfalls noch latent vorhandenen Bindungen an ein Elternteil auf den durch die Trennung verlorengegangenen Partner übertragen werden. Viele Personen haben derartige Angst, ihre Bindungen und Erwartungen aus der Kindheit in der Partnerbeziehung zu äußern, daß sie lieber eine leblose und langweilige Beziehung eingehen, als ihre Gefühle und Erwartungen auch dann zu äußern, wenn diese irrational und unvernünftig erscheinen.

Auch in der Verarbeitung der Kindheit in der Partnerbeziehung spielen Wohlbefinden und Lust eine große Rolle. Für die Aufrechterhaltung der Gesundheit erscheint es wichtiger, durch bestimmte Verhaltensweisen Erwartungen aus der Kindheit anzuregen, die zu Lust und Wohlbefinden führen und auch Enttäuschungen hervorrufen, als diese zu verdrängen. Starke positive und negative Gefühle können für die Streßbewältigung und das Wohlbefinden nützlicher sein als in einem Zustand von Langeweile und in einem Mangel an innerlich benötigter Anregung zu leben.

4.5.5 Streß im Berufsleben

Streß entsteht in allen Bereichen, in denen auf eine Herausforderung eine unzulängliche Antwort folgt. Wir unterscheiden zwar zwischen individuellem und beruflichem Streß, aber beide Bereiche treten häufig in Wechselwirkung, d. h. individueller Streß kann sich im Berufsleben ebenso auswirken wie der Berufsstreß auf Verhaltensweisen im Privatbereich. Wir unterscheiden auch zwischen individueller und sozialer Selbstregulation.

Während sich der Mensch in der individuellen Selbstregulation durch seine Eigenaktivität reguliert, kommt in der sozialen Selbstregulation die aufeinander bezogene Aktivität der Menschen in der Gruppe, die ein gemeinsames Ziel verfolgen, zum Ausdruck. Streß im Berufsleben ist häufig die Folge von behinderter sozialer Selbstregulation. Die Folgen von Streß im Berufsleben können vielseitig sein und sich z. B. in einem hohen Krankenstand, mangelnder Kreativität der Mitarbeiter, verminderter Qualität der betrieblichen Problemlösung usw. äußern. Wenn im Unternehmen Eustreß vorherrscht, dann erhöht sich die Chance, durch Engagement und Kreativität auch hohe Herausforderungen erfolgreich zu bewältigen. Eustreß ist immer das Ergebnis einer guten sozialen Selbstregulation im Unternehmen.

Wir haben die Auswirkungen von Streß und Eustreß auf Fehlzeiten im Unternehmen erforscht und ebenso in bezug auf Erfolg und Mißerfolg bei Fußballmannschaften. Wir haben sowohl für die Fehlzeiten als auch für den Erfolg von Fußballmannschaften eine große Anzahl von Faktoren erforscht, die mit einer schlechten sozialen Selbstregulation, hohen Quoten an Fehlzeiten und beruflichem bzw. sportlichem Mißerfolg zusammenhängen, sowie Faktoren, die mit einer guten Selbstregulation, geringen Fehlzeiten und beruflichem bzw. sportlichem Erfolg Hand in Hand gehen.

Einer der wichtigsten Faktoren im Rahmen der sozialen Selbstregulation ist die Integration von individuellen Fähigkeiten und Interessen mit den beruflichen Anforderungen und Zielsetzungen, sowie die Integration der individuellen Fähigkeiten in ein funktionierendes und problemlösendes Ganzes.

Beispiel Fußballtraining

Wenn es ein Fußballtrainer z. B. versteht, die individuellen Fähigkeiten seiner Spieler in eine gute Teamarbeit zu integrieren, die Fähigkeiten jedes einzelnen optimal für eine mannschaftliche Zielsetzung zu nutzen und für die Verwirklichung des Zieles soziale Selbstregulationsmechanismen anzuregen (z. B. indem die Spieler miteinander und mit dem Trainer reden, ihre Stärken, Schwächen und Wünsche äußern, sich gegenseitig belohnen und ihre individuellen Fähigkeiten anerkennen), dann ist sein Erfolg sehr wahrscheinlich, z. B. einen hohen Platz in der Liga zu erreichen.

Im Rahmen unserer Forschung (zu unterschiedlichen Zeitpunkten in unterschiedlichen Ländern und Fußball-Ligen) zeigten sieben beobachtete Mannschaften eine sehr gute Selbstregulation und neun Mannschaften eine schlechte Selbstregulation. Der durchschnittliche Tabellenplatz am Ende der jeweiligen Saison bei Mannschaften mit guter Selbstregulation war 3, der durchschnittliche Tabellenplatz bei Mannschaften mit schlechter Selbstregulation war 10.

Wenn in einer Fußballmannschaft dementgegen die Selbstregulationsmechanismen verhindert sind (z. B. indem sich die Spieler und der Trainer gegenseitig systematisch behindern und somit nicht in die Lage kommen, die individuellen Fähigkeiten in ein gut funktionierendes Ganzes zu integrieren), dann ist der Mißerfolg auch dann vorprogrammiert, wenn die Spieler eine gute physische Kondition und hohes technisches Können aufweisen und der Trainer fachlich qualifiziert ist. Der Streß in der Fußballmannschaft wirkt sich auch physisch aus: z. B. Unsicherheit, schlechte Koordination der Bewegungen, Störung in der flexiblen Anspannung an spielerische Herausforderung usw. Eine gute Selbstregulation, die zu einem funktionierendem Ganzen gehört, aktiviert den Eustreß und somit das Wohlbefinden, die Lust am Spiel und die lustvolle Steigerung der körperlichen Aktivitäten (das Team „wächst über sich selbst hinaus"). Wir konnten zeigen, daß durch Einsatz des Autonomietrainings in Fußballmannschaften dem Streß vorgebeugt werden kann und daß die Bedingungen für den Eustreß systematisch hergestellt werden können.

Beispiel Fehlzeiten in Unternehmen

Auch in Hinblick auf die Erforschung von hohen Fehlzeiten im Unternehmen und bei der Untersuchung, warum bestimmte Abteilungen Schwierigkeiten hatten, berufliche Probleme erfolgreich zu bewältigen, zeigte sich, daß Streß und Eustreß eine große Rolle spielen und daß hinter diesen Phänomenen eine gute bzw. schlechte soziale Selbstregulation stand.

Die geringsten Fehlzeiten (durchschnittlich 6,8 Tage im Jahr) wiesen Personen auf, die in Arbeitsgruppen integriert waren, in denen eine transparente und gut funktionierende Teamarbeit vorherrschte und denen es ermöglicht wurde, ihre individuellen Fähigkeiten mit den beruflichen Anforderungen befriedigend zu verknüpfen. Personen, die nicht in der Lage waren, ihre individuellen Fähigkeiten und Interessen mit den beruflichen Anforderungen zu verknüpfen, und die nicht in ein gut funktionierendes Arbeitsteam integriert waren (z. B. weil sie sich mit diesem nicht identifizieren konnten oder keine Belohnung für Erfolg erlebten) oder die eigene Funktion im Team nicht ausreichend verstehen oder akzeptieren konnten, wiesen die höchsten Quoten an Fehlzeiten auf (durchschnittlich 36,2 Tage im Jahr).

Abteilungen in Großunternehmen, die erfolglos arbeiten, weisen in der Regel auch eine schlechte Selbstregulation auf: Die Mitarbeiter sind nicht in transparenten Teams organisiert, sprechen nicht miteinander über Ursachen von Mißerfolgen, kommen nicht in die Lage, kreative und problemlösende Impulse einzubringen; die individuellen Fähigkeiten sind mit den beruflichen Anforderungen schlecht verknüpft usw.

In der Analyse von 12 Arbeitsgruppen mit beruflichem Mißerfolg wiesen 11 Gruppen gravierende Probleme in der sozialen Selbstregulation auf; eine Gruppe wies eine sehr gute Regulation auf, wurde aber von außen (durch die Unternehmensleitung) systematisch blockiert.

Die Erforschung von Streß und seine Umwandlung in Eustreß ist sowohl im Bereich des Privaten als auch beruflichen Lebens ein sehr wichtiger Faktor für die Erreichung einer hohen Lebensqualität und den individuellen und betrieblichen Erfolg. Wir haben im Rahmen des Autonomietrainings Methoden entwikkelt, in denen der individuelle und soziale Streß diagnostiziert und erfolgreich in Eustreß umgewandelt werden kann. In diesem Buch wird der individuelle Streß behandelt und eine Anregung zum Eustreß gegeben, während die Diagnose und Behandlung des sozialen Stresses im Rahmen anderer Veröffentlichungen vorgestellt und hier eher am Rande und zur allgemeinen Information behandelt werden.

4.5.6 Streß- und Antistreßfaktoren

Unterschiedliche Faktoren führen zu Streß. In einer Studie an 8972 Personen (zur Hälfte Männer und Frauen im Alter von 40–61 Jahren) haben wir Streß wie folgt definiert: *immer wiederkehrende lang anhaltende Erlebnisse von Enttäuschung, Aufregung und extremem Unwohlsein (z. B. Ekelgefühle) ohne die Fähigkeit, Verhaltensstrategien zu entwickeln, die es den Menschen ermöglichen, wieder in lang anhaltendes inneres Gleichgewicht zu kommen* (z. B. indem sie sich von Einflüssen, die zu negativen Gefühlen führen, distanzieren können oder neue Interpretations- und Verhaltensweisen entwickeln, die eine streßverhindernde Funktion ausüben). Negative streßerzeugende Gefühle können in unterschiedlichen Bereichen auftreten. In der folgenden Tabelle sollen einige Bereich und der Prozentsatz des Auftretens in der oben genannten Versuchsgruppe dargestellt werden.

Immer wiederkehrende lang anhaltende negative Gefühle (Enttäuschung, hilflose Aufregung, extremes Unwohlsein, Unlust etc.) verursacht durch:

1. *Familienmitglieder (Eltern, Kinder, Geschwister, Schwiegersöhne und -töchter etc.).*
   Dies trifft auf 41% der Befragten zu.
   Intensität der erlebten Streßwirkung:
   4,9 (auf einer Skala von 0–7).

2. *Partnerbeziehung.*
   Dies trifft auf 33% der Befragten zu.
   Intensität der erlebten Streßwirkung:
   4,8 (auf einer Skala von 0–7).

3. *Berufsleben.*
   Dies trifft auf 27% der Befragten zu.
   Intensität der erlebten Streßwirkung:
   5,3 (auf einer Skala von 0–7).

4. *Unzufriedenheit mit den amtierenden Politikern und der politischen Situation.*
   Dies trifft auf 10% der Befragten zu.
   Intensität der erlebten Streßwirkung:
   4,7 (auf einer Skala von 0–7).

5. *Unzufriedenheit mit dem Umgang der Menschen mit der Umwelt.*
   Dies trifft auf 8% der Befragten zu.
   Intensität der erlebten Streßwirkung:
   3,8 (auf einer Skala von 0–7).

6. *Mißachtung der Menschen durch Industrie, Unternehmer und Verwaltung.*
   Dies trifft auf 9% der Befragten zu.
   Intensität der erlebten Streßwirkung:
   3,9 (auf einer Skala von 0–7).

7. *Materielle, z. B. finanzielle Probleme.*
   Dies trifft auf 19% der Befragten zu.
   Intensität der erlebten Streßwirkung:
   4,5 (auf einer Skala von 0–7).

8. *Eigenes Fehlverhalten.*
   Dies trifft auf 18% der Befragten zu.
   Intensität der erlebten Streßwirkung:
   4,1 (auf einer Skala von 0–7).

9. *Negative Lebensereignisse.*
   Dies trifft auf 17% der Befragten zu.
   Intensität der erlebten Streßwirkung:
   5,6 (auf einer Skala von 0–7).

10. *Extreme soziale Isolation.*
    Dies trifft auf 12% der Befragten zu.
    Intensität der erlebten Streßwirkung:
    5,5 (auf einer Skala von 0–7).

11. *Überforderung (z. B. durch zuviel Arbeit, Aufgaben im Beruf).*
    Dies trifft auf 21% der Befragten zu.
    Intensität der erlebten Streßwirkung:
    5,4 (auf einer Skala von 0–7).

12. *Monotonie (Eintönigkeit, Anregungslosigkeit) im Beruf und in der Freizeit.*
    Dies trifft auf 15% der Befragten zu.
    Intensität der erlebten Streßwirkung:
    4,7 (auf einer Skala von 0–7).

23% der Befragten weisen keinen der o. g. Streßfaktoren auf, während 77% mindestens einen aufweisen. Die Gruppe ohne Streßfaktoren bekommt in einem Beobachtungszeitraum von 21 Jahren signifikant weniger chronische Erkrankungen und lebt bedeutend länger als die Gruppe mit einem oder mehreren Faktoren.

Wie ist die pathologische Streßwirkung zu interpretieren? Der Streß stört vor allem die Selbstregulation. Wenn eine Person oder Gruppe einen Menschen derart negativ beeinflußt, daß dieser nur noch in hilfloser Weise reagiert und dabei ausgeprägt negative Gefühle erlebt (z. B. daß er sich einem ekelerregenden mitmenschlichen Verhalten nicht mehr entziehen kann und er nicht mehr in der Lage ist, selbstregulative Aktivitäten zu entwickeln), dann hat ein derartiger Zustand ausgeprägte gesundheitliche, physiologische Reaktionen zur Folge. Extrem gestreßte Personen, die sich in starker Intensität Stressoren ausgeliefert fühlen und dabei hilflos sind (und das sind rund 23% der oben untersuchten Population) haben beispielsweise sechsmal häufiger Bluthochdruck, 21× häufiger Herzrhythmusstörungen und bekommen um eine Mehrfaches häufiger Diabetes, Krebs, Herzinfarkt und Hirnschlag.

Es gibt nicht nur Streßfaktoren, sondern auch Faktoren und Zustände, die dem Streß entgegenwirken. Das sind in der Regel Einflüsse, die zu lang anhaltenden angenehmen Gefühlen führen und dem Individuum das Gefühl von Sicherheit, Zufriedenheit und Kompetenz vermitteln.

Hier sollen einige positive, streßverhindernde Faktoren angeführt werden:

1. *Eine subjektiv erlebte erfüllende und tragende Gottesbeziehung.*
   Dies trifft auf 23% der Befragten zu.
   Intensität der erlebten Streßreduktion:
   6,2 (innerhalb einer Werteskala von 0–7).

2. *Angenehm erlebte sexuelle Beziehung.*
   Dies trifft auf 24% der Befragten zu.
   Intensität der erlebten Streßreduktion:
   4,0 (innerhalb einer Werteskala von 0–7).

3. *Wohlbefinden erzeugende Hobbies.*
   Dies trifft auf 33% der Befragten zu.
   Intensität der erlebten Streßreduktion:
   3,9 (innerhalb einer Werteskala von 0–7).

4. *Erlebte familiäre Harmonie.*
   Dies trifft auf 31% der Befragten zu.
   Intensität der erlebten Streßreduktion:
   4,6 (innerhalb einer Werteskala von 0–7).

5. *Berufliche Erfüllung.*
   Dies trifft auf 26% der Befragten zu.
   Intensität der erlebten Streßreduktion:
   3,7 (innerhalb einer Werteskala von 0–7).

6. *Wohlbefinden durch gute Lebensbedingungen.*
   Dies trifft auf 51% der Befragten zu.
   Intensität der erlebten Streßreduktion:
   3,6 (innerhalb einer Werteskala von 0–7).

7. *Positives Selbstbild.*
   Dies trifft auf 13% der Befragten zu.
   Intensität der erlebten Streßreduktion:
   3,8 (innerhalb einer Werteskala von 0–7).

8. *Gleichgewicht durch Eigenaktivität (gute Selbstregulation).*
   Dies trifft auf 24% der Befragten zu.
   Intensität der erlebten Streßreduktion:
   4,7 (innerhalb einer Werteskala von 0–7).

9. *Wohlbefinden durch gesunde Ernährung und Abstinenz von Alkohol und anderen Suchtmitteln.*
   Dies trifft auf 16% der Befragten zu.
   Intensität der erlebten Streßreduktion:
   3,9 (innerhalb einer Werteskala von 0–7).

10. *Wohlbefinden durch regelmäßige Erholung und guten Schlaf.*
    Dies trifft auf 39% der Befragten zu.
    Intensität der erlebten Streßreduktion:
    4,0 (innerhalb einer Werteskala von 0–7).

11. *Wohlbefinden durch körperliche Bewegung.*
    Dies trifft auf 31% der Befragten zu.
    Intensität der erlebten Streßreduktion:
    4,2 (innerhalb einer Werteskala von 0–7).

12. *Wohltuende und erlebte Linderung von seelischer Erschöpfung und gesundheitlicher Probleme durch Selbstmedikation* (z. B. Einnahme von Klosterfrau Melissengeist bei Schlafstörungen oder von Multivitaminpräparaten wie Eunova bei seelisch-körperlicher Erschöpfung und Erkältungssymptomen).
    Dies trifft auf 43% der Befragten zu.
    Intensität der erlebten Streßreduktion:
    3,9 (innerhalb einer Werteskala von 0–7).

Je ausgeprägter die Streßfaktoren und je geringer ausgeprägt die Antistreßfaktoren, desto häufiger treten chronische Erkrankungen auf und umgekehrt, je ausgeprägter die Antistreßfaktoren und je geringer ausgeprägt die Streßfaktoren, desto häufiger wird Gesundheit bis ins hohe Alter aufrechterhalten.

5. Das dynamische Bild: Die angenommene und erlebte Realität

Wie ein Mensch sich selbst, die anderen und ein bestehendes System wahrnimmt und erlebt, hat für die Streßentstehung und Streßbewältigung Konsequenzen. Die angenommene und erlebte Realität nennen wir das dynamische Bild. Ein Mensch kann sich z. B. als angespannt, schwergewichtig und unbeweglich erleben oder als extrem liebesbedürftig, aktiv und etwas verrückt. Ein anderer Mensch kann sich von einer Krankheit erdrückt, sozial isoliert und „wie unter einer Glasglocke" erleben. Die erlebte Realität hat eine resultierende Wirkung, wir sprechen z. B. von der konfliktresultierenden Todes- oder Lebenstendenz. Die aus dem dynamischen Bild resultierende Tendenz kann sehr wichtig sein für die Aufrechterhaltung der Gesundheit oder die Progression einer chronischen Erkrankung. So kann angenommen werden, daß aus einer konfliktresultierenden Todestendenz ein Signal für das Wachstum von Krebszellen ausgehen kann, während aus einer konfliktresultierende Lebenstendenz, die mit erstrebter Lust und Wohlbefinden verbunden ist, ein Signal ausgehen kann, das Wachstum von Krebszellen tendentiell verhindert. Auch der Konflikt zwischen bewußten und unbewußten Verhaltenstendenzen kann eine resultierende Wirkung im dynamischen Bild hervorrufen. Eine Person kann sich z. B. bewußt vornehmen, in einer Partnerbeziehung glücklich und erfüllt zu leben, wobei sie durch unbewußte Tendenzen in derartige Angstreaktionen kommt, daß die resultierende Tendenz eine Flucht aus der Beziehung oder eine akzeptierte Selbstzerstörung bei Ausharren in der Beziehung sein kann .

5.1 Setzen sich psychosoziale Konflikte und Erlebnisbilder in organische Vorgänge um?

Obwohl chronische Erkrankungen durch Wechselwirkungen zwischen körperlichen und seelischen Faktoren entstehen, entsteht häufig der Eindruck, als würde sich der Inhalt des dynamischen Erlebnisbildes in organische Vorgänge, z. B. Entstehen einer bestimmten Krankheit, umsetzen. So bekommen z. B. Frauen, die sich in ihrer Frauenrolle immer wieder und mehrfach abgewiesen fühlen, häufiger Brustkrebs.

Wenn beispielsweise eine Frau in Situationen, in denen sie seine Liebe suchte, vom Vater abgewiesen und nicht anerkannt wird, und gleichzeitig von der Mutter nicht angenommen wird (möglicherweise als Konkurrentin betrachtet wird), und dann noch im Erwachsenenalter vom Partner abgewiesen wird, kann sie das Gefühl bekommen, daß sie als Frau nicht vollwertig ist. Von 100 Frauen mit Brustkrebs litten 70 Personen im Laufe ihres Lebens unter zweifacher Abweisung, während nur 10 von 100 Personen ohne Brustkrebs dieselbe Problematik hatten.

Frauen, die einen Konflikt haben, der um ihr Kind kreist, bekommen häufiger Unterleibskrebs. Solche Frauen waren entweder an ein Kind emotional gebunden und haben es durch Tod oder Trennung verloren, oder sie wünschten sich, ein Kind zu haben, konnten es aber nicht bekommen.

Wenn eine Frau große Probleme mit ihrer genitalen Sexualität hat, z. B. daß sie sich den Koitus wünscht, bei Vollzug aber in schwere Depressionen fällt (und dabei entweder häufigen oder seltenen Sexualverkehr aufweist), dann kann sie häufiger Gebärmutterhalskrebs bekommen. (Grossarth-Maticek, R., Eysenck, H. J., Pfeifer, A., Schmidt, P., Koppel, G. (1997): The specific action of different personality risk factors on cancer of the breast, cervix, corpus uteri and other types of cancer: A Prospective Investigation Person. individ. Diff. Vol. 23 No. 6 949–960)

Beispiel:

Der einzige Sohn von Frau Z. stirbt unerwartet. Sie fällt in schwere Depressionen. Nach zwei Jahren wird Unterleibskrebs diagnostiziert.

Wenn ein junger Mann vom Vater erdrückt wird (von diesem nicht anerkannt und abgewiesen wird oder dieser ihn durch sein brutales oder unkorrektes Verhalten enttäuscht), und wenn er sich dann der Mutter zuwendet, aber bei dieser ebenfalls die Erwartungen, die sie an ihn stellt, nicht erfüllen kann, und wenn sich dieses Muster in der Beziehung zu einer Partnerin wiederholt, dann kann sich der Mann in seiner Männlichkeit symbolisch kastriert fühlen. Personen mit einer derartigen psychischen Struktur bekommen deutlich mehr Hodenkrebs (von 100 Hodenkrebspatienten zeigen 65 die oben beschriebene Struktur, während von 100 Vergleichspersonen im selben Altern und ohne Hodenkrebs nur 8 Personen diese Struktur aufweisen).

Herzinfarktpatienten haben zu 73% einen ausgeprägten sog. polarisierenden Loyalitätskonflikt. In diesem Konflikt idealisiert die Person ein Objekt und bewertet es extrem positiv, während sie ein anderes Objekt, das sie zum idealisierten Objekt in Beziehung bringt, extrem negativ bewertet, sich diesem aber hilflos ausgeliefert fühlt. Die Person fühlt sich selbst häufig als ein aufgeblasener Ballon, der zum Platzen gebracht wird, oder als ein hilfloses und bis zur Erschöpfung gehetztes Objekt.

Beispiel:

Herr F. ist stark an seiner Mutter ausgerichtet. Nach der Hochzeit beginnt er, seine Frau immer mehr zu kritisieren und zu entwerten und benutzt dabei das Vokabular seiner Mutter, die im selben Haushalt wohnt. Wenn die Frau ihm widerspricht, fühlt er sich aufgeregt und ungerecht behandelt. Als sie ihn schließlich mit einem Liebhaber verläßt, ist Herr F. tagelang innerlich angespannt, aufgeregt und überreizt. Drei Monate danach stirbt er an Herzinfarkt.

Personen, die an einem „harmonisierenden Loyalitätskonflikt" leiden, unternehmen den Versuch, Objekte zu versöhnen, die nicht versöhnt werden können und erschöpfen sich in dieser Rolle bis zur Selbstaufgabe. Personen mit ausgeprägtem harmonisierendem Loyalitätskonflikt, z.B. dem Wunsch, sowohl auf die Erwartungen der Mutter als auch die Erwartungen der Ehefrau konstruktiv einzugehen, obwohl beide im selben Haushalt zerstritten leben, bekommen u.a. häufiger Lungenkrebs als Personen ohne diese Verhaltenstendenz. 31% aller Lungenkrebspatienten zeigen eine ausgeprägte Neigung zu diesem Konflikt, während er bei Personen ohne Lungenkrebs nur bei 2% ausgeprägt ist.

Wenn Menschen über lange Zeiträume eine andere Person, eine Situation oder einen Zustand als sie stark behindernd, störend und verletzend ansehen und erleben, dann bekommen solche Personen bedeutend eher Bluthochdruck oder eine altersbedingte Zukkerkrankheit. 63% der Patienten mit Bluthochdruck haben das Gefühl einer chronischen Bedrohung, Störung oder Verhinderung, während dieses Gefühl nur 10% der Personen mit normalem Blutdruck aufweisen.

Beispiel:

Frau N. lebt in Scheidung. Sie hat sich von ihrem Mann getrennt und fühlt sich von diesem bedroht. Er unternimmt alles, daß sie zurückkommt. Durch diese Aktivitäten fühlt sich Frau N. gestört und behindert. Obwohl schon drei Jahre vergangen sind und der Ehemann an Frau N. keine Anforderungen mehr stellt und in einer neuen Beziehung lebt, fühlt sich Frau N. noch immer bedroht. Sie entwickelt einen sehr hohen, behandlungsbedürftigen Bluthochdruck.

Personen mit der Augenkrankheit Glaukom zeigten Jahre vor der Erkrankung in bestimmten Lebensbereichen ein sehr starres Verhalten in ihrer Bewertungsstruktur und emotionalen Beurteilung. So wünscht sich z.B. eine Person Schuhe einer bestimmten Farbe und ist nicht bereit, die gleichen Schuhe mit einer anderen Farbnuance zu akzeptieren, oder sie läßt sich nur von einem Kind die Nahrung bringen und verweigert diese bei allen anderen Kindern.

Ein Beispiel:

Herr W. ist Richter im Ruhestand. In seinem gesamten Leben wußte er genau, was er will, und was er überhaupt nicht ausstehen kann. Er wußte z.B., daß er Wurst mit Currysauce sehr gerne hat, daß er aber Wurst, die nur ein bißchen mit Ketchup verschmiert war, nicht essen würde, selbst wenn er dadurch verhungern würde. Er hat sieben Kinder und traut dreien davon nicht über den Weg. Nur eine Tochter idealisiert er und bringt ihr volles Vertrauen entgegen. Einmal war Herr W. sehr krank und mußte in der eigenen Wohnung mehrere Monate verpflegt werden. Er ließ sich das Essen nur von seiner Lieblingstochter bringen. Er öffnet nur dann die Tür, wenn er überzeugt war, daß es wirklich auch seine liebste Tochter war, die ihm das Essen brachte. Als diese dann in den vorbestellten Urlaub abreiste, ließ er eine Woche niemanden in die Wohnung und verhungerte fast. Daraufhin mußte die Tochter den Urlaub unterbrechen, um dem Vater wieder das Essen zu bringen.

Er hatte nur einen guten Freund, dem er vertraute. Beide waren religiös, er protestantisch, sein Freund katholisch. Eines Tages erklärte er seinem katholischen Freund, daß der Papst der Repräsentant des Teufels auf Erden sei. Daraufhin verließ ihn sein Freund schwer beleidigt und sagte, daß er nur dann wiederkommen würde, wenn er sich entschuldige und seine Behauptung zurücknähme. Obwohl er über Jahre darunter litt, seinen Freund nicht mehr zu sehen, war er nicht bereit, sich zu entschuldigen. Solch ein stures und zwischen gut und böse polarisierendes Verhalten ging bei Herrn W. bis in die frühe Kindheit zurück. Die erste seiner Sprachwendungen, an die er sich erinnerte, hieß: „Will auch nicht – brauch auch nicht.“ Einmal äußerte er den Satz: „Ich sehe, was ich weiß, und möchte nicht sehen, was ich nicht sehen will.“

Personen, die später an Alzheimer oder anderen neurodegenerativen Erkrankungen, die mit starkem Kurzzeit-Gedächtnisschwund und gutem Langzeitgedächtnis zusammenhängen, leiden, zeigten ebenfalls Jahre vor dem Krankheitsausbruch bestimmte Verhaltensmerkmale, Erlebnisbilder und Charakteristika der sozialen Kommunikation. Solche Personen leben ohne gefühlsmäßige Höhen und Tiefen, ohne ausgeprägte intellektuelle Anregung, in einem monotonen Alltag. Sie weisen alles von sich, was sie aufregen oder aus dem beschränkten Gleichgewicht bringen könnte. Gleichzeitig gibt es viele Situationen, in denen die Wahrnehmung und das Einsetzen von Denkprozessen nur mit negativen Folgen zusammenhängen würde. Eine solche Person müßte z. B. anerkennen, daß sie seit Jahren von ihrem Ehemann abgewiesen und nicht anerkannt wurde.

Hier ein Beispiel:

Herr K. ist 75 Jahre und leidet an zunehmendem Schwund des Kurzzeitgedächtnisses. Er weiß nicht, welcher Tag heute ist, was und ob er gefrühstückt hat, und bringt häufig verworrene Sätze vor. Wenn man ihm zum Geburtstag gratuliert, dann antwortet er beispielsweise ohne jede Verbindung zum Thema, und ohne den Gratulanten, der ihm sonst nahesteht, wiederzuerkennen: „Phantastisch, daß es Starke und Schwache gibt. Vom Eishockey bis zur sozialen Marktwirtschaft.“ Fragt man Herr K. aber nach dem genauen Geburtsdatum, Geburtsort und Kindheitserlebnissen, dann antwortet er exakt und schildert viele Details. Herr K. hat nach dem Krieg geheiratet und wurde von seiner Frau, mit der er mehrere Kinder hat, gefühlsmäßig nie anerkannt. Sie betonte immer, daß ihre Ehe eine Zweckverbindung sei, weil sie im Krieg ihren Verlobten verloren und es in der Nachkriegszeit wenige heiratsfähige Männer gegeben habe. Herr K. duldete alle Negationen und Entwertungen seiner Person stoisch und begegnete diesen höchstens mit ironischem Humor, obwohl dem Beobachter immer wieder auffiel, daß er unter der Abweisung litt.

Herr K. verlor seine Mutter, als er drei Jahre alt war und war offensichtlich bereit, seine Ehefrau in die Mutterrolle zu drängen und selbst in die Rolle eines braven Sohnes zu regredieren, gegenüber dem sich die Mutter erlauben kann, auch mal über die Stränge zu schlagen. Von Jahr zu Jahr wurde die erlebte Abweisung und Kritik von der Ehefrau stärker geäußert, nicht selten in Gegenwart der eigenen Kinder, Verwandten und Freunde. Herr K. war bereit, in allen Situationen Harmonie und Konfliktfreiheit herzustellen – ein stiller Mensch mit feinem Charme. Gefühlsmäßige Höhen und Tiefen kannte er nicht, er lebte in einem monotonen Alltag. Es schien so, als würde er sich durch seinen Gedächtnisverlust von der immer heftiger werdenden Bekundungen seiner Ehefrau, ihn nicht zu lieben und mit ihm ihr Leben vergeudet zu haben, schützen.

Auch bei Personen, die später an Hirntumor erkrankten, konnte ein spezifisches Verhaltensmuster beobachtet werden. Zuerst wiesen diese Personen ein ausgeprägt rationales und antiemotionales Verhalten auf. Sie richten ihr Verhalten ausgesprochen an vernunftgeleiteten Maßstäben aus. Sie tun so, als gäbe es allgemeine Maßstäbe für Vernunft und Unvernunft. Rein emotionale Äußerungen sind ihnen fremd, sie haben Angst vor emotionalen Ausbrüchen und fühlen sich meistens wohl, wenn sie starken emotionalen Herausforderungen aus dem Wege gehen können. Wenn nun solche Personen in Lebenssituationen kommen, in denen sie trotz ihrer Neigung zum vernunftgesteuerten Verhalten in starke, anhaltende und nicht kontrollierbare Emotionen geraten, dann kann sich ein dauerhafter Konflikt zwischen Vernunft und Gefühl entwickeln.

Im Gehirn ist die Hirnrinde der Träger von „vernünftigem“ Verhalten, während im sogenannten limbischen System die positiven und negativen Gefühle angeregt werden. Wenn zwischen den Gefühlen und der Vernunft Harmonie herrscht, und sich beide Sphären ergänzen, dann kann es auch zu einem funktionalen Gleichgewicht zwischen Kortex und dem limbischen System kommen. Wenn sich aber stark angeregte Gefühle und die Vernunft gegenseitig ausschließen, dann kann es zu einem funktionalen Chaos im Gehirn zwischen den verschiedenen Impulsen kommen.

Herr H. war als Kind und Jugendlicher gefühlsmäßig stark an beiden Eltern ausgerichtet. Als H. 13 Jahre alt war, trennte sich die Mutter vom Ehemann, heiratete erneut und nahm H. mit in den neuen Haushalt. H. litt unter der Trennung von seinem leiblichen Vater, den er nie mehr sah. Er liebte seine Mutter, warf ihr aber manchmal vor, daß sie eine Hure sei. Später versöhnte sich Herr H. mit seiner Mutter und seinem Stiefvater und war ein ausgesprochen begabter Schüler, Student und Sportler. Er heiratete mehrmals und war immer ein angepaßter, liebevoller Ehemann und Vater. Er war sowohl als Wissenschaftler als auch als Mensch sehr an Vernunftmaßstäben ausgerichtet und verachtete Menschen und Zustände, die emotionsgesteuert waren. Auch als Wissenschaftler richtete er sich nur an "harten Daten" aus und ließ keine emotionsgeladene Subjektivität zu. Mit seinem Verhalten wurde er als Mensch und Wissenschaftler sehr anerkannt. Auf seinen vielen Reisen besuchte er seit vielen Jahren in unterschiedlichen Städten Edelbordelle, fühlte sich im Bordell sehr wohl und löschte beim Verlassen des Hauses jede Erinnerung daran. Zitat: „Auch beim Baden erinnere ich mich nicht, daß es in der Badewanne schön war, auch wenn ich selbstverständlich immer wieder baden gehe.“ Er fragte sich, warum er so gerne in Bordelle gehe, konnte aber nie eine Antwort darauf geben, obwohl er eine Vermutung hatte: Möglicherweise wirft er seiner Mutter immer noch vor, daß sie eine Hure ist. Da er seine Mutter mochte, erscheint es auch vernünftig, Huren zu mögen.

Eines Tages geschah das absolut „Unerwartete“: Herr H. verliebte sich so stark in eine Prostituierte, daß er über mehrere Monate völlig die rationale Kontrolle verlor und die Frau unbedingt heiraten wollte. Die Prostituierte begann, von ihm Geld zu verlangen, ihn zu erpressen, und drohte, sich an seine Frau zu wenden. Dabei bekam Herr H. große Angst, und beschloß, sich aus Vernunftsgründen von dieser Frau zu trennen und alle Beziehungen abzubrechen. Die nächsten zwei Jahre waren für Herrn H. nach eigenen Äußerungen „die Hölle auf Erden“. Die angeregten Gefühle wollten nicht schwächer werden, und die wieder erstarkte Vernunft ließ keine Gefühlsregung mehr zu und bewertete diese als negativ und unsinnig. Nach außen spielte Herr H. weiter den rationalen und unterkühlten Wissenschaftler. Zu diesem Zeitpunkt wurde ein bösartig verlaufender Hirntumor diagnostiziert. Herr H. verstarb nach einigen Operationen innerhalb weniger Monate.

Bei der Schilderung dieser Beispiele darf nicht der Eindruck entstehen, als wäre der psychosoziale Konflikt und das fehlerlernte Verhalten die einzige Ursachen für die Krankheitsentstehung. Streß ist nur ein wichtiger Faktor, der erst dann zur Entfaltung kommt, wenn eine genetische Disposition oder eine Organvorschädigung oder eine Noxe mit dem Streß in Wechselwirkung treten. Solche Zusammenhänge konnten in unserer Arbeitsgruppe umfangreich nachgewiesen werden (Grossarth-Maticek: *Systemische Epidemiologie und präventive Verhaltensmedizin chronischer Erkrankungen*. Walter de Gruyter. 1999).

Wir schließen dieses Kapitel mit zwei weiteren Forschungsergebnissen. Zum einen in bezug auf die Entstehung der Parkinsonschen Erkrankung, zum zweiten zum Zusammenhang von Disstreß und Diabetes des Typus 1 (Diabetes bei jungen Leuten im Unterschied zum Altersdiabetes des Typus II). In den Heidelberger Prospektiven Interventionsstudien konnten wir zeigen, daß die Personen die später eine Parkinsonsche Krankheit entwickelt haben Jahre zuvor an einer generalisierten, die Person überwältigenden und nicht kontrollierbaren Angst litten. Sobald die Symptomatik ausbrach, verschwanden die Angst-Symptome.

Von 189 Parkinson-Patienten berichteten 113 (59,8%) vor dem Ausbruch der Erkrankung über langanhaltende und unkontrollierbare Panikängste, während von 189 in Alter und Geschlecht vergleichbaren Personen, die im selben Zeitraum kein Morbus Parkinson entwickelten, nur eine Person über generalisierte und unkontrollierbare Panikattacken berichtete (0,5%).

Personen, die nach der Befragung eine Diabetes des Typus I entwickelten litten vor der Erkrankung an einer massiven und nicht kontrollierbaren Trennungsangst von einem emotional wichtigen Mitmenschen. Die Trennung wurde einerseits noch nicht endgültig vollzogen, lag aber permanent in der Schwebe. Über solche Angstgefühle berichteten 61% der Personen, die später Diabetes entwickelt haben, gegenüber 11% von Vergleichspersonen, die im selben Zeitraum keinen Diabetes bekamen.

5.2 Wie wirken Erlebnisse aus der Kindheit und aus der Gegenwart zusammen?

Unterschiedliche Menschen verhalten sich in ähnlichen Situationen häufig diametral entgegengesetzt. Bestimmte Erlebnisse können den einen Menschen faszinieren, äußerst positiv motivieren und anregen, während sie den anderen Menschen abschrecken und bei diesem anhaltende Streßreaktionen auslösen können. Ein Mensch schwärmt von bestimmten Eigenschaften seines Partners, während ähnliche Eigenschaften einen anderen Menschen abstoßen. Bestimmte Personen reagieren in bestimmten Situationen emotional äußerst stark und verlieren dabei ihre rationale Kontrolle, während andere Menschen in gleichen Situationen gefühlsmäßig unbeteiligt bleiben.

Warum reagieren Menschen in ähnlichen Situationen so unterschiedlich? Ich möchte hier einige Gründe anführen:

Ein Kind erlebt in seiner Familie und mit den engsten Bezugspersonen unterschiedliche Situationen mit starker gefühlsmäßiger Beteiligung. Dabei prägen sich besonders stark sowohl die extrem angenehmen als auch die extrem negativen gefühlsmäßigen Erlebnisse ins Gedächtnis ein. Wenn im späteren Leben Situationen auftreten, die mit der Situation aus der Kindheit, in der positive oder negative Erlebnisse entstanden, assoziativ verbunden werden, dann werden von der aktuellen Situation Gefühlsqualitäten angeregt, die in der Kindheit gespeichert wurden. Wenn das Kind bestimmte positive Erlebnisse zu bestimmten Menschen oder Situationen hatte, dann sucht der Erwachsene intuitiv Situationen oder Menschen, die ähnliche Erlebnisse wieder anregen. Wenn solche Situationen oder Personen gefunden werden, dann kann die Person äußerst positiv, hochmotiviert, mit Faszination und Begeisterung reagieren. In der Partnerbeziehung kann sich eine solche Person als sehr verliebt empfinden, im Hier und Jetzt leben, ohne das Bewußtsein, daß ihre ausgeprägt positiven Gefühle aufgrund einer Deckung aus Kindheitserlebnissen unter wahrgenommenen Eigenschaften des Partners zustande kommen.

Häufig entsteht aber zwischen Partnern nicht die Liebe auf den ersten Blick. Die Partner leben beispielsweise einige Jahre gefühlsmäßig relativ unbeteiligt zusammen, und plötzlich bricht bei einem Partner die große Liebe aus. Was ist hier geschehen? Möglicherweise kam es in den ersten Jahren der Beziehung noch nicht zur Deckung zwischen wahrgenommenen Eigenschaften von wichtigen Personen aus der Kindheit und den erlebten Eigenschaften des Partners. Nun manipulieren sich beide Partner gegenseitig, weil sie bei dem anderen Verhaltensweisen und Eigenschaften hervorrufen wollen, die sie an Situationen aus der Kindheit erinnern, in denen sie äußerst positive Gefühle hatten oder eine bestimmte Bedürfnisbefriedigung erwartet haben. Positive Gefühle und Erwartungen aus der Kindheit entstehen nicht nur in Situationen, in denen sich die Eltern dem Kind liebevoll zuwenden. Auch Abweisungen und Enttäuschungen können Erwartungen mit äußerst starkem gefühlsmäßigem Inhalt hervorrufen. Wenn eine Person z. B. vom Partner im Erwachsenenalter plötzlich abgewiesen wird, dann kann die erlebte Abweisung äußerst starke positive Gefühle und Erwartungen wecken, weil es in dieser Situation zu einer Deckung mit der erlebten Abweisung in der Kindheit kommt, in der das Kind ebenfalls positive Erwartungen an die Eltern entwickelt hatte.

Während die positive Deckung von Kindheitserlebnissen und aktuellen Erlebnissen motivierend und beflügelnd wirken kann, kann die negative Deckung unter bestimmten Umständen äußerst traumatisch und krankheitserzeugend wirken. In solchen Situationen werden unangenehme Erlebnisse aus der Kindheit, in denen sich das Kind hilflos und ohnmächtig fühlte, assoziativ mit Situationen und Erlebnissen aus der Gegenwart verbunden . Wenn beispielsweise ein Kind die abrupte und anhaltende Abwendung eines Elternteils schmerzlich erleben mußte und dabei hilflos war, können solche Reaktionen durch ähnliche Trennungserlebnisse im Erwachsenenalter wieder erlebt werden. Solche Menschen können über Jahre hinweg in äußerstem Unwohlsein leben und nicht mehr in der Lage sein, ihre inneres Gleichgewicht wieder herzustellen. Die starke gefühlsmäßige Reaktion fällt der Umwelt auf, wobei die Mitmenschen meistens völlig hilflos reagieren, weil sie keinen Weg finden, der Person zu helfen.

Dazu ein Beispiel:

Ich habe vor 25 Jahren in der Chirurgischen Universitätsklinik Heidelberg mit einer größeren Anzahl von Krebspatienten Gespräche geführt. Einer 55jährige Krebspatientin stellte ich die Frage, welche Erlebnisse und Ereignisse bei ihr zum Wohlbefinden und welche zum Unwohlsein führten und wie sie sich in unterschiedlichen Situationen gefühlt hat. Sie brach sofort in heftiges Weinen aus, in dem sich eine ausgeprägte gefühlsmäßige Erschütterung zeigt, so als hätte sie gerade eine fürchterliche Nachricht erhalten. Sie sagte, daß man im Leben sehr schwer noch einmal Vertrauen gewinnen könne, wenn man so plötzlich und unerwartet vom Partner abgewiesen und verlassen worden sei. Nach diesem Erlebnis hätte sie zu keinem Mann mehr Vertrauen fassen können. Sie könne sich aber auch von dieser Trennungserfahrung nicht mehr erholen. Auf die Frage, wie alt sie bei diesem Erlebnis war, sagte sie: 19 Jahre.

Auf die Frage, wie es im Elternhaus gewesen sei, antwortete sie, ihre Mutter sei in ihrem dritten Lebensjahr verstorben und daß sie bis zum sechsten Lebensjahr mit dem Vater glücklich zusammenlebte. Dann fand der Vater eine neue Frau, die er kurz danach heiratete und gab die Tochter im Alter von sieben Jahren zu Pflegeeltern. Sie erlebte ihren Vater noch einige Male überraschend kalt und emotional unbeteiligt. Auch ihr Freund war im ersten Jahr der Beziehung sehr freundlich und aufmerksam, danach traf er eine andere Frau und ließ sie kalt und ohne emotionale Beteiligung sitzen.

Hier stellt sich eine für die Forschung und Therapie sehr wichtige Frage: Warum überwinden einige Personen im Alter oder in der therapeutischen Praxis relativ leicht Ansätze von negativer Deckung, von Erlebnissen aus der Kindheit und Gegenwart und warum ruft eine derartige Deckung bei anderen Personen eine langanhaltende innere Verzweiflung, Hemmung oder Übererregung hervor, so daß häufig die gesamte Anpassung und das Weiterleben in Selbstregulation und Wohlbefinden ernsthaft blockiert werden?

Diese Frage kann eindeutig beantwortet werden: Personen, die in Situationen, in denen es zu einer assoziativen Verknüpfung mit negativen Erlebnissen zwischen Kindheit und Gegenwart kommt, die aber noch zusätzlich zur erlebten Hilflosigkeit unterschiedliche alternative Verhaltensaktivitäten, anregen können, die geeignet sind, die negativen Emotionen zu überwinden, haben mehr Chancen, die Situation positiv zu bewältigen, als Personen, bei denen alternative Verhaltensweisen nicht ausgebildet sind.

Dazu ein Beispiel:

Zwei Personen, die in der Kindheit von einem Elternteil abgewiesen wurden, werden plötzlich, unerwartet und endgültig von ihrem Partner abgewiesen. Beide Personen reagieren nach der Trennungsnachricht mit Erschütterung und ausgeprägter reaktiver Depression. Die eine Person entwickelt sofort unterschiedliche Aktivitäten. Sie redet beispielsweise mit vielen Bekannten über ihren Trennungsschmerz, sie geht auf Personen, die ihr sympathisch sind, zu, bewegt sich viel und leidet bewußt. Sie zeigt unterschiedliche Verhaltensstrategien auf, die sie mit großer Wahrscheinlichkeit in die Situation versetzen werden, bald ihren Trennungsschmerz zu überwinden.

Die zweite Person bleibt in der Depression, spaltet von sich die negativen Gefühle ab, redet über ihre Enttäuschungen nicht mit anderen Personen, wird zunehmend passiver und beginnt noch Alkohol zu sich zu nehmen sowie Schlaf- und Beruhigungsmittel.

Ob eine Person alternative Verhaltensweisen aufweist oder nicht, wird zum einen schon in der Kindheit erlernt und zum anderen im Erwachsenenalter. Wenn ein Mensch z. B. in der Kindheit abgewiesen wurde, dem Kind aber die Möglichkeit gegeben wurde, dabei sein Selbstwertgefühl aufrechtzuerhalten, dann sind die Lernvorgänge günstiger als wenn das Kind ohne jegliche Chancen und ohne jedes Mitgefühl Abweisungen erlebt. Im späteren Leben werden alternative Verhaltensweisen in der Regel sowohl in der sozialen Kommunikation erlernt als auch durch Eigenaktivität, in dem der Mensch den Versuch unternimmt, durch eigenes Verhalten erstrebte Bedingungen zu verwirklichen. Wenn dabei soziale Anerkennung und Belohnung erfahren werden, lernt der Mensch alternative Verhaltensweisen, die er in besonderen Belastungssituationen einsetzen kann.

Viele Menschen suchen intuitiv Situationen, in denen sich Erwartungen und Gefühle aus der Kindheit mit denen aus der Gegenwart decken. Dabei stellt sich mal ein positives, mal ein negatives Erlebnis ein. Andere Menschen weichen solchen Situationen intuitiv aus, z. B. weil sie unbewußt Angst haben, daß es zu einer erneuten Katastrophe kommen könnte. Eine solche Situation kann sich beispielsweise in einer Partnerbeziehung, die über viele Jahre nach außen einen harmonischen Eindruck macht, nach innen aber in relativer Eintönigkeit und Monotonie verläuft, einstellen. Wenn in der Gegenwart die assoziative Wiederauflebung von Kindheitserlebnissen vermieden wird, dann ist der Preis häufig gefühlsmäßige Eintönigkeit und ein kompensatorisches Suchtverhalten, einerlei ob es sich dabei um Eß-, Alkohol-, Zigaretten- oder Drogensucht handelt. Ebenso kann sich eine soziale Sucht – z. B. Arbeitssucht, Spielsucht, Sucht im Hobby – einstellen. Der Zwang zur Wiederauflebung von positiven oder negativen Gefühlen aus der Kindheit ist häufig so groß, daß der Preis des Verzichtes ebenso groß sein kann, wie der Preis einer mißlungenen und traumatischen Wiederauflebung. Im Rahmen der Ergebnisse der Heidelberg Prospektiven Studien zeigte sich, daß ein monotones Leben ohne gefühlsmäßige Höhen und Tiefen, verbunden mit der Neigung zur Sucht nicht weniger gesundheitsschädlich ist als langanhaltende und ausgeprägte traumatische Erlebnisse, z. B. nach Trennung und Verlust gefühlsmäßig wichtiger Bezugspersonen.

An dieser Stelle ist folgende Frage angebracht: Ist der Mensch, in all seinen gefühlsmäßig relevanten Verhaltensweisen nun ewig dazu verdammt, immer wieder seine Erlebnisse aus der Kindheit mit Erfahrungen aus der Gegenwart zu verknüpfen und gibt es denn überhaupt kein Leben im Hier und Jetzt?

Auch auf diese Frage kann eine eindeutige Antwort gegeben werden. Je ausgeprägter und je erfolgreicher eine Person ihre Erlebnisse aus der Kindheit und der Gegenwart bedürfnisbefriedigend verknüpfen kann, desto unabhängiger wird die Person von den Objekten aus der Kindheit und desto autonomer kann sie sich den Objekten in der Gegenwart zuwenden. In diesem Zusammenhang sprechen wir von *Autonomisierung*, also von der Wiedergewinnung der persönlichen Selbständigkeit und einer unabhängigen Urteils- und Erlebnisfähigkeit in der Gegenwart. Umgekehrt, je erfolgloser und traumatischer die Verknüpfung von Kindheit und Gegenwart geschieht, und je stärker die unbefriedigten Bedürfnisse aus der Kindheit blockiert bleiben, desto stärker wird sich die Person an diesen ausrichten. Wenn eine gefühlsmäßig starke, aber völlig unbefriedigte assoziative Verknüpfung zwischen Kindheit und Gegenwart entsteht, dann kann diese alle zwischenmenschlichen Beziehungen in der Gegenwart blockieren.

Dazu ein Beispiel:

Ein Mann wurde von seiner Mutter in der Kindheit häufig massiv abgewiesen, meistens in Situationen, in den das Kind ausgeprägte gefühlsmäßige Erwartungen an die Mutter hatte. Das Kind konnte die unerträgliche Situation nur so bewältigen und Kompetenz erlangen, indem es in Abweisungssituationen der Mutter ans Schienbein getreten hat. Danach wurde die Mutter in der Regel weich und sagte liebevoll: "Aber Jakob..."

Im Erwachsenenalter traf Jakob auf eine Frau, die ihn sehr anregte und bei der er eine große Ähnlichkeit mit seiner Mutter erlebte. Nun begann die Freundin Jakob systematisch abzuweisen. Als er die Spannung nicht mehr ertragen konnte, trat er sie mit voller Wucht ans Schienbein. Diese ging zum Orthopäden, ließ sich ein ärztliches Attest ausstellen und trennte sich auf Nimmerwiedersehen von Jakob. Dieser entwickelte nach der Trennung gegenüber seiner Freundin Gefühle von allergrößter Intensität. Er versuchte alles, um ihre Liebe und Zuneigung wieder zu gewinnen, erfuhr aber nur Kälte und Abweisung. Zehn Jahre nach diesem Erlebnis konnte sich Jakob in unterschiedlichen Beziehungen nicht mehr entspannen und glücklich fühlen, er suchte nur Frauen, die ihn aufgrund ihres Aussehens an seine frühere Freundin erinnerten, war aber immer wieder enttäuscht, weil es doch eine kleine Differenz zur Ursprungsfreundin gab.

Dieses Beispiel zeigt, daß das unbefriedigte Bedürfnis aus der Verknüpfung von Objektqualitäten aus der Kindheit und der Gegenwart einen Menschen über lange Zeiträume hindern können, im Hier und Jetzt autonom auf neue Partner unabhängig einzugehen. Wäre Jakob bei seiner Freundin auf Verständnis gestoßen und hätte diese begriffen, daß er sie trotz des Tritts ans Schienbein sehr mochte, dann hätte Jakob seine Bedürfnisse von größter gefühlsmäßiger Bedeutung mit seiner Freundin ausleben und befriedigen können. Danach wäre die Chance für seine Autonomisierung weitaus größer gewesen.

Hier stellt sich die spannende Frage: Welche Möglichkeiten hat das Autonomietraining, Personen zu helfen, ihre Verknüpfung aus Vergangenheit und Gegenwart emotional positiv und bedürfnisbefriedigend, aber auch mit zusätzlicher Autonomisierung zu überwinden? Dieser spannenden Frage werden wir uns im Kapitel zum Autonomietraining näher widmen.

5.3 Verhaltensweisen, die die Gesundheit aufrechterhalten

Wissenschaftler, aber auch Laien, stellen sich immer wieder die Frage, was Menschen auszeichnet, die bis ins hohe Alter gesund bleiben, sich wohl fühlen und ein glückliches und erfülltes Leben führen. Wie unterscheiden sich solche Menschen von Menschen, die schon früh chronisch erkranken und sterben? Spielen dabei eher seelische oder eher körperliche Faktoren eine Rolle?

Einige Wissenschaftler gehen von der Annahme aus, daß Gesundheit bis ins hohe Alter genetisch bestimmt sei, während andere Wissenschaftler meinen, daß ein hohes Alter eher mit einer gesunden Lebensweise erreicht werden könne. Wieder andere meinen, daß es alleine wichtig sei, lustvoll zu leben und das Leben bedürfnisgerecht zu genießen. Der Autor und sein Forschungsteam hatten das Glück, im Rahmen der sogenannten Heidelberger Studie viele alte Leute studieren zu können. Diese sind im mittleren Alter untersucht worden, so daß z. T. die Frage beantwortet werden kann, welche Faktoren einem hohen Alter in Gesundheit vorausgehen.

Die Ergebnisse sind eindeutig und können fast gesetzmäßig wie folgt formuliert werden:

a) Nicht nur ein Faktor aus einem Bereich ist ausschlaggebend, wichtig ist die Wechselwirkung verschiedener Faktoren aus unterschiedlichen Bereichen.

b) Je höher das tatsächliche Alter in Gesundheit ist, desto mehr positive Faktoren müssen zusammenkommen.

Im folgenden werden wir einige, zentral wichtige Faktoren aus unserer Forschung darstellen, immer mit dem Hinweis, daß diese auch in Wechselwirkung mit anderen positiven Faktoren stehen.

- *Ausgeprägte Selbständigkeit – Autonomie*:

Das Verhalten ist an Situationen im Hier und Jetzt ausgerichtet und nicht an Bindungen und Erwartungen aus der Vergangenheit, die die Entfaltung in der Gegenwart behindern (z. B. dauerndes Vergleichen der Gegenwart mit der Vergangenheit, wobei die Gegenwart schlechter abschneidet).

Wann kann eine Person als „autonom" bezeichnet werden? Eine Person ist autonom, wenn sie sich unabhängig von Zuständen, Personen, Bedingungen, eigenen Gedanken und Emotionen macht, die ihrer Selbstregulation im Wege stehen, und die sie in ihrem Wohlbefinden nachhaltig behindern. Eine Person ist z. B. nicht von den eigenen Gedanken und Bewertungen unabhängig, wenn sie durch diese permanent in Konflikt gerät. Eine andere Person ist nicht unabhängig von den Eltern, wenn sie sich dauerhaft nach deren Erwartungen richtet und dies zu negativen Folgen und Konflikten führt. Eine Person mit ausgeprägter Selbständigkeit richtet ihr Verhalten so ein, daß sie sich an keinen inneren oder äußeren Faktoren ausrichtet, die für die Selbstregulation störend sein könnten. Eine absolut autonome Person ist natürlich ein Idealfall, der im Alltag so gut wie nicht existiert. Es ist schon ein großer Erfolg, wenn sich ein Mensch in Richtung Selbständigkeit und Autonomie entwikkelt. Es wäre ein Mißverständnis, anzunehmen, daß sich eine autonome Person nicht stark emotional an bestimmten Ideen, Mitmenschen und der eigenen Person ausrichtet. Es kommt aber darauf an, daß die natürliche soziale Ausrichtung nicht zum permanenten Nachteil für die Person wird.

- *Verhalten, das zu Wohlbefinden führt*:

Durch das persönliche Verhalten wird ein immer wiederkehrendes Wohlbefinden, inneres Gleichgewicht, Zufriedenheit und Bedürfnisbefriedigung erreicht. Das erzielte Wohlbefinden ist für die Aufrechterhaltung der Gesundheit extrem wichtig. Es kommt weniger darauf an, welche konkreten Bedürfnisse der Mensch befriedigt und welche konkreten Ziele er erreicht, sondern vielmehr darauf, ob er sich in seiner individuellen Form der Bedürfnisbefriedigung und Zielerreichung zufrieden oder unzufrieden fühlt. Ein Mensch kann in einem relativ monotonen Alltag bestimmte Verhaltensweisen wiederholen, die bei ihm immer wieder Wohlbefinden und Zufriedenheit auslösen. Ein anderer Mensch kann trotz großem beruflichen Erfolg und erfolgreicher Bedürfnisbefriedigung trotzdem immer unzufriedener werden, weil er z. B. mit bestimmten Störfaktoren in seiner Selbstregulation nicht fertig wird.

- *Fähigkeit, Verhaltensweisen mit langfristig negativen und nur kurzfristig positiven Folgen abzubauen*:

Das bedeutet z. B. Verzicht auf übermäßiges Essen, Drogen- und Zigarettenkonsum usw. Ein typisches Merkmal von Personen, die bis ins hohe Alter gesund bleiben, ist ihre anhaltende Fähigkeit, Verhaltensweisen zu praktizieren, die zu langfristig positiven Folgen führen. Eine Person kann z. B. eine gute Speise genießen, und im Moment, wenn das Wohlbefinden am stärksten ist, aufhören zu essen. Sie kann dann diesen Zustand genießen, ohne den Drang zu haben, immer wieder neues Essen auszuprobieren, bis hin zum Völlegefühl. Der Mensch kann in unterschiedlichen Bereichen seines Lebens bestimmte Bedingungen langfristig genießen, ohne daß er dabei immer wieder in negative Zustände verfällt. Je länger eine Person in der Lage ist, einen bestimmten Zustand zu genießen, desto ausgeprägter ist ihre Chance, lange und gesund zu leben.

- *Regelmäßige und wohltuende geistige, physische und soziale Anregung:*

D. h. eine Anregung, die den individuellen Bedürfnissen und Aktivitäten entspricht. Welche Anregung ein Mensch benötigt, kann von außen nicht beurteilt werden, weil diese zutiefst den individuellen Bedürfnissen, der persönlichen Eigenart und dem gesamten Lebensplan entsprechen muß. Wenn ein Mensch z. B. ausgeprägte Bedürfnisse nach Erzielung einer bestimmten Leistung aufweist, dann ist es für ihn optimal, auch eine Anregung durch eine Umwelt, die ihn in seiner Zielsetzung fordert, zu haben.

Personen, die ein hohes Alter erreichen, sind in der Regel mit der Anregung, die sie durch die Umwelt und die eigene Person bekommen, zufrieden. Zufriedenheit entsteht dann, wenn die Anregung der Eigenart der Bedürfnisse entspricht. So wird z. B. eine Person, die zu Harmonie neigt, wenig glücklich in einer Beziehung, in der der Partner permanent Konflikte produziert und zu Brutalität neigt. Umgekehrt kann ein masochistisch strukturierter und zu Konflikten und Streit neigender Mensch auf Dauer keine Anregung in einer harmonischen Beziehung finden. Ob ein Mensch die Anregung bekommt, die er benötigt, kann er am besten selbst fühlen. Dazu muß er nur sich selbst beobachten, seine Gefühle zulassen und seine Erlebnisse wahrnehmen.

- *Optimale, durch Eigenaktivität hergestellte bedürfnisbefriedigende physische, psychische und soziale Bedingungen:*

Menschen reagieren nicht nur auf Anregungen, die sie in ihrer Umwelt vorfinden, sie unternehmen auch permanent den Versuch, durch ihre Eigenaktivität Bedingungen herzustellen, die zu einer Befriedigung ihrer Bedürfnisse führen. Je mehr dies gelingt, desto größer die Chancen, ein hohes Alter mit Gesundheit zu erreichen.

- *Bestehen eines narzißtischen Selbstschutzes:*

Ein sehr wichtiger Faktor für die Aufrechterhaltung der Gesundheit ist das innere Bedürfnis des Menschen, sich selbst zu schützen, z. B. vor negativen, sie verletzenden Menschen, vor ungünstigen Umweltbedingungen oder vor der negativen Einstellung sich selbst gegenüber. Der Mensch ist zwar ein soziales Wesen, und es ist sehr edel, immer für andere da zu sein, und alles zu tun, was anderen gut tut. Leider vergessen viele Menschen, sich selbst zu schützen, und tun so, als wären sie aus unverwüstlichem Material gebaut, daß sich allen ungünstigen physischen, sozialen und geistigen Bedingungen endlos aussetzen kann. Ein solches Verhalten wurde in früheren Studien von mir „exponierendes Verhalten" genannt. Es bedeutet die Nichtbeachtung von Krankheitssymptomen, Umweltgefahren und von seelisch-körperlicher Überforderung. Personen mit ausgeprägtem Selbstschutz zeigen der eigenen Person gegenüber einen hohen Grad an Liebe, Anerkennung und Toleranz. Das oberste Ziel des Verhaltens ist es, Wohlbefinden zu erreichen, die soziale Sicherheit und die Gesundheit zu schützen.

- *Wohltuende, nach den individuellen Bedürfnissen gestaltete Bewegung, Ernährung und Erholung:*

Ernährungswissenschaftler sind in der Lage, eine gesunde Ernährung genau zu definieren, Sportmediziner geben Ratschläge bezüglich optimaler Bewegung, die Schlafforscher wissen, wie wichtig es ist, einen gesunden und erholsamen Schlaf zu haben. Für die Erreichung eines hohen und gesunden Alters scheint aber die Frage, ob die Art der Bewegung, Ernährung und Erholung zu anhaltendem Wohlbefinden oder zu anhaltendem Unwohlsein führt, von noch größerer Bedeutung. Personen, die bis ins hohe Alter gesund bleiben, bewegen sich eher dann, wenn sie ein Bedürfnis nach Bewegung haben, und die Bewegung ihnen guttut, und nicht dann, wenn sie meinen, sich bewegen zu müssen, weil sie z. B. einen Termin in der Tennishalle haben. Sie ernähren sich so, daß sie im richtigen Moment das richtige essen und sich danach anhaltend wohlfühlen. Sie sind in der Lage, sich lustvoll zu erholen in dem Moment, wenn sie wirklich müde sind und das Bedürfnis nach Erholung haben. Sie haben z. B. einen erholsamen Schlaf und legen sich möglicherweise dann während des Tages hin, wenn sie das Bedürfnis danach haben. Bestimmte Personen haben ein Bedürfnis nach einem geordneten Tagesablauf und fühlen sich dann wohl, wenn sie ihn erfüllen, andere Personen fühlen sich nur in chaotischen Lebensrhythmen wohl.

- *Individuelle Fähigkeit, eine chronische psychophysische Erschöpfung zu vermeiden:*

z. B. die Fähigkeit, bestimmte Überaktivitäten, anhaltende und intensive Angstsymptome oder Depressionen, die zur Erschöpfung führen, im Vorfeld durch eigenes Verhalten zu vermeiden.

- *Fähigkeit, zur Integration unterschiedlicher Lebensbereiche:*

Das bedeutet, z. B. Bewegung, Ernährung, Erholung, zwischenmenschliche Kommunikation, Sexualität, Religiosität usw. so zu integrieren, daß sie in ihrer Wechselwirkung zur langanhaltenden Aufrechterhaltung des Wohlbefindens, von Lust und individueller Sicherheit beitragen.

Die folgenden Tabellen zeigen das Verhältnis zwischen dem Ausprägungsgrad der obigen, die Gesundheit aufrechterhaltenden Faktoren und dem Prozentsatz der Personen, die in einem Beobachtungszeitraum von 20 Jahren tatsächlich gesund geblieben sind.

Wenn ein Faktor eher ausgeprägt als nicht ausgeprägt war, bekam die Person einen Punkt; wenn der Faktor

Tabelle 5.1 Zusammenhang zwischen den neun Verhaltensfaktoren und Gesundheit bei Männern zwischen 60 und 70 Jahren (1973–1993)

	Anzahl der ausgeprägten Verhaltensfaktoren									
	0	1	2	3	4	5	6	7	8	9
N = 864	102	101	99	106	108	124	116	40	46	22
gesund und aktiv 1973 bis 1993	0	0	1 1,0%	2 1,9%	3 2,8%	5 4,0%	12 10,3%	8 20,0%	20 43,5%	15 68,2%
Durchschnittsalter 1973	65,1	64,8	66,2	64,6	65,8	64,2	66,0	67,5	66,9	67,3

Insgesamt gesund und aktiv: N = 66 (7,6%)

Tabelle 5.2 Zusammenhang zwischen den neun Verhaltensfaktoren und Gesundheit bei Frauen zwischen 60 und 70 Jahren (1973–1993)

	Anzahl der ausgeprägten Verhaltensfaktoren									
	0	1	2	3	4	5	6	7	8	9
N = 949	116	100	96	97	106	111	124	73	86	40
gesund und aktiv 1973 bis 1993	1 0,9%	2 2,0%	2 2,1%	2 2,1%	6 5,7%	6 5,4%	13 10,5%	15 20,5%	41 47,7%	28 70,0%
Durchschnittsalter 1973	64,6	65,3	66,2	67,8	66,1	67,1	67,2	68,1	67,9	68,2

Insgesamt gesund und aktiv: N = 116 (12,2%)

Tabelle 5.3 Zusammenhang zwischen den neun Verhaltensfaktoren und Gesundheit bei Männern zwischen 40 und 60 Jahren (1973–1993)

	Anzahl der ausgeprägten Verhaltensfaktoren									
	0	1	2	3	4	5	6	7	8	9
N = 3569	395	284	293	362	513	602	405	317	201	197
gesund und aktiv 1973 bis 1993	8 2,0%	10 3,5%	18 6,1%	24 6,6%	50 9,7%	75 12,5%	89 22%	126 39,7%	169 84,1%	190 96,4%
Durchschnittsalter 1973	53,1	52,6	54,8	53,7	55,0	53,1	54,2	53,9	53,8	54,2

Insgesamt gesund und aktiv: N = 759 (21,3%)

eher nicht ausgeprägt war, bekam die Person keinen Punkt. Somit kann sich eine Person auf der Skala von 0 bis 9 Punkten bewegen. Die Daten wurden aufgrund eines Fragebogens erfaßt und beziehen sich auf beide Geschlechter und auf unterschiedliche Altersgruppen.

Die Daten wurden 1973 erfaßt, während 1993 festgestellt wurde, welche Personen sich im gesamten Beobachtungszeitraum von 20 Jahren überwiegend seelisch-körperlich wohl fühlten und keine schwere chronische Erkrankung bekamen (z. B. Herzinfarkt, Multiple Sklerose, Krebs usw.).

5.4 Spaltung, Desintegration, Integration

Ein seelisch gesunder, flexibler und zur Integration fähiger Mensch ist immer wieder in der Lage, seine Bedürfnisse, aber auch seine Hemmungen und Schwierigkeiten der Befriedigung, wahrzunehmen und seine Lage gefühlsmäßig zu erleben und zu verarbeiten. Diese Beschreibung wäre ein Idealzustand, den der Mensch aufgrund seiner Komplexität und Vielfalt von Erlebnissen nur selten erreicht. Das Gegenteil ist häufiger der Fall, ja sogar die Regel. Unangenehme Erlebnisse, nicht-befriedigte Bedürfnisse, bestimmte Verhaltenstendenzen oder Informationsverarbeitungen, die dem Menschen äußerst unangenehm sind, und die in gewissen Situationen seine Identität bedrohen, werden abgespalten, d. h. es wird der Versuch unternommen, diese aus der eigenen Einsicht, dem eigenen Erleben und Verhalten auszuklammern.

Ich verwende hier lieber das Wort *Spaltung* statt *Verdrängung*, weil die Verdrängung eher auf unbewußte Prozesse hindeutet, während die Spaltung oder Abspaltung bewußt, vorbewußt oder unbewußt sein kann, und sie kann dynamisch aus dem einem in den anderen Zustand übergehen.

Die abgespaltenen, d. h. vom Einsichts-, Erlebnis- und Verhaltenssystem isolierten Bedürfnisse und Tendenzen können nicht wirklich inaktiviert, sondern sogar um so wirksamer werden, je mehr sie abgespalten werden. Je ausgeprägter die gefühlsmäßige Intensität der abgespaltenen Gefühle und Bedürfnisse, desto stärker wirken sie weiter, einerlei, ob der Inhalt positiver oder negativer Natur ist. Abgespaltene Bedürfnisse und Gefühle müssen nicht unumkehrbar und für alle Zeiten in diesem Zustand bleiben, die Person kann aufgrund ihrer Entwicklung in Situationen kommen, in denen sie die abgespaltenen Gefühle zulassen und integrieren kann. Wenn abgespaltene Gefühle und Bedürfnisse von großer Intensität nicht in das System integriert werden, dann können Sie unter Umständen eine vollständige Desintegration des Systems hervorrufen und es kann zu schwerer chronischer Erkrankung oder ausgeprägten Funktionsstörungen kommen – bis hin zum Selbstmord. Nicht nur Gefühle und Bedürfnisse können abgespalten werden, sondern auch bestimmte wesentliche Einsichten. Das vom Autor entwickelte Autonomietraining ist u. a. darauf spezialisiert, diese Spaltung in eine Integration umzuwandeln.

Zur Verdeutlichung der Spaltungsproblematik und ihrer Wirksamkeit sowie zur Erreichung der Integration, also zur Überwindung der Spaltung, sollen hier einige Beispiele angeführt werden.

Herr M. ist seit einem Jahr mit einer Frau verheiratet, die er sehr mag und schätzt. Vor dieser Beziehung hatte er eine fünfjährige, äußerst schwierige und ambivalente Beziehung zu einer Frau, die er nun intensiv entwertet. Die Frau war ihm gegenüber äußerst ambivalent: Sie machte ihm einmal größte Komplimente, dann entwertete sie ihn wieder extrem. Unter der Entwertung und Abweisung litt Herr M. derart, daß er immer wieder erfolglos den Versuch unternahm, die Beziehung abzubrechen.

Obwohl Herr M. das Verhalten seiner früheren Freundin nicht gutheißen konnte, fühlte er sich durch ihr Temperament und ihre Sexualität sehr angeregt und begeistert. In der Kindheit war er sehr stark an seine Mutter gebunden und ebenfalls von dem Temperament der Mutter angeregt. Das ideale Bild, das er von seiner Mutter in sich trug, und das ideale Bild von seiner Freundin im Bereich der Sexualität, deckten sich, d. h. ein Erlebnisbild regte das andere positiv an. Trotz der positiven Anregung durch die Mutter fühlte sich Herr M. von seiner Mutter immer wieder abgewiesen und zurückgestellt. Sowohl die Abweisungen von der Mutter als auch die Abweisungen von seiner früheren Freundin konnte er gefühlsmäßig nicht ertragen. Er spaltete die intensiven Bedürfnisse nach Nähe und Sexualität und die Einsicht, daß er unfähig war, die positiven und negativen Gefühle zu ertragen, von sich ab.

In der Ehe begann Herr M., Alkohol zu konsumieren. Nach einem Jahr mehrere Flaschen Bier und fast einen halben Liter Whiskey pro Tag. Er fing an, unkontrolliert zu essen und wog bald weit über 100 kg. Über Monate litt Herr M. daran, daß er nicht in der Lage war, seinen Alkoholkonsum und seine Eßsucht zu reduzieren, obwohl er in dieser Richtung alles versucht hat. Seine frühere Freundin entwertete er, z. B. als Nymphomanin oder geistesgestörte Person. Wenn er am Arbeitsplatz seiner früheren Freundin vorbeiging, dann verspürte er sowohl große Sehnsucht, sie zu treffen, als auch große Angst.

Herr M. war weiterhin hoch motiviert, seine Probleme zu lösen, und dachte über sich nach, z. B. wie er sich im Laufe seines Lebens in unterschiedlichen Situationen verhalten hat. Er erinnerte sich, daß er schon mehrfach nach Trennungen von Frauen sehr gelitten hat. Immer, wenn er sein Leid und Trennungsschmerz vor sich nicht mehr verbergen konnte, und diese direkt erlebte und auf sich wirken ließ, wurde er sehr schlank und abstinent von Alkohol. Er fühlte, daß er zu seinen jetzigen Gefühlen in Hinblick auf seine frühere Freundin mit sich nicht ehrlich umgeht, und beschloß, sein Verhalten zu ändern. Zu diesem Schritt fühlte er sich auch deswegen fähig, weil er sich von seiner Ehefrau eindeutig anerkannt und geliebt fühlte. Er beschloß, die positiven Gefühle zu seiner früheren Freundin, immer wenn sie aufkamen, in voller Intensität zuzulassen. Gleichzeitig oder etwas zeitverschoben ließ er auch die Einsicht zu, daß die Beziehung aufgrund der Ambivalenz der früheren Freundin absolut chancenlos war. Nach mehrtägiger Übung, in der Herr M. seine positiven Gefühle und Einsichten auf sich wirken ließ, und dabei erlebte, daß er sowohl die angenehmen Gefühle als auch den Abweisungsschmerz ertragen kann, begann er sich sichtlich wohler zu fühlen. Seine Symptome wie z. B. Angst und leichte Ermüdbarkeit verringerten sich, ebenso seine Alkohol- und Eßsucht. Auch seine Erlebniswelt bekam neue Qualitäten. Während er sich früher auf bestimmte Inhalte konzentriert hat und andere Inhalte aus seinem Bewußtsein ausgeschlossen hatte, kam er nun zunehmend in die Lage, viele Erlebnisse aus der Vergangenheit zu integrieren. Nach der Erfahrung, daß er zwei wesentliche und intensiv abgespaltene Bereiche – die positiven und negativen Gefühle und die Chancenlosigkeit der Beziehung – in sein bewußtes Verhalten und Erleben integrieren konnte, verstärkte er seine allgemeine Integrationsfähigkeit.

Abgespaltene Bedürfnisse und Gefühle können sich nicht mit rationaler Problemlösung verbinden und motivieren daher ein irrationales und in der Regel sehr gesundheitsschädliches Verhalten. Sie regen offensichtlich das limbische System an und sind nicht in der Lage, mit dem kortikalen System eine funktionale Einheit zu bilden. Sobald die Abspaltung und somit die limbisch-kortikale Desintegration aufgehoben wird, kommt es zu einer funktionalen Vereinigung zwischen Gefühl und Ratio, die subjektiv als wohltuend erlebt wird. Diesen Prozeß nenne ich Integration.

Als es Herrn M. im oben genannten Beispiel gelang, seine Gefühle und Bedürfnisse zu seiner früheren Freundin zuzulassen, konnte sich auch die Einsicht in die Chancenlosigkeit der Beziehung durchsetzen, d. h. die rationale Einsicht konnte gefühlsmäßig akzeptiert werden, und die Vernunft konnte die starken und noch abgespaltenen Emotionen ebenfalls anerkennen.

Das Wirksamwerden von abgespaltenen Bedürfnissen, Gefühlen und Einsichten, z. B. in Richtung der Entstehung von bestimmten Symptomen und Krankheiten, hängt stark von dem Inhalt der Abspaltung ab. So kann eine Person z. B. ihr Bedürfnis nach Distanzierung von einem Objekt abspalten und in einer unerträglichen Nähe verharren. Eine andere Person kann wiederum das Bedürfnis nach symbiotischer Nähe von sich abspalten und in einer unerträglichen Distanz leben. Eine dritte Person spaltet die Einsicht in ihre Ambivalenz zu einem Objekt ab und leidet unter dem Versuch, zu dieser eindeutig zu sein.

Da der Mensch in einem äußerst komplexen und vielschichtigen sozio-psycho-biologischen System lebt, versucht er immer wieder, durch seine Verhaltensstrategien und seine Verhaltenssteuerung Situationen herzustellen, die es ihm ermöglichen, seine wichtigsten Gefühle und Bedürfnisse so gut wie möglich zu befriedigen und störende Faktoren von sich fernzuhalten.
Erlebte oder angenommene Gefahren, die seine Bedürfnisbefriedigung zu behindern drohen, sollen von ihm ferngehalten werden. Dabei fühlt er sich immer wieder gezwungen, Gefühle, Bedürfnisse und Einsichten, die nicht in seine Verhaltensstrategie passen, von sich abzuweisen, also abzuspalten. Er muß dies häufig tun, weil die Zulassung von bestimmten Gefühlen oder Einsichten in bestimmten Situationen zu einer völligen Überforderung und möglicherweise zum Verlust der Selbstachtung und des Identitätserlebnisses führen würden. Leider verpaßt die Person in ihrem Leben häufig die Möglichkeiten, die abgespaltenen Bereiche wieder zu integrieren und verliert somit die Chance für eine wesentliche Erweiterung der eigenen Entwicklung und Wahrnehmung.

Der Prozeß der Integration, also der Aufhebung der Spaltung, ist in der Regel kein schmerzhafter Prozeß und kann nahtlos in die aktuelle Bedürfnis- und Anregungsstruktur eingebaut werden.

Unterschiedliche Menschen benötigen eine unterschiedliche Anregungen zum Erreichen ihres optimalen Wohlbefindens. Einige Menschen brauchen eine sehr intensive Anregung, die anderen eher eine schwache. Die erste Gruppe kann das Zulassen von abgespaltenen Gefühlen sehr intensiv erleben und dabei noch eine Befriedigung erreichen, während die andere Gruppe die Integration eher sanft, z. B. melancholisch, erleben kann.

Zur weiteren Verdeutlichung der Bedeutung und der Wirksamkeit der Spaltung, die fast jeden Menschen betrifft und determiniert, soll noch ein Beispiel von einem Ehepaar gegeben werden.

Frau H. fühlte eine sehr starke Bindung zu ihrem Vater, von dem sie sich regelmäßig und häufig in krasser Form abgewiesen fühlte. Sie und ihre Schwester durften, wenn ihr Vater nachmittags schlief, über Stunden hinweg nicht die Toilette benutzen, aus Angst, ihn aufzuwecken, da er dann schrie. Obwohl H. eine ausgeprägt schöne Frau ist, wurde sie vom Vater permanent entwertet. So behauptete er in ihrer Pubertät z. B., daß sie aufgrund ihrer großen, häßlichen Füße nie einen Mann finden würde, weil er sich so einen Mann mit Geschmacksverirrung nicht vorstellen könne. Trotz anhaltender Entwertung hatte Frau H. das Gefühl, daß ihr Vater liebebedürftig sei und von ihr trotz Kritik eine Zuwendung erwarte. Wenn sie sich in ihrer Pubertät mit einem Freund treffen wollte, reagierte ihr Vater derart abweisend und aggressiv, daß sie das Gefühl bekam, daß er es einerseits auf einen völligen Bruch mit ihr ankommen lassen wolle, andererseits aber die Trennung gar nicht verkraften könne.

Frau H. entwickelte gegenüber ihrem Vater starke Gefühle und Bedürfnisse, die sie sich aber nie eingestehen konnte, da sie immer unter der Entwertung und Abweisung des Vaters litt. Die Mutter fühlte offensichtlich die väterliche Ambivalenz zur Tochter und stellte sich immer hinter den Vater. Als Erwachsene hatte Frau H. mehrere Freundschaften, sie verliebte sich immer in ihre Freunde, wenn diese an sie keine Gefühls- oder Besitzansprüche stellten. Sobald sie "den Braten roch", also spürte, daß an sie Ansprüche gestellt werden, fühlte sie sich gezwungen, die Partner massiv zu entwerten und auf Distanz zu gehen.

So verliebte sie sich z. B. in Spanien im Alter von 22 Jahren in einen netten Grundbesitzer von 25 Jahren und lebte dort zusammen mit seinen Eltern fast ein halbes Jahr. Als der Freund und die Familie plötzlich die Frage nach Heirat und Hochzeit ansprachen, verließ sie Spanien übereilt auf Nimmerwiedersehen.

Im Alter von 25 Jahren traf sie einen 20 Jahre älteren Mann, der sich äußerst rational und gefühlsarm verhielt und noch zusätzlich eine langjährige Freundin hatte. Sie überschüttete ihn mit Gefühlen und Erwartungen, vor allem mit dem intensiven Wunsch, daß er sich sobald wie möglich von seiner Freundin trennen möge. Er tat dies, heiratete Frau H. und sie bekamen drei Töchter. Die langjährige Ehe entwikkelte sich für beide Partner zu einem Horror. Frau H. stellte ihren Ehemann eindeutig in die Vaterrolle. Sie fühlt sich in fast allen Situationen von ihrem Ehemann benachteiligt und abgewiesen, so wie von ihrem Vater in der Kindheit. Und dies, obwohl sich der Ehemann seit Jahren bemühte, die Beziehung zu seiner Frau zu verbessern. Sie litt vor allem unter der intensiven Beziehung des Ehemannes zu seiner Mutter und fühlte, daß dieser zu seiner Mutter eine viel intensivere gefühlsmäßige Beziehung als zu ihr hatte. Immer, wenn der Ehemann auf sie zuging, wies sie ihn aggressiv ab, z. B. mit dem Hinweis, daß er sie gar nicht meine und daß er ein Sklave seiner Mutter sei. Wenn er sich allerdings von ihr abwandte, rief sie ihn zurück, erklärte ihm ihre enttäuschten Gefühle und Erwartungen. Dabei weckte sie neue Hoffnungen, stellte aber derart hohe Anforderungen, von denen sie unbewußt wußte, daß der Ehemann sie nicht erfüllen konnte.

Im Laufe der Ehe hatte sie eine Beziehung zu einem jungen Mann, die sich über ein Jahr ausdehnte. Als dieser begann, gefühlsmäßige Ansprüche zu stellen, wurde er intensiv und anhaltend abgewiesen. Danach wandte sich Frau H. mit dergleichen Ambivalenz wieder ihrem Mann zu. Frau H. kam aufgrund ihrer Ambivalenz zu ihrem Ehemann immer wieder in seelisch-körperliche Erschöpfungszustände. Obwohl sie immer wieder über ihre Probleme nachdachte, war sie nicht in der Lage, eine Lösung zu finden.

Der Ehemann ist das einzige Kind und lebte in einer äußerst engen Beziehung zu seiner Mutter, die den größten Teil der Ehe im selben Haushalt lebte, bis sie schließlich ins Altersheim kam. Der Vater von Herrn H. spürte die enge Beziehung zwischen Sohn und Mutter. Er starb relativ jung an Darmkrebs. Nach dem Tod des Vaters intensivierte sich die Beziehung zwischen Sohn und Mutter. Die starke Bindung und gegenseitige Abhängigkeit verlief nicht auf emotionaler, sondern eher auf ritualisierter Basis, z. B. „man trinkt mit der Mutter Kaffee", „man läßt sich von ihr und keiner anderen die Hemden waschen", „man ißt eine genau definierte Anzahl von Broten zum Frühstück usw.". Herr H. versuchte, diese Ritualisierung auch in die Ehe zu bringen, z. B. indem er mit seiner Frau von vorneherein verabreden wollte, wieviel Male in der Woche und zu welcher Zeit in der Ehe Geschlechtsverkehr stattfinden soll, wer welche Aufgabe zu welcher Zeit im Haushalt übernehmen solle usw. Die zwangsneurotische Ritualisierung kannte Frau H. schon von ihrem Vater, litt unter dieser, war aber auch nicht in der Lage, sich gefühlsmäßig zu distanzieren. Mit zunehmender Kritik und Abweisung von seiner Ehefrau versuchte Herr H., die Beziehung zu verbessern, indem er auf viele Forderungen einging, z. B. sich nach dem dritten Kind auf Wunsch der Ehefrau sterilisieren zu lassen oder seine Mutter um exakt die Hälfte weniger im Altersheim zu besuchen. Jedoch wurde keiner seiner Schritte belohnt, sondern von Frau H. kritisch auseinandergenommen, was zu erneuten Spannungen führte.

Das Beispiel zeigt, daß beide Ehegatten massiv ihre Bedürfnisse, Gefühle und Einsichten abspalten und somit Opfer dieser Spaltung wurden. Sie sind unfähig, ihre abgespaltenen Gefühle und Einsichten zu integrieren und diese als Teil der eigenen Person zu erleben. Im Gegenteil, sie weisen sich gegenseitig die Schuld zu, in der Hoffnung, sich somit nicht mit der eigenen Abspaltung konfrontieren zu müssen. Frau H. erwartet von ihrem Mann die absolute Zuneigung und die Aufgabe der Bindung an seine Mutter, in der Hoffnung, daß es dann zu einer Deckung zwischen der abgespaltenen Liebe zu ihrem Vater und der Liebe zu ihrem Ehemann kommen könne. Sie verachtet ihn, weil sie fühlt, daß er noch an die Mutter gebunden ist und durch zwangsneurotische Rituale nicht in der Lage ist, gefühlsmäßig ernsthaft auf sie einzugehen. Sie bemerkt aber nicht, daß ihr Ehemann in dem Moment, wo er tatsächlich auf sie eingeht, keine Chance mehr von ihr bekommt. Der Ehemann spaltet seine gefühlsmäßige Abhängigkeit von der Mutter ab und täuscht eine Eindeutigkeit vor, die er in Wirklichkeit nicht besitzt. Er möchte die Mutter und die Ehefrau behalten, zwischen beiden eine Harmonie herstellen, was praktisch unmöglich ist, da sich die Erwartungen der Ehefrau und der Mutter an ihn gegenseitig ausschließen. Auch Herr H. kommt an die äußerste Grenze seiner Belastbarkeit, fühlt sich nicht verstanden und isoliert.

Welchen Inhalt spalten die beiden Ehegatten von sich ab? Wie könnte das Autonomietraining dabei helfen? Beide Ehegatten spalten gefühlsmäßige Inhalte und bestimmte Einsichten von sich ab, so daß sie sich abwechselnd mal rational-antiemotional, und mal rein gefühlsmäßig, aber irrational verhalten. Frau H. spaltet die Vaterbindung ab und die Bereitschaft, keinen Mann an sich heranzulassen, sobald diese Ansprüche stellen. Sie spaltet auch die Einsicht ab, daß sie ihren Mann nur in die Vaterersatzrolle manipulieren will, ihn aber sonst nicht ernst nimmt, und daß sie seine Schwächen systematisch gegen ihn verwendet. Der Ehemann spaltet sein Bedürfnis nach absoluter Loyalität zu seiner Mutter von sich ab, aber auch die Einsicht in die Unmöglichkeit, Ehefrau und Mutter zu versöhnen. Erst wenn solche Gefühle und Einsichten von beiden bewußt leidend zugegeben würden, könnten sie in die Lage kommen, die echten gegenseitigen Gefühle zu erleben und zuzulassen, aber auch die Abneigungen und Abgrenzungstendenzen.

Solche Prozesse konnte das Autonomietraining sehr erfolgreich anregen, weil eine Sensibilität dafür entwickelt wird, die Intervention zum richtigen Zeitpunkt und mit der richtigen Methode anzuwenden, so daß es im Prozeß der Integration nicht zur Überforderung kommt.

Hier soll ein weiteres Beispiel für eine Spaltung angeführt werden:

Herr Z. ist der Sohn eines Unternehmers, der an ihn äußerst hohe und unerfüllbare Ansprüche stellte. Der Sohn hat seinen Vater bewundert und wollte in allen Bereichen seinen Wünschen gerecht werden, um seine Liebe und Zuneigung zu erhalten. Der Vater glaubte an seinen Sohn hohe Ansprüche stellen zu müssen, weil er ihn nur dann als würdig empfinden könne, das von ihm aufgebaute Unternehmen weiterzuführen. Bei Nichterfüllung der Erwartungen drohte der Vater mit Enterbung und völliger Mißachtung des Sohnes. So stellte er Ansprüche an die Schulnoten, an die Leistung im Studium usw. – die in der Regel vom Sohn nicht erfüllt werden konnten. Die negativen Erlebnisse und Ängste des Sohnes drohten seine innere Integrität und Identitätswahrnehmung zu erschüttern, und er entwickelte extreme Hemmungen. Einerseits war er nicht in der Lage, dem Vater zu widersprechen und zu protestieren, aus Angst, dann noch mehr entwertet zu werden, andererseits konnte er die erfahrene Entwertung nicht mehr ertragen. Somit konnte er kein eindeutiges Verhalten entwickeln und litt unter zunehmenden Angstgefühlen und inneren Hemmungen.

In seiner Verzweifelung flüchtete er in die Psychologie und fand seine Heimat in der Jungschen Psychoanalyse. Dabei betont er die Einmaligkeit des Menschen und dessen Unvergleichbarkeit, aber auch die Macht des Unbewußten, der Träume und Märchen. Wenn der Mensch einmalig ist, dann ist ein Vergleich zwischen den Menschen nicht möglich. Somit können auch Anforderungen an die Leistung, die ja immer ein Vergleich mit anderen ist, nicht aufrechterhalten werden. Ohne gegen den Vater zu protestieren, findet Herr Z. somit eine Begründung für seine Individualität und Lebensberechtigung. Trotzdem konnte sich dieser hochintelligente Mann von seiner Abspaltung noch nicht heilen. Er spaltete nämlich sowohl die extreme Vaterliebe als auch die extreme Verletzung durch die übertriebenen und unerfüllbaren väterlichen Anforderungen von sich ab. Eine richtige Heilung wäre nur dann möglich, wenn er die extreme Vaterliebe und Bewunderung und den starken Schmerz durch die Abweisung gefühlsmäßig vor sich zugeben würde und somit die abgespaltenen Bereiche in sein Ich integrieren würde.

Noch ein letztes Beispiel:

Ein sechzehnjähriger Junge verliebt sich im Urlaub in ein Mädchen und bemerkt, daß das Mädchen an einem anderen Jungen interessiert ist. Es kommt nie zu einem direkten Kontakt, trotzdem entwickeln sich bei dem Jugendlichen Gefühle von größter Intensität. In seiner Verzweiflung greift er physisch den Jugendlichen an, von dem er annimmt, daß das Mädchen ihn liebt. Nach dem Urlaub verringert sich der Appetit des Jungen, er ißt wenig, wird apathisch und intensiviert seine Bewegung enorm. Seine Gefühle zu dem Mädchen spaltet er von sich ab und empfindet sie als unerfüllbar. Er kann sie vor sich selbst nicht mehr zugeben. Überhitzt geht er mehrfach in kaltem Seewasser schwimmen, nach vier Monaten beginnt er zu husten, bis schließlich der Arzt eine Lungentuberkulose feststellt.

5.5 Ambivalenz als Streßursache

Der Mensch hat das Bedürfnis, sich in unterschiedlichen Situationen *eindeutig*, d. h. mit einer bestimmten Zielrichtung zu verhalten, z. B. indem er einer Person Liebe zeigt, eine andere Person abweist und Aggressionen äußert. In bestimmten Situationen kann eindeutig Nähe, in einer anderen mehr Distanz erstrebt werden. Konflikte entstehen dann, wenn sich eine Person aufgrund zweier sich gegenseitig ausschließender, aber gleichstarker Motive nicht eindeutig verhalten kann. Diesen Zustand nennen wir *Ambivalenz*. Ambivalenz ist ein Streßfaktor ersten Grades.

Wenn ein Ehegatte z. B. seinen Partner mag und ihm treu sein möchte, gleichzeitig aber sich zu einer anderen Person hingezogen fühlt, kann er in seinem eindeutigen Verhalten beiden Personen gegenüber blokkiert sein. Auf solche Reize folgen widersprüchliche Reaktionen, die bestimmte Symptome hervorrufen (z. B. Herz-Rhythmusstörungen).

Ambivalenz entsteht auch dann, wenn eine Person in ihrem eindeutigen Verhalten durch widersprüchliche positive und negative Bewertungen oder widersprüchliche Gefühle, z. B. Liebe und Hass, blockiert ist. Ja nach Persönlichkeit gehen Menschen mit dem Problem der Ambivalenz unterschiedlich um.

Häufig gibt es eine Beziehung zwischen Fixierung und Ambivalenz. Unter *Fixierung* verstehen wir die ausschließliche Ausrichtung auf ein Objekt (auf eine Person, eine Gruppe, ein Ziel, einen Zustand) von dem erwartet wird, daß es Wohlbefinden, Lust und Zufriedenheit auslöst. Gleichzeitig wird angenommen, daß die Abwesenheit des Objektes zu extremem Unwohlsein und zur Isolation führt. Häufig unternimmt ein Mensch ein Leben lang Aktivitäten in der Erwartung, daß das Objekt, auf das er oder sie fixiert ist, erreicht wird (indem z. B. bestimmte Leistungserwartungen erfüllt werden). Fixierung entsteht häufig in der Kindheit, meistens in Situationen, in denen entweder eine extreme Verlustangst geweckt wird oder ein lustbetontes Zugehörigkeitsgefühl entsteht. Der als endgültig erlebte Verlust eines Objektes, dem gegenüber eine Fixierung besteht, kann als traumatisch mit langfristigen negativen Folgen erlebt werden (z. B. schwere Depressionen, ausgeprägte Angstgefühle usw.). Bestimmte Personen übertragen die Neigung zur Fixierung von Objekt zu Objekt, andere führen häufig irrationale Tätigkeiten aus in der Erwartung, dadurch Nähe zum Objekt zu gewinnen, andere bleiben demselben Objekt ein Leben lang treu.

Die Neigung zur Fixierung an ein Objekt ist ein ausgeprägtes Motiv zur Entwicklung von Ambivalenz, weil die Fixierung selbst permanent ambivalente Reaktionen auslöst – man will um der Selbstregulation willen zum Objekt Distanz gewinnen, benötigt es aber trotzdem aus seiner Abhängigkeit heraus. Im individuellen Verhalten wird der Versuch unternommen, Fixierungen und die Ambivalenz aufzulösen und das Verhalten in Eindeutigkeit umzuwandeln.

Blockade des eindeutigen Verhaltens

Wie schon erwähnt ist die sogenannte Blockade des eindeutigen Verhaltens aufgrund ambivalenter Reaktionen ein Symptom bzw. ein krankheitserzeugender Zustand. Wenn ein Mensch zwischen zwei Motiven, die gleich stark sind, sich aber gegenseitig ausschließen, im Konflikt steht, kann der Zustand eintreten, daß er z. B. weder mit einem noch ohne einen bestimmten Menschen zufrieden und entspannt sein kann. Wenn sich eine Person von einem Partner trennen will, geht es ihr ebenso schlecht als wenn sie bei ihm bleibt. Oder wenn sie einen Beruf weiter ausübt, sind die negativen Folgen genauso ausgeprägt als wenn sie den Beruf aufgeben würde. Das in diesem Buch dargestellt Autonomietraining ist unter anderem auch darauf ausgerichtet, den betreffenden Menschen zu helfen, diesen Zustand zu überwinden und eindeutiges Verhalten anzuregen.

Je nach dem Verhältnis zwischen Ambivalenz, Fixierung und Verhalten, durch das der Mensch den Versuch unternimmt, aus der verhaltensblockierenden Ambivalenz herauszukommen und Eindeutigkeit zu erreichen, unterscheidet der Autor sechs unterschiedliche Verhaltensmuster, wie bereits im Kapitel Die Grossarthsche Verhaltenstypologie vorgestellt.

Typ I – der positiv Fixierte

Die Person, die unter Typ I einzuordnen wäre, ist auf ein idealisiertes (hochbewertetes) Objekt fixiert und an diesem positiv ausgerichtet, wobei das Objekt für die Person unerreichbar ist (z. B. nach Tod, Trennung, Abweisung, Kündigung usw.). In der Distanz zum hochbewerteten Objekt der Fixierung wird die positive Seite der Ambivalenz gelebt. Es besteht die Tendenz, die positiven Gefühle und Bewertungen auf neue Objekte und Ziele zu übertragen. Resignation und Hoffnungslosigkeit entstehen dann, wenn das Individuum nicht mehr in der Lage ist, die Hoffnung auf Nähe und die Kommunikation mit dem positiv bewerteten Objekt aufrechtzuerhalten. Dann können sich Resignation, innere Verzweifelung und Hyperaktivität bis hin zur physischen und seelischen Erschöpfung ausbreiten. Personen dieses Typs haben innerlich häufig extreme Hemmungen, für sich selbst Ansprüche zu stellen und Verhaltensweisen zu entwickeln, die das Objekt in die gewünschte Nähe bringen. Der Typ I leidet unter der Distanz zum hochbewerteten Objekt.

Typ II – der negativ Fixierte

Auch dieser Verhaltenstyp ist ursprünglich auf ein positiv bewertetes Objekt, gegenüber dem eine Fixierung besteht, ausgerichtet (z. B. auf die Mutter). Im Unterschied zu Typ I sucht dieser Typ jedoch die Nähe zu negativ bewerteten, ihn störenden Objekten (die er z. B. in Ehegatten oder einem Vorgesetzten findet) und lebt dabei die negativen Seiten der Ambivalenz aus. Die ursprünglich positive Fixierung dient dem Typ II nur als Vergleichsfaktor, an dem er die gegenwärtige negative Welt mißt und beurteilt. Dies führt zu anhaltender Übererregung und Aufregung. Die Person bleibt in der Nähe zu den negativ bewerteten Objekten und erwartet von diesen paradoxerweise Zuneigung und die Umwandlung der negativen Fixierung in eine positive, indem das gegenwärtige Objekt eins wird mit dem ursprünglichen Objekt der

Fixierung. Wenn dies nicht geschieht und das negativ bewertete Objekt sich auch negativ verhält (sich z. B. trennt), stellt sich hilflose Übererregung und Hilflosigkeit ein. Dieser Verhaltenstyp bleibt in der Nähe zum negativ bewerten Objekt, er ist negativ fixiert, d. h. er ist blockiert, die positiven Seiten der Ambivalenz auszuleben.

Typ III – der abwechselnd Ambivalente

Dieser Verhaltenstyp lebt beide Seiten der Ambivalenz abwechselnd aus, während er in bestimmten Situationen innerlich autonom und frei von Ambivalenz ist. Die drei Phasen wechseln sich in kurzfristigen Abständen ab – mal sucht dieser Typ die Nähe der hochbewerteten Objekte, mal geht er nach geringsten Anlässen auf extreme Distanz. Bei diesem Typ sitzt die Fixierung nicht so tief und absolut wie bei den Typen I und II.

Während sich der Typ I und II bestimmten Objekten vollkommen verschreiben und ohne diese keine Anregung erhalten, ist Typ III oberflächlich auf Objekte, zum großen Teil aber auf die eigene Person fixiert. Somit ist er ausgeprägt narzißtisch. Er sucht narzißtische Befriedigung von den Objekten und ist in der Lage, auf Distanz zu gehen, wenn die Befriedigung nicht eintritt. Psychische Krisen, gekoppelt mit Angstzuständen oder Depressionen, entstehen dann, wenn das Verhalten in der Ambivalenz blockiert ist, eine eindeutige Richtung zu nehmen.

Typ IV – der Autonome

Dieses Verhaltensmuster ist das einzige im Rahmen der Grossarthschen Typologie, das weder eine ausgeprägte Fixierung auf ein Objekt, noch eine störende Ambivalenz aufweist. Das Verhalten gegenüber Objekten und in bezug auf die eigene Person ist in verschiedenen Bereichen eindeutig, z. B. bei der Suche nach Nähe oder in Phasen der Ablehnung und Aggression. Die Person ist in der Lage, mit und auch ohne bestimmte, ihr gefühlsmäßig bedeutende Objekte Wohlbefinden, Entspannung und inneres Gleichgewicht zu erlangen. Sie ist sozial angepaßt, zuverlässig und human und in der Lage, die eigene Autonomie und die Autonomie anderer Personen zu akzeptieren. Da sie keine Neigung zur Objektfixierung hat, stellt sie an Menschen und Ziele keine übertriebenen Ansprüche und erlebt auch keine übertriebenen Enttäuschungen. Sie kann "loslassen" und ebenso erlebte Nähe genuß- und lustvoll leben. Dieser Verhaltenstyp ist in seinem Verhalten extrem flexibel und auch in objektiv belastenden Situationen wenig anfällig für Streßreaktionen.

Typ V – der Antiemotionale

Personen mit diesem Verhaltensmuster versuchen ein Leben lang ihre Neigung zur Fixierung und Ambivalenz mit vernunftgeleitetem und antiemotionalem Verhalten zu unterdrücken. Sie unternehmen den Versuch, Emotionen, Ambivalenzen und Fixierungen im Bereich des Irrationalen anzusiedeln und die Fähigkeit vorzutäuschen, sich nur an rationalen und begründbaren Tatsachen auszurichten. Seelische Krisen, z. B. Depressionen, entstehen dann, wenn sich das Verhalten trotz großer Anstrengungen (z. B. in der Arbeit) als ungenügend erweist, die gefühlsmäßigen Bedürfnisse zu befriedigen und inneres Gleichgewicht zu erreichen. Ferner entstehen dann Krisen, wenn die Gefühle trotzdem die rationalen Barrieren durchbrechen und die Person diesen Regungen hilflos ausgeliefert ist (weil sie den Umgang mit Gefühle nicht gelernt hat). Solche Personen erleben in ihrem rationalen Verhalten trotzdem Gefühle (z. B. positive Gefühle, wenn sich eine rationale Annahme bestätigt, und negative Gefühle, wenn sich bestimmte Personen irrational verhalten).

Typ VI – der Emotional-Antirationale

Dieser Typ versucht, seine extreme Tendenz zur Fixierung und Ambivalenz durch antisoziales, selbst- und fremdaggressives, nicht-normenkonformes Verhalten zum Teil zu überspielen, zum Teil indirekt auszuleben. Eine Form des indirekten Auslebens ist z. B. die Tendenz, an alle Menschen übermäßige materielle Erwartungen zu stellen und bei Nichterfüllung mit extremen Aggressionsäußerungen zu reagieren.

Das den Typen I, II, III, V und VI gemeinsame ist, daß sie durch ihr Verhalten den Versuch unternehmen, ihre Ambivalenz durch eindeutiges Verhalten zu überwinden. Typ I versucht dies durch Äußerung der positiven Gefühle, Typ II durch die Äußerung der negativen Gefühle, Typ III durch abwechselnde Äußerung von negativen und positiven Gefühlen, Typ V durch den rational begründeten Verzicht jeglicher Gefühlsäußerung, und Typ VI durch versucht die Ambivalenz durch „eindeutig" antisoziales Verhalten zu „zerstören".

Wie entstehen diese unterschiedlichen Verhaltensmuster?

Sie sind zum Teil genetisch angelegt, zum Teil werden sie durch Erlebnisse in der Kindheit und im späteren Leben geprägt. So hat Typ I zum Beispiel häufig Eltern, die er bewundert und deren Nähe er erstrebt, ohne sie bedürfnisgerecht erreichen zu können. Typ II wurde häufig von einem Elternteil extrem gebunden, mit dem gleichzeitigen Hinweis, daß die Welt und die zukünftigen Partner schlecht seien und nie den Vergleich mit dem bindenden Elternteil durchhalten könnten. Typ III wurde sowohl gebunden als auch ausgestoßen, gleichzeitig aber in der eigenen Person derart hochbewertet, daß sich die Basis für eine spätere Selbstbezogenheit entwickeln konnte. Verhaltenstyp V wurde häufig schon in der frühen Kindheit massiv gefühlsmäßig abgewiesen, jedoch im Bereich der Leistung und Vernunft gefördert. Typ VI wurde in der Familie formal anerkannt und emotional angeregt, nicht aber wirklich angenommen und z. T. als lästig erlebt. Verhaltenstyp IV wurde eher emotional angenommen, aber nicht übermäßig gebunden und in der Autonomie und Selbstregulation unterstützt.

Letztlich stellen die sechs Verhaltensmuster unterschiedliche individuelle Wege auf der Suche nach Lust und Wohlbefinden dar. Die Person, die zum Typ I gehört, ist gehemmt, Aktivitäten, die zu Lust und Wohlbefinden führen, zu entfalten und sie paßt sich an Lust und Wohlbefinden verhindernde Bedingungen an. Die Person mit diesem Verhaltensmuster glaubt durch Idealisierung der Umwelt und Selbstzurückstellung der eigenen Person, Wohlbefinden und Anerkennung finden zu können. Typ II hofft auf Wohlbefinden, in dem er sich gegenüber seiner Umwelt hilflos übererregt und aggressiv verhält. Typ III erstrebt Wohlbefinden und Lust durch ambivalentes Verhalten, indem er die Objekt abwechselnd mal entwertet und mal hoch bewertete. Personen des Typus IV verhalten sich flexibel, aktiv und autonom in ihrer Lustsuche. Der rational-antiemotionale Typ V versucht durch vernunftgesteuertes und gefühlsarmes Verhalten Wohlbefinden zu erreichen. Typ VI verhält sich entgegengesetzt emotional-anti-rational und versucht auf diesem Wege, Lustquellen zu erschließen. Die größten Chancen auf Erfolg hat Typ IV im Rahmen des sozial angepaßten Verhaltens. Beim unangepaßten Verhalten erreicht Typ III mehr Wohlbefinden als Typ VI.

Obwohl die Verhaltensmuster relativ konstant sind, können sie im Autonomietraining "verlernt" und in Richtung von Typ IV-Verhalten gelenkt werden. Es gibt sowohl reine Typen als auch Mischtypen. Die reinen Typen verhalten sich in unterschiedlichen Situationen in immer der gleichen Weise, während sich die Mischtypen weniger berechenbar verhalten, da sie Anteile und Tendenzen von verschiedenen Typen aufweisen. Für die Gesundheit und Streßbewältigung ist es anzustreben, daß der Anteil des Typ IV im Verhalten größer ist als die Summe der Ausprägung aller anderen Typen.

6. Selbstregulation, Autonomie und Symbiose

Selbstregulation ist ein an den eigenen Bedürfnissen ausgerichtetes Verhalten, das den Menschen in die Lage versetzt, positive Bedingungen für seine Bedürfnisbefriedigung herzustellen, so daß Reaktionen und Prozesse ausgelöst werden, die zu Wohlbefinden und innerem Gleichgewicht führen.

Die Selbstregulation kann gestört werden, z. B. durch fremdbestimmtes und die wichtigsten Bedürfnisse ignorierendes Verhalten. Die Ursachen hierfür sind vielfältig. So kann eine gestörte Selbstregulation durch die Aufrechterhaltung von illusionären Erwartungen bedingt sein oder durch fehlerlernte Annahmen, eine Fehleinschätzung der Situation usw. Eine gute Selbstregulation hat sehr viel mit persönlicher Autonomie zu tun, während eine schlechte Selbstregulation häufig mit symbiotischen und fremdbestimmten Verhaltensweisen zusammenhängt.

Unter autonomem Verhalten verstehen wir jede Aktivität, die aus individuellen Bedürfnissen heraus motiviert ist und sich nicht zu stark oder zum eigenen Nachteil an den Erwartungen anderer Objekten ausrichtet. Ein abhängiger Mensch orientiert sich derart an aktuellen oder internalisierten Erwartungen von Objekten, daß er nicht mehr in der Lage ist, seine eigenen Bedürfnisse zu befriedigen.

Eine Form von Abhängigkeit ist beispielsweise die Tendenz zum symbiotischen Verhalten. Für symbiotische Verhaltensweisen und Beziehungen ist es charakteristisch, daß zwei oder mehrere Personen ihre Eigenständigkeit weitgehend aufgeben und sich reflexartig an den Erwartungen der anderen Person ausrichten. Dabei ist das Bedürfnis nach ständiger physischer und geistiger Nähe derart ausgeprägt, daß das Bedürfnis nach Distanz und Eigenständigkeit vollständig in den Hintergrund gerät. In symbiotischen Beziehungen werden häufig viele gesundheitserhaltende Verhaltensweisen vernachlässigt, z. B. Bewegung, soziale Kommunikation, und viele krankheitserzeugende Verhaltensweisen intensiviert, z. B. Fehlernährung, Alkoholkonsum, Medikamentenmißbrauch usw.

In symbiotischen Beziehungen ist die Regulation von Nähe und Distanz zu gefühlsmäßig wichtigen Personen gestört und durch eine Unfähigkeit, Distanz herzustellen, gekennzeichnet. Auch der gesunde, sich selbst regulierende Mensch hat immer mal wieder das Bedürfnis nach ausgeprägter Nähe zu Personen, die ihm gut tun und die er benötigt, aber auch nach Distanz in Situationen, in denen die Nähe erdrückend und verhindernd wirkt. In der Regel kann er sowohl die erwünschte Nähe als auch die benötigte Distanz durch sein Verhalten immer wieder erreichen und dadurch Wohlbefinden und Bedürfnisbefriedigung erzielen.

Bestimmte Menschen haben ein ausgeprägtes Bedürfnis nach übergroßer Nähe und anhaltender Symbiose. Das sind in der Regel Personen, die in der Kindheit von gefühlsmäßig wichtigen Bezugspersonen abgewiesen wurden und in ihrem Bedürfnis nach intensiver Nähe unbefriedigt blieben.

Wenn solche Menschen im Erwachsenenalter eine enge zwischenmenschliche Beziehung erreichen, sind sie häufig bereit, diese zu idealisieren, und bemerken nach Jahren nicht mehr, daß es in der Beziehung möglicherweise zu einem vollständigen Stillstand gekommen ist, indem die wichtigsten Bedürfnisse nicht mehr befriedigt werden. Sie bleiben nur noch aus Angst, erneut abgewiesen zu werden, in der Symbiose. In solchen symbiotischen Beziehungen kann es zu Eintönigkeit und Anregungslosigkeit kommen, und die betroffenen Personen können weder mit den noch ohne die ihnen wichtigen Mitmenschen Wohlbefinden und inneres Gleichgewicht erreichen. Jeder Wunsch nach Distanzierung wird vom Bezugspartner erkannt und bestraft, und die Person kontrolliert sich selbst, um Abweichungen von den symbiotischen Spielregeln zu vermeiden. Wenn sich Personen, die in einer Symbiose leben, gedanklich oder physisch voneinander entfernen, können intensive Angstgefühle auftreten, die sie wieder zu einer Korrektur des Verhaltens zwingen.

So lebt z. B. ein Sohn im 44. Lebensjahr noch mit seiner Mutter im selben Haushalt. Er ist extrem übergewichtig, trinkt viel Alkohol und leidet unter Bewegungsmangel. Ab und zu unternimmt er den Versuch, allein einen kleinen Spaziergang um das Haus zu machen. Sobald er sich von seiner Mutter entfernt, überfallen ihn panische Angstgefühle mit Phantasien, er könnte sterben, man könnte ihn auffinden und nicht wissen, wo er hingehöre. Seine Spaziergänge werden immer kürzer, und er dreht immer schneller wieder um. Wenn der Sohn aus dem Hause geht, wartet die Mutter angespannt auf seine Rückkehr. Wenn er ausnahmsweise länger in der Stadt bleibt, klagt sie über intensive Symptome wie Herzbeschwerden, Ohnmachtsgefühle usw.

Es gibt andererseits auch Personen, die in übertriebener Angst vor intensiver Nähe und symbiotischen Ansprüchen leben. Diese Personen können nur solange entspannt Liebe und Sexualität genießen, solange an sie keine Ansprüche nach Nähe oder Bindung gestellt werden. Solche Menschen leben in der Regel bis ins hohe Alter relativ einsam. Sie genießen z.T. die Isolation und Angstfreiheit, vermissen aber bewußt oder unbewußt die Nähe zu Mitmenschen.

Manche Menschen, haben vor der Symbiose und Nähe zu wichtigen Mitmenschen derart große Angst, daß sie ganz auf gefühlsmäßige Ansprüche verzichten und sich nur noch an rationalen Grundsätzen ausrichten. Wieder andere Menschen leben in bestimmten Situationen zwar intensiv ihr Bedürfnis nach Nähe und Distanz aus, sind aber nicht in der Lage, ihr Nähe bzw. Distanz-herstellendes Verhalten sozial verträglich zu integrieren. So kann z. B. ein Mensch in bestimmten Situationen mit einem anderen Menschen intensiv Sexualität und Nähe ausleben, während er in einer anderen Situation mit derselben Person nicht mehr kommunizieren will und die Beziehung abrupt abbricht.

Ein autonomer, sich selbst regulierender Mensch erlebt in unterschiedlichen Situationen die eigenen Bedürfnisse und ist in der Lage, Verhaltensweisen zu entwickeln, die seinen Bedürfnissen gerecht werden mit dem Streben, diese soweit wie möglich sozial verträglich zu äußern und zu befriedigen. Dabei werden immer wieder Situationen hergestellt, die Spannungen zwischen Ist- und erstrebten Zuständen befriedigen und Wohlbefinden hervorrufen. Er kann Wohlbefinden bei sich akzeptieren und genießen und auf sich wirken lassen. Er ist in der Lage, die Suche nach Wohlbefinden bei seinen Mitmenschen anzuerkennen und zu unterstützen und erstrebt keine egoistische Manipulation seiner Mitmenschen, indem er z. B. Erwartungen äußert, die die Autonomie und Selbstregulation bei anderen einschränken würde.

Symbiose aufrechterhaltende und Autonomie einschränkende Verhaltensweisen werden in unserer Kultur häufig in der Familie erlernt. Jedes Kind hat in den ersten Lebensjahren ein starkes Bedürfnis nach Symbiose mit den Eltern, besonders mit der Mutter, ohne die es nicht überleben würde. Eltern können auf solche kindlichen Bedürfnisse entweder sehr stark eingehen oder das Kind ungewollt in seinen Bedürfnissen traumatisch frustrieren. Manchmal versäumen es Eltern und Kinder bis ins Erwachsenenalter ihre Symbiose aufzugeben. In solchen Situationen leben Eltern an den erwachsenen Kinder ihre eigenen unbefriedigten Bedürfnisse nach Symbiose aus. Dann kann sich ein Elternteil zu seinem Kind so verhalten, als wäre es dessen Kind. Manchmal übernehmen Kinder die Rolle von fehlenden Ehegatten. In der Eltern-Kind Symbiose im Erwachsenenalter werden beiderseitig massive Ängste geäußert, wenn der Abbruch symbiotischer Beziehungen droht, z. B. durch das Auftauchen eines neuen Partners.

So hat sich beispielsweise ein 50jähriger Mann, der mit seiner Mutter im selben Haushalt wohnte, das Leben genommen, als er erfuhr, daß sich seine 85jährige Mutter mit einem Freund traf – aus Angst, daß sie ihn mit diesem Mann verlassen könnte. Wenn Mütter symbiotische Ansprüche an ihre Söhne oder Töchter aufrechterhalten, dann erleben sie jede Zuwendung im Rahmen der erlernten symbiotischen Spielregeln als Erfolg und erleben jede Abwendung als traumatisch. Dasselbe gilt natürlich auch für Väter. Nicht selten erkranken Eltern, wenn sie glauben, daß sich ihr Kind endgültig aus der Symbiose gelöst hat und sich einem anderen Partner zuwendet.

All dies geschieht nicht in autonomen Familienstrukturen, in denen sich die Familienmitglieder gegenseitig akzeptieren und keine Ansprüche nach übertriebener Loyalität und Treue stellen. In autonomen Familienstrukturen sind die Familienmitglieder in ihrem gegenseitigen Bedürfnis nach Liebe und Anerkennung befriedigt und fähig, andere Kommunikationsweisen, z. B. mit neuen Partnern, zuzulassen. Sie genießen sowohl die gegenseitige Nähe als auch die Distanz und entwickeln eine befriedigende, aber nicht symbiotisch-egoistische Beziehungsstruktur. In einer solchen Struktur können die Mitglieder kommen und gehen, ohne gegenseitig Schuldgefühle zu erzeugen und symptomerzeugende Abhängigkeiten zu signalisieren.

Symbiotische Beziehungen in der Familie täuschen nach außen häufig eine einseitige Abhängigkeit vor, in der es für den Beobachter z. B. offensichtlich ist, daß ein Mitglied von einem anderen extrem abhängig ist, wobei das andere Mitglied aber so tut, als wäre es unabhängig und an der Autonomie seines Partners interessiert. So kann eine Mutter immer wieder betonen, daß sie es äußerst gerne sehen würde, wenn der Sohn endlich aus dem Hause ginge, eine Frau zum Heiraten fände und sich psychisch stabilisieren würde. Bei dem kleinsten Anzeichen einer Distanzierung reagiert die Frau aber intensiv in Richtung einer Wiederherstellung der Abhängigkeit – weil sie diese für ihre eigene psychische Struktur benötigt.

Die Aufgabe des Autonomietrainings ist es, die Fähigkeit des Menschen zur eigenständigen Selbstregulation soweit wie möglich anzuregen und die negativen Folgen von symbiotischen Beziehungen, aber auch von nicht befriedigten Bedürfnissen nach Symbiose, die extrem traumatisch erlebt werden können, soweit wie möglich abzuschwächen.

Solche Zustände kann der Mensch durch seine Eigenaktivität erreichen, indem er Bedingungen und Reizzustände herstellt, auf die er automatisch positiv reagiert.

6.1 Wie entstehen seelische Schwierigkeiten und Verhaltensprobleme? Wie entwickelt sich erfolgreiches Verhalten?

In diesem Kapitel wird die Entwicklung seelischer Probleme und des gesunden, erfolgreichen Verhaltens dargestellt. Um die Problematik plastisch und einprägsam zu beschreiben, werden sowohl theoretische Abhandlungen als auch sehr konkrete Beispiele angeführt. Nur wenn die Entwicklung seelischer Probleme und gesunder Verhaltensweisen exakt beschrieben werden, ist ein erfolgreiches therapeutisches Vorgehen denkbar.

Die Entwicklung des Menschen ist Einflüssen aus der frühesten Kindheit bis zum Tode ausgesetzt. In allen Phasen, besonders aber in der Kindheit haben zwei Ereignisse eine zentrale Bedeutung, weil sie die wichtigsten Motive bilden und das Verhalten steuern: Ein Ereignis ist die Herausbildung von Bedürfnissen und Wünschen, die für den Menschen von allergrößter gefühlsmäßiger Bedeutung sind, weil sie am ausgeprägtesten Wohlbefinden, Lust, Sicherheit und Sinnerfüllung beinhalten oder weil ihnen eine ausgeprägte Hoffnung auf die Verwirklichung von Lust und Wohlbefinden innewohnt. Das zweite Ereignis sind Situationen und Erlebnisse, in denen die Bedürfnisse von größter gefühlsmäßiger Bedeutung plötzlich oder schleichend – und häufig schockartig – frustriert und behindert werden.

Auf der Grundlage dieser beiden Ereignisse entwickelt der Mensch häufig Verhaltensstrategien, die häufig ein Leben lang darauf ausgerichtet sind, diese Schockerlebnisse und Frustrationen rückgängig zu machen oder zu neutralisieren, und die Bedürfnisse nach Wohlbefinden und Lust zu befriedigen.

Beide Ereignisse stehen in Wechselwirkung und beeinflussen sich gegenseitig, so daß die Verhaltensstrategien und die aktuellen Bedürfnisse aus dieser Wechselwirkung mitbestimmt sind. Das menschliche Verhalten hat die Funktion, die entstandenen Bedürfnisse zu befriedigen sowie Spannungen und Konflikte aufzuheben. Wenn die Person durch ihr Verhalten diese Ziele erreichen kann, dann entsteht Bedürfnisbefriedigung und Wohlbefinden, und die Person hat in ihrer Entwicklung ein gesundes, effizientes und ausdifferenziertes Verhalten erreicht. Häufig kommt der Mensch aber nicht in die Lage, durch sein Verhalten die Bedürfnisse von größter gefühlsmäßiger Bedeutung zu befriedigen, und zeigt dabei zwar ein relativ zielgerichtetes, jedoch insuffizientes Verhalten. Es gibt auch Personen, die möglicherweise schon aufgrund ihrer Kindheitserlebnisse ein ausgeprägt undifferenziertes Verhalten aufweisen, d. h. nicht einmal im Ansatz in der Lage sind, die entstandenen

Bedürfnisse zu befriedigen und die aktuellen Konflikte zu überwinden.

Die Entwicklung der Person hängt jedoch nicht nur von Situationen ab, in denen Bedürfnisse von stärkster emotionaler Bedeutung aktiviert werden oder in denen ausgeprägte Frustrationen vorkommen, sondern auch von anderen Lebensereignissen, beruflichen Situationen, Persönlichkeitseigenschaften usw. Unterschiedliche Lebensereignisse und ihre Verarbeitungsmechanismen modulieren das Verhalten, so daß auf unterschiedlichen Wegen die Bedürfnisbefriedigung und die Überwindung der Wirkung von traumatischen Frustrationen erstrebt wird.

Zur plastischen Darstellung sollen hier einige Beispiele angeführt werden, die unterschiedliche Entwicklungen bei vergleichbaren familiären Ausgangspositionen aufweisen – in Abhängigkeit von zusätzlichen Ereignissen, Persönlichkeitseigenschaften und Konfliktverarbeitungsstrategien. Es sollen mehrere Frauen dargestellt werden, die eine typische, kulturspezifische Streßlage in der Kindheit erlebten, aber darauf mit sehr unterschiedlichen Verarbeitungsmechanismen reagieren, auch in Abhängigkeit von späteren Lebensereignissen.

Frau F. ist 35 Jahre. Sie entwickelt unterschiedliche Symptome, u. a. ausgeprägte Verfolgungsideen. Sie denkt, sie wird seitens der Kirche, des Staates und der Politik verfolgt, die ihr unmoralisches und hurenhaftes Verhalten vorwerfen. Die Symptome verstärken sich seit zwei Jahren, besonders, nachdem Frau F. beruflich eine Kündigung bekommen hat, was ihre finanzielle Lage sehr verschlechterte. Aus der Kindheit berichtet sie folgendes: Die Mutter war sehr eifersüchtig, wenn sie sich mit dem Vater gut vertragen hat, wobei die Mutter sie gefühlsmäßig stark entwertet und gefühlsmäßig vernachlässigt hat. Als Frau F. sieben Jahre alt war, spielte sie mit dem Nachbarjungen Doktorspiele. Dabei wurde sie von der Mutter entdeckt und ausgeschimpft. Als sie als Jugendliche mit Jungen ausging, wurde sie ebenfalls von der Mutter entwertet und als Hure bezeichnet. Der Vater schloß sich meistens der Meinung der Mutter an. Frau F. hatte während der Kindheit immer wieder Sympathie gegenüber dem Vater empfunden, wurde aber von diesem nie angenommen. Auch mit der Mutter gab es nie Körperkontakt oder eine anerkennende Beziehung, obwohl sich Frau F. immer wieder danach sehnte.

Vor einigen Jahren legte sie den Kopf in den Schoß ihrer Mutter und bemerkte, daß die Mutter nicht fähig war, ihr über den Kopf zu streicheln. Im Sexualbereich und der Partnerbeziehung entwickelt Frau F. ein äußerst gespaltenes Verhalten. Einerseits suchte sie Partner, die eine größtmögliche Diskretion boten (so daß es die Mutter nicht erfuhr), andererseits reagierte sie bei jeder Chance auf Realisierung einer Partnerschaft intensiv und bizarr mit extremer Abweisung und unterstellt dem Partner unmoralische Absichten, die sie am Anfang nicht durchschaut hatte und glaubte, daß dieser sie als Hure betrachte. Sie manipulierte auch Situationen, in denen Diskretion gegeben war, derart, daß die erstrebte Affäre zu Tage trat, indem sie ihre „Geheimnisse" überall preisgab, so daß es z. B. die Ehefrau des anvisierten Partners erfuhr. Dabei unterstellte sie dem Partner unlautere Absichten.

Obwohl sie mehrere sexuelle Kontakte hatte, erzählte sie im Bekanntenkreis, daß sie noch Jungfrau sei und vergaß dabei, ihren Bekannten vor einigen Jahren anderslautende Auskünfte gegeben zu haben. Sie hielt sich selbst für keusch und rein und war äußerst besorgt, daß nicht nur ihre Bekannten, sondern mächtige gesellschaftliche Organisationen sie als Hure ansahen. Zur Zeit ist sie in einen Kardinal im Vatikan verliebt, dem sie zwar noch nicht persönlich begegnet ist, sondern den sie nur vom Bild her kennt, von dem sie aber weiß, daß sie von ihm ein Kind bekommen möchte. Ihr Hauptproblem ist, daß sie noch nicht weiß, ob der Kardinal auf sie eingehen wird oder nicht. Sie ist jedoch schon sicher, daß im Vatikan wegen der bevorstehenden Affäre ein großer Aufruhr stattfindet. Um den Kardinal von ihr abzuhalten, sendet der Vatikan verdeckte Informationen ins Internet, in denen sie namentlich erwähnt und als Hure bezeichnet wird. Frau F. weiß nicht, wie lange sie diese Spannung noch aushalten kann und denkt, daß es für sie am besten wäre, sich aufgrund der auswegslosen Situation umzubringen.

Frau F. hat zum einen wiederholte schockartige Abweisungen von ihrer Mutter erlebt, die für sie gefühlsmäßig sehr wichtig war. Die Abweisung konzentrierte sich immer auf Situationen, in denen das Kind und die spätere Jugendliche sexuelle Bedürfnisse zum Ausdruck brachte. Frau F. versuchte, in ihrem Leben immer wieder einerseits sexuelle und partnerschaftliche Wünsche zu äußern und zu befriedigen, nimmt andererseits von solchen Tendenzen angstbetont Abstand, in der Hoffnung, somit schockartigen Abweisungserlebnisse durch die Mutter ausweichen zu können. Sie sucht sich Situationen, in denen einerseits größte Diskretion garantiert und die Wahrscheinlichkeit der Realisierung einer Beziehung äußerst gering ist, andererseits sprengt sie die Diskretion der Situation durch eigenes Verhalten auf, indem sie überall davon erzählt. Sie versucht also, der mütterlichen Instanz die Information zu geben, daß sie „Böses" plant und somit im Sinne der Mutter unmoralisch ist. Dies ist ein Bedürfnis, die Mutter zu rechtfertigen, in der Hoffnung, dann von ihr die ersehnte Liebe zu bekommen nach dem Motto: „Mutter, du hast recht, ich bin eine Hure, und wenn ich das zugebe, hoffe ich von dir Liebe und Anerkennung zu bekommen." Im gleichen Augenblick steigt die Angst, durch ein solches Bekenntnis von der Mutter drastisch abgewiesen zu werden, und Frau F. gerät wieder in gegenteiliges Verhalten und stellt sich als unschuldige Jungfrau dar. Dabei projiziert sie ihre innere Überzeugung, wirklich unmoralisch und eine Hure zu sein, in die Außenwelt, die gegen sie Intrigen führt und sie in aller Öffentlichkeit anprangert.

Das Verhalten von Frau F. ist durch enorme Ambivalenz und gegenläufige Verhaltens- und Bewertungsweisen gekennzeichnet. Dabei kann sich kein eindeutiges, bedürfnisäußerndes und -befriedigendes Verhalten entwickeln. Frau F. bleibt im Bereich von undifferenzierten und uneffizienten Verhaltensweisen, die bei ihr Unwohlsein und Angstgefühle hervorrufen. Sie ist gezwungen, die Einsicht in reale Wirkungszusammenhänge zu lockern und sich immer mehr in irrationale und unwirkliche Interpretationen zu stürzen, die einen großen Nachteil und einen relativen Vorteil aufweisen. Der Nachteil ist, daß sie von ihrer Umwelt zunehmend abgewiesen und als Spinnerin dargestellt wird und daß sich ihre Chancen im Berufs- und Privatleben noch verringern; der Vorteil ist, daß sie sich in ihrer irrationalen Welt eine besondere Bedeutung zuschreiben kann und somit ihrem Leben einen relativen Sinn (z. B. den einer zu unrecht verfolgten und denunzierten Frau) geben kann. Bei Frau F. verstärkten sich die Verfolgungsideen und sie wurde nach einigen Jahren in die psychiatrische Klinik mit der Diagnose „paranoide Schizophrenie" eingeliefert.

Im nächsten Beispiel geht es um Frau M. Sie hatte in bezug auf ihre Mutter und in ihrer Familie fast identische Erlebnisse, entwickelt aber ein völlig anderes Verhaltensmuster:

Frau M. hatte aus Angst, von der Mutter moralisch entwertet zu werden, sich eng an diese gebunden, sie zunehmend idealisiert und ihr in allen Situationen Recht gegeben. Sie ging in eine streng moralisch orientierte Religionsgemeinschaft und witterte in allen eigenen und fremden Verhaltensweisen auch schon bei den geringsten Sexualphantasien grobe Sünden. Sie beschloß, sich nur dann auf einen Mann einzulassen, wenn dieser von vorneherein Heiratsabsichten äußert, sich kirchlich trauen lassen will und eindeutig den Nachweis erbringt, sie und ihre Familie unterhalten zu können. Sie hatte auch beschlossen, den Mann nur dann zu heiraten, wenn dieser von der Mutter anerkannt und als moralisch einwandfrei bezeichnet würde. Einige Male versuchte sie mit Männern zu flirten, bekam aber derartige Schuldgefühle, daß sie sich ins Berufsleben zurückzog und dort verausgabte.

Mit 30 Jahren fand sie in der religiösen Gemeinschaft einen 33jährigen berufstätigen Mann, der sehr anständig war und der sofort die Sympathie der Mutter eroberte. Sie heiratete ihn und bekam drei Kinder. In der Sexualität erlebte sie so gut wie nie Entspannung oder Lust, sondern empfand diese als eheliche Pflichterfüllung. Während der Ehe hatte sich die Mutter der engen Beziehung eher entzogen und mehr dem Vater gewidmet. Frau M. berichtet, daß sie in einer Ehe ohne gefühlsmäßige Höhen oder Tiefen lebte, ohne zu wissen, was ihre wirklichen Wünsche und Bedürfnisse waren. Der Ehemann fühlte sich von ihr kalt behandelt und fand nach sieben Jahren eine Geliebte. Er teilte ihr dies mit und sagte, daß er sich schon immer nach einer gefühlvollen Frau gesehnt habe und die Kälte von Frau M. nicht mehr ertragen könne. Frau M. fühlte sich fürchterlich abgewiesen, stand unter einem lange anhaltenden seelischen Schock und fühlte sich wie unter einer Glasglocke. Sie erfüllte ihre täglichen Aufgaben im Haushalt, war aber nicht fähig, Verhaltensweisen zu entwickeln, durch die sie Wohlbefinden erreichen konnte. Im 42. Lebensjahr bekam sie Brustkrebs und starb ein Jahr danach.

Frau M. hat ein anderes Verhaltensmuster als Frau F. gewählt. Sie arrangierte sich mit der von der Mutter erlernten Hemmung. Sie tat alles, um nicht in Situationen zu kommen, in denen man ihr hurenhaftes Verhalten vorwerfen könnte. Dabei verzichtete sie auf die Äußerung und Befriedigung ihrer sexuellen Wünsche, die sich möglicherweise im „unmoralischen Bereich" hätten ausbilden können. Frau M. hat die erlernten Hemmungen in dem Wunsch aufrecht erhalten, von der Mutter nicht weiter abgewiesen zu werden. Als sie die Abweisung durch den Ehemann erlebte, war sie völlig überfordert, bedürfnisäußernde und -befriedigende Verhaltensweisen zu finden.

Frau X. hat bei vergleichbarer familiärer Situation eine ganz andere Entwicklung genommen:

Auch sie hatte zunächst ausgeprägte Ängste, wenn sie einen Partner suchte oder sich auf sexuelle Erfahrungen einließ. Auch sie erstrebte die Nähe zur Mutter und hatte Angst, von dieser abgewiesen zu werden. Beide Gefühle ließ sie bei sich zu. Sie ließ zunächst die Ängste, von der Mutter abgewiesen zu sein, auf sich wirken, und konnte diese in die eigene Person integrieren. Danach suchte sie das Gespräch mit der Mutter und machte ihr deutlich, daß sie sie einerseits mag, andererseits aber nicht bereit ist, auf ihre moralischen Bewertungen einzugehen. In der Partnerbeziehung äußerte sie sowohl Sympathie, teilte aber dem Partner mit, daß sie auch unter Angstgefühlen leidet, besonders dann, wenn dieser Besitzansprüche anmeldet. Somit konnte sie eine bedürfnisgerechte Nähe und Distanz zum Partner erreichen. Durch ihr Verhalten erreicht sie immer wieder Wohlbefinden und glaubt, daß Hemmungen und Hindernisse in der Kindheit nützlich sind, weil sie einen Anstoß zu deren Überwindung geben.

7. Die Prospektive Interventionsstudie als Methode der Beweisführung von mitursächlichen Zusammenhängen

Retrospektive, bedingt prospektive und prospektive Methoden sind absolut nicht in der Lage, Ursache von Wirkung zu unterscheiden (z. B. ob ein bestimmtes Verhalten mitursächlich wirkt oder die Folge von Krebserkrankungen ist). Aus diesem Grund ist der wissenschaftliche Wert dieser Methode beschränkt und dient nur zur Hypothesenbildung. In den von uns vertretenen Prospektiven Interventionsstudien wird einer in prospektiven Prospektiven Studien identifizierter Risikofaktor unter experimentellen Bedingungen therapeutisch verändert. Wenn in Populationen, in denen die Risikokonstellation erfolgreich verändert wurde, weniger die Zielerkrankung auftritt, dann ist ein mitursächlicher Zusammenhang nachgewiesen. Selbstverständlich müssen Ergebnisse durch unabhängige Forschergruppen repliziert werden.

In der internationalen epidemiologischen und psychosomatischen Literatur werden häufig retrospektive, bedingt prospektive oder prospektive Studien durchgeführt. Alle drei Studienformen sind nicht geeignet mitursächliche Zusammenhänge zu erforschen und zu diskutieren, weil in ihnen Pseudo-Korrelationen von mitursächlichen Zusammenhängen nicht zu unterscheiden sind. Mitursächliche Faktoren können nur in sogenannten Prospektiven Interventionsstudien bewiesen werden. In diesen Studien werden die Faktoren, die in Prospektiven Studien eine prädiktive Funktion haben in therapeutischem Experiment durch Intervention verändert. Wenn in der therapierten Gruppe, in der es gelungen ist, den unter Verdacht stehenden Risikofaktor zu verändern, signifikant weniger das Kriterium (zum Beispiel Brustkrebs) auftritt, als in der nicht behandelten Kontrollgruppe, kann ein mitursächlicher Zusammenhang diskutiert werden (der nur durch Replikationsstudien erhärtet werden kann).

Im Rahmen des Forschungsprogramms Heidelberger Prospektive Interventionsstudien wurden in der Regel randomisierte Experimente mit matching pairs durchgeführt. Zuerst wurden in Hinblick auf Alter, Geschlecht, Verteilung der Risikofaktoren oder Tumorausbreitung, Tumorart und medizinische Behandlung Vergleichspaare gebildet, wobei eine per Zufall ausgewählte Gruppe aus den Vergleichspaaren eine Intervention (in der Regel Autonomietraining) erhalten hat, während die unbehandelte Vergleichsgruppe ohne die spezifische Intervention war.

Zum Problem harter und weicher Daten in der psychosomatischen Systemforschung

Wenn harte, medizinische Daten, zum Beispiel, die Art der Chemotherapie, Identifikation von regionalen oder Fernmetastasen, usw. mit weichen psycho-emotionalen Daten, zum Beispiel, Selbstbericht über das eigene Verhalten, Empfinden, erlebte seelische Konflikte, usw. in Verbindung gebracht werden, mit dem Ziel die seelisch-körperlichen Wechselwirkungen zu erforschen, dann entsteht ein wissenschaftliches Problem, weil die weichen Daten extrem variabel und schwer objektivierbar sind. So gut wie alle psychologischen Forschungsansätze machen entweder den Fehler die weichen Daten als harte Daten statistisch auszuwerten, oder sie unterlassen den Versuch überindividuelle Gesetzmäßigkeiten zu erforschen und konzentrieren sich auf das einmalige Individuum.

Wir haben im Rahmen der Heidelberger Prospektiven Interventionsstudien den Versuch unternommen Forschungsmethoden zu entwickeln, die aus psychologisch weichen Daten zu relativ harten Daten kommen, obwohl damit die Überzeugung, daß jeder Mensch ein einmaliges System ist, nicht tangiert wird.

Hier soll die Methode der Umwandlung von weichen in harten Daten kurz angedeutet werden.

a) Die Interviews werden nicht nur in äußerlich standardisierten Situationen, sondern auch unter innerlich standardisierten Bedingungen durchgeführt (z. B. erzählt die Person vor dem Interview eine halbe Stunde über positive und negative Erlebnisse und ihre typischen Reaktionen).

b) Die Selbstberichte (z. B. ob sich eine Person als innerlich gehemmt, übererregt oder ausgeglichen fühlt) werden mit der Interviewer-Beobachtung und mit der Beobachtung von Bekannten und nahestehenden Personen in Zusammenhang gebracht. Wenn die Prädiktion eines erforschten Phänomens erfolgreicher ist, dort wo sich die Fremdbeobachtung und die Selbstbeobachtung decken, dann ist ein Schritt zur Objektivierung subjektiv wahrgenommener Zusammenhänge geleistet.

c) Nicht die subjektiven Aussagen über bestimmte Konflikte oder Empfindungen werden objektiviert, sondern die objektiv beobachtbar und generalisierbaren Verhaltensweisen, die durch subjektive Überzeugungen und Reaktionen mitbestimmt werden. So wird beispielsweise die Frage gestellt ob sich eine Person langfristig aufgrund ihrer Erlebnisse und Überzeugungen und damit zusammenhängenden Verhaltensweisen eher im inneren Gleichgewicht oder im Zustand der hilflosen Übererregung oder im Zustand der Hemmung mit Ausrichtung an der Hemmungsursache oder im Zustand des kurzfristigen Wechsels zwischen den drei beschriebenen Zuständen befindet.

d) Wenn die objektivierten subjektiven (weichen) Daten eine objektivierbare Prädiktion erlauben (z. B. der signifikant gehäufte Ausbruch der klinischen Manifestation von Brustkrebs oder eine signifikant längere Überlebenszeit bei medizinisch vergleichbaren Ausbreitung der Erkrankung), ist ein nächster Schritt zur Erhärtung der weichen Daten getan.

e) Wenn sich die registrierte Veränderung der objektivierten, subjektiven (weichen) Daten in der Veränderung der objektivierten harten Daten niederschlägt, ist erneut ein Schritt zur Erhärtung weicher Daten vollzogen. Dies kann beispielweise im Therapieexperiment der Prospektiven Interventionsstudie geschehen. Wenn Personen, die vor der Intervention stark gehemmt waren (z. B. aufgrund erlebter zweifacher Abweisung) und wenn ihre Hemmung nach der Intervention meßbar verringert wurde und wenn diese Personen dann z. B. einen signifikant besseren Krankheitsverlauf aufweisen, ist ein derartiger Beweisschritt gelungen.

f) Die Durchführung von Replikationsstudien, die durch unabhängige Wissenschaftler unternommen wird, unter Bedingung, daß diese die gleichen Methoden wie das ursprüngliche Forschungsteam verwenden. Wenn Replikationsstudien zum gleichen Ergebnis führen, kann dieser Schritt ebenfalls zur Objektivierung weicher Daten beitragen.

Die moderne empirische und epidemiologische psychologische und psychosomatische Forschung haben noch größte Schwierigkeiten in der Durchführung von Replikationsstudien, weil sie noch immer den Versuch unternehmen die weichen und nicht objektivierbaren subjektiven Daten als harte Daten zu betrachten, ohne sich die Mühe zu machen, die weichen Daten im Prozeß der Datenerfassung in relativ harte Daten umzuwandeln. Wenn man z. B. Fragebögen unter unterschiedlichen Bedingungen unterschiedlichen Populationen vorlegt, ist es unmöglich die subjektiven Fehlerquellen von der objektiven Relevanz der Daten zu unterscheiden.

8. Die psychosomatische Dimension im Krebsproblem

8.1 Zur Bedeutung der Selbstregulation – Chancen für die primäre und sekundäre Prävention

Die moderne naturwissenschaftliche Krebsforschung zeigt weltweit überwiegend folgende Charakteristika auf.

1. Sie ist monokausal, d. h. auf die Erforschung einer Ursache (z. B. das Zigarettenrauchen für Lungenkrebs) oder auf einen begrenzten molekularbiologischen Prozeß als Krebsursache (z. B. auf das genetisch gesteuerte Verhältnis zwischen Zelltod und Zellwachstum oder auf die Entdeckung der Gene für die Entstehung des Brustkrebses) ausgerichtet.
2. Sie ist organstrukturell ausgerichtet, d. h. eine Struktur, z. B. die Genstruktur oder das Krebsgewebe selbst ist die Krankheit, die dann schließlich funktionelle Störungen hervorruft (und nicht umgekehrt).
3. Sie blendet aus ihrer wissenschaftlichen Fragestellung systematisch die steuernde Funktion des ZNS und die Abhängigkeit dieser Funktionen vom psychosozialen und sinngesteuerten Verhalten aus.
4. Die Methode der Beweisführung mitursächlicher Zusammenhänge auf der epidemiologischen Ebene ist unzureichend, weil retrospektive, bedingt prospektive und prospektive Studien keine ausreichende Beweiskraft besitzen und höchstens zur Hypothesenbildung beitragen können.

Aufgrund der Kritik dieser vier Charakteristika entstand unsere Forschungsstrategie. Diese unternimmt den Versuch die vier kritisierten Punkte der rein naturwissenschaftlichen Krebsforschung wie folgt zu erweitern.

1. Die monokausale Forschung (die durchaus notwendig und berechtigt ist, weil sie Einblick in spezifische Prozesse und Zusammenhänge gibt), soll durch eine komplexe und systemische Forschungskonzeption erweitert werden. In dieser Konzeption wird angenommen, daß unterschiedliche Wirkungsfaktoren aus unterschiedlichen Bereichen in komplexe Wechselwirkungen treten, und daß die Krebserkrankung eher eine Folge von Wechselwirkungen in einem interaktiven Prozeß ist (in dem mehrere Schritte ablaufen), als daß sie monokausal durch einen begrenzten und relativ eindimensionalen Vorgang hervorgerufen wird.
2. Es soll ein interaktiv funktional strukturelles Modell der Krankheitsentstehung die organisch strukturelle Konzeption ersetzen. In dieser Konzeption kann eine veränderte Funktion, z. B. die Blockade der wichtigsten Gefühlsäußerung und die dadurch hervorgerufene Hemmung im ZNS ebenso eine organische Struktur verändern wie auch eine veränderte Struktur die Funktion beeinflussen kann.
3. In die Konzeption der Krankheitsentstehung und Therapie werden die kognitiv emotionale Verhaltenssteuerung, Verhaltenseigenschaften und der funktionale Zustand des ZNS als gleichberechtigte Risikofaktoren oder Positivfaktoren in die Forschung einbezogen. Dies geschieht sogar mit besonderer Würdigung der psycho-neurobiologischen Steuerungsmechanismen, deren Wirkung bis zur Beeinflussung der Krebsausbreitung reichen kann.
4. Die Methode der Beweisführung wird durch die Entwicklung sogenannter Prospektiver Interventionsstudien ergänzt, in denen die Risikofaktoren, die in Prospektiven Studien nachgewiesen wurden, in therapeutischen Experimenten systematisch verändert werden.

Im Rahmen der monokausalen Krebsforschung gibt es Überlegungen, unterschiedliche Faktoren aus unterschiedlichen Bereichen mit dem Ziel zu verbinden, Wechselwirkungen zur Diskussion zu stellen (z. B. Schmähl D., Habs M. 1982. „Krebs als Funktion von Dispositionen, Exposition und Alter". Naturwissenschaften. 69: 332–335). Erst neuerdings treten in internationalen Journalen Studien zur Wechselwirkung von psychosozialen und physischen Risikofaktoren bei der Krebsentstehung auf, die in der Regel die Forschungsergebnisse von Grossarth-Maticek bestätigen (z. B.: Knekt P. et al. 1996. „Elevated lung cancer risk among persons with depressed mood". American Journal of Epidemiology. 144: 1096–1102.). Die umfangreichen interdisziplinären Wechselwirkungsforschungen von Grossarth-Maticek et al. bestätigen, daß mit diesen Konzepten weitgehend bessere Vorhersagen zu erzielen sind (z. B.: Grossarth-Maticek et al. 1982. „Standard Risk Factors for Lung Cancer, Cardiac Infarct, Apoplexy, Diabetes mellitus and, Their Changes in Psychosocial Context". Psychotherapy and Psychosomatics. 37: 13–21) als im Rahmen der monokausalen Psychologie oder Epidemiologie (z. B.: Doll R., Peto R. 1981. The Causes of Cancer. Oxford University Press).

8.2 Zur Kritik der psychosomatischen Bemühungen in der Krebsforschung

Die Kritik unterschiedlicher Ansätze in der psychosomatischen Krebsforschung muß zunächst im Rahmen einer generellen Methodenkritik entstehen. Alle angewandten Methoden im Rahmen einer großen Anzahl durchgeführter Studien sind nicht in der Lage, bei den durch sie erzielten Ergebnissen Ursache von Wirkung (z. B.: Was ging der Krebserkrankung voraus und was ist die Folge von Krebserkrankungen?) zu unterscheiden. Außerdem können Pseudokorrelationen von mitursächlichen Zusammenhängen nicht unterschieden werden.

In der internationalen psychosomatischen Krebsforschung gibt es drei große Richtungen:

Die erste Richtung, die auch die älteste ist, sind Beobachtungen und Theorien von überwiegend psychoanalytisch orientierten Therapeuten, gleichermaßen vertreten durch unterschiedliche Richtungen wie die Jungsche, Freudsche, Reichsche etc. Hier handelt es sich um interessante Theorien und Beobachtungen (z. B. bei der Annahme, daß Krebspatienten verstärkt zur Verdrängung ihrer Konflikte neigen: Bahnson CB, Bahnson MB. 1966. „Role of ego-defenses: denial and repression in the aetiology of malignant neoplasm." *Ann NY Acad Sci* 125: 827–845). Die Einzelbeobachtungen, z. B. die von LeShan (1982. *Psychotherapie gegen Krebs*. Klett-Cotta) W. Weber (1995. *Hoffnung bei Krebs*. Herbig.) usw., sind einzelne Mosaiksteine, die auf ihren Wahrheitsgehalt überprüft werden müssen. Auch für die einzelnen Fallbeobachtungen der Psychoanalytiker und einzelner Psychologen gilt die Aussage, daß sie Ursache und Wirkung nicht unterscheiden können und eine relativ primitive, eindimensionale Theorie vertreten, die ungefähr lautet: Konflikte und Streß = Krebs.

Eine zweite Gruppe von psychosomatischen Krebsforschern wendet in der Forschung psychologische Testsysteme an. In der Regel sind die Testsysteme nicht auf spezifisches Verhalten bei Krebspatienten abgestimmt und ursprünglich für ganz andere Problemfelder entworfen worden. Diese Forschungsrichtung bringt wenig interessante Ergebnisse hervor, weder für die Therapieforschung, noch für Aufklärung komplexer psychophysischer Wechselwirkungen bei der Krebsentstehung. Wenn einzelne positive oder negative Ergebnisse gefunden werden, dann sind sie schwer interpretierbar und haben von Studie zu Studie einen anderen Inhalt. Viele Autoren, z. B. Schwarz. 1994. *Die Krebspersönlichkeit – Mythos und Realität.* Schattauer-Verlag, faßt die unterschiedlichen Studien zum Thema zusammen und leistet eine überwiegend rationale Kritik der unterschiedlichen Ansätze.

Die dritte Gruppe, die sich als rationale Psychoonkologen bezeichnen (z. B.: F. Meerwein. 1981. *Einführung in die Psychoonkologie*. Huber. Schwarz. 1994 (s. o.)), fordert in sinnvoller Weise die Erforschung des psychischen Faktors im Rahmen eines multifaktoriellen Verständnisses der Krebserkrankungen (Meerwein. 1981). Schwarz behauptet, daß auch psychologisch zu definierende Dispositionen keineswegs aus dem Risikokontext ausgeschlossen werden sollen, wobei allerdings kompliziertere Interaktionen als lineare Entsprechungen wie „Streß = Krebs" zu erwarten sind. Das Tragische bei Meerwein und Schwarz, die hier stellvertretend für eine rational-kritische Psychoonkologie stehen (s. a. BH Fox. 1983. „Current theory of psychogenic effects on cancer incidence and prognosis". *J. Psychosoc Oncol* 1: 17–32.) ist, daß diese Wissenschaftler ihre gesamte Energie auf die Kritik von Forschungsansätzen anderer Autoren aufwenden und selbst in keinem Punkt ihren hochgesteckten rationalen Zielen und Forderungen nach einer multifaktoriellen und interaktionistischen Onkologie gerecht werden. Sie sind weder in der Lage im Hinblick auf den Entwurf einer von ihnen geforderten systemisch-interaktionistischen Onkologie ein theoretisches Konzept aufzustellen, das Wechselwirkungen von Faktoren aus unterschiedlichen Bereichen erfaßt, noch eine adäquate Methode der Beweisführung von solchen Zusammenhängen zu erarbeiten oder effektive Interventionsmaßnahmen im Rahmen einer solchen Forschung zu etablieren. Die Methoden, die sie in der eigenen Forschung anwenden, sind nicht geeignet, Ursache von Wirkung zu unterscheiden und leisten keinen konstruktiven Beitrag im Rahmen der von ihnen geforderten multifaktoriellen Krebsforschung sowie sie z. B. Grossarth-Maticek durchgeführt hat (Grossarth-Maticek. 1999. *Systemische Epidemiologie und präventive Verhaltensmedizin chronischer Erkrankungen.* Walter de Gruyter.)

Zur Entwicklung einer systemischen und psychosomatisch orientierten Krebsforschung bedarf es sowohl der Entwicklung einer angemessenen Theorie über das seelisch-körperliche Zusammenwirken und die Psychodynamik der Krebserkrankungen, der Entwicklung eines Instrumentariums der Datenerfassung in der Forschung, als auch einer effektiven psychotherapeutischen Methode.

Auch randomisierte prospektive Therapiestudien mit Krebspatienten haben, wenn sie nicht mit prospektiven Studien, in denen Faktoren für positiven und negativen Krankheitsverlauf erfaßt sind, kombiniert werden, einen nur äußerst geringen wissenschaftlichen Wert. Unsere Erfahrungen, Beobachtungen und wissenschaftlichen Ergebnisse zeigen, daß psychotherapeutische Maßnahmen drei mögliche Wirkungen aufweisen: a) sie sind neutral, b) sie sind effektiv, c) sie sind schädlich (indem sie z. B. die Lebensqualität und Lebenszeit signifikant verringern). Wenn in therapeutischen Experimenten nicht exakte Kenntnis über effektive und ineffektive Maßnahmen sowie über Faktoren, die den Krankheitsverlauf positiv oder negativ beeinflussen, vorherrscht, dann ist jede Interventionsmaßnahme unwissenschaftlich. Sie ist auch dann unwissenschaftlich, wenn kein Wissen darüber existiert, welche Positiv- und Negativfaktoren das eigene therapeutische Vorgehen beeinflußt.

Ein relativ unwissenschaftliches Vorgehen demonstriert David Spiegel (Spiegel et al. 1989. „Effect of psychosocial treatment on survival of patients with metastatic breast cancer". *Lancet* 13: 888–891). David Spiegel hat zunächst sein therapeutisches Experiment an Frauen mit metastasierendem Brustkrebs mit der Absicht geplant und durchgeführt, die Therapieergebnisse von Grossarth-Maticek (Grossarth-Maticek et al. 1984. „Psychotherapy research in oncology". In: Steptoe A. & Mathews A. (eds.) *Health care an human behavior.* New York. Academic Press. 325–341.) zu widerlegen. Als er überraschend zu positiven und Grossarth-Maticek bestätigenden Ergebnissen kam, publizierte er seine Resultate in der angesehen Zeitschrift *The Lancet,* allerdings ohne die Berücksichtigung der oben erwähnten Faktoren. In der behandelten Gruppe wurden unterschiedliche Therapiemaßnahmen durchgeführt, die unter dem generellen Begriff „Psychotherapie" liefen. Die Behandlung bestand aus einer Gruppentherapie (1 × pro Woche), in der die Patienten angeleitet wurden, ihre Gefühle auszudrücken. Die angesprochenen Fragen beinhalteten dabei Angst vor dem Sterben und vor dem Tod, wechselnde Werte im Leben, Vertiefung der Familienbeziehung, Erlangung von Kontrollmöglichkeiten über die medizinische Behandlung, mentale Schmerzbekämpfung, Verbesserung der Arzt-Patient-Beziehung usw.. In der behandelten Gruppe kam es zu einer Verringerung von Angstsymptomen, Schmerzen und Verbesserung der Krankheitsbewältigung. Die behandelte Gruppe lebte doppelt solange wie die Kontrollgruppe, was eine exakte Bestätigung der Ergebnisse von Grossarth-Maticek war. Soweit so gut. Den Ergebnissen von David Spiegel ist zu entnehmen, daß eine Vielzahl unterschiedlicher therapeutischer Maßnahmen zu einer Lebensverlängerung bei Brustkrebspatientinnen mit Metastasen geführt haben. Wir erfahren aber nicht, welche spezifischen Maßnahmen lebensverlängernd gewirkt haben und über welche psychischen Prozesse. Wir erfahren auch nicht, welche Faktoren auf den Krankheitsverlauf positiv oder negativ einwirken und was die sich selbst organisierende Gruppendynamik dazu beigetragen hat. Ebenfalls erfahren wir nicht, welche Systeme sich in der Therapie positiv oder negativ verändert haben (z. B. Ernährung, Bewegung, medizinische Behandlung). Vor allem erfahren wir nicht, ob die in der Therapie erlernte Eigenaktivität oder die vom Therapeuten passiv angenommene Hilfe effektiv waren.

Wir haben unsere therapeutischen Experimenten aus diesem Grund mit Krankheitsverlaufsstudien kombiniert. In prospektiven Krankheitsverlaufsstudien wurden Faktoren identifiziert, die mit einem positiven bzw. negativen Krankheitsverlauf zusammenhängen.

Positive Faktoren waren beispielsweise:

1. eigenaktive Gewißheit (durch Eigenaktivität erzielte Gewißheit), die Krankheit positiv bewältigen und überwinden zu können,
2. eigenaktive Kompetenz (durch Eigenaktivität gefundene Methoden und Einstellungen) zur Krankheitsbewältigung und zur Verbesserung des Krankheitsverlaufs.
3. eigenaktive und kompetente Verbesserung der angenehmen Anregung, die zu Wohlbefinden und Lust führt,
4. eigenaktive und kompetente Verringerung familiärerer Spannungen und Milderung von Abweisungserlebnissen,
5. eigenaktive Überwindung von Isolationserlebnissen durch emotional bedeutende Objekte,
6. das Gefühl des Patienten, daß in der Therapie seine Eigenaktivität und Kompetenz in Richtung erwünschter Problemlösung angeregt wird,
7. Verbesserung der Integration zwischen ich-bezogener Bedürfnisäußerung und sozialer Kommunikation.
8. Steigerung des Bedürfnisses, leben und überleben zu wollen (weil in der Zukunft Lust, Wohlbefinden und Sicherheit vermutet werden).

Folgende Faktoren beeinflussen den Krankheitsverlauf z. B. negativ:

1. die Erwartung, daß der Therapeut dem Patienten in seiner Passivität unterstützt, ohne daß es zu einer Anregung der gestaltenden Eigenaktivität kommt (ein solcher Therapeut entwickelt ein typisches Helfersyndrom),
2. Verstärkung der Isolationserlebnisse durch emotional wichtige Objekte,
3. Verstärkung von ineffektiven, die Ziele nicht erreichenden Verhaltensaktivitäten,
4. Verstärkung von Unlust, Unwohlsein und Unsicherheit,
5. verstärkte Anpassung an die Isolation verursachenden Faktoren,
6. stärker ausgeprägte Todestendenz als Lebenswille,
7. die innere Gewißheit, die Krankheit nicht überwältigen und überwinden zu können.

Das Autonomietraining ist eine Methode zur konsequenten Anregung der problemlösenden Eigenaktivierung und zwar in der Annahme, daß jede Maßnahme, die den Patienten in die passive Rolle des Empfängers von therapeutischen Maßnahmen stellt und dabei seine gestaltenden Eigenaktivität eher behindert als anregt, in hohem Maße ineffektiv ist. Erst nach Kenntnis der u. a. oben genannten Positiv- und Negativfaktoren für den Krankheitsverlauf wurden therapeutische Experimente durchgeführt, in denen nachgewiesen werden konnte, daß das Autonomietraining tatsächlich in der Lage ist, bei ca. 40 % aller Krebspatienten die Positivfaktoren signifikant zu vermehren und die Negativfaktoren signifikant zu verringern. In empirischen Studien konnten wir zeigen, daß genau die Personengruppe, bei denen die Positivfaktoren in der Therapie vermehrt und die Negativfaktoren verringert wurden, die Träger des therapeutischen Erfolges sind, indem sie signifikant länger leben als die Kontrollgruppen. Somit schließt sich der Kreis zwischen prospektiven Studien und Interventionen und der Zusammenhang zwischen therapeutischer Intervention und der Veränderung von Positiv- und Negativfaktoren im Hinblick auf die Überlebenszeit wird ersichtlich.

8.3 Theoretische Konzeption

Wir gehen von der Annahme aus, daß die Krebsentstehung durchaus im Zusammenspiel von genetischen Faktoren, physiologischen, chemischen, physischen und mikrobiologischen Noxen geschieht. Wie weit in der Krebsentstehung auch Impulse aus dem ZNS beteiligt sind, kann bis heute nicht beantwortet werden. Viele naturwissenschaftlich ausgerichtete Krebsforscher können sich einen derartigen Zusammenhang nicht vorstellen. Der Prozeß der Krebsentstehung wird in der Medizin mit dem Begriff der Initiierung bezeichnet. Wir wissen, daß auch im gesunden Organismus immer wieder Krebszellen entarten, und daß es dabei keineswegs immer zu einer Krebsausbreitung bis hin zur klinischen Manifestation, Metastasierung und schließlich dem Krebstod kommen muß. In bezug auf die Krebsausbreitung setzte sich in der Medizin der Begriff Tumorpromotion durch. Die Krebsausbreitung scheint von größerer praktischer Bedeutung als die Krebsentstehung zu sein, vor allem weil sie für die primäre und sekundäre Prävention des Krebses eine große Bedeutung hat.

Im Rahmen unserer systemischen Konzeption gehen wir von der Annahme aus, daß unterschiedliche Risikofaktoren vor allem die familiär-genetische Disposition, die Organvorschädigung mit physiologischen Störungen, die Wirkung von Noxen und ein spezifischer psychosozialer Streß, zusammenwirken und dabei synergistische Effekte aufweisen (d. h. daß die Wirkung der Einzelfaktoren im System weitgehend höher ist als ihr additiver Beitrag).

Wenn wir psychosozialen Faktoren und dem individuellen Verhaltenssystem eine wichtige Rolle für die Krebsausbreitung zuschreiben, dann koppelt sich mit dieser Behauptung die Verpflichtung, eine möglichst exakte Beschreibung des Inhaltes und der Psychodynamik eines Verhaltensmusters, das mit der Krebsausbreitung in Zusammenhang steht, zu leisten. Dieser Versuch soll an dieser Stelle unternommen werden:

Die Krebsausbreitung erscheint aus der Sicht der Psychodynamik und im Wechselwirkungsspiel mit physischen Faktoren und Prozessen als eine biologische Kompensation der nicht befriedigten Bedürfnisse (z. B. einer ausgeprägten Sehnsucht nach Objektnähe), die für das Individuum von existentieller Bedeutung sind und der gleichzeitig erlebten, empfundenen (inneren und/oder äußeren) Hemmungen, die der ersehnten Befriedigung im Wege stehen.

Dabei ist die erlebte Verbindung von behinderter Sehnsucht und Hemmung in der Zielerreichung vom Verhaltensrepertoire abgespalten, so daß das Verhalten nicht in der Lage ist Bedingungen herzustellen, die die abgespaltenen, aber chronisch angeregten Bedürfnisse noch befriedigen könnten.

Die abgespaltenen Bedürfnisse und die Hemmung können bewußt, vorbewußt, aber auch unbewußt erlebt werden.

Die angeregten, aber nicht befriedigten Bedürfnisse, zusammen mit der erlebten Hemmung, können unterschiedliche Symptome hervorrufen, z. B. ein Gefühl der Hoffnungslosigkeit, Sinnlosigkeit, subdepressive Zustände, usw.. Das Verhalten selbst ist meistens nicht passiv, sondern häufig bis zur seelisch-körperlichen Erschöpfung aktiviert. Dabei wird es von falschen Annahmen gesteuert und in der Erwartung, daß es doch noch zur ersehnten Bedürfnisbefriedigung kommen könnte, z. B. indem sich die Person selbstaufopfernd, harmoniesuchend und konfliktvermeidend verhält. Mit ihrem Verhalten unterstützt die Person eher die Bedingungen, die die Hemmung aufrechterhalten und verhindert ihre eigenen Alternativen zu mehr Wohlbefinden und lustvoller Konfliktüberwindung.

Wenn die Chancen für die existentiell wichtige Bedürfnisbefriedigung nicht mehr wahrgenommen werden und die Unlusterlebnisse stärker als das Wohlbefinden werden, dann kann das Unbewußte vom Lebensprogramm auf ein sinngesteuertes Krankheitsprogramm umschalten (z. B. wenn ich krebskrank werde, erreiche ich eher die Zuneigung eines ersehnten Elternteils, den ich als abweisend erlebe).

Das hier beschriebene Verhaltensmuster könnte mit dem Begriff blockierte Sehnsucht und an der Hemmungsursache ausgerichtetes und die Hemmung aufrecht erhaltendes Verhalten beschrieben werden. In Hinblick auf die Krebserkrankung kann folgende Gesetzmäßigkeit beobachtet werden: Je ausgeprägter, also subjektiv je bedeutender die blockierte Sehnsucht ist (das blockierte Bedürfnis, z. B. nach Autonomie, Nähe zu einer Person, usw.), und je ausgeprägter die erlebte Hemmung in der Bedürfnisbefriedigung, erlebt wird, desto wahrscheinlicher der Krankheitsausbruch, desto kürzer die Zeit zwischen dem Konflikt und dem Krankheitsausbruch und desto kürzer der Krankheitsverlauf bei Krebspatienten von der Diagnose bis zum Tode.

Weitere theoretische Differenzierung

Der Mensch ist ein Wohlbefinden, Lust, innere und äußere Sicherheit suchendes, sinngesteuertes System. Er entwickelt permanent Bedürfnisse, die nach Befriedigung streben. Bedürfnisse von höchster gefühlsmäßiger Bedeutung haben für die menschliche Existenz, z. B. bei der Entwicklung einer Krankheit oder Aufrechterhaltung der Gesundheit, eine große Bedeutung. Solche Bedürfnisse entwickeln sich häufig in der Kindheit, weil die Kinder eine große emotionale Spontaneität und geringe rationale Barrieren aufweisen. Das menschliche Verhalten hat die Funktion, durch Herstellung günstiger Bedingungen die Bedürfnisse zu befriedigen und Unlustsituationen auszuweichen oder diese positiv zu verändern. Probleme entstehen dann, wenn der Mensch nicht mehr in der Lage ist, durch sein Verhalten bedürfnisgerechte Bedingungen herzustellen, so daß seine wichtigsten Bedürfnisse unbefriedigt bleiben und zusammen mit der erlebten Hemmung vom Verhaltenssystem abgekoppelt werden, aber weiter wirken und auf Befriedigung drängen. Dabei entstehen negative Gefühle wie Hoffnungslosigkeit, insuffiziente Reaktionen wie Übererregung und Symptome wie Angst oder Depression.

Wenn Bedürfnisse von höchster emotionaler Bedeutung befriedigt werden, dann entstehen Wohlbefinden, inneres Gleichgewicht, Lust und Zufriedenheit.

Das Unbewußte ist eine zentrale motivationale Instanz, die das Individuum in der systemischen Suche nach Wohlbefinden, Lust und Sicherheit unterstützt und wie ein subjektiv gesteuertes Computerprogramm arbeitet. Wenn die erlebte und/oder erhoffte Lust und das erlebte oder erstrebte Wohlbefinden stärker ausgeprägt sind als die Unlust und das Unwohlsein, dann wird aus dem Unbewußten ein Lebensprogramm, also ein die Lebensprozesse unterstützendes Programm aktiviert. Wenn die Hoffnung auf Wohlbefinden und Sicherheit blockiert ist, das Unwohlsein die Unlust und Bedrohungserlebnisse dominieren und das Individuum keine Hoffnung auf positive Veränderungen hat, dann setzt ein konfliktresultierendes sinngesteuertes Krankheits- oder Tötungsprogramm ein (z. B. „Es hat keinen Sinn mehr zu leben, weil ich die Harmonie zu meiner liebsten Mutter nicht mehr erreichen kann, die für mich lebenswichtig ist.").

Wir unterscheiden grundsätzlich zwei Verhaltensmuster bei Personen, bei denen die Bedürfnisbefriedigung von höchster gefühlsmäßiger Bedeutung blockiert ist. Diese zwei Muster beschreiben wir mit Typ-1 bzw. Typ-2-Verhalten.

Die Psychodynamik des Typ-1-Verhaltens

Das Typ-1-Verhalten (resignierte Überanpassung, Hemmung in der Entwicklung alternativer Verhaltensweisen) ist dynamisch wie folgt zu beschreiben:

1. Ein chronisch angeregtes, aber nicht befriedigtes Bedürfnis von höchster gefühlsmäßiger Bedeutung (z. B. ein Bedürfnis nach Anerkennung, Zuwendung, emotionale Nähe, Verständnis etc.) wird aufgrund der erlebten Hemmung (die innere und/oder äußere Ursachen haben kann) vom Verhaltenssystem abgespalten, das evt. in der Lage wäre, bedürfnisbefriedigende Bedingungen herzustellen.
2. Es besteht eine auf Fehlerwartung beruhende, programmgesteuerte Ausrichtung an Objekten und Bedingungen, aufgrund derer eine Bedürfnisbefriedigung fälschlicherweise erwartet wird (z. B.: „Ich muß Harmonie zwischen den Eltern herstellen, die Leistungserwartungen meines Vaters erfüllen, ich darf mich gefühlsmäßig nicht auf einen Partner einlassen" etc.). Das aktivierte und die Bedürfnisse letztlich nicht befriedigende Verhalten hält sogar die Ursache für die Hemmung in der Entwicklung alternativer Verhaltensweisen aufrecht (z. B. indem sich eine Person der abweisenden Mutter aus Angst vor Enttäuschung entzieht, kann sie nicht mehr wahrnehmen, daß die Mutter auch auf eine Versöhnung wartet).
3. Es stellen sich zunehmend Resignation und Hoffnungslosigkeit aufgrund nicht befriedigter Bedürfnisse und Sehnsüchte ein, die in der Regel mit verstärkter formaler, die Hemmung aufrechterhaltender Anpassung und Aktivierung beantwortet werden (z. B. aus Angst vor dem Objektverlust, die mit dem Grad des erlebten Objektentzugs steigt).

4. Aufgrund der inadäquaten und insuffizienten Aktivierung, die sich häufig in sog. exponierenden Verhalten äußert (Härte gegen sich selbst, Nichtbeachten von Symptomen und Krankheitszeichen, sich ungünstigen Umwelt- und Arbeitsbedingungen aussetzen) kommt es zu anhaltender psychophysischen Erschöpfung und anderen Unlustgefühlen.
5. Die innere Überforderung und die vom Verhaltenssystem abgespaltenen Bedürfnisse werden häufig nach außen mit Altruismus, einfühlend-verständnisvollem Verhalten gegenüber Mitmenschen, durch Harmoniestreben und andere sozial erwünschten Verhaltensweisen überspielt.

Das hier beschriebene Verhalten könnte als Typ 1 a) beschrieben werden. Wir konnten auch ein zweites Verhalten des Typus 1 beobachten, das wir als Typ 1b) beschreiben. Bei diesem Verhalten wird in der Regel durch ein akutes und äußerst traumatisierendes Ereignis (z. B: Tod oder Trennung von einem wichtigen Mitmenschen) auf den die Bedürfnisse von allergrößter gefühlsmäßiger Bedeutung konzentriert sind, oder den Verlust einer gesellschaftlichen und beruflichen Position, die für das Individuum von größter emotionaler Bedeutung war, die angestrebte und gewohnte Bedürfnisbefriedigung akut und total blockiert. Die Situation wird als absolut chancenlos erkannt, so daß die nicht erfüllte Sehnsucht mit der erlebten Hemmung eine intensive und anhaltende apathische Resignation hervorruft. Die Person ist nach außen in der Regel noch höflich und formal angepaßt, nach innen lebt sie in Resignation, absoluter Hoffnungslosigkeit mit aktivierender Todestendenz, d. h. sie empfindet in der Unlustsituation das Bedürfnis zu sterben und nicht dazusein als attraktiver als zu leben.

Bei Personen mit beiden dynamischen Formen des Typ-1-Verhaltens erkranken unter anderem häufiger an unterschiedlichen Krebsformen als Personen mit anderem Verhaltensmuster. Dabei kann folgende Gesetzmäßigkeit formuliert werden:

- Bei Typ-1-b setzt die klinische Manifestation der Krebserkrankung schneller ein und der Krankheitsverlauf bis zum Tode ist kürzer als beim Typ 1 a).
- Je stärker innerhalb von Typ 1 a) die Ausprägung, desto eher wird die Krebserkrankung auftreten und einen um so schlechteren Krankheitsverlauf nehmen.

Der Typus 1 zeigt einen systemischen Charakter der Dynamik auf, d. h. es muß sowohl ein abweisendes Objekt auftreten als auch eine inadäquate Aktivierung, als auch bestimmte erlebte Symptome, die letztlich das Unbewußte in Richtung Todestendenz aktivieren. Dabei erscheint die internationale monokausale Diskussion über die sog. Krebspersönlichkeit äußerst naiv (z. B. wenn gefragt wird, ob das Symptom Depression und Krebs zusammenhängen, ohne die Depression näher zu beschreiben oder wenn nur eine Eigenschaft, wie die Neigung zur Verdrängung oder Überanpassung zu Krebs in Beziehung gebracht wird).

Der systemische Charakter der Krebserkrankungen zeigt sich aber auch, wenn das Beobachtungssystem ausgeweitet wird und psychophysische Wechselwirkungen analysiert werden. Dabei zeigt sich, daß Personen des Typus-1-Verhalten häufiger an Krebs erkranken, wenn sie bestimmte Organvorschädigungen aufweisen (z. B. Bronchitis, Magengeschwüre usw.) familiäre Dispositionen für bestimmte Krebsarten haben und krebserzeugenden physischen, chemischen und mikrobiologischen Noxen ausgesetzt sind. Solche Noxen sind bei Organvorschädigungen und genetischer Disposition in der Lage, daß Wachstumsprogramm der Zellen in Richtung Krebs zu verändern, während das hoffnungslose und formal angepaßte Typ-1-Verhalten die Ausbreitung der Krebserkrankung begünstigt.

Die Beschreibung des dramatischen Typ-1-Verhaltens mit so vielen negativen Folgen wäre dann sinnlos und eher kontra-indiziert, angst- und schulderzeugend als nützlich, wäre es nicht durch gezielte und wissenschaftlich begründete psychotherapeutische Einsätzen innerhalb weniger Stunden schon leicht veränderbar, ebenso wie bei individuellem Selbsttraining bei adäquater Information.

Ein *Beispiel* aus der therapeutischen Praxis in der Krebsbehandlung, die das Verhalten mit positiven gesundheitlichen Folgen, veränderte, soll das Typ-1-Verhalten dokumentieren.

Frau B., 37 Jahre, Brustkrebs. Sie berichtet, ihre Eltern als emotional kalt, als Kühlschränke, empfunden zu haben. Die Zuneigung von der Mutter, aber auch vom Vater hatte sie sehr ersehnt, aber nie bekommen. Dann heiratete sie und bekam drei Kinder. Zunächst wies sie ihren Ehemann ab, weil sie in ihrer enttäuschten Liebessehnsucht noch bei den

Eltern war. Danach wies ihr Ehemann sie ab, wobei sie die Abweisung als sehr schmerzlich empfand. Sie erkannte den Sinn ihrer Krebserkrankung: „Damit wollte ich die Fürsorge und Liebe meiner Eltern gewinnen." Sie wandte sich aber von ihren Eltern aus Angst vor Enttäuschung ab. Im Autonomietraining gab sie zu, daß die als unerfüllbar empfundene Sehnsucht, besonders zur Mutter, noch stark ausgeprägt ist. Im Autonomietraining wurden alternative Verhaltensweisen gefunden, die darauf abzielten, die Kommunikation mit den Eltern zu verbessern. Die alternativen Verhaltensweisen müssen im Autonomietraining dem individuellen Verhaltens- und Bedürfnissystem so angepaßt sein, daß sie wie der Schlüssel ins Schlüsselloch passen und vom System nicht als fremd und undurchführbar entfernt werden. Wenn solche Verhaltensweisen entwickelt werden, die von der Person sichtlich positiv und hochmotiviert angenommen werden, sprechen wir vom „Knackpunkt".

Im hier vorgestellten Fall hatte die Person größte Angst, z. B. ihrer Mutter mitzuteilen, daß sie noch positive Gefühle und Erwartungen habe, da sie befürchtete von ihr wie gewohnt abgewiesen und bagatellisiert zu werden (z. B.: „Kind, Du spinnst ja, ich weiß gar nicht, worüber du sprichst."). Eine zusammen mit der Person gefundene Verhaltensweise konnte sie allerdings akzeptieren und integrieren. Sie umarmte die Mutter bei der nächsten Begegnung und sagte ihr: „Obwohl du ein gefühlsmäßiger Kühlschrank bist, habe ich dich trotzdem gerne" und gab ihr dabei einen Kuß auf die Wange. Diese Aussage ließ der Mutter keine Ruhe und sie fragte bei der nächsten Begegnung, wie sie das mit dem Kühlschrank gemeint hatte. Dabei erklärte ihr die Tochter, daß sie gefühlsunfähig sei und weder Gefühlsregungen wahrnehmen, noch selbst welche äußern könne. Dabei brach die Mutter in Tränen aus und sagte, daß sie ihre Tochter doch immer sehr geliebt habe, jedoch tatsächlich immer Angst vor Gefühlsäußerungen habe, was ihr jetzt erst bewußt werde. Beide Frauen brachen in Tränen aus und umarmten sich herzlich mit den Worten der Tochter: „Liebe Mama, wie lange habe ich auf diesen Augenblick gewartet, um dir mitzuteilen, wie sehr du mir fehlst." Die Mutter sagte: „Liebe Tochter, ich benutze dieselben Worte, da ich immer darunter gelitten habe, daß du dich mir entziehst, weil ich immer dachte, daß ich dir nicht mehr wichtig sei."

Die Psychodynamik des Typus-2-Verhaltens

Auch das Typus-2-Verhalten ist durch eine chronisch nicht erfüllte Sehnsucht und durch unbefriedigte Bedürfnisse, die vom Verhaltenssystem abgespalten sind, charakterisiert. Das heißt, es werden die Hemmungen, die der Bedürfnisbefriedigung und Zielerreichung im Wege stehen, empfunden, aber zusammen mit der nicht erfüllten Sehnsucht vom Verhalten abgespalten, weil dieses nicht in der Lage ist, die Ziele zu erreichen. Dieser Zustand ist vergleichbar mit dem Typ-1-Verhalten, wobei sich aber die Reaktionen und die Verhaltensprogramme wesentlich unterscheiden.

Im Unterschied zu einer Person mit Typ-1-Verhalten, die sich eher altruistisch ausrichtet, entwickelt die Person mit Typ-2-Verhalten eine intensive Negation der empfundenen „Ursachen" für die Bedürfnisblockade, wobei das Verhalten aber hilflos und ineffizient bleibt, weil die Quelle der Aufregung und Verärgerung dadurch nicht verringert wird und sie trotz erstrebter Distanz in der Nähe des negativ erlebten Objektes bleibt. In diesem Zusammenhang sprechen wir von hilfloser Übererregung. Dabei zeigt die Person ein progammgesteuertes Verhalten, dem die Annahme zugrunde liegt, daß die erstrebte Sehnsucht, z. B. nach der Zuwendung der Mutter, nur dann erreicht werden kann, wenn sie intensiv die Negativität der aktuellen Objekte erlebt und darstellt.

Die hilflose Übererregung und psychophysische Erschöpfung verstärken sich, besonders nach Situationen, in denen Beweise für die tatsächliche Negativität der Objekte (z. B. bestimmte Personen oder Zustände am Arbeitsplatz) erlebt werden. Das Typ-2-Verhalten korreliert stark mit Herz-Kreislauf-Erkrankungen wie Herzinfarkt, Hirnschlag, Arteriosklerose etc., aber auch mit bestimmten Lungenerkrankungen (z. B. Emphysem). Die Person befindet sich immer in Kampfposition, so daß das zentrale Nervensystem immer in einer hilflosen Übererregung gehalten wird.

Im Autonomietraining lernen die Personen, alternative Verhaltensweisen, die mehr auf Bedürfnisäußerung und Wohlbefinden abzielen, aufzubauen und die Übererregung als erlebte negative Konsequenz abzubauen. Auch hier wird das individuelle Suchsystem nach subjektiv adäquater Bedürfnisäußerung aktiviert und individuelle Trainingsprogramme hergestellt.

Die Psychodynamik des Typus-4-Verhaltens

Das wichtigste alternative Verhalten zur Hemmung und Übererregung ist das sog. Typ-IV-Verhalten (sich selbst regulierende, bedürfnisäußernde und befriedigende flexible Aktivierung, die zu Wohlbefinden, Lust, Sicherheit und innerem Gleichgewicht führt).

Das Typ-IV-Verhalten ist durch viele Charakteristika beschreibbar. Das Wesentliche ist aber, daß die Person durch ihre Eigenaktivität (Verhaltensstrategien, die sich aus einer Kombination von aktivem Verhalten, Entzug und Interpretation zusammensetzen) Bedingungen und Zustände erreicht, auf die sie subjektiv mit Wohlbefinden und Lust reagiert und die ihr helfen, Quellen von Unlust, Fixierungen auf Objekte ohne Befriedigung, abzubauen. Dabei wird das Unbewußte in Richtung Lebenstendenz und Gesundsein aktiviert und engagiert.

Hier sollen einige Beispiele von sich selbst regulierenden Verhaltensstrategien angeführt werden:

- ausgeprägter Selbstschutz, d. h. die Person schützt sich in Situationen, wo Bedrohungen und Unwohlsein auftreten und ist motiviert, die Bedingungen in Richtung Wohlbefinden zu verändern;
- Ausrichtung der Ernährung, Trinkgewohnheiten, Bewegung, Schlafstätten an langfristig auftretendem Wohlbefinden, d. h. die Person ißt in Zeit, Menge und Qualität genau soviel wie es Wohlbefinden hervorruft und vermeidet Gewohnheiten, die zu negativen Empfindungen führen;
- die Person stellt, meistens nach dem Prinzip „Versuch und Irrtum" im Hier und Jetzt Zustände und Bedingungen her (im Körper, in der sozialen und physischen Umwelt), die in der Gegenwart soviel Wohlbefinden und Lust erreichen, daß die Sehnsucht nach Lust und Bedürfnisbefriedigung aus der Vergangenheit weitgehend inaktiv wird. Sie überwindet also das Lustdefizit im Vergleich Vergangenheit zur Gegenwart oder im Vergleich erstrebte Lust zur realisierbaren Lust. Dieser Zustand ist unter anderem ein zentrales Motiv für Suchtentwicklungen jeglicher Art.
- Die Person sucht systematisch nach unerfüllten Sehnsüchten und Wünschen aus der Vergangenheit (z. B. aus der Kindheit, Eltern gegenüber oder nach erlebten Trennungen bestimmten Personen gegenüber) und entwickelt spontan Methoden zur echten oder symbolischen Befriedigung der blokkierten Sehnsucht. Es kommt also zu permanentem Erkennen und Inaktivieren deregulativer (d. h. die lustvolle Selbstregulation hemmenden) Prozesse.
- Aus dem gegenwärtigen Wohlbefinden, aber auch Unwohlsein, werden in der Phantasie bedürfnisbefriedigende Situationen kreiert und erstrebt.
- Auch notwendig erscheinender Entzug und Verzicht auf Objekte und Tätigkeiten werden als lustvoll erlebt (weniger essen und trinken, die Trennung von einer negativ erlebten Person usw.).
- Die zunehmende Integration von rationalen und emotionalen Prozessen, z. B. in der rationalen Anerkennung der emotionalen Suchaktion nach bestimmten Situationen, die das System benötigt, auch dann, wenn sie nicht rational erscheint (z. B. indem eine Person emotional die Abweisung durch bestimmte Objekte manipuliert, weil sich dann Bedürfnisse und Erwatungen von höchster gefühlsmäßiger Bedeutung aktivieren).
- Herstellung immer wiederkehrender Aktivitäten, die zu Wohlbefinden führen (z. B. forcierte Arbeit, forcierter Sport).
- Durch Eigenaktivität erreichte soziale Anerkennung und Unterstützung für die subjektiv wichtigste Zielsetzung.
- Ausrichtung des Verhaltens an langfristig positiven Folgen und die Fähigkeit, das Verhalten mit kurzfristig positiven und langfristig negativen Folgen aufzugeben.
- Fähigkeit zur kontrollierten Lust und die Tendenz, überfordernden Lustquellen auszuweichen.
- Lustbetonte und am Wohlbefinden ausgerichtete Regulation von Nähe und Distanz.
- Spontane, am Wohlbefinden und an Lust und Gesundheit ausgerichtete Religiosität (positive Gottesbeziehung: Lust am Beten, Freude an Erkenntnissen etc.).
- Integration des Motivs nach Wohlbefinden und Lust in das individuelle Selbstkonzept und die Identitätswahrnehmung (die Suche nach Lust und Wohlbefinden gehört in mein inneres von mir akzeptiertes Wesen).
- Systematische Distanzierung von unlusterzeugenden Objekten und Zuständen, die als unbeeinflußbar erlebt werde.
- Neigung, ungünstige, zu Unsicherheit und Unwohlsein führender Zustände und Situationen, wenn möglich kreativ ins Positive und Lustbetonte und Sicherheitsspendende umzuwandeln.
- Frei zirkulierende und angenehm erlebte bedürfnisorientierte Liebeserlebnisse, die sich abwechselnd auf Selbstliebe, Selbstakzeptanz, Fremdliebe, Fremdakzeptanz, Liebe zur Natur, Liebe zu Tieren und Liebe zum erlebten Gott beziehen.
- Lustbetonte Kooperation mit dem Unbewußten, mit dem Bedürfnis und dem Ziel, erfüllende Bedin-

gungen herzustellen, die das Unbewußte sinngesteuert in Richtung Lebenstendenz aktivieren.
- Permanente Herstellung angenehmer zu Wohlbefinden und Lust führender Anregungen und die Fähigkeit, unangenehme Bedingungen abzubauen.
- Übergeordnete kognitiv-emotionale Orientierungen, die in unterschiedlichen konkreten Situationen zu Wohlbefinden und Sicherheit führen. So richtet sich eine Person z. B. an dem universellen Satz aus, alles negativ erlebte könnte noch schlimmer sein und ist deswegen gar nicht so schlimm wie es aussieht. Viele Personen haben durch übergeordnete Orientierungen (z. B. Religiosität, positive Einstellungen zu Familienmitgliedern, den Wunsch, sich selbst und anderen die eigene Stärke zu beweisen usw.) sehr schwierige Situationen gemeistert (z. B. Konzentrationslager, Kriegsgefangenschaft etc.) gesund überstanden.
- Immer wiederkehrende intensive und lustbetonte Glückserlebnisse (z. B. aufgrund einer Aktivität, erlebte Gottesbeziehung, durch einen Verzicht, im Sex, in der Partnerbeziehung, durch eine Erkenntnis, im Gefühl des Einssein, z. B. mit der Natur, durch soziale Anerkennung, usw.)

Auf einen Nenner gebracht, besteht das Typ-IV-Verhalten aus einer Menge sich gegenseitig beeinflussender und erlernbarer Verhaltensweisen und Einstellungen, die die gegenwärtigen Bedürfnisse aktivieren und befriedigen und das Unbewußte in Richtung Gesundheit und Leben anregen.

Wir konnten in ausgedehnten empirischen Studien immer wieder zeigen, daß die gesundheitliche Relevanz von Risikofaktoren (z. B. Zigarettenrauchen, Alkoholkonsum, Fehlernährung) aber auch anderer Faktoren wie Religiosität, Arbeitsaktivität, Partnerbeziehung, Autofahren, Medikamentenwirkung usw. in ihrer krankheitserzeugenden oder Gesundheit aufrechterhaltenden Funktion maßgeblich von der Frage abhängen, ob sie das bedürfnisäußernde und sich selbst regulierende Typ-IV-Verhalten unterstützen und anregen oder ob sie das bedürfnisgehemmte Verhalten in Richtung resignative Anpassung und hilflose Übererregung stabilisieren. Ein Raucher, der durch das Zigarettenrauchen eine vorübergehende Beruhigung erlebt, das aber sein System nur noch in der resignierten Anpassung bei chronischer Bedürfnisblockade unterstützt, erkrankt extrem häufiger an Lungenkrebs und Herzinfarkt als ein Raucher, der durch sein Rauchen seine lustorientierte Suchaktion (nach sexuellem Kontakt z. B.) anregt. Ein mäßiger Alkoholkonsument, der durch das Trinken sein Lustpotential anregt, erkrankt seltener an Leberzirrhose als eine Person, die durch Alkoholkonsum ihre Passivität in einer psychisch unerträglichen Situation verstärkt. Eine Person, die in spontaner Religiosität extremes Wohlbefinden und Glücksgefühle, z. B. beim Beten erfährt, weil dieser Zustand ein ganzes lustsuchendes System in unterschiedlichen Bereichen anregen kann, erkrankt seltener als jemand, der in seiner Religiosität schuldbelastet sich und anderen Sünden vorwirft und damit die Gefühlsblockade stabilisiert.

8.4 Finale Isolation, Selbstregulation, Grossarthsche Verhaltensmuster und Krebserkrankungen

Wir haben an unterschiedlichen Stellen die sechs Grossarthschen Verhaltensmuster unter unterschiedlichen Gesichtspunkten beschrieben. Häufig auf sehr abstraktem Niveau. Hier soll die Beschreibung der Psychodynamik auf allgemein verständlichem Niveau so beschrieben werden, daß der Arzt, Psychologe, Soziologe, aber auch der Laie, keine Probleme bekommt, diese zu verstehen und wenn nötig therapeutisch zu beeinflussen.

Die grundlegende psychodynamische Theorie, die auch der Grossarthschen Typologie zugrunde liegt, besagt folgendes: Der Mensch orientiert sich in seinem Verhalten einerseits an der höchsten von ihm erlebten Lustquelle (mit der Tendenz diese zu wiederholen) und an der schlimmsten Unlustquelle (mit der Tendenz dieser auszuweichen). Im Alltagsverhalten wird häufig ein Kompromiß gefunden zwischen beiden Verhaltenstendenzen (z. B. etwas weniger Lust, aber deswegen auch mehr Sicherheit). Auf der Suche nach optimaler Lust, Wohlbefinden und Sicherheit entwickelt der Mensch Bedürfnisse von allerhöchster gefühlsmäßiger Bedeutung. Wenn diese kompetent befriedigt werden, stellen sich innere Sicherheit und Bedürfnisbefriedigung ein. Psychodynamisch bedingte Krisen entstehen dann, wenn die Lustquellen abrupt absinken und wenn die Unlust und Bedrohung ansteigen. Jeder Mensch hat ein individuelles Level in wieweit er diesen Zustand ertragen kann und wann eine tödliche Bedrohung einsetzt. In der Regel wird der Abfall der Lust gemessen an früheren Erlebnissen und Idealen. Wenn die früher erreichte Lustquelle nicht mehr erreicht werden kann und abrupt absinkt, setzt nicht nur Unlust ein, sondern die Stimulierung des ZNS kann sich so abschwächen, daß eine nicht mehr zu überwindende Depression und Unterstimulierung entsteht, die für das Individuum tödlich wäre. In diesem Zustand setzen unterschiedliche kompensatorische Aktionen ein, z. B. eine Idealisierung des abweisenden Objektes, Alkohol, Drogen, Medikamenten- und Zigarettensucht oder ein aggressiver Angriff auf eine vermeintlich bedrohende Umwelt. Auch Krankheiten, z. B. Krebs oder die Parkinsonsche Erkrankung, können u. a. eine biologische Kompensation einer psychisch unerträglichen Situation bedeuten. Selbstregulation ist jede individuelle Aktivität durch die Bedingungen im Körper und der Umwelt hergestellt werden, die zu Bedürfnisbefriedigung, Lust, Wohlbefinden und Sicherheit führen und durch die Bedingungen für Unwohlsein (z. B. soziale Isolation) abgebaut werden.

Wenn der Mensch im Autonomietraining lernt sein Wohlbefinden und seine Lust wiederherzustellen, dann verringern sich Gründe, sowohl für die Kompensation als auch für bestimmte Erkrankungen. Lust und Wohlbefinden sind nicht auf einer Einbahnstraße und schon gar nicht durch normative Vorschläge (du sollst, du mußt) zu erreichen, da jeder Mensch sein individuelles Wohlbefinden und sein individuelles Bedrohungsgefühl in seiner einmaligen Lebensgeschichte spezifisch erlernt und verarbeitet. Trotzdem gibt es bestimmte allgemeine Charakteristika von bestimmten Verhaltensmustern und dahinterstehenden Psychodynamik, die wir in der Grossarthschen Typologie zusammenfassen. Die systemischen Charakteristika der Grossarthschen Verhaltensmuster können sich unter unterschiedlichen Aspekten beschreiben. Hier wird die Grossarthsche Typologie unter dem Aspekt der allgemeinen Verständlichkeit und unter Berücksichtigung der Psychodynamik beschrieben.

Typ I: Innere Isolation mit altruistischer Kompensation

Personen des Typus I fühlen sich abgewiesen, abgewertet, isoliert von der emotional wichtigsten Erregungsquelle und zwar derart, daß sie nicht in der Lage sind einen ich-bezogenen Bedürfniskern zu entwikkeln. Sie bleiben von einem Außenobjekt abhängig, erreichen aber die erstrebte Zuwendung und emotionale Anerkennung nicht, die zur Entwicklung eines ich-bezogenen Selbstvertrauens notwendig sind. Sie bleiben also isoliert von der Quelle ihrer emotional wichtigsten Anregung und somit letztlich einsam. Durch das aktive Verhalten wird der Versuch unternommen, die Quelle der emotional wichtigsten Anregung, auf die die Bedürfnisse von größter gefühlsmäßiger Bedeutung konzentriert sind, durch idealisierendes und altruistisches Verhalten für sich positiv zu stimmen und somit zu erreichen. In der Regel erreicht ein solches Verhalten aus unterschiedlichsten Gründen die Zielsetzung nicht (z. B. weil sich die idealisierte Person entzieht oder weil schockartige Enttäuschungen eintreten oder weil in einer monotonen Lebenslage die erwünschte Anregung nicht stattfindet). Das Hauptdefizit des Typus I ist die fehlende egozentrische Bedürfnisäußerung und -befriedigung und der irrtümliche Glaube und die irrtümliche Erwartung, daß Lust, Wohlbefinden, Glück und Sicherheit durch Zuwendung von außen bei Beibehaltung der Hemmung in der ich-bezogenen Bedürfnisbefriedigung stattfinden kann, (z. B. wenn sich mein Kind mir zuwendet, bin ich glücklich, wenn es sich abwendet, bin ich unglücklich). Wenn die erwünschte und erwartete positive Zuwendung von außen ausbleibt, dann ist die Person nicht mehr in der Lage egozentrisch ich-bezogene Verhaltensaktivitäten zur Bedürfnisbefriedigung zu steuern und es kommt zu einer bedrohlichen Anhäufung von Unlust und einem bedrohlichen Abfall von positiver Anregung. In der Regel versucht die Person diesen Zustand durch neue objektabhängige Aktivitäten zu kompensieren, in der Regel auch mit negativem Erfolg. In einem solchen Zustand kann die Krebserkrankung einen biologischen Kompensationsversuch darstellen, um die egoistische Komponente zu unterstützen. (Das Krebsgeschwulst ist ein egoistisches, auf die organische Umwelt nicht mehr achtendes Wachstum). Ein Lungenkrebspatient hatte beispielsweise nach dem Autonomietraining den folgenden Traum: Das Krebsgeschwulst sprach zu mir: Du altruistischer Versager! Ich zeig Dir, wie man egoistisch lebt! Daraufhin antwortete der Patient, warte mal ab, wenn Du mich belehren willst, dann werde ich Dir zeigen, wie man egoistisch lebt. Nach dem Traum veränderte der Patient sein Leben und fühlte sich vierzehn Jahre wohl, anstatt wie von den Ärzten vorhergesagt, nach einem halben Jahr zu sterben.

Es gibt unterschiedliche Formen des Typ-I–Verhaltens. Einige Personen erleben den Abfall der positiven Außenerregung abrupt und traumatisch und kommen somit in eine akute und äußerst intensive apathische Depression mit der völligem Verlust der Fähigkeit ich-bezogene Bedürfnisse zu äußern und zu befriedigen (durch Aktivierung und Aufrechterhaltung innerer und äußerer Hemmungen). Die zweite und häufigere Form ist eine schleichende Entwicklung, indem die gehemmte, ich-bezogene Bedürfnisäußerung und -befriedigung immer wieder Verletzungen hervorruft, aber auch durch erreichte Außenzuwendung kompensiert wird, bis es schließlich doch zur inneren Isolation und seelisch-körperlichen Erschöpfung kommt, weil die Zuwendung erstrebter Objekte doch auf lange Sicht ausbleibt. Dabei kommt es zu einem schleichenden Abfall der positiven Erregung und Anregung und zu einer kompensatorischen Außenobjektidealisierung.

Im Zusammenhang mit dem Typ I-Verhalten sprechen wir auch von *der altruistischen Selbstentfremdung*, weil sich die Person an Fremdobjekten ausrichtet, dabei die eigenen Bedürfnisse nicht befriedigt und Verhaltensweisen entwickelt und aufrechterhält, die nicht geeignet sind die Bedürfnisbefriedigung zu erreichen und die Fremdsteuerungen sogar noch verstärken.

Der Typ I lebt in der Illusion durch Zuwendung positiv bewerteter und erstrebter Objekte seinen inneren Defizit an ich-bezogener Verhaltenssteuerung und Bedürfnisbefriedigung überwinden zu können, erreicht durch sein Verhalten aber das Gegenteil: Je höher das altruistische und objekt-idealisierende Verhalten ausgeprägt ist, desto stärker wird die ich-bezogene Selbstentwertung und Abhängigkeit von positiv erstrebten Objekten. Bei Isolation von diesen setzen inneres Verzweiflung und Orientierungslosigkeit ein.

Der Typ I scheint zu glauben, daß er Lust, Wohlbefinden und Sicherheit nur durch die Zuwendung von hochbewerteten und ihn häufig abweisenden Objekten erreichen kann, ohne zu bemerken, daß dabei seine ich-bezogenen Bedürfnisse und die daraus ichbezogene Selbstregulation und Eigenaktivität verhindert bleiben.

Im Autonomietraining werden alternative Verhaltensweisen angeregt, die in der Lage sind die erstrebten Bedürfnisse derart anzuregen und zu befriedigen, daß es zu einer Ich-fühlung kommt, und daß der Mensch beginnt durch Generalisierung seiner Erfahrung die egozentrischen Bedürfnisse zu berücksichtigen und zu befriedigen (durchaus auch zusammen mit der Anregung und Befriedigung seiner sozialen Bedürfnisse). Im Autonomietraining wird nicht nur eine Denkveränderung angestrebt, sondern eine durch individuelle Aktivierung Neugestaltung von Bedingungen und Reizstrukturen, auf die der Mensch mit Bedürfnisbefriedigung und Zielerreichung reagieren kann. Eine bedürfnisbefriedigende Verhaltensänderung kann nur dann entstehen, wenn die Bedingungen, auf die der Mensch automatisch reagiert verändert werden. Eine Person verändert beispielsweise ihre Eßgewohnheiten und fühlt sich danach wohl, während der andere Mensch bedürfnisgerechte Veränderungen in seinen sozialen Beziehungen erreicht. Erst wenn durch die aktive Neugestaltung von Bedingungen gehemmte Bedürfnisse von höchster emotionaler Bedeutung befriedigt werden, besteht die Chance, daß das neuerlernte aktive und bedürfnisbefriedigende Verhalten auf unterschiedliche Bereiche generalisiert und somit ein interaktives System problemlösend in Bewegung gerät.

Typ II: Innere Übererregung mit Resignation

Personen, die das Typ II-Verhaltensmuster aufweisen fühlen sich in der Gegenwart von ihren Objekten bedroht, gestört, verhindert. Sie haben das Gefühl ihre Ziele nach Sicherheit und Wohlbefinden nur dann erreichen zu können, wenn sie einen Abstand von störenden und sie bedrohenden Objekten erreichen oder wenn sie in die Lage kämen, diese wunschgemäß so zu verändern, daß sich dabei die Bedrohung abschwächt. Der Typ II fühlt sich in seiner egozentrischen Bedürfnisbefriedigung durch störende Objekte verhindert, ist diesen aber hilflos ausgeliefert, weil er durch sein aktives Verhalten nicht fähig ist Distanz herzustellen und die Bedingungen noch verstärkt, die die erlebte Negativität der Objekte unterstreichen. Der Typ II scheint zu glauben, daß er Wohlbefinden und Lust nur dann erreichen kann, wenn er sich selbst und möglicherweise einer bedeutenden Person nachweist, daß die Außenwelt voller Fehler und Negativität ist. Ohne zu bemerken, daß negative Folgen mit einem solchen Verhalten verbunden sind. Letztlich resigniert die Person in einer unwirklichen, bedrohlichen Welt, in der sie sich in ihrer Entfaltung behindert fühlt. Sie bleibt in ihrem Verhalten unflexibel und rigide aufgeregt. Möglicherweise kann ein solches Verhalten eine von vielen Komponenten für die Rigidität der Blutgefäße sein und somit mitverantwortlich für die Ausbildung von Arteriosklerose (immer krampfhaft angespannt und nie flexibel relaxiert).

Typ III: Egozentrisches Verhalten mit sozialer Auswirkung

Personen des Typus III-Verhaltens orientieren sich extrem an den eigenen ich-bezogenen Bedürfnissen, sie interpretieren die Umwelt fast ausschließlich nach dem Kriterium, wie sich diese ihr gegenüber verhalten. Sie manipulieren auch die Umwelt durch ihr aktives Verhalten so, daß die eigenen Bedürfnisse geäußert und egoistisch befriedigt werden können. Zum Beispiel, wenn eine Person in der Kindheit von einem Elternteil schmerzhaft abgewiesen wurde, wenn sie dann aber in der Lage war den Schmerz durch Gegenabweisung zu verringern, dann wird sie möglicherweise ihren Partner zunächst manipulieren, daß sie abgewiesen wird, und dann den Partner übertrieben selbst abweisen. Dieser Zustand kann bei der Person zu Bedürfnisbefriedigung und Entspannung führen, beim Partner aber zu traumatischer Verletzung. Weil der Typ III seine Umwelt doch weitgehend zur egoistischen Bedürfnisbefriedigung benötigt, ist er in der Regel auch kreativ, phantasievoll und in gewissem Maße sozial (im Unterschied zum egozentrisch anti-sozialen Typ VI).

Der Typ III erreicht Lust und Wohlbefinden durch kurzfristige Bedürfnisbefriedigung, z. B. bei Auflösung von ambivalentem Verhalten, indem mal eine kurzfristige Objektzuwendung oder kurzfristige Objektabwendung egozentrisch genossen wird.

Typ IV: Gleichgewicht zwischen egozentrischer und sozialer Bedürfnisbefriedigung

Personen des Typus IV orientieren sich sowohl an den ich-bezogenen Bedürfnissen als auch an den sozialen Bedürfnissen (z. B. an Liebe und Anerkennung für emotional wichtige Personen). Sie können sowohl die ich-bezogenen als auch die sozialen Verhaltensweisen integrieren.

Typ V: Rational-anti-emotionales Verhalten

Personen des Typus V unternehmen den Versuch ihre ich-bezogenen und sozialen Bedürfnisse durch vernünftiges und rationales Verhalten zu begründen und zu integrieren und zwar bei Verzicht auf emotionsgeleitetes Verhalten. Ein solcher Versuch führt immer dann zu Problemen, wenn die Person emotional gefordert ist.

Typ VI: Anti-sozial egozentrisches Verhalten

Personen, die diesem Verhaltensmuster zugerechnet werden regen sich durch anti-soziales Verhalten an, meistens in einem sozial isolierten Bereich. Zur eigenen Person sind sie ambivalent und zeigen mal extreme Selbstzerstörungstendenzen und dann wieder eine unrealistische Selbstüberschätzung.

Warum entwickeln sich unterschiedliche Verhaltensmuster und welche Funktion haben diese? Der Mensch manipuliert durch sein aktives Verhalten Situationen, Zustände und Beziehungen, die ihn an erlebte Situationen aus der Kindheit erinnern. Er wiederholt Situationen, die ihn an frühere Erlebnisse erinnern. Die unterschiedlichen Verhaltensmuster manipulieren unterschiedliche Beziehungsqualitäten, in der Hoffnung dadurch die stärkste positive Anregung in der Gegenwart zu erhalten. Unterschiedliche Personen sind von unterschiedlichen Situationen in ihrer Anregung abhängig, in denen sie eine Lustoptimierung und Unlustminimierung erwarten. So ist der Typ I abhängig von positiv bewerteten, ersehnten, sich aber häufig entziehenden Objekten. In dieser altruistischen Abhängigkeit werden die Ich-Defizite verdeckt (z. B. die Fähigkeit sich bedürfnisadäquat zu regulieren). Eine Krise tritt dann ein, wenn die Person die idealisierten Objekte verliert. Dann treten Symptome wie das Gefühl der Sinnlosigkeit, Hoffnungslosigkeit, Anregungslosigkeit, usw. auf. Der Typ

II manipuliert Zustände und Beziehungen, die er als negativ bewerten muß, möglicherweise aus der Hoffnung, daß er dann die Anerkennung einer Person erreichen kann, z. B. der Mutter, die ihm negative, bedrohliche Außenwelt vermittelt hat. Krise tritt dann ein, wenn sich die eine negative Weltsicht durch bestimmte Ereignisse zu bestätigen droht. Der Typ III manipuliert Situationen und Beziehungen, in denen er widersprüchlich und ambivalent reagieren kann, z. B. einmal mit Objektidealisierung und dann wieder mit Objektentwertung. Der Typ V manipuliert Situationen, in denen Rationalität und Vernunft gefragt wird, in der Hoffnung nach positiver und lustvoller Bestätigung. Krise entsteht dann, wenn er durch emotionale Erlebnisse derart erschüttert wird, daß die rationalen Grundsätze versagen. Der Typ VI manipuliert Situationen, in denen er durch anti-soziales und zum Teil selbstdestruktives und zum Teil extrem egozentrisches Verhalten für sich Lust und Sicherheit erreichen kann.

Nur der Typ IV kann durch flexibles Verhalten Objekte in der Gegenwart als Quellen von Wohlbefinden wahrnehmen ohne den Wiederholungszwang Beziehungsmuster aus der Kindheit in einer derart starken Form zu replizieren, daß Krisen und Enttäuschungen vorprogrammiert sind.

Welche Psychodynamik motiviert das Verhalten der unterschiedlichen Typen? Eine theoretische Erklärungsmöglichkeit kann aus unserer Theorie der Symbiose abgeleitet werden. Unter Symbiose im psychologischen Sinne verstehen wir eine allerengste gegenseitige Schutzbeziehung, in der sich die Objekte gegenseitig vor Verletzungen schützen, ihre Bedürfnisse befriedigen, mit der Tendenz, daß sich das Subjekt und Objekt in eins verschmelzen. Bei Abweisungserlebnissen in der Symbiose kommt es zur regulativen, die Symbiose wieder aufrechterhaltenden Verhaltenstendenzen, die bis zur altruistischen Ich-Aufgabe reichen können. Die unterschiedlichen Verhaltensmuster zeigen unterschiedliche Verhaltenstendenzen und Motive in bezug auf symbiotische Tendenzen.

Positiv erstrebte Symbiose (Typ I)

Das Typ I-Verhalten zeigt eine langfristige, direkte und positiv motivierte Tendenz zu symbiotischem Verhalten zu emotional wichtigen Objekten (einerlei ob es sich dabei um Eltern, Partner, Vorgesetzte, usw. handelt). Bei geringster Bedrohung der Symbiose kommt es in der Regel automatisch zu die Symbiose aufrechterhaltenden Gegenreaktionen, die häufig bis zur völlig altruistischen Ich-Aufgabe reichen (weil sie sich von Reaktion zu Reaktion verstärken). Die Personen des Typus I kommen dann in Krise, wenn die symbiotische Tendenz plötzlich oder schleichend verhindert wird und wenn das Verhalten nicht mehr in der Lage ist, die Symbiose aufrechtzuerhalten. Es kommt zu einem sogenannten Symbiosezyklus: Die Angst vor phantasierter oder erlebter Abweisung verstärkt die Verhaltenstendenz in Richtung Symbiose, während diese wiederum die Sensibilität für die Abweisung verstärkt. Somit kann es beispielsweise zur derartigen Intensivierung von altruistischen Verhaltensweisen kommen, daß die Person eine völlige Lähmung einer ich-bezogenen Selbstregulation erfährt.

Bei plötzlicher oder schleichender Bedrohung der symbiotischen Beziehung kommt es nicht nur zu heftigen psychisch bedingten Reaktionen (z. B. Isolationserlebnissen, innerer Leere, Apathie, Sinnverlust, Hoffnungslosigkeit, usw.), sondern auch zu folgendem gesundheitsschädigendem Verhalten:

a) Intensivierung der erlernten Verhaltensweisen zur Erreichung symbiotischer Beziehungen bis hin zur seelisch-körperlichen Erschöpfung.
b) Kompensation durch Substanzen, die die verloren gegangene Anregung unterstützen sollen (z. B. Zigarettenrauchen, Alkoholkonsum, Medikamentenabhängigkeit, usw.).
c) Kompensation durch indirekte Autoaggression, z. B. Härte gegen sich selbst, Nichtachten auf Krankheitssymptome, sich aussetzen ungünstigen Umweltbedingungen, usw..

Negative Differenz-Symbiose (Typ II)

Die Person erlebt in der Regel langfristig eine negativ erlebte Differenz zwischen einem in der früheren Lebensgeschichte positiv bewerteten Objekt und einem in der Gegenwart negativ erlebten Objekt. Obwohl sich die Person auf die negativ bewerteten Objekte in der Gegenwart hilflos aufregt, ist sie nicht in der Lage von diesen auf Distanz zu gehen, weil sie unbewußt oder bewußt zu diesen Objekten doch eine Symbiose erstrebt. Die Person versucht durch

Kritik und negative Bewertung von emotional wichtigen Objekten doch noch eine positive Symbiose zu erreichen, was ihr in der Regel nicht gelingt. Im Gegenteil, die Negativität der Objekte wird immer intensiver empfunden, so daß sich die hilflose Übererregung noch verstärkt (und damit auch die negative Differenz zwischen einem phantasierten oder erlebten Ideal (z. B. die Mutterbeziehung) und der Objekte in der Gegenwart.

Kurzfristiges, interaktives Abwechseln von positiver Symbiose, negativer Differenzsymbiose und autonomem Verhalten (Typ III)

Bei der Person wechseln sich kurz anhaltende Phasen der positiven Symbiose (z. B. Wunsch nach allerengster Partnerbeziehung) mit kurzfristigen Phasen der negativen Symbiose (stärkste, meistens unangebrachte Kritik verbunden mit bedrohlichen Erlebnissen, mit Phasen der relativ autonomen Bedürfnisbefriedigung (in der die Person unabhängig von Objektabhängigkeiten Wohlbefinden erreicht). Die drei Phasen treten nicht unabhängig voneinander auf, sondern sie beeinflussen sich gegenseitig, sind also interaktiv.

Häufig gehören Personen zu Mischtypen, haben also Elemente von unterschiedlichen Verhaltensweisen zur Symbiose. Es gibt jedoch finale Verhaltensmuster, die sich in ihrer Endphase in Richtung eines definierten Typs bewegen (z. B. eine Person, die ihre wichtigste Symbiose verliert und in schwere apathische Depression fällt, oder eine Person, die sich in chronische und extreme hilflose Übererregung derart verstrickt, daß sie nicht mehr in der Lage ist, inneres Gleichgewicht zu finden. Wir werden in diesem Kapitel die gesundheitliche Relevanz der vier finalen Typen darstellen.

Autonome Bedürfnisbefriedigung ohne verhaltensbestimmende Symbiose (Typ IV)

Die Person des Typus IV äußert und befriedigt Bedürfnisse, kommuniziert sozial, autonom, d. h. unabhängig von existentiell determinierenden symbiotischen Bedürfnissen. Es besteht kein Bedürfnis das eigene Ich mit dem Objekt symbiotisch verschmelzen zu lassen, so daß es zur Kommunikation und Bedürfnisbefriedigung zwischen dem Subjekt und dem Objekt kommt.

Das Geheimnis des Typus IV im Hinblick auf die Aufrechterhaltung der Gesundheit scheint folgendes zu sein: Typ IV findet eine Balance und anregende Wechselwirkung zwischen der individuell-egozentrischen Seite und der sozial-kooperativen Seite. Der Mensch scheint für beide Bedürfnisse und Funktionen genetische Anlagen zu haben. Einerseits funktioniert der Mensch durch soziale und physiologische Kooperationen, in denen Bedürfnisse befriedigt und Aufgaben erfüllt werden. Andererseits hat der Mensch egozentrische, antisoziale Bedürfnisse ebenso wie egozentrische und antisoziale Zellstrukturen (die z. B. durch Onkogene repräsentiert sind). Wenn die antikooperative oder die überkooperative Tendenz vorherrscht, kommt es zu einem Ungleichgewicht sowie es bei den Typen I, II, III, V und VI beschrieben ist.

Eine erfolgreiche psychotherapeutische Intervention muß wissen welche Situationen das Individuum aus welchem Grund immer wiederholt und welche Krisen dabei entstehen. Das Autonomietraining erstrebt eine Entwicklung und Autonomisierung, d. h. eine Befreiung vom Wiederholungszwang, so daß das Individuum in der Gegenwart lustfähig wird und zwar unabhängig von der Neurose aus der Vergangenheit.

8.5 Reparaturabdruck – Abdruck Überforderung – Abdruck Heilung

Der Mensch ist kein auf seine physische und soziale Umwelt passiv reagierendes Wesen. Im Gegenteil, er gestaltet und manipuliert aktiv Bedingungen, auf die er dann positiv oder negativ reagiert. Dabei sind für die seelische Krankheit oder Gesundheit von besonderer Bedeutung die aktiv manipulierten Objektbeziehungen, die für das Individuum von hoher emotionaler Bedeutung sind. Der Mensch schafft nicht durch seine Eigenaktivität beliebige Zustände und Beziehungsqualitäten. Sein aktives und die Umwelt manipulierendes Verhalten ist von bestimmten Gesetzmäßigkeiten determiniert. Der Mensch manipuliert in der Regel Beziehungsqualitäten, die ihn an erlebte Zustände aus der Kindheit erinnern. In der Regel werden negative und Unlust bringende Erlebnisse, z. B. Abweisungs-, Entwertungserfahrungen in der Gegenwart manipulativ wieder hergestellt, zum Beispiel indem die Abweisung von einem Partner manipuliert wird. Gleichzeitig werden Bedürfnisse von höchster emotionaler Bedeutung nach Reparatur der Verletzung aktiviert (z. B. daß im Abweisungsgefühl eine Objekt-Zuneigung erfolgt). Die Wiederherstellung einer ähnlichen Situation zum ursprünglichen Traumata in Zusammenhang mit der Erwartung der Reparatur, also Umwandlung der traumatischen Situation in Lust und Wohlbefinden, nennen wir Reparaturabdruck.

Leider kommt es nur relativ selten vor, daß der Reparaturabdruck auch zur Heilung führt, in der Regel kommt es zur erneuten Überforderung (z. B. durch erneute Abweisungserlebnisse ohne Zuwendung). Diesen Zustand nennen wir Reparaturüberforderung.

Wenn die Bedürfnisse aber im Reparaturabdruck befriedigt werden, dann kann tatsächlich Heilung vom ursprünglichen Traumata entstehen und das erlebte Wohlbefinden kann autonomes, sich selbst regulierendes Verhalten anregen.

Ein wichtiges Ziel im Autonomietraining ist die Reparaturheilung.

Unterschiedliche Verhaltensmuster aus der Grossarthschen Typologie manipulieren inhaltlich unterschiedliche Reparaturabdrücke. Der Typ I manipuliert beispielsweise Abweisung, Abwertung, soziale Isolation. Gleichzeitig entwickelt er kompensatorisch ein sozial altruistisches Verhalten in der Hoffnung dadurch Zuneigung und emotionale Wärme zu bekommen. Wenn die Zuneigung ausbleibt verstärkt sich die Isolation. Somit kann sich ein Teufelskreis entwickeln, der zur Verschlimmerung und Hemmung der Selbstregulation führt.

Der Typ II manipuliert negative ihn aufregende Umweltbedingungen gegen die er dann aktiv angehen kann und zwar in der Hoffnung, daß er somit Zuwendung, Anerkennung erreicht. In der Regel tritt aber das Gegenteil ein, und zwar eine Verstärkung der hilflosen Übererregung und Aufregung. Der Typ V manipuliert trotz rationalem Verhaltens Situationen, die Emotionen hervorrufen, in der Hoffnung, daß er lernt mit diesen umzugehen. Der Typ VI manipuliert Situationen, indem er durch antisoziales Verhalten Zuwendung erreicht, erstrebt aber zur Eigenheilung eine konsequente Abweisung, um somit zur wirklichen Autonomie zu finden.

Einige Menschen unternehmen den Versuch, noch vor der Heilung Abstand zu nehmen von der permanenten Wiederholung des Reparaturabdrucks. Auch dieser Weg führt eher zur Monotonie und Entfremdung von sich selbst als zur Bedürfnisbefriedigung und Entwicklung.

Im Autonomietraining wird auf inhaltlich unterschiedlichen Wege eine Heilung im Zustand des Reparaturabdruckes erstrebt. Zum Beispiel durch plötzliche wohltuende Anerkennung, erlebte emotionale Ich-Füllung, usw.

In Hinblick auf die Krebserkrankung ist besonders der Endzustand einer Dynamik des Typus-I-Verhaltens von Bedeutung, den wir *finale Objektisolation bei Blockade der ich-bezogenen Selbstregulation* nennen. Diesen Zustand bezeichnen wir auch als Selbstentfremdung. Dieser Zustand ist durch folgende drei Faktoren charakterisiert:

1. Emotional schwer erträgliche Objektisolation (Isolation von hochbewerteten, erstrebten Objekten von größter emotionaler Bedeutung für das Individuum). In diesem Zustand fühlt sich die Person verlassen, abgewiesen, völlig alleine, unerwünscht, nicht geliebt, nicht gebraucht, als störend und überflüssig, getrennt vom emotional wichtigsten Objekt, usw.
2. Blockade der egozentrischen Selbstregulation (der ich-bezogenen Eigenaktivität, die egozentrische Bedürfnisse äußert und befriedigt und positive Bedingungen für die ich-bezogene Expression herstellt).
3. Ineffektive kompensatorische Aktivität, die nicht in der Lage ist, die Isolation aufzuheben und die ich-bezogene Bedürfnisbefriedigung anzuregen und die bestehende Isolation und Blockade der egozentrischen Selbstregulation noch verstärkt. Dieser Zustand in Form einer Überaktivität führt in der Regel zur seelisch-körperlichen Erschöpfung.

Was bedeutet finale Isolation? Dieser Begriff bezeichnet den Endzustand einer langen Isolationskarriere, in der sich die Person zwischen Angst vor Isolation, Leid in der Isolation und erfolgreicher Kompensation durch unterschiedliche Aktivitäten bewegt. Wenn die Kompensation zusammenbricht durch innere oder äußere Ereignisse, und wenn das menschliche Verhalten nicht mehr in der Lage ist aus der traumatisch erlebten Isolation herauszukommen, sprechen wir von der finalen Isolation. Die finale Isolation besteht keineswegs nur beim Typ I, obwohl dieses Verhaltensmuster eine Prädisposition zur finalen Isolation aufweist. Personen mit allen Verhaltensmustern können unter bestimmten Bedingungen in finale (hilflose) Isolationszustände kommen, und ebenso sich aus diesem Zustand durch effektive Verhaltensänderung wieder befreien.

Da der Zustand der extremen (finalen) Objektisolation mit Blockade der ich-bezogenen Bedürfnisäußerung über längere Zeiträume unerträglich ist, muß die Person kompensatorische Verhaltensweisen entwikkeln, die ihr die Hoffnung geben, den Zustand noch positiv überwinden zu können, z. B. indem sie sich extrem altruistisch, harmonisierend, idealisierend, positiv angepaßt verhält.

Personen des Typus I müssen nicht immer ein sich entziehendes Objekt aufweisen, durch das sie in Isolation fallen. Sie können auch durch altruistisches und harmonisierendes Verhalten Konflikte, unangenehme Situationen, latente Abweisungen und Entwertungen (z. B. durch hysterische Partner, launische Vorgesetzte am Arbeitsplatz usw.) derart überspielen und kompensieren, daß dabei die ichbezogene Selbstregulation chronisch blockiert wird. Auch solche Personen sind gehemmt und von den eigenen Bedürfnissen entfremdet.

Wie ist letztlich und allumfassend das Typ-I-Verhalten zu charakterisieren, das wir im interaktiven Prozeß mit anderen Risikofaktoren mit der Krebserkrankung in Beziehung bringen? Und wie unterschiedet sich wesentlich das Typ-I- vom Typ-II-Verhalten, wenn wir doch wissen, daß Hemmung und Übererregung miteinander positiv korrelieren, sozusagen als die Vor- und Rückseite derselben Medaille.

Wir könnten das Typ-I-Verhalten auch als *chronisch positiv-unterstimuliert* bezeichnen, d. h. eine Person erreicht die für sie benötigten Reizstrukturen, Objekte und Zustände nicht und ist trotzdem eher positiv-altruistisch, harmoniesuchend, versöhnlich, konstruktiv etc. eingestellt. Sie lebt in einer überwiegend positiv bewerteten Welt, erreicht aber die für ihre Bedürfnisstruktur erwünschte Anregung nicht und ist nicht in der Lage, die ich-bezogenen Bedürfnisse flexibel durch Eigenaktivität zu äußern und zu befriedigen. Auf Grund der Hemmung in der ich-bezogenen Aktivierung und der Isolation von benötigten, ersehnten Reizen und Zuständen entwickelt sich im zentralen Nervensystem eine Hemmung und eine Verhinderung der Harmonisierung von Hirnfunktionen. Die Isolation von ersehnten Objekten kann die Person mit masochistischer Härte gegen sich selbst, Nichtbeachtung körperlicher Symptome und von Erschöpfungszuständen etc. kompensieren.

Das Typ-II-Verhalten kann als *chronisch negativ-überstimuliert* bezeichnet werden, d. h. die Person lebt in einer negativ empfundenen Welt und fühlt sich von dieser bis zur Hilflosigkeit aufgeregt und kann sich trotzdem von negativen, sie erschütternden Objekten, Zuständen und Themen nicht distanzieren. Ein solcher Zustand führt zu permanenter Übererregung im zentralen Nervensystem, so daß es nicht zur Harmonisierung von Hirnfunktionen kommen kann.

Selbstverständlich haben häufig Personen Eigenschaften sowohl des Typus-I- als auch des Typus-II-Verhaltens. Wie ist dann noch eine relativ eindeutige Einordnung der Person in Typus I oder II möglich? Dies ist sicher nicht leicht, wenn z. B. der Fragebogen oder ein Recherchenkatalog mit Kriterien für beide Typen einer Person ohne vorhergehendes Gespräch vorgelegt wird, in dem Emotionen und typische Verhaltensweisen angeregt werden. In unseren Untersuchungen wurden die Personen zwischen einer halben und einer Stunde zunächst gebeten, über ihre positiven und negativen Erlebnisse, ihre derzeitigen Probleme und ihr typisches Verhalten zu erzählen. Ebenfalls wurden die Angehörigen der Befragten gebeten, über das typische Verhalten der Befragten in unterschiedlichen Situationen zu berichten. Bei diesem Vorgehen zeigt sich, daß die Personen des Typus II eher mit der Darstellung der negativen, sie störenden Zustände und Objekte präokkupiert sind und berichten, wie sie dabei selbst in der Entfaltung ihrer Meinung oder Zielverwirklichung durch niedrig bewertete, böse Objekte verhindert sind. Bei einer Person, die Typus I zuzuordnen ist, fällt eher die Tendenz auf, die Umwelt zu verstehen und positiv zu interpretieren sowie der Wunsch, die Nähe von bestimmten, hoch bewerteten Personen, Zuständen oder Zielen aktiv zu erreichen. Ebenfalls werden aber auch die Hemmungen und Hindernisse sowie die Gründe für die Isolation erkennbar. Wenn die Person klagt, dann kann sie aber klagend umschreiben, auf welchen Zustand sich die

Negativität bezieht (z. B.: „Meine Frau hat seit 10 Jahren einen Liebhaber, was mich sehr verletzt."). Dabei generalisiert sie das Leid an der negativ empfundene Weltsicht nicht, wie Typus II (der dem entgegen Probleme bei der klaren Definition der positiv formulierten Zielsetzungen hat, z. B. der Definition einer erwünschten Objektnähe).

Das Typ-I-Verhalten ist also eine chronische und protestlose Isolation von angenehmer und erwünschter Anregung mit positiver, aber selbst-destruktiver Verhaltensweise, das Typ-II-Verhalten ist eher ein Leiden an einer unangenehmen und bedrohlichen Situation, die trotz Protest und negativer Bewertung nicht zu überwinden ist.

Zum näheren Verständnis der Grossarthschen Typologie müssen hier mindestens noch Typ III und IV im selben Kategoriensystem beschrieben werden. Typ-III zeigt eine kurzfristige Abwechslung von positiver Unterstimulierung, negativer Überstimulierung und ausgleichender Stimulierung, die zur Harmonisierung des zentralen Nervensystems führt. Typus IV zeigt eine anhaltende , ausgleichende Stimulierung durch flexibles, bedürfnisorientiertes Verhalten, in dem es zu Bedürfnisbefriedigung, Lust, Wohlbefinden und Sicherheit kommt.

Das entgegengesetzte Verhalten zur Objektisolation und Selbstentfremdung ist das Typ IV-Verhalten, das durch die abgestimmte Interaktion von folgenden zwei Charakteristika beschrieben werden kann und bezeichnet wird als *bedürfnisbefriedigende soziale Kommunikation bei ich-bezogener Selbstregulation*:

1. Lustbetonte, Wohlbefinden und Sicherheit erzeugende, bedürfnisbefriedigende soziale Kommunikation mit emotional wichtigen Personen.
2. Bedürfnisbefriedigende, zielerreichende, egozentrische, ich-bezogene Selbstregulation.

Das Unbewußte hat die Funktion, das Lust-, Unlustmanagement im gesamten Bedürfnissystem auszuwerten und resultierende Verhaltensmotivationen anzuregen, z. B. in Richtung Lebenswille oder Todestendenz. Das Unbewußte bestimmt auch Entwicklungen und Rückentwicklungen des Menschen, je nach der resultierenden Auswertungen der Lust-, Unlustverhältnisse. Wenn sich die Reiz- Reaktionsverhältnisse ändern in Richtung mehr Wohlbefinden, dann engagiert sich auch das Unbewußte für die Anregung von Aktivitäten, die das Wohlbefinden aufrecht erhalten.

8.6 Hypothesen zur Krebsentstehung und Tumorprogression

Wenn nachgewiesen werden kann, daß Personen mit extrem ausgeprägter finaler Objektisolation und Selbstentfremdung von der egozentrierten Selbstregulation mehr Krebs bekommen als Personen, die sich bedürfnisbefriedigend selbst und im sozialen Bereich regulieren, dann könnte eine zunächst vorläufige und zunächst spekulative Hypothese über die Krebsentstehung und den Krankheitsverlauf aufgestellt werden. Einer solchen Hypothese nach könnten die Onkogene zentral nervös aktiviert werden und die Repressorgene inaktiviert werden, und zwar als eine biologische Kompensation der blockierten, egozentrischen Selbstregulation und der psychisch unerträglichen finalen Isolation. Wenn der Zustand der Isolation und blockierten egozentrischen Regulation verringert wird, dann ändern sich die Signale aus dem ZNS auf die Genexpression, z. B. indem die Repressorgene reaktiviert werden.

Die Krebsentstehung ist ein multifaktorieller Prozeß mit vielen Zwischenschritten. So scheint es für unterschiedliche Krebsarten spezifische Onkogene zu geben, die möglicherweise auch von zentral-nervösen Impulsen (die wiederum abhängig sind von Verhaltensfaktoren) aktiviert werden. Dazu kommen organische Faktoren (z. B. Organvorschädigung, wie Bronchitis, Leberzirrhose, Magengeschwür, wie auch die Wirkung von physischen, chemischen und mikrobiologischen Noxen).

Physische und psychosoziale Faktoren treten in unterschiedliche Wechselwirkungen bei unterschiedlichen Krebsarten. Letztlich werden aber immer auf unterschiedlichem Wege Onkogene aktiviert, die einen egoistischen Zellwildwuchs aktivieren und zulassen. Wenn die zentral nervösen Impulse identifiziert und experimentell nachgewiesen werden können, dann ist einer von vielen möglichen Schritten in der primären und sekundären Krebsprävention geleistet.

Die Krebserkrankung erscheint im Lichte der Systemischen Epidemiologie als das Produkt der Interaktion zwischen familiengenetischer Belastung (FGB), Organvorschädigung (OV), Organüberlastung (OÜ), Exposition kanzerogenen Substanzen gegenüber (EK) und einer Verhaltensdisposition (VD).

Die Verhaltensdisposition ist das Produkt der Interaktion von folgenden Faktoren im System:

1. Positiv angepaßte Objektisolation (Isolation von hochbewerteten Personen, Zielen, Zuständen auf die Bedürfnisse und Emotionen von höchster individueller, existentieller Bedeutung ausgerichtet sind). Dabei zeigt die Person eine positive Anpassung (Altruismus, Objektidealisierung, usw.).
2. Hemmung, Blockierung der ich-bezogenen, am eigenen Bedürfnis ausgerichteten Selbstregulation (statt dessen objektabhängige, altruistische Fremdregulation).
3. Insuffiziente, die Hemmung und Objektisolation verstärkende oder aufrechterhaltende Verhaltensaktivität.
4. Chronische Organ/Organismusüberforderung durch exponierendes Verhalten, sich Aussetzen ungünstigen Bedingungen, z. B. nicht bekömmliche Ernährung, Nichtachtung von Überforderung, Krankheitszeichen, Härte gegen sich selbst.
5. Auftreten von Symptomen und Warnzeichen, z. B. Isolationserlebnisse, seelisch-körperliche Erschöpfung, Übelkeit, Schlafstörungen, usw..

Das Syndrom, das sich aus der Wechselwirkung der hier beschriebenen fünf Faktoren zusammensetzt, kann auch beschrieben werden als Isolation mit gehemmter Selbstregulation und Organüberforderung. Diese Verhaltensdisposition geht interaktive Beziehungen mit Risikofaktoren für unterschiedliche Krebserkrankungen ein. Die Verhaltensdisposition haben wir auch als Typ I beschrieben (das Typ II-Verhalten zeigt ähnliche Faktoren auf mit dem Unterschied, daß das Individuum eine negative Anpassung zeigt, z. B. Objektentwertung, sich bedroht und verhindert fühlen, erfolglos Distanz suchen, usw.). Obwohl beide Verhaltensmuster mit einer großen Anzahl physischer Risikofaktoren zusammenhängen, gibt es auch qualitative Unterschiede zwischen den Risikofaktoren. So zeigt beispielsweise das Typ I-Verhalten signifikant niedrigere Blutdruckwerte als das Typ II-Verhalten. Während das Gesamtcholesterin beim Typ II bei Mehrfachmessungen auf einem hohen Level ist, schwankt es beim Typ I zwischen relativ hohen und relativ niedrigen Werten. Die durchschnittliche Schwankung beim Typ II ist plus/minus 10 mg%, während beim Typ I plus/minus 40 mg% beträgt. Auch die Sklerose im Augenhintergrund ist beim Typ II signifikant ausgeprägter als beim Typ I.

Auch das beschriebene Verhaltensmuster *finale Isolation und blockierte ich-bezogene Selbstregulation* beeinflußt ein ganzes System von Risikofaktoren. So verringert sich beispielsweise die körperliche Bewegung, die Ernährung wird ungesünder, Alkohol-, Zigaretten- und Medikamentenkonsum steigen (besonders Beruhigungs-, Schlaf- und Schmerzmittel). Die Schlafqualität und Erholungsfähigkeit verschlechtern sich. Ebenfalls verschlechtert sich die Organvorschädigung und Organüberforderung (z. B. durch Fehlernährung). Diese Risikofaktoren verschlimmern ihrerseits wieder den psycho-sozialen Streß.

Die Aufgabe des Autonomietrainings bei Personen mit *finaler Isolation und blockierter ich-bezogener Selbstregulation* ist konzentriert auf die Anregung und Befriedigung der eigenen Bedürfnisse durch Herstellung von Situationen und Beziehungen, die dem Menschen guttun und somit auch auf die Verringerung von Isolationserfahrungen und Abbau von ineffektiven und zur Erschöpfung führenden kompensatorischen Verhaltensweisen.

8.7 Das synergistische Modell der Krebsentstehung (das Grossarthsche neurobiologische Interaktionsmodell)

Verhaltensfaktoren mit neurobiologischer Auswirkung:

Gehemmte ich-bezogene Selbstregulation mit verhinderter Erreichung erstrebter Objektsymbiosen von größter emotionaler Bedeutung, Reduktion von Wohlbefinden, Lust und Sicherheit, altruistische Hyperaktivität, Härte gegen sich selbst, seelisch-körperliche Erschöpfung. Dieser Zustand führt zur

- **Intensivierung physischer und physiologischer Risikofaktoren und Beeinflussung der Steuerungsfunktionen des ZNS:**
  - Hemmung der ZNS-Funktionen in der Impulsübertragung
  - erhöhte Dosissensibilität für physische Risikofaktoren
  - zentralnervöse Stimulierung der Onkogene und Inaktivierung der Repressorgene
  - erhöhter Zigaretten-, Alkohol- und Medikamentenkonsum (v.a. Beruhigungs-, Schlaf- u. Schmerzmittel)
  - Hemmung der harmonisierenden Funktionen im ZNS
  - erhöhte Infektionsanfälligkeit mit fieberlosen Reaktionen
  - Schlaf- und Regenerationsstörungen im Erholungsprozeß
  - Reduktion physischer Bewegung
  - Fehlernährung (fett-, kohlenhydrat- u. eiweißreich mit wenig Vitaminen und Ballaststoffen)
  - Schwächung der Immunkompetenz
  - Organ- u. Organismusüberforderung (z. B. durch Fehlernährung oder Nichtbeachtung seelisch-körperlicher Erschöpfung)
  - physiologische Einflüsse (z. B. niedriger Blutdruck, hohe Schwankungen der Werte des Gesamtcholesterins im Blut, usw.)

- **Die Faktoren treten in Interaktion mit:**
  - familiengenetischer Belastung (genetische Disposition)
  - physischen, chemischen und mikrobiologischen, kanzerogenen Substanzen
  - organischen Faktoren, die die Krebsentstehung begünstigen (z. B. Bronchitis, Ulkus, Leberzirrhose, usw.)

    (Die letzten drei Faktorengruppen wirken unter Streß und der gehemmten ZNS-Steuerung mit einer erhöhten Dosissensibilität, d. h. geringere Dosen führen eher zu erhöhten Inzidenz als bei einer verringerten Dosissensibilität, die mit guter Selbstregulation und harmonischen Funktionen im ZNS zusammenhängt).

- **Die Faktoren wirken interaktiv als:**
  - Additive und synergistische Wirkungen auf die Initiierung und Promotion der Krebserkrankungen

Das synergistische Modell der Krebsentstehungen ist in zahlreichen Publikationen von Grossarth-Maticek et al. empirisch bestätigt worden.

Hier soll ein **Recherchen- und Beobachtungskatalog** zur Identifikation der *finalen Isolation mit blockierter ich-bezogener Selbstregulation* dargestellt werden (Recherchenkatalog FI).

8.8 Recherchen- und Beobachtungskatalog finaler Isolation (FI)

Einführung

Die Person wird gebeten, ca. eine Stunde über ihre positiven und negativen Erlebnisse, ihre Probleme und Konflikte und ihr typisches Verhalten und Empfinden zu berichten. Danach ordnet die untersuchte Person sich selbst nach den folgenden Kriterien – mit Begründung. Ebenfalls wird eine nahestehende Bezugsperson gebeten, ca. eine Stunde über das typische Verhalten der Person, besonders in unterschiedlichen Konfliktsituationen zu berichten. Im Anschluß daran ordnet die Bezugsperson die Person ebenfalls nach den folgenden Kriterien ein – mit Erklärung. Aufgrund des Gespräches mit der untersuchten Person und dem Angehörigen ordnet schließlich der

Interviewer die Person ein. Für die endgültige Einordnung wird das Mittelmaß aller drei Einordnungen genommen.

1. *Die Person fühlt sich isoliert von Objekten, die für sie von allergrößter gefühlsmäßiger Bedeutung sind (z. B. ausgestoßen, allein gelassen, getrennt, entwertet, auf Entfernung gehalten, nicht in die erwünschte Nähe gelassen oder von erwünschten Zuständen und Aktivitäten fern gehalten, usw.).*

   Wie intensiv fühlt sich die Person isoliert?
   0 – überhaupt nicht 1 – sehr schwach 2 – schwach 3 – mittelmäßig, eher schwach 4 – mittelmäßig, eher stark 5 – stark 6 – sehr stark 7 – äußerst stark (unerträglich stark)

2. *Die Person ist gehemmt für sich und die eigene Bedürfnisbefriedigung und Zielerreichung ich-bezogene Ansprüche zu stellen und Aktivitäten zu entwickeln.*

   Wie intensiv ist die Person gehemmt?
   0 – überhaupt nicht 1 – sehr schwach 2 – schwach 3 – mittelmäßig, eher schwach 4 – mittelmäßig, eher stark 5 – stark 6 – sehr stark 7 – äußerst stark (völlig blockiert)

3. *Die Verhaltensaktivitäten der Person erreichen keine Verringerung der bestehenden und schmerzlich erlebten Isolationsgefühle.*

   Wie stark trifft diese Behauptung zu?
   0 – überhaupt nicht 1 – sehr schwach 2 – schwach 3 – mittelmäßig, eher schwach 4 – mittelmäßig, eher stark 5 – stark 6 – sehr stark 7 – äußerst stark

4. *Die Aktivitäten der Person sind ausschließlich an der Verwirklichung altruistischer Ziele für emotional wichtige Objekte (Personen, Gruppen, Zuständen) ausgerichtet.*

   Wie stark trifft diese Behauptung zu?
   0 – überhaupt nicht 1 – sehr schwach 2 – schwach 3 – mittelmäßig, eher schwach 4 – mittelmäßig, eher stark 5 – stark 6 – sehr stark 7 – äußerst stark

5. *Die altruistischen Aktivitäten der Person führen häufig zu seelisch-körperlicher Erschöpfung und zur Überforderung.*

   Wie stark trifft diese Behauptung zu?
   0 – überhaupt nicht 1 – sehr schwach 2 – schwach 3 – mittelmäßig, eher schwach 4 – mittelmäßig, eher stark 5 – stark 6 – sehr stark 7 – äußerst stark

6. *Die Person ist Isolationserlebnissen schmerzlich und hilflos ausgeliefert, verdeckt diesen Zustand aber durch positives Denken und Verhalten (z. B. durch Verharmlosung, Objektidealisierung, vorgespielten Optimismus, usw.)*

   Wie stark trifft diese Behauptung zu?
   0 – überhaupt nicht 1 – sehr schwach 2 – schwach 3 – mittelmäßig, eher schwach 4 – mittelmäßig, eher stark 5 – stark 6 – sehr stark 7 – äußerst stark

7. *Die Person fühlt sich von einem oder beiden Elternteilen von der Kindheit bis zur Gegenwart allein gelassen und isoliert, (z. B. abgewiesen, entwertet, zurückgestellt, nicht anerkannt, nicht innerlich angenommen).*

   Wie stark trifft diese Behauptung zu?
   0 – überhaupt nicht 1 – sehr schwach 2 – schwach 3 – mittelmäßig, eher schwach 4 – mittelmäßig, eher stark 5 – stark 6 – sehr stark 7 – äußerst stark

8. *Die Isolationsgefühle haben sich in letzten Jahren verstärkt.*

   Wie stark trifft diese Behauptung zu?
   0 – überhaupt nicht 1 – sehr schwach 2 – schwach 3 – mittelmäßig, eher schwach 4 – mittelmäßig, eher stark 5 – stark 6 – sehr stark 7 – äußerst stark

9. *Die Person ist objektiv von emotional wichtigen Mitmenschen isoliert, d. h. sie kann die ersehnte Nähe zu diesen nicht erreichen.*

   Wie stark trifft diese Behauptung zu?
   0 – überhaupt nicht 1 – sehr schwach 2 – schwach 3 – mittelmäßig, eher schwach 4 – mittelmäßig, eher stark 5 – stark 6 – sehr stark 7 – äußerst stark

10. *Die Person ist objektiv verhindert für sie wichtige und ersehnte Ziele zu verwirklichen oder Zustände zu erreichen.*

    Wie stark trifft diese Behauptung zu?
    0 – überhaupt nicht 1 – sehr schwach 2 – schwach 3 – mittelmäßig, eher schwach 4 – mittelmäßig, eher stark 5 – stark 6 – sehr stark 7 – äußerst stark

11. Isolationserlebnisse aus der Gegenwart (Abwertung, Verlust, Trennung, usw.) erinnern die Person an ähnliche Isolationserlebnisse aus der Kindheit.

Wie stark trifft diese Behauptung zu?
0 – überhaupt nicht 1 – sehr schwach 2 – schwach 3 – mittelmäßig, eher schwach 4 – mittelmäßig, eher stark 5 – stark 6 – sehr stark 7 – äußerst stark

12. Die positive Anregung durch gefühlsmäßig wichtige Objekte (Personen, Zustände, Gegenstände) ist abrupt und/oder schleichend geschwunden.

Wie stark trifft diese Behauptung zu?
0 – überhaupt nicht 1 – sehr schwach 2 – schwach 3 – mittelmäßig, eher schwach 4 – mittelmäßig, eher stark 5 – stark 6 – sehr stark 7 – äußerst stark

Mein allerwichtigstes seelisches Bedürfnis und mein größter innerer Wunsch wäre ein gutes Einvernehmen mit und mehr Nähe zu einer für mich wichtigen Person herstellen zu können:

13. Wie stark ausgeprägt ist dieser Wunsch?
0 – überhaupt nicht 1 – sehr schwach 2 – schwach 3 – mittelmäßig, eher schwach 4 – mittelmäßig, eher stark 5 – stark 6 – sehr stark 7 – äußerst stark (unerträglich stark)

14. Wie stark fühlen Sie sich verhindert, diesen Wunsch zu erreichen?
0 – überhaupt nicht 1 – sehr schwach 2 – schwach 3 – mittelmäßig, eher schwach 4 – mittelmäßig, eher stark 5 – stark 6 – sehr stark 7 – äußerst stark (unerträglich stark)

Auswertungsschlüssel

Die Punkte für die 14 Fragen und Kriterien werden zusammengezählt und durch 14 dividiert. Es werden 7 Kategorien in Hinblick auf den Grad der Isolation dargestellt.

mögliche Punktzahl	um 1	um 2	um 3	um 4	um 5	um 6	um 7
	0–1,5	1,5–2,5	2,5–3,5	3,5–4,5	4,5–5,5	5,5–6,5	6,5–7

um 1 Punkt: äußerst geringe Isolation
um 2 Punkte: schwach ausgeprägte Isolation
um 3 Punkte: mittelmäßig, eher schwach ausgeprägte Isolation
um 4 Punkte: mittelmäßig, eher stark ausgeprägte Isolation
um 5 Punkte: stark ausgeprägte Isolation
um 6 Punkte: sehr stark ausgeprägte Isolation
um 7 Punkte: extreme Isolation

8.9 Recherchen- und Beobachtungskatalog zur Einordnung in die vier Grossarthschen Verhaltenstypen (Kriterienkatalog)

Einführung

Die Person wird gebeten, ca. eine Stunde über ihre positiven und negativen Erlebnisse, ihre Probleme und Konflikte und ihr typisches Verhalten und Empfinden zu berichten. Danach ordnet die untersuchte Person sich selbst ein nach den folgenden Kriterien – mit Begründung. Ebenfalls wird eine nahestehende Bezugsperson gebeten, ca. eine Stunde über das typische Verhalten der Person, besonders in unterschiedlichen Konfliktsituationen zu berichten. Im Anschluß daran ordnet die Bezugsperson die Person ebenfalls nach den folgenden Kriterien ein – mit Erklärung. Aufgrund des Gespräches mit der untersuchten Person und dem Angehörigen ordnet schließlich der Interviewer die Person ein. Für die endgültige Einordnung wird das Mittelmaß aller drei Einordnungen genommen.

Typ-I-Verhalten: positiv-fremdgesteuert, blockiert in der ich-bezogenen Selbstregulation

1. *Die Person ist in ihrem Verhalten dauerhaft an sich ihr entziehenden Objekten von großer emotionaler Wertigkeit altruistisch ausgerichtet (Personen, Ziele, Zustände, Normen, Werte, Organisationen, Gruppen usw.).*

   Wie stark ist die altruistische Ausrichtung der Person an positiv bewerteten Objekten?
   1 = sehr schwach, 2 = schwach, 3 = mittelmäßig, eher schwach, 4. mittelmäßig, eher stark, 5 = stark, 6 = sehr stark, 7 = extrem stark, total.

2. *Die Person ist durch eine altruistische Objektausrichtung gehemmt, blockiert, ich-bezogenes/am eigenen Bedürfnis ausgerichtetes Verhalten zu äußern und zu praktizieren (z. B. nach Selbstschutz, Autonomie, Lust und Suche nach Wohlbefinden, usw.).*

   Wie stark ist die Person in der ich-bezogenen Expansion gehemmt?
   1 = sehr schwach, 2 = schwach, 3 = mittelmäßig, eher schwach, 4. mittelmäßig, eher stark, 5 = stark, 6 = sehr stark, 7 = extrem stark, total.

3. *Die erstrebte enge Objektbeziehung hat sich plötzlich und/oder schleichend verschlechtert (z. B. nach Trennung von einer hochbewerteten Person oder deren Tod oder nach zunehmender Abwertung durch einen Partner, im Beruf etc.).*

   Wie stark hat sich die erstrebte Objektzuneigung und/oder ein erstrebter Zustand mit der Außenwelt verschlechtert?
   1 = sehr schwach, 2 = schwach, 3 = mittelmäßig, eher schwach, 4. mittelmäßig, eher stark, 5 = stark, 6 = sehr stark, 7 = extrem stark, total.

4. *Die Person erstrebt durch ihr Verhalten zu emotional wichtigen Objekten (Personen, Gruppen, Gegenstände) eine symbiotische Beziehung, in der sie sich selbst aufgibt, aufopfert, zurückstellt und dafür Anerkennung, Zuneigung und Nähe erfährt.*

   Wie stark ist dieses Verhalten ausgeprägt?
   1 = sehr schwach, 2 = schwach, 3 = mittelmäßig, eher schwach, 4. mittelmäßig, eher stark, 5 = stark, 6 = sehr stark, 7 = extrem stark, total.

5. *Die Person übt altruistische Aktivitäten bis zur anhaltenden seelisch-körperlichen Erschöpfung aus, (z. B. immer dasein für andere, für andere bis zur Selbstaufgabe arbeiten, usw.).*

   Wie stark ist dieses Verhalten ausgeprägt?
   1 = sehr schwach, 2 = schwach, 3 = mittelmäßig, eher schwach, 4. mittelmäßig, eher stark, 5 = stark, 6 = sehr stark, 7 = extrem stark, total.

6. *Die Person ist von einem Objekt von für sie großer gefühlsmäßiger Wertigkeit derart abhängig, daß sich nach einer Isolation von diesem langfristig Symptom wie Apathie, Sinnlosigkeit, Hoffnungslosigkeit, innere Leere, usw. einstellen?*

   Wie stark ist eine solche Tendenz bei der Person ausgeprägt?
   1 = sehr schwach, 2 = schwach, 3 = mittelmäßig, eher schwach, 4. mittelmäßig, eher stark, 5 = stark, 6 = sehr stark, 7 = extrem stark, total.

7. *Die Person ist innerlich abhängig von sich ihr plötzlich oder schleichend entziehenden Objekten, die für sie von allergrößter gefühlsmäßiger Wertigkeit sind.*
   Wie stark trifft die Behauptung auf die Person zu?

1 = sehr schwach, 2 = schwach, 3 = mittelmäßig, eher schwach, 4. mittelmäßig, eher stark, 5 = stark, 6 = sehr stark, 7 = extrem stark, total.

8. *Die Person erstrebt eine absolut positive, harmonische Beziehung zu einem gefühlsmäßig wichtigen Objekt, indem es zu gegenseitigem Verständnis, Schutz vor Verletzungen, letztlich dem inneren Verschmelzen von Subjekt und Objekt in einer harmonischen Beziehung kommt.*

   Wie stark ausgeprägt?
   1 = sehr schwach, 2 = schwach, 3 = mittelmäßig, eher schwach, 4. mittelmäßig, eher stark, 5 = stark, 6 = sehr stark, 7 = extrem stark, total.

9. *Die Person ist präokkupiert mit, konzentriert auf die Erreichung oder Aufrechterhaltung einer engen, harmonischen Beziehung zu einem emotional wichtigen Objekt und gleichzeitig verhindert ihr Ziel zu erreichen.*

   Wie stark ist die Person präokkupiert mit einem symbiotischen Ziel?
   1 = sehr schwach, 2 = schwach, 3 = mittelmäßig, eher schwach, 4. mittelmäßig, eher stark, 5 = stark, 6 = sehr stark, 7 = extrem stark, total.

10. Wie stark ist die Person gehemmt in ihrer Zielverwirklichung?
    1 = sehr schwach, 2 = schwach, 3 = mittelmäßig, eher schwach, 4. mittelmäßig, eher stark, 5 = stark, 6 = sehr stark, 7 = extrem stark, total.

11. *Die Person beachtet sich selbst im Alltagsverhalten sehr wenig (z. B. Zeichen von Übermüdung, seelisch-körperlicher Erschöpfung, Krankheitszeichen, usw.) und übt Härte gegen sich selbst.*

    Wie stark trifft diese Aussage zu?
    1 = sehr schwach, 2 = schwach, 3 = mittelmäßig, eher schwach, 4. mittelmäßig, eher stark, 5 = stark, 6 = sehr stark, 7 = extrem stark, total.

12. *Die Person lebt an sich selbst vorbei (z. B. an den eigenen Wünschen, Bedürfnissen, Sehnsüchten) und paßt sich eher an die Erwartungen, Ziele und Wünsche anderer Objekte an.*

    Wie stark trifft diese Aussage zu?
    1 = sehr schwach, 2 = schwach, 3 = mittelmäßig, eher schwach, 4. mittelmäßig, eher stark, 5 = stark, 6 = sehr stark, 7 = extrem stark, total.

13. *Die Person überspielt verdeckt negative Gefühle, sie störende, verhindernde Erlebnisse und Ereignisse und Beziehungsqualitäten und betont das Positive und Erwünschte.*

    Wie stark trifft diese Aussage zu?
    1 = sehr schwach, 2 = schwach, 3 = mittelmäßig, eher schwach, 4. mittelmäßig, eher stark, 5 = stark, 6 = sehr stark, 7 = extrem stark, total.

Typ-II-Verhalten: negativ-fremdgesteuert, blockiert in der ich-bezogenen Selbstregulation

1. *Die Person ist langfristig an negativ bewerteten, sie aufregenden Objekten ausgerichtet (z. B. Personen, Zustände, Beziehungen).*

   Wie stark ist die negative Ausrichtung?
   1 = sehr schwach, 2 = schwach, 3 = mittelmäßig, eher schwach, 4. mittelmäßig, eher stark, 5 = stark, 6 = sehr stark, 7 = extrem stark, total.

2. *Die Person fühlt sich in ihrem persönlichen Streben nach Wohlbefinden durch negativ erlebte Objekte verhindert und blockiert.*

   Wie stark wird diese Blockierung erlebt?
   1 = sehr schwach, 2 = schwach, 3 = mittelmäßig, eher schwach, 4. mittelmäßig, eher stark, 5 = stark, 6 = sehr stark, 7 = extrem stark, total.

3. *Ein negativ bewerteter, die Person störender, zu hilfloser Aufregung führender Zustand hat sich plötzlich oder schleichend im Erleben verstärkt.*

   Wie intensiv wird die Verstärkung der Wirkung des negativen Zustandes erlebt?
   1 = sehr schwach, 2 = schwach, 3 = mittelmäßig, eher schwach, 4. mittelmäßig, eher stark, 5 = stark, 6 = sehr stark, 7 = extrem stark, total.

4. *Die Person ist einem negativ erlebten Zustand von dem sie sich bedroht, verhindert, gestört fühlt (z. B. dem Verhalten bestimmter Personen, der erlebten Verhinderung in der Zielverwirklichung etc.) hilflos ausgeliefert (d. h. sie kann ihn weder wunschgemäß verändern, noch sich vom negativen Objekt distanzieren).*

   Wie stark ist die erlebte Hilflosigkeit in bezug auf negative Objekte?
   1 = sehr schwach, 2 = schwach, 3 = mittelmäßig, eher schwach, 4. mittelmäßig, eher stark, 5 = stark, 6 = sehr stark, 7 = extrem stark, total.

5. *Die Person fühlt sich durch negativ erlebte Objekte und Zustände von außen völlig bestimmt und beherrscht.*

Wie stark ist dieses Gefühl?
1 = sehr schwach, 2 = schwach, 3 = mittelmäßig, eher schwach, 4. mittelmäßig, eher stark, 5 = stark, 6 = sehr stark, 7 = extrem stark, total.

6. *Die Person ist nicht in der Lage, sich von negativ erlebten und bewerteten, sie störenden und behindernden Objekten (Personen, Zielen, Zuständen) zu distanzieren und bleibt in ihrer Nähe.*

Wie stark trifft die Aussage auf die Person zu?
1 = sehr schwach, 2 = schwach, 3 = mittelmäßig, eher schwach, 4. mittelmäßig, eher stark, 5 = stark, 6 = sehr stark, 7 = extrem stark, total.

7. *Die Person ist präokkupiert, konzentriert, dauerhaft beschäftigt mit sie störenden, behindernden, negativ erlebten Objekten (Personen, Zielen, Zuständen), von denen sie sich nicht distanzieren kann.*

8. Wie stark ist die Person mit negativ erlebten Objekten okkupiert?
1 = sehr schwach, 2 = schwach, 3 = mittelmäßig, eher schwach, 4. mittelmäßig, eher stark, 5 = stark, 6 = sehr stark, 7 = extrem stark, total.

Wie stark ist das Unvermögen ausgeprägt sich von negativ erlebten Objekten zu distanzieren?
1 = sehr schwach, 2 = schwach, 3 = mittelmäßig, eher schwach, 4. mittelmäßig, eher stark, 5 = stark, 6 = sehr stark, 7 = extrem stark, total.

9. *Die Person verdeckt das Positive, Angenehme und betont das Negative, Störende und Verhindernde.*

Wie stark trifft die Aussage auf die Person zu?
1 = sehr schwach, 2 = schwach, 3 = mittelmäßig, eher schwach, 4. mittelmäßig, eher stark, 5 = stark, 6 = sehr stark, 7 = extrem stark, total.

Typ-III-Verhalten: egozentrisch-ambivalente Selbstregulation

1. *Die Person ist an den eigenen Bedürfnissen, Gefühlen und Empfindungen egozentrisch (völlig ich-bezogen) ausgerichtet.*

Wie stark ist die Person ich-bezogen ausgerichtet?
1 = sehr schwach, 2 = schwach, 3 = mittelmäßig, eher schwach, 4. mittelmäßig, eher stark, 5 = stark, 6 = sehr stark, 7 = extrem stark, total.

2. *Die Person schwankt zwischen positiver und negativer Objektbewertung abwechselnd in starken Extremen (z. B. wird ein* Objekt *mal idealisiert und hochbewertet, mal negiert und entwertet).*

Wie stark ausgeprägt ist diese Schwankung?
1 = sehr schwach, 2 = schwach, 3 = mittelmäßig, eher schwach, 4. mittelmäßig, eher stark, 5 = stark, 6 = sehr stark, 7 = extrem stark, total.

3. *Die Person zeigt einen ausgeprägten narzißtischen Selbstschutz (z. B. hat sie in harmlosen Situationen Angst um sich, reagiert überempfindlich auf geringste Abweisung etc.).*

Wie stark ausgeprägt ist dieses Verhalten?
1 = sehr schwach, 2 = schwach, 3 = mittelmäßig, eher schwach, 4. mittelmäßig, eher stark, 5 = stark, 6 = sehr stark, 7 = extrem stark, total.

4. *Bei der Person wechseln sich in kurzfristigen Abständen hilflose Übererregung durch negativ erlebte Objekte, Isolationserlebnisse von positiv erlebten Objekten und Wohlbefinden mit Bedürfnisbefriedigung in innerer Autonomie ab.*

Wie stark ausgeprägt ist dieser kurzfristige Wechsel?
1 = sehr schwach, 2 = schwach, 3 = mittelmäßig, eher schwach, 4. mittelmäßig, eher stark, 5 = stark, 6 = sehr stark, 7 = extrem stark, total.

5. *Die Person erstrebt abwechselnd und kurzfristig mal erdrückende Nähe zu positiv bewerteten Objekten, mal abrupten Abstand von negativ bewerteten Objekten und erreicht dabei auch immer wieder kurzfristige Situationen, in denen sie für sich die optimale Nähe und Distanz zu Objekten erreicht.*

Wie ausgeprägt sind diese Charakteristika bei der Person?
1 = sehr schwach, 2 = schwach, 3 = mittelmäßig, eher schwach, 4. mittelmäßig, eher stark, 5 = stark, 6 = sehr stark, 7 = extrem stark, total.

6. *Die Person reguliert sich kompensatorisch (z. B. antinormativ, kreativ) zu Lust und Wohlbefinden, auch bei erlebter Abweisung, Isolation, Objektverlust, Frustration oder nach Aufregung (z. B. indem sie real oder in der Phantasie das sie verletzende Objekt durch Entzug oder Nichtbeachtung bestraft und glaubt es leiden zu lassen).*

Wie stark ausgeprägt ist diese Tendenz?
1 = sehr schwach, 2 = schwach, 3 = mittelmäßig, eher schwach, 4. mittelmäßig, eher stark, 5 = stark, 6 = sehr stark, 7 = extrem stark, total.

7. *Die Person lebt abwechselnd mal das Positive, mal das Negative, jeweils in starker Intensität.*

Wie stark ausgeprägt ist dieses Verhalten?
1 = sehr schwach, 2 = schwach, 3 = mittelmäßig, eher schwach, 4. mittelmäßig, eher stark, 5 = stark, 6 = sehr stark, 7 = extrem stark, total.

Typ-IV-Verhalten: integrierte Selbstregulation

1. *Die Person ist langfristig in der Lage, ich-bezogene Bedürfnisse zu äußern und zu befriedigen – und dabei Lust, Wohlbefinden und Sicherheit zu erreichen.*

Wie stark trifft diese Eigenschaft zu?
1 = sehr schwach, 2 = schwach, 3 = mittelmäßig, eher schwach, 4. mittelmäßig, eher stark, 5 = stark, 6 = sehr stark, 7 = extrem stark, total.

2. *Die Person ist in ihrer Bedürfnisäußerung und Befriedigung innerlich autonom, d. h. unabhängig von Objekten, die der Zielerreichung im Wege stehen (z. B. hochbewertete abweisende Objekte oder negativ erlebte zu Übererregung führende Objekte).*

Wie stark ist die Unabhängigkeit der Person in ihrer Bedürfnisbefriedigung ausgeprägt?
1 = sehr schwach, 2 = schwach, 3 = mittelmäßig, eher schwach, 4. mittelmäßig, eher stark, 5 = stark, 6 = sehr stark, 7 = extrem stark, total.

3. *Die Person integriert in ihre ich-bezogene Bedürfnisbefriedigung auch die Bedürfnisse emotional wichtiger Objekte in einer zu Wohlbefinden führenden Art und Weise (z. B. Familienmitglieder, Freunde etc.).*

Wie stark ausgeprägt ist diese Integrationsfähigkeit (z. B. andere positiv anregen und sich durch Anregung anderer wohlfühlen)?
1 = sehr schwach, 2 = schwach, 3 = mittelmäßig, eher schwach, 4. mittelmäßig, eher stark, 5 = stark, 6 = sehr stark, 7 = extrem stark, total.

4. *Die Person strebt in ihrem Verhalten langfristig in unterschiedlichen Situationen nach Lust, Wohlbefinden und Sicherheit und meidet Situationen, die zu Unlust, Unwohlsein und Unsicherheit führen.*

Wie stark ausgeprägt ist dieses Verhalten?
1 = sehr schwach, 2 = schwach, 3 = mittelmäßig, eher schwach, 4. mittelmäßig, eher stark, 5 = stark, 6 = sehr stark, 7 = extrem stark, total.

5. *Die Person ist in ihrem Streben nach Wohlbefinden und Lust flexibel und nicht rigide an bestimmten vorgefaßten Bewertungen, Zielen und Annahmen ausgerichtet.*

Wie stark ist dieses Verhalten ausgeprägt?
1 = sehr schwach, 2 = schwach, 3 = mittelmäßig, eher schwach, 4. mittelmäßig, eher stark, 5 = stark, 6 = sehr stark, 7 = extrem stark, total.

6. *Die Person ist spontan und lustbetont religiös (erlebt Wohlbefinden und Lust beim Beten, fühlt sich von Gott geliebt und liebt Gott, die Mitmenschen und Natur).*

Wie stark ist dieses Verhalten ausgeprägt?
1 = sehr schwach, 2 = schwach, 3 = mittelmäßig, eher schwach, 4. mittelmäßig, eher stark, 5 = stark, 6 = sehr stark, 7 = extrem stark, total.

7. *Die Person lebt sowohl das Positive als auch das Negative in einer adäquaten Intensität.*

Wie stark ist dieses Verhalten ausgeprägt?
1 = sehr schwach, 2 = schwach, 3 = mittelmäßig, eher schwach, 4. mittelmäßig, eher stark, 5 = stark, 6 = sehr stark, 7 = extrem stark, total.

Auswertungsschlüssel:

Die Person wird dem Typ zugeordnet, bei dem sie die höchste Punktzahl aufweist. Für den einzelnen Typ werden die Punkte zusammengezählt und durch die Anzahl der Kriterien dividiert.

Test-Retestreliabilität 0,71
Cronbachs alpha 0,72

8.10 Zur Methode der Beweisführung von mitursächlichen Zusammenhängen in der psychosomatischen Krebsforschung

In unseren prospektiven Studien wird der Versuch unternommen sowohl physische Faktoren als auch Charakteristika des Verhaltens und Erlebens einzubeziehen. Wir gehen von der seelisch-körperlichen Wechselwirkung aus und waren bemüht sowohl die Risikofaktoren als auch die Positivfaktoren zu erfassen. Wenn wir nur die Risikofaktoren und die Krankheitsdynamik erforschen, bleibt unklar, wie diese durch Gesundheitsverhalten zu überwinden ist. Wenn nur die Gesundheitsdynamik erforscht wird, wird die Dynamik, die zu Krankheit führt, bagatellisiert, weil nicht angenommen werden kann, daß ein Gesundheitsverhalten automatisch die Krankheitsdynamik auflöst. Aus diesem Grund haben wir mehrere Verhaltensmuster beschrieben, von denen drei eine besondere Bedeutung haben:

a) Die blockierte Sehnsucht mit inadäquatem, die Blockade aufrecht erhaltenden Verhalten, die mit dem Gefühl verbunden ist, einerlei, was ich tue, ich erreiche die Objekte und Ziele meiner Sehnsucht nie.
b) Die blockierte Sehnsucht mit hilfloser Übererregung und verdeckt aggressiven Vorgehen gegen die empfundenen Barrieren. Das Verhalten ist mit dem Gefühl verbunden negativ erlebte Objekte und Zustände stehen der Person im Wege, ohne diese könnte sie ihr Glück erreichen, ist ihnen aber hilflos ausgeliefert.
c) Die flexible Bedürfnisbefriedigung im hier und jetzt, die zu Lust, Wohlbefinden und Sicherheit führt, wobei die aktuelle Hoffnung und Lust ausgeprägter ist als die unterdrückte Sehnsucht aus der Vergangenheit.

Unterschiedliche Faktoren werden mit Fragebögen und Beobachtungskatalogen erfaßt. Wenn Risikokonstellationen in Prospektiven Studien der Krankheit vorausgehen und die therapeutischen Veränderungen der Risikofaktoren unter experimentellen Bedingungen die Krankheitshäufigkeit verringern oder den Krankheitsverlauf verbessern, dann sind mitursächliche Zusammenhänge nachgewiesen.

Auch die subjektiven Anwendungsbedingungen von Meßinstrumenten sind äußerst wichtig und in der empirischen Forschung weitgehend vernachlässigt worden. Bei Befragungen achtet man immer nur auf die Vergleichbarkeit der äußeren Bedingungen und hat die Notwendigkeit zur inneren Standardisierung nicht begriffen.

Vor der Befragung erzählten die Personen circa eine Stunde darüber, was in ihrem Leben gut war und über Situationen, in denen sie besonders stark Lust, Sicherheit und Wohlbefinden verspürten. Dann erzählten sie über Situationen, die sie negativ mit Unlust und Bedrohung empfunden haben. Ebenfalls berichteten sie über ihre typischen Verhaltensweisen in beiden Situationen und über ihre Hoffnungen in die Zukunft und ihr Gefühl in der Gegenwart. Dabei wurden sie auch über ihre Sehnsucht und der Möglichkeit ihrer Verwirklichung befragt. Erst nach einem derartigen freien Gespräch, in dem die Gefühle und die für die Persönlichkeit typische Selbstregulation angeregt werden, werden standardisierte Fragebögen eingesetzt und Beobachtungskataloge ausgewertet. Wenn ein solches Verfahren nicht der Untersuchung vorausgeht, werden in der Regel für die psychodynamische Auswertung unbrauchbare Antworten gegeben.

In prospektiven Interventionsstudien bilden wir Vergleichsgruppen, die sich in so vielen Eigenschaften wie möglich ähneln und nur in dem erforschten Kriterium einen markanten Unterschied aufweisen. Im therapeutischen Experiment wird die therapierte Gruppe und die nicht behandelte Kontrollgruppe per Zufall ermittelt, so daß erwartet werden kann, daß sich alle Eigenschaften in beiden Gruppen nach dem mathematischen Gesetz der Randomisierung gleich verteilen und der einzige Unterschied der ist, daß eine Gruppe eine Intervention erhält und die andere nicht.

Viele Jahre nach der Befragung und therapeutischen Intervention wird die Inzidenz und die Todesursache erfaßt. Die empirischen Studien geben eine allgemeine Orientierung darüber, welche Faktorenkonstellation eher auf der Seite der Gesundheit und welche eher auf der Seite der Krankheitsentwicklung stehen. Diese Erkenntnisse dienen zur allgemeinen Orientierung für die primäre und sekundäre Prävention. Im verhaltenstherapeutischen Programm gehen wir allerdings von der individuellen Einmaligkeit des Menschen aus und versuchen das Individuum anzuregen, seine einmaligen Bedürfnisse zu befriedigen, seine einmaligen pathologische Psychodynamik abzubauen und dabei seine einmaligen positive Ressourcen (erlernte und genetische Fähigkeiten) einzusetzen mit dem Ziel mehr Sicherheit, Wohlbefinden und Lust zu erreichen.

8.10.1 Zur Bildung von Kontrollgruppen in prospektiven Interventionsstudien mit Krebspatienten

Zur Beweisführung mitursächlicher Zusammenhänge, z. B. zur Erforschung der Effektivität eines therapeutischen Verfahrens, wurde deswegen die prospektive Interventionsstudie als Methode entworfen, weil die einzelnen Schritte, z. B. nur prospektive Forschung oder nur Intervention für sich alleine unzureichend sind. Wenn nur prospektiv geforscht wird, kann der prädiktive (die Vorhersage ermöglichende) Effekt auch an einem anderen in der Studie nicht erfaßten Faktor liegen. Wenn nur Intervention durchgeführt wird, dann kann beispielsweise ein Plazeboeffekt durch den Therapeuten entstehen. Wenn sowohl in der prospektiven als auch in der Interventionsstudie das Ergebnis in dieselbe Richtung deutet, wird der erforschte Zusammenhang wesentlich erhärtet.

Ein wichtiger Aspekt in der prospektiven Interventionsstudie ist die Methode der Bildung von Vergleichsgruppen (z. B. Gruppen mit oder ohne eine bestimmte Behandlung).

In der prospektiven Studie ist es unmöglich, Vergleichsgruppen zu bilden, in denen alle Faktoren exakt übereinstimmen. Aus diesem Grund waren wir bemüht, zunächst eine sehr große Anzahl von Krebspatienten mit bestimmten Tumorarten zu untersuchen, um aus dieser Gruppe relative Vergleichsgruppen bilden zu können, bei denen sich bestimmte, jedoch für die Prognose wesentliche Eigenschaften weitgehend decken. Dabei besteht die Annahme, wenn mindestens fünf Variablen in den Vergleichsgruppen übereinstimmen, sich auch die nicht erfaßten Variablen in beiden Gruppen per Zufall gleich verteilen.

Bei der Bildung von Vergleichgruppen in prospektiven Interventionsstudien mit Krebspatienten haben wir besonders auf folgende Faktoren geachtet:

1. Alter, **2.** Geschlecht, **3.** Tumorart, **4.** Tumorausbreitung (TNM), **5.** medizinische Behandlung, **6.** ein oder mehrere für die Prognose wichtige Charakteristika (z. B. bei Mammakarzinom, prämenopausal oder postmenopausal, Lokalisation der Fernmetastasen, z. B. Skelettmetastasen, Lebermetastasen, rezeptor positiv oder negativ, Chemotherapie nach Versagen der Hormontherapie, usw. oder bei Bronchial-Karzinom, kleinzellig oder nicht kleinzellig, oder bei kleinzelligem Bronchial-Karzinom, limited diseases, extensive diseases etc.).

Die Vergleichsgruppen werden in der Regel bei Vorlage der ersten fünf Kriterien gebildet; wenn vergleichbare Informationen, für andere für die Prognose wichtigen Charakteristika, vorliegen, werden auch diese Faktoren zur Bildung von Vergleichsgruppen benutzt.

Empirische Auswertungen haben unsere Vermutung der Randomisierung, der nicht berücksichtigten Faktoren in den Vergleichsgruppen, bestätigt, unter der Bedingung, daß mindestens fünf Vergleichsfaktoren berücksichtigt wurden. So war beispielsweise die Verteilung der Art der Chemotherapie (z. B. CMF, Adriamycin, usw.) in den Vergleichsgruppen nicht signifikant voneinander abweichbar, obwohl ursprünglich nur das Kriterium Chemotherapie, nicht aber die Art der Chemotherapie für die Bildung der Vergleichsgruppen berücksichtigt wurde.

Zur Organisation der Vergleichbarkeit diente uns ein allgemeiner Leitfaden zur Erfassung der Tumorart und Behandlung.

In den Interventionsstudien wurden die schon vorher gematchten Paare noch einmal per Zufall in die Experimental- und Kontrollgruppe eingeteilt. Dabei handelte es sich um randomisierte matching-pair-Studien, indem gewissermaßen eine zweifache Randomisierung vorkommt.

In der Bildung von matching-pairs konnten aus verständlichen Gründen nicht in allen Vergleichspaaren exakt dieselben Variablen erfaßt werden (weil sie in der medizinischen Dokumentation häufig nicht vorliegen). Es wurde aber darauf geachtet, daß die jeweiligen Vergleichspaare nach den Kriterien vergleichbar gemacht wurden, die vorlagen, aber unter der Bedingung, daß es mindestens fünf Vergleichsfaktoren gibt. Wenn es mehr Vergleichkriterien gab, z. B.

sechs bis zehn, dann wurden auch diese in die Bildung von matching-pairs einbezogen.

8.10.2 Zur Datenerfassung

Es wurden zwei Arten von Studien durchgeführt. Die erste Art der Studien bezieht sich auf die primäre Prävention. Dabei wurden von 1973 bis 1978 ca. 35000 Personen untersucht, die noch keine schwere chronische Krankheit haben (beide Geschlechter im Alter von 40 bis 68 Jahren). Aus der Gesamtpopulation wurden Vergleichsgruppen gebildet, die sich in vielen Merkmalen gleichen, in einem Merkmal aber signifikant unterscheiden. Häufig wurde per Zufall in einer der Vergleichsgruppen eine präventive Intervention durchgeführt, zum Beispiel das Autonomietraining. 15 bis 25 Jahre nach der Datenerfassung wurde die Population noch einmal untersucht um festzustellen, wer in der Zwischenzeit an welcher Erkrankung leidet oder verstorben ist und welche Personen noch relativ gesund leben. (Die ausführliche Methode der Datenerfassung wurde zusammen mit der Theorie und Ergebnissen im Buch *Systemische Epidemiologie und Präventive Verhaltensmedizin chronischer Erkrankungen, Walter de Gruyter Verlag, 1999,* beschrieben).

Die zweite Studienform und Datenerfassung bezieht sich auf die sekundäre Prävention der Krebserkrankung. Hier wurden im Zeitraum von 1971 bis 1988 über 10000 Krebspatienten untersucht mit dem Ziel Langzeiteffekte der medizinischen Behandlung und des Grades der Selbstregulation zu erforschen. Im Jahre 1998 wurden Nachuntersuchungen durchgeführt mit dem Ziel die Überlebenszeit von der Diagnosestellung bis zum Tode zu erfassen.

8.10.3 Ergebnisse

In prospektiven Studien konnte folgendes nachgewiesen werden:

1. Das oben beschriebene Verhaltensmuster (Blockade der Sehnsucht mit Aufrechterhaltung der Hemmung für die Befriedigung der Sehnsucht und Entwicklung neuer alternativer Verhaltensweisen, die zu kontrollierter Lust, Wohlbefinden und Sicherheit in der Gegenwart führen) geht signifikant häufiger der Krebserkrankung voraus als andere Verhaltensweisen, vor allem die flexible Bedürfnisbefriedigung mit ausgeprägter Selbstregulation.
2. Das Verhaltensmuster zeigt synergistische Wirkungen mit physischen Risikofaktoren auf und scheint besonders relevant für die Krebsausbreitung zu sein.
3. Auch der Krankheitsverlauf einer Krebserkrankung wird vom Ausmaß der blockierten Sehnsucht negativ und vom Ausmaß der flexiblen Bedürfnisbefriedigung positiv beeinflußt.
4. Das Autonomietraining, eine Methode zur individuellen Anregung der Selbstregulation und der Verringerung der bedürfnisblockierenden Dynamik kann sowohl einen Beitrag zur primären als auch zur sekundären Prävention leisten (Krankheitsverhütung und Verbesserung des Krankheitsverlaufes).
5. Wenn gängige Therapieformen eher den Pessimismus als Optimismus anregen, negative Gefühle aktualisieren, ohne die Alternative zum Wohlbefinden aufzuzeichnen, und wenn Analysen und Interventionen eher allgemeine Trainingsmethoden beinhalten als die einmalige Individualität zu berücksichtigen, dann helfen solche Therapien Krebspatienten wenig. Ebenfalls verstricken sich häufig Therapeuten in überengagiertes Helferverhalten und merken dabei nicht, daß sie den Patienten damit lähmen und in die Passivität drängen.

Hier sollen zur Illustration einige Ergebnisse aus den Heidelberger Interventionsstudien angeführt werden:

Beide Gruppen sind in Alter, Geschlecht, Tumorart, Tumorausbreitung, medizinischer Behandlung und Zeitpunkt der Diagnosestellung vergleichbar. Die mit dem Autonomietraining trainierte Gruppe und die nicht trainierte Kontrollgruppe wurden per Zufall ermittelt.

Die jeweiligen Paare setzen sich aus folgenden Krebsarten zusammen: Kolon-, Rektum-, Magen-, Lungen- und Brustkrebs.

Tabelle 8.1 zeigt die Ergebnisse des Autonomietrainings bei Krebspatienten. Die trainierte Gruppe lebt 2mal länger als die Gruppe ohne Autonomietraining. Die Gruppe mit Autonomietraining lebt 83,8 % länger als die nicht trainierte Gruppe.

Tabelle 8.1 Ergebnisse des Autonomietrainings bei der Behandlung der Krebspatienten
Heidelberger Prospektive Interventionsstudie 1977 bis 1993

	N	Durchschnittl. Überlebenszeit in Monaten	Kürzeste Überlebenszeit in Monaten	Längste Überlebenszeit in Monaten	Länger gelebt als die Vergleichsgruppe	Kürzer gelebt als die Vergleichsgruppe
Trainierte Gruppe	74	128	17	273	62 83,8%	12 16,2%
Veränderung im Verhaltensmuster vor und einen Monat nach der Behandlung:						
Typ I				5,6–3,5	5,5–5,4	
Typ III				1,8–3,6	1,6–1,8	
Typ IV				2,3–5,9	2,5–1,9	
Kontrollgruppe	74	63	9	141	12 16,2%	62 83,8%
Spontane Veränderung im Verhaltensmuster vor und einen Monat nach der Behandlung:						
Typ I				5,5–3,9	5,7–5,8	
Typ III				1,9–2,7	1,9–1,8	
Typ IV				2,3–5,5	1,7–2,0	

Die Ergebnisse zeigen folgendes:

1. Die Gruppe mit Autonomietraining lebt bedeutend länger als die nicht-trainierte Kontrollgruppe.
2. Die Gruppe, die im Vergleich zur Kontrollgruppe länger lebt, zeigt einen Monat nach der Behandlung eine Tendenz zur Verringerung des Typ-I-Verhaltens, zur mäßigen Erhöhung des Typ-III-Verhaltens und zur bedeutenden Erhöhung des Typ-IV-Verhaltens.

Bei 63 Personen der trainierten Gruppe (85,1 %) stellt sich einen Monat nach der Behandlung das Gefühl ein, daß sie im Autonomietraining zu Eigenaktivität, kompetenter Eigenaktivierung, die zu mehr Wohlbefinden, Lust und Sicherheit führt, angeregt wurden. In der Kontrollgruppe hatten 15 Personen (20,3 %) spontan dieses Gefühl.

Tabelle 8.2 Vergleich der Überlebenszeit von Krebspatienten, die während der Krebserkrankung in einer psychotherapeutischen Behandlung oder Beratung bei unterschiedlichen Therapeuten waren, mit Patienten, die keine psychotherapeutische Behandlung bekamen
Heidelberger Prospektive Interventionsstudie 1973 bis 1993

N	Durchschnittl. Überlebenszeit in Monaten	Kürzeste Überlebenszeit in Monaten	Längste Überlebenszeit in Monaten	Länger gelebt als die Vergleichsgruppe
Psychotherapeutisch behandelte Gruppe von unterschiedlichen Therapeuten in Praxen und Beratungsstellen				
152	89	10	124	67 44%
Vergleichsgruppe ohne psychotherapeutische Behandlung				
152	116	12	203	85 55,9%

Beide Gruppen sind in Alter, Geschlecht, Tumorart, Tumorausbreitung, medizinischer Behandlung und Zeitpunkt der Diagnosestellung vergleichbar. Die mit dem Autonomietraining trainierte Gruppe und die nicht kontrollierte Kontrollgruppe wurden per Zufall ermittelt.

Tabelle 8.2 zeigt, daß nicht jede psychotherapeutische Betreuung bei Krebspatienten hilft, und daß sie sogar kontra-indiziert sein kann, wenn sie unwissenschaftlich angewandt wird.

Bei 39 Personen der trainierten Gruppe (25,5%) stellt sich einen Monat nach der Behandlung das Gefühl ein, daß sie in der Psychotherapie zu Eigenaktivität, kompetenter Eigenaktivierung, die zu mehr Wohlbefinden, Lust und Sicherheit führt, angeregt wurden. In der Kontrollgruppe hatten 28 Personen (18,4%) spontan dieses Gefühl.

Tabelle 8.3 Verhaltensmuster (Typ I-Verhalten, physische Risikofaktoren und ihre Interaktion bei Krebsentstehung) *Heidelberger Prospektive Interventionsstudie 1973/77–1998*

Krebs-	Krebsmortalität	Krebsinzidenz	Krebsmortalität und Inzidenz	Herzinfarkt/Hirnschlag	andere Todesursachen	lebt chronisch krank	lebt rel. gesund	N
extreme Ausprägung des Typ-I-Verhaltens u. physische Risikofaktoren	273 30,5%	201 22,5%	474 53%	90 10,1%	124 13,9%	139 15,5%	67 7,5%	894
extreme Ausprägung des Typ-I-Verhaltens ohne physische Risikofaktoren	72 10,1%	82 11,5%	154 21,6%	46 6,4%	100 14%	306 42,8%	108 15,1%	714
ausgeprägte physische Risikofaktoren u. kein Typ-I-Verhalten	62 9,3%	65 9,8%	127 19,2%	59 8,9%	152 22,9%	124 18,7%	201 30,3%	663
weder Typ-I-Verhalten noch ausgeprägte physische Risikofaktoren	17 1,8%	20 2,1%	37 4%	25 2,7%	89 9,5%	186 19,9%	597 63,9%	934
ingesamt	424 13,2%	368 11,5%	792 24,7%	220 6,9%	465 14,5%	755 23,6%	973 30,4%	3205

Extreme Ausprägung physischer Risikofaktoren:

1. Vater und Mutter und mindestens zwei Großeltern an Krebs erkrankt oder verstorben
2. Tägliches ununterbrochenes Zigarettenrauchen vor dem 16. Lebensjahr bis in die Gegenwart
3. Mindestens eine diagnostizierte Organvorschädigung aufgrund einer organischen Erkrankung, die als Krebsrisiko diskutiert wird
4. Chronische Einnahme dämpfender Psychopharmaka (z. B. Schlaf-/Beruhigungsmittel)
5. Ungesunde Ernährung (fettreich, ohne frisches Obst, Gemüse und Vitaminzufuhr)

Beide Gruppen sind in Alter, Geschlecht und Ausmaß der physischen Risikofaktoren vergleichbar und unterscheiden sich im wesentlichen nur im Verhaltensmuster.

Tabelle 8.3 zeigt, daß extreme physischen Risikofaktoren mit extremer Ausprägung des Typus-I-Verhaltens miteinander synergistische, d. h. überadditive Effekte aufweisen, obwohl beide Kategorien das Risiko für Krebs schon alleine für sich um ein Vielfaches erhöht.

Die Einordnung in das Typ-I-Verhalten wurde aufgrund des Recherchen- und Beobachtungskataloges für finale Isolation (FI) getroffen.

Tabelle 8.4 Verhaltensmuster (Typ I-Verhalten, physische Risikofaktoren und ihre Interaktion bei Krebsentstehung) Heidelberger Prospektive Interventionsstudie 1973/77–1998

Krebs-	Krebs- mortali- lität	inzi- denz	Krebsmorta- lität und Inzidenz	Herzin- farkt/Hirn- schlag	andere Todesur- sachen	lebt chronisch krank	lebt rel. gesund gesund	N
extreme Ausprägung des Typ I-Verhaltens u. physische Risikofaktoren **u. Autonomietraining**	10 10,3%	11 11,3%	21 21,6%	5 5,2%	15 15,5%	13 13,4%	43 44,3%	97
Veränderung des Typ-I-Verhaltens einen Monat vor und einen Monat nach der Therapie	5,2–5,3	5,1–5,4	5,1–5,3	5,4–5,1	5,0–5,1	5,3–5,0	5,4–3,1	
Zum Vergleich Veränderung des Typ-III-Verhaltens einen Monat vor und einen Monat nach der Therapie	1,2–1,1	1,2–1,3	1,6–1,8	1,4–1,6	1,5–1,6	1,5–1,7	1,3–1,5	
Veränderung des Typ-IV-Verhaltens einen Monat vor und einen Monat nach der Therapie	1,4–1,3	1,3–1,5	1,5–1,7	1,6–1,7	1,7–1,8	1,8–1,9	1,4–4,9	
extreme Ausprägung des Typ-I-Verhaltens ohne physische Risikofaktoren **nicht behandelte Kontrollgruppe**	29 29,9%	24 24,7%	53 54,6%	7 7,2%	12 12,4%	19 19,6%	6 6,2%	97
Veränderung des Typ-I-Verhaltens einen Monat vor und einen Monat nach der Therapie	5,0–5,4	5,3–5,3	5,2–5,3	5,3–5,0	5,2–5,0	5,1–4,9	5,3–3,2	
Zum Vergleich Veränderung des Typ-III-Verhaltens einen Monat vor und einen Monat nach der Therapie	1,4–1,6	1,7–1,9	1,7–2,0	1,5–1,6	1,9–2,1	1,8–1,9	1,5–2,3	
Veränderung des Typ-IV-Verhaltens einen Monat vor und einen Monat nach der Therapie	1,6–1,7	1,8–1,9	1,4–1,3	1,7–1,9	2,3–2,5	2,2–2,0	1,8–4,3	

Die Ergebnisse zeigen, daß die Gruppe mit Autonomietraining eine bedeutend geringere Krebsmortalität und -inzidenz aufweist und zwar in einem beobachteten Zeitraum von 15 Jahren. Interessant ist auch, daß sich das Typ-I-Verhalten genau in der Gruppe verringert hat, die gesund, ohne chronische Erkrankungen weiterlebt. Der Therapieerfolg konnte also mit den Personen vorhergesagt werden, die einen Monat nach der Behandlung das Typ-I-Verhalten verringert und das Typ-IV-Verhalten verstärkt haben. Ebenfalls verstärkt sich moderat das Typ-III-Verhalten. Dasselbe gilt auch für die 6% in der unbehandelten Kontrollgruppe.

Bei 58 Personen der trainierten Gruppe (59,8%) stellt sich einen Monat nach der Behandlung das Gefühl ein, daß sie im Autonomietraining zu Eigenaktivität, kompetenter Eigenaktivierung, die zu mehr Wohlbefinden, Lust und Sicherheit führt, angeregt wurden. Von den 43 gesund lebenden waren es 40 Personen (93%).

In der Kontrollgruppe hatten 8 Personen (8,2%) spontan dieses Gefühl, davon von den 6 gesund lebenden 4 (66,7%).

Tabelle 8.5 Wechselwirkung zwischen familiär-genetischer Disposition für das Magenkarzinom und dem Typ-I-Verhalten
Heidelberger Prospektive Studie 1973/1977–1988/1993

Anzahl der Personen mit Magenkarzinom in der Familie (gerade Linie)	0	1	2	3	4	5	6	Insgesamt
Typ-I-Verhalten								
N	982	521	296	103	27	19	16	1964
Karzinom	8	7	21	20	16	9	10	91
	0,8%	1,3%	7,1%	19,4%	59,3%	47,4%	62,5%	4,6%
Typ-IV-Verhalten								
N	1319	718	377	128	38	30	28	2638
Karzinom	4	4	9	10	5	5	6	43
	0,3%	0,6%	2,4%	7,8%	13,2%	16,7%	21,4%	1,6%
Verhältnis der % im Vergleich zwischen Typ I und Typ IV bei gleicher familiärer Belastung	2,7	2,2	2,9	2,5	4,5	2,8	2,9	2,9

Familiäre Belastung: Magenkrebs in der Familie gerader Linie bis zum 70. Lebensjahr

Ohne familiäre Belastung: Alle Familienmitglieder in gerader Linie lebten mindestens bis zum 70. Lebensjahr ohne klinisch diagnostiziertes und behandeltes Magenkarzinom

Die Ergebnisse zeigen:

1. Je mehr Familienmitglieder an Magenkarzinom erkrankt sind, desto häufiger ist das Magenkarzinom bei den untersuchten Personen.
2. Typ I zeigt bei gleicher familiärer Belastung um ein Vielfaches häufiger Magenkarzinom als der sich selbst regulierende Typ IV.
3. Auch ohne familiäre Belastung zeigt sich bei Typ I häufiger Magenkarzinom als bei Typ IV, wobei bei beiden Gruppen die Häufigkeit relativ gering ist.

Tabelle 8.6 Ergebnisse des Interventionsexperimentes (Autonomietraining) bei Personen mit extremer familiärer Belastung für das Magenkarzinom mit ausgeprägtem Typ-I-Verhalten
Heidelberger Prospektive Interventionsstudie 1975/1978–1990/1993

	N	Magen-karzinom/ Mortalität	Magen-karzinom/ Inzidenz	Mortalität und Inzidenz	Andere Karzinome	Andere Todes-ursachen	Lebt chronisch krank	Lebt gesund
Autonomie-training	32 100%	5 15,6%	3 9,4%	8 25%	4 12,5%	3 9,4%	7 21,9%0	10 31,25%
Typ I: einen Monat vorher/nachher	–	–	–	5,4/5,6	5,1/5,2	5,0/5,2	5,0/5,2	5,2/2,6
Typ IV: einen Monat vorher/nachher	–	–	–	1,9/1,5	1,8/1,7	2,3/1,7	1,5/1,8	1,9/4,7
Kontrollgruppe	32 100%	14 43,7%	4 12,5%	18 56,2%	6 18,7%	3 9,4%	4 12,5%	1 3,1%
Typ I: einen Monat vorher/nachher	–	–	–	5,3/5,9	5,4/5,3	5,1/5,1	4,9/5,6	5,3/3,3
Typ IV: einen Monat vorher/nachher	–	–	–	2,0/1,9	2,1/2,0	2,2/2,1	1,7/1,7	2,0/3,9
Verhältnis der % im Vergleich der trainierten Gruppe zur Kontrollgruppe	–	0,4	0,7	0,4	0,7	1,0	1,7	10

Familiäre Belastung:

Im Autonomietraining und in der Kontrollgruppe sind bei acht Vergleichspaaren sechs Familienmitglieder, bei 15 Vergleichspaaren fünf Familienmitglieder und bei neun Vergleichspaaren vier Familienmitglieder in gerader Linie an Magenkrebs erkrankt.

Die trainierte Gruppe und die Kontrollgruppe sind ebenfalls in Alter, Geschlecht und anderen physischen Risikofaktoren (Magenresektion, Fehlernährung, perniziöse Anämie, Alkoholkonsum und Zigarettenrauchen) vergleichbar.

Die Ergebnisse zeigen:

Die Gruppe mit Autonomietraining und extremer familiärer Belastung erkrankt bedeutend weniger an Magenkrebs.

Die Gruppe mit Autonomietraining erkrankt auch weniger an anderen Krebsarten und bleibt bedeutend öfter im selben Beobachtungszeitraum relativ gesund.

Die Ergebnisse des Therapieexperimentes erhärten die Annahme, daß die Genexpression bei Magenkarzinom durch Impulse aus dem zentralen Nervensystem stimuliert oder gehemmt werden kann (wobei die naturwissenschaftlichen Mechanismen eines möglichen Zusammenhangs zwischen Genexpression und der Stimulierungslage des zentralen Nervensystems noch nicht mal im Ansatz erforscht sind).

Tabelle 8.7 Physische Risikofaktoren für das Magenkarzinom bei Personen mit Typ-I- und Typ-IV-Verhalten

	Typ I-Verhalten		Typ-IV-Verhalten	
	mit Magen-karzinom	ohne Magen-karzinom	mit Magen-karzinom	ohne Magen-karzinom
N	99	1865	43	2595
Magenresektion	28 28,3%	62 3,3%	21 48,8%	41 1,6%
Fehlernährung (fett- und salzreiche, ballaststoffarme Ernährung, wenig frisches Gemüse und Obst, regelmäßig gepökeltes und geräuchertes Fleisch)	59 59,6%	825 44,2%	29 67,4%	199 7,7%
Organüberforderung (z. B. Neigung übergroße Mengen zum falschen Zeitpunkt zu essen, verdorbene Nahrung)	46 46,5%	131 7,0%	30 69,8%	52 2%
Alkohol- und Zigarettenkonsum	61 61,6%	696 37,3	39 90,7%	265 10,2%
Alle vier Faktoren zusammen	17 17,2%	30 1,6%	15 34,9%	10 0,4%
Perniziöse Anämie (zur Info) 6,1%	6 1,3%	24 6,9%	3 1,1%	29

Die Ergebnisse zeigen:

1. Sowohl die einzelnen physischen Risikofaktoren als auch die Kombination von vier Risikofaktoren sind bedeutend ausgeprägter bei Personen mit Magenkarzinom.
2. Bei Personen mit Typ-IV-Verhalten ohne Magenkarzinom sind die physischen Risikofaktoren für das Magenkarzinom bedeutend geringer ausgeprägt als bei Personen ohne Magenkarzinom mit Typ-I-Verhalten.
3. Umgekehrt, bei Personen mit Magenkarzinom und Typ-IV-Verhalten sind die physischen Risikofaktoren ausgeprägter als bei Personen mit Magenkarzinom und Typ-I-Verhalten.

Das Ergebnis deutet folgenden Zusammenhänge an:

Bei dem sich gut regulierenden Typ IV muß die Wirkung physischer Risikofaktoren intensiver sein als bei Typ I, bei dem zwischen physischen Faktoren und Verhaltensfaktoren Synergieeffekte erwartet werden.

Tabelle 8.8 Ausprägungsgrad des Typus I-Verhaltens (Recherchen- und Beobachtungskatalog finale Isolation FI), Krebsmortalität, andere Todesursachen und physische Risikofaktoren
Heidelberger Prospektive Interventionsstudie 1973/78–1998

Ausprägungsgrad des Typus I	sehr schwach 0–2,5 Punkte	eher schwach 2,5–3,5 Punkte	stark 3,5–5 Punkte	sehr stark 5–7 Punkte	N
N	415	628	314	159	1516
27,4%	41,4%	20,7%	10,5%		
Krebsmortalität	19 4,6% von allen N	32 5,1% von allen N	52 16,6% von allen N	50 31,4% von allen N	153 10,1%
Herzinfarkt/Hirnschlag- Mortalität von allen N	36 8,7% von allen N	66 10,5% von allen N	27 8,6% von allen N	21 13,2%	150 9,9%
andere Todesursachen	42 10,1% von allen N	78 12,4% von allen N	50 15,9% von allen N	43 27% von allen N	213 14%
lebt noch 1998	318 76,6% von allen N	452 72% von allen N	185 58,9% von allen N	45 28,3% von allen N	1000 66%
starkes Zigarettenrauchen über 15 Zigaretten täglich	71 17,1% von allen N	102 16,2% von allen N	98 31,2% von allen N	89 56% von allen N	360 23,7%
regelmäßiger Alkoholkonsum	52 12,5% von allen N	129 20,5% von allen N	127 40,4% von allen N	99 62,3% von allen N	407 26,8%
Fehlernährung	101 24,3% von allen N	195 31% von allen N	155 49,4% von allen N	133 83,6% von allen N	584 38,5%
Bewegungsmangel	15 3,6% von allen N	50 8% von allen N	140 44,6% von allen N	127 79,9% von allen N	332 21,9%
Regelmäßige Einnahme von Schlaf-, Beruhigungs-, Schmerzmittel (und/oder)	20 4,8% von allen N	45 7,2% von allen N	63 20,1% von allen N	22 13,8% von allen N	150 9,9%
Schlafstörungen	23 5,5% von allen N	75 11,9% von allen N	148 47,1% von allen N	121 76,1% von allen N	367 24,2%
Familiäre Belastung für Krebs Anzahl bei Verwandten in gerader Linie	1,4	1,3	1,6	1,7	

Alle vier Gruppen mit unterschiedlichen Ausprägungen des Typus-I-Verhaltens sind in Alter und Geschlecht streng vergleichbar.

Die Ergebnisse zeigen: **1.** Je ausgeprägter das Typ I-Verhalten, desto höher die Krebsmortalität. **2.** Die Ausprägung des Typus I-Verhaltens ist nur gering relevant für Herz-Kreislauf-Erkrankungen und stark relevant für andere Todesursachen. **3.** Der Ausprägungsgrad des Typus I-Verhaltens korreliert stark mit der Ausprägung fast aller angeführten physischen Risikofaktoren. **4.** Das Vorkommen von Krebs in Familie ist in allen Ausprägungsgraden des Typus I-Verhaltens gleich hoch, was darauf hindeutet, daß das Verhalten eher erlernt als genetisch assoziiert ist mit der Krebserkrankung (also auch verhaltenstherapeutisch veränderbar).

Tabelle 8.9 Ausprägungsgrad der Grossarthschen Verhaltensmuster, Krebsmortalität und andere Todesursachen Erfaßt durch den Recherchen- und Beobachtungskatalog zur Einordnung in die Verhaltenstypen *Heidelberger Prospektive Studie 1975–1993*

Typ	Krebs	Herzinfarkt Hirnschlag	andere Todesursachen	lebt chronisch krank	lebt gesund	N
I	209 23,2%	104 11,5%	252 27,9%	216 23,9%	121 13,4%	902 27,8%
II	96 11,2%	251 29,3%	204 23,8%	217 25,3%	89 10,4%	857 26,4%
III	39 5,8%	72 10,7%	117 17,3%	133 19,7%	314 46,5%	675 20,8%
IV	32 3,9%	43 5,3%	122 15%	151 18,6%	462 57%	810 25%
insgesamt	376 11,6%	47 14,5%	695 21,4%	717 22,1%	986 30,4%	3244 100%

Die Personen aller vier Verhaltensmuster sind in Alter und Geschlecht streng vergleichbar. In die Studie wurden nur Personen aufgenommen, bei denen die Typeinordnung durch Angaben der Angehörigen, Selbsteinordnung und Einordnung durch den Interviewer übereinstimmt.

Die Ergebnisse zeigen, daß Typ 1 die höchste Krebsmortalität aufweist, Typ 2 die höchste Mortalität an Herzinfarkt und Hirnschlag. Während Typ 4 die geringste Mortalität und den höchsten Prozentsatz von Gesundgebliebenen aufweist, befindet sich der Typ 3 in der Mitte, zwischen 4, 1 und 2.

Von ursprünglich 5216 recherchierten Personen durch 52 geschulte Interviewer konnten nur 3244 eindeutig zu einem Typ durch alle Beurteilungen zugeordnet werden (62,2%). Das heißt, daß bei 37,8% aller untersuchten Personen eine übereinstimmende Zuordnung zu einem der vier Typen nicht möglich ist.

8.11 Psychophysische Wechselwirkungen und Synergieeffekte bei Entstehung und Krankheitsverlauf des Mammakarzinoms

Der Mensch ist ein äußerst komplexes biologisches, soziales und kognitiv emotionales System, in dem unterschiedliche Faktoren aus verschiedenen Bereichen in Wechselwirkungen treten. Die systemische Epidemiologie unternimmt den Versuch einige relevante Faktoren und ihre Interaktion für die Krankheitsentstehung und den Krankheitsverlauf zu erforschen. Damit soll eine ergänzende Sichtweise für die monokausale Epidemiologie und Therapieforschung entwickelt werden.

In der systemischen Epidemiologie müssen neue Methoden der Beweisführung von mitursächlichen Zusammenhängen entwickelt werden, sowie neue und effektive Interventionsstrategien. In diesem Artikel wird zum Stand dieser Forschungsbemühungen berichtet.

In Hinblick auf Entstehung des Mammakarzinoms werden unterschiedliche physische Risikofaktoren diskutiert, zum Beispiel, fettreiche Ernährung, Alkoholkonsum, Mastopathie, usw. Eine ganz zentrale Rolle spielt die genetische Disposition. Eine extreme familiäre Belastung kann nur ein Indikator für eine genetisch bedingte Disposition sein. Wenn psychosoziale Faktoren erfaßt wurden, dann geschah das in der Regel ohne Einbeziehung medizinisch relevanter Daten und Risikofaktoren. Psycho-physische Wechselwirkungen wurden in prospektiven Studien nicht erfaßt, mit Ausnahmen der Studien, die von der Arbeitsgruppe Grossarth-Maticek publiziert wurden. Gerade die Wechselwirkung zwischen physischen Risikofaktoren mit bestimmten Disstreß-Qualitäten scheinen bei der Entstehung des Mammakarzinoms eine wichtige Rolle zu spielen. Die präventiv-therapeutische Verringerung des Disstresses und die Verbesserung der Selbstregulationsfähigkeit könnten zu einem Faktor in der primären Prävention des Mammakarzinoms werden.

Auch der Krankheitsverlauf hängt nicht nur von der erfolgreichen medizinischen Behandlung ab, sondern auch von der Eigenaktivierung der Patientinnen in Richtung mehr Eigenkompetenz und Selbstregulation, sowie vom Abbau von deregulativen Verhaltensweisen. In wiederholten therapeutischen Experimenten konnte gezeigt werden, daß die medizinische Behandlung kombiniert mit verhaltenstherapeutischen Maßnahmen zur Verbesserung der Selbstregulation synergistische Effekte in bezug auf den Krankheitsverlauf und die Metastasenverhinderung aufweisen. Auch dieses Ergebnis könnte eine Bedeutung für die sekundäre Prävention des Mammakarzinoms bekommen und es könnte nützlich sein, die Hausärzte und vor allem die Gynäkologen mit den Methoden der Anregung zur Selbstregulation vertraut zu machen.

8.11.1 Theoretische Konzeption der Systemischen Epidemiologie in Forschung und Therapie

Die systemische (synergistische) Epidemiologie unternimmt den Versuch die monokausale Epidemiologie und medizinische Forschung durch neue theoretische Konzepte und durch neues methodisches Vorgehen zu ergänzen und auszuweiten. Es ist ebenso wichtig durch die exakte Erfassung der Wirkung von einzelnen Faktoren und Prozessen, die medizinische Forschung weiter zu entwickeln als auch durch die interdisziplinäre Erfassung des Zusammenspiels und der Wechselwirkungen von Faktoren aus unterschiedlichen Bereichen. Dabei betont die systemische Epidemiologie, so wie sie von uns entwickelt worden ist, besonders die folgenden Aspekte:

a) Die Kontextabhängigkeit erfaßter Faktoren und Wirkungen von der Wirkung anderer Faktoren im System. So kann beispielsweise eine bestimmte Chemotherapieform anders mit dem Krankheitsverlauf zusammenhängen bei Personen, die sich gut selbst regulieren als bei Personen, die sich schlecht selbst regulieren. Eine medikamentös erfolgreich behandelte Depression hängt mit einer geringeren Krebsmortalität zusammen als eine medikamentös nicht behandelte Depression. In der Regel ist aber die systemische Kontextabhängigkeit nicht nur durch einen Faktor bestimmt, sondern durch Wechselwirkung von mehreren Faktoren.

b) Die Entstehung von Synergieeffekten. Physische Faktoren und Verhaltensfaktoren bilden häufig synergistische Effekte, d.h., daß die Wechselwirkung von beiden Faktoren weit die additive Wirkung einzelner Faktoren übertrifft.

Grossarth-Maticek und seine Mitarbeiter haben im Rahmen der Heidelberger Prospektiven Studien in unterschiedlichen Bereichen sowohl die Kontextabhängigkeit als auch die Synergieeffekte erforscht und dargestellt.

Die Entstehung des Brustkrebses ist bis heute noch nicht endgültig aufgeklärt. Der wichtigste Faktor im Rahmen der naturwissenschaftlichen Medizin ist eindeutig die genetische Disposition. Diese hat aber keine determinierende, nur eine prädisponierende Funktion. Wir nehmen an, daß chronischer Disstreß mit der genetischen Disposition eine synergistische Wirkung ausübt.

Auch in bezug auf den Krankheitsverlauf wirkt eine gute Selbstregulation mit der medizinischen Behandlung synergistisch in bezug auf die Überlebenszeit und Metastasenprophylaxe.

Der chronische Disstreß, der mit der Entstehung und Ausbreitung des Brustkrebses zusammenhängt, kann exakt beschrieben werden und durch Meßinstrumente erfaßt werden.

Er besteht im wesentlichen aus folgenden zwei Faktoren:
1. Eine schlechte Selbstregulation, also individuelle Unfähigkeit durch Eigenaktivität anhaltendes Wohlbefinden zu erreichen und Verhaltensweisen und Erwartungen aufzugeben, die zu langfristigen negativen Folgen führen und deregulative, d. h. die Selbstregulation verhindernde Prozesse anregen.

2. Chronischer Disstreß durch negativ erlebte zweifache Abweisung; die Person fühlt sich von einem oder beiden Elternteilen durchgehend in der Kindheit, Jugend und im Erwachsenenalter abgewiesen. Das Abweisungserlebnis wiederholt sich in der Beziehung zum Partner oder einer anderen emotional wichtigen Person, z. B. Vorgesetzten am Arbeitsplatz. Die erlebte Abweisung weckt die Sehnsucht nach Nähe zum abweisenden Objekt, wobei die Befriedigung dieses Bedürfnisses objektiv oder durch subjektive Manipulation nicht möglich ist. Dabei stellen sich unterschiedliche Symptome, wie Hoffnungslosigkeit, seelisch-körperliche Erschöpfung ein, wobei die Person nach außen Anpassung zeigt, die die Entwicklung alternativer Verhaltensweisen noch erschwert.

Im Autonomietraining werden die individuellen Eigenarten, sowie die spezifischen Fähigkeiten und Unfähigkeiten des Individuums berücksichtigt (einerlei, ob sie genetisch bedingt sind oder erlernt) und ein individuell gangbarer Weg zur Anregung der Selbstregulation gesucht. Weil angenommen wird, daß sich jeder Mensch mit individuellen und spezifischen Methoden selbst zu regulieren versucht, und daß die Hemmungen der Selbstregulation ebenfalls in ihrer Ursache und Ausprägung individuell einmalig sind, wird im Autonomietraining kein vorgefaßtes Verfahren angewandt, der die Annahme zugrunde liegt, daß es für eine bestimmte Problematik generell wirksam ist. Im Autonomietraining werden nach dem diagnostischen Gespräch und dem diagnostischen Verfahren (z. B. Auswertung der Fragebögen, Angehörigenangaben, usw.) für das einmalige Individuum einmalige Methoden entworfen. Trotzdem orientiert sich das Autonomietraining auch an allgemeinen wissenschaftlichen Ergebnissen und theoretischen Konzepten. Diese dienen zur allgemeinen Orientierung und Zielsetzung. Die Wege zum Ziel werden aber in individuellen Analysen für das einmalige Individuum kreiert.

Das menschliche Verhalten hat die Funktion, Bedürfnisse zu befriedigen und Unlustquellen zu verringern. Das Unbewußte ist eine lustoptimierende, systemintegrierende Funktion, die ihre Quelle im emotionalen und intuitiven Bereich hat, allerdings mit einer doppelten Funktion. Wenn die lustsuchende Funktion versagt und sich eine hoffnungslose Situation mit schwer erträglicher Unlust einstellt, kann vom Unbewußten ein systemzerstörender Impuls ausgehen (der sich z. B. im Selbstmord, der Begünstigung einer schweren chronischen Erkrankung oder der Verschlechterung des Krankheitsverlaufes, manifestieren kann). Das Unbewußte macht eigene Recherchen über Lustquellen, Lustnischen, aber auch über nicht zu überwindende Hemmungen. So erscheint beispielsweise die Sucht als eine Kompensation der Differenz zwischen erwarteter und erlebter Lust. Das Unbewußte erscheint als ein komplexes, subjektiv gesteuertes Informationssystem, das sich an Lust- und Unlustquellen ausrichtet, und sich entweder in Richtung Überlebensmotiv oder Todestendenz steuert. Das Unbewußte sucht nach hemmungsfreien Lustquellen und motiviert die Person, sich in Richtung Integration von Lust und Wohlbefinden in das erlebte Selbstkonzept zu bemühen, so daß kontrollierte und kompetente Lust und Wohlbefinden entstehen können. Wenn die Blockaden der erstrebten Lustquellen vom Unbewußten als subjektiv unüberwindbar erkannt werden, können selbstdestruktive Prozesse einsetzen, die sich in Hoffnungslosigkeit, Resignation und akzeptierter Todestendenz manifestieren können.

Das Autonomietraining unternimmt den Versuch dem Unbewußten zu helfen, es in seiner Suche nach Lust und Wohlbefinden zu unterstützen und die unbewußte Tendenz mit der rationalen Instanz zu vereinen. Ebenfalls versucht das Autonomietraining durch Herstellung neuer Bedingungen, automatische Reaktionen des Unbewußten in Richtung Selbstdestruktion zu verändern, weil in der neuen Situation beispielsweise auch neue lustvolle Reaktionen und Prozesse ausgelöst werden können. Da auch das Unbewußte eine automatische Informations- und Gefühlsverarbeitung unternimmt, kann es somit in seiner lustsuchenden Motivation gestärkt und seiner destruktiven Funktion geschwächt werden. Aus diesem Grund geht das Autonomietraining individuell auf jede subjektiv spezifische Lust-/Unlustverarbeitung ein und wendet keine vorgefaßten Methoden an.

Für die Anwendung des Autonomietrainings in der Praxis müssen hohe wissenschaftliche Standards vorausgesetzt werden:

1. Die Trainingsmethode muß so beschrieben werden, daß sie für den wissenschaftlich tätigen Mediziner und Psychotherapeuten widerspruchsfrei akzeptiert werden kann.
2. Die Methode muß auf breiter Basis anwendbar, vom Arzt leicht erlernbar, und von den Brustkrebs-Patientinnen zu einem sehr hohen Prozentsatz emotional positiv annehmbar sein.
3 Wissenschaftliche Evidenz muß darüber vorliegen, unter welchen Bedingungen die Therapie wirksam ist und welche Kontrollkriterien es für die Überprüfung der Wirksamkeit gibt.

Zu den hier aufgeworfenen Fragen hat Grossarth-Maticek ausführliche Forschungsarbeiten durchgeführt, die er zum Teil in internationalen Fachjournalen und Büchern publiziert hat.

8.11.2 Zur Psychodynamik des Brustkrebses

Aufgrund ausführlicher und intensiver Beobachtungen und psychotherapeutischer Erfahrungen konnten wir eine Theorie zur Psychodynamik des Brustkrebses entwerfen (die sich inhaltlich nicht wesentlich von anderen Krebsarten unterscheidet).

Bedürfnisse und Wünsche von größter gefühlsmäßiger und existentieller Bedeutung (z. B. der Wunsch nach Zuwendung, Anerkennung, die Sehnsucht nach Nähe, Sicherheit und Geborgenheit, usw.) wurden in ihrer Äußerung und Befriedigung chronisch gehemmt, verhindert, blockiert. Die Person ist mit ihrem Verhalten chronisch nicht in der Lage die gehemmten und verhinderten Bedürfnisse zu befriedigen und sie entwikkelt ein Verhalten, das die Ursache für die Hemmung noch verstärkt. Die Verbindung zwischen erlebter Hemmung und der verhinderten Sehnsucht vermischen sich im Erlebnis und werden vom aktuellen Verhaltenssystem abgekoppelt (ins Unbewußte, Vorbewußte oder Bewußte). Da die Bedürfnisse von höchster gefühlsmäßiger Bedeutung als nicht mehr zu befriedigen erlebt werden, schaltet das Unbewußte um auf ein Tötungsprogramm oder Programm krank zu werden. Dabei lassen sowohl die angeregten aber nicht befriedigten Bedürfnisse als auch die Verhaltensstrategie und die unbewußte Steuerung einen Sinn erkennen, d. h. die psychischen Prozesse, die sich über das Zentrale Nervensystem in biologische Prozesse umsetzen, sind weitgehend sinngesteuert.

So kämpfte beispielsweise eine Tochter für die Liebe ihrer sie abweisenden Mutter. Die Tochter erfand als Kind und Erwachsene die erstrebte mütterliche Liebe als nicht erreichbar. Sie paßte sich über viele Jahre formal an unterschiedliche Lebensbedingungen an und bekommt im 35. Lebensjahr einen metastasierenden Brustkrebs. In der Therapie erkannte sie ihren verdrängten Wunsch nach mütterlicher Zuwendung. Beide Frauen versöhnten sich herzlich, so daß es zur Befriedigung ihrer wichtigsten Bedürfnisse kam. Das Unbewußte schaltete vom Todes- auf das Lebensprogramm um. Der Krankheitsverlauf dieser Patientin war außerordentlich günstig.

In der Psychodynamik des Brustkrebses unterscheiden wir zwei Phasen:

a) die Phase vor der klinischen Manifestation des Brustkrebses,
b) die Phase nach der Diagnosestellung.

In der Phase vor der klinischen Manifestation fanden wir in einen hohen Prozentsatz (über 60%) vom Verhaltenssystem abgespaltene, unbefriedigte Bedürfnisse von höchster emotionaler Bedeutung, in der Regel durch Abweisungserlebnisse. Am häufigsten sind die Abweisungserlebnisse in der Kindheit durch ein oder beide Elternteile entstanden. Die Personen hatten ein tiefes Bedürfnis nach Versöhnung und nachträglicher Anerkennung durch die Eltern oder bestimmter Personen in der Gegenwart. Manchmal gaben sie die unbewußte Botschaft an die abweisenden Objekte, daß sie schwach, liebes- und zuwendungsbedürftig sind, was sie durch ihre Krankheit dokumentieren wollen.

8.11.3 Das Autonomietraining für Patientinnen mit Brustkrebs – Eine Methode zur Anregung der Selbstregulation

Intensive Befragungen mit Brustkrebspatientinnen zeigten, daß diese aus unterschiedlichen Quellen in ihrer Selbstregulation häufig gehemmt sind, und daß eine Anregung der Selbstregulation mit einer wesentlichen Verbesserung des Wohlbefindens Hand in Hand geht.

Zwei Bereiche kommen häufig vor: a) Die manifeste oder latent vorhandene Angst vor Rückfällen (z. B. Metastasenbildung); b) Ungelöste Konflikte (z. B. mit Partnern, Eltern), die einer kompetenten Selbstregulation im Wege stehen.

Im Autonomietraining lernt die Person durch Eigenaktivität Bedingungen herzustellen, in denen sie in kompetenter Weise die Angst vor Rückfällen reduziert und ihre Konflikte verringert. Anstelle von Angst, Unsicherheit rückt kompetentes, selbstsicheres und autonomes Verhalten.

Zu Beginn des Autonomietrainings wird die Patientin ausführlich über das Verhaltensmodell „Wohlbefinden suchen", das dem Autonomietraining zugrunde liegt, informiert. Schon die Information, daß die Person eigenaktiv Bedingungen, die zu Wohlbefinden und Problemlösung führen, herstellen kann, hat einen gewissen therapeutischen und motivierenden Effekt. Die Person erfährt auch im Erstgespräch, daß sie so angenommen wird, wie sie ist, und daß auch sehr kleine Themen und Bereiche angesprochen werden können. Denn häufig kann eine minimale Anregung große Wirkungen entfalten.

Im einführenden Gespräch berichtet die Patientin über ihre derzeitigen Probleme und Wünsche. Danach wird die Patientin nach folgendem befragt:

1. Die Quellen und Bereiche, die zu Wohlbefinden und innerer Sicherheit führen;
2. Quellen positiver, angenehmer Anregung;
3. Bereiche, in denen sich die Person kompetent und sicher fühlt;
4. Bereiche, in denen Ängste, Symptome, Unsicherheiten auftauchen;
5. Ziele und Wünsche der Person;
6. Familiäre Beziehungen, in denen bestimmte Verhaltensmodelle gelernt wurden (z. B. Tendenz nach Harmonie, Selbstzurückstellung, usw.);

Nach dem einführenden Gespräch wird die Person zunächst gefragt, was sie selbst tun kann um ihre Ziele zu erreichen und ihre Probleme zu überwinden.

Im Anschluß werden ihr bestimmte Verhaltensmodelle vorgestellt mit der Bitte sich damit auseinanderzusetzen und die Frage zu beantworten ob die angedeutete Übung für das System adäquat ist.

Lernziele sind: a) Autonomisierung (innere Befreiung von konflikterzeugenden Abhängigkeiten); b) Konfliktauflösung; c) Symptomüberwindung (z. B. die Angst vor Krebs); d) Erschließung neuer Quellen von Wohlbefinden und lustvoller Selbsterlebnisse.

Im Autonomietraining wird die Patientin sowohl in ihrem bisherigen Leben als auch der Neugestaltung ihres alternativen Verhaltens in einer echten Weise und im echten Zeitpunkt emotional anerkannt.

Im Autonomietraining wird eine Integration von rationalen und emotionalen Prozessen erstrebt, sowie eine Anregung der unbewußt gesteuerten Lebenstendenz. Es kommt auch zur Anregung und Herausbildung des lustvollen und konfliktfreien positiven Selbsterlebnisses und Eigenaktivierung in Richtung lustvoller Integration des erlebten Selbstbildes in sozialen Beziehungen.

Das Autonomietraining wendet zur Zielerreichung eine große Anzahl von Methoden und Techniken an. In der Ausbildung von Ärzten, Psychologen und Krankenschwestern in Gynäkologischen Abteilungen werden zunächst drei Methoden erlernt:

1. Die Doppelstrategie zur Konfliktauflösung

Häufig fühlen die Patientinnen eine Ambivalenz zu bestimmten Objekten, die die Eindeutigkeit des Verhaltens und die Zielerreichung verhindert, so kann beispielsweise die Nähe der Mutter einerseits gesucht werden, andererseits fühlen sich die Patientinnen von bestimmten Verhaltensweisen der Mutter blokkiert und abgestoßen. Dabei kann die Person in eine schwere Konfliktlage kommen, die bis hin zu Angst und schwerer seelisch-körperlicher Erschöpfung führt. Nun lernt die Person eine Doppelstrategie zu entwikkeln, in der die positiven Aspekte gesucht und gelebt werden und die negativen Aspekte systematisch vermieden werden, z. B. durch Entzug.

2. Die Sowohl-als-auch-Methode zur Konfliktüberwindung;

Häufig entstehen Konflikte, weil bestimmte Aspekte als sich gegenseitig ausschließend erlebt werden, obwohl eine Sowohl-als-auch-Strategie möglich ist.

3. Die Verknüpfung von Eigenkompetenz und des lustvollen, konfliktfreien Selbsterlebnisses mit dem angstfreien Bild von der Krebserkrankung (und die Auflösung der Verknüpfung der Angst vor Krebs mit der konfliktbehafteten und unlusterzeugenden Blockade der Selbstregulation)

Das Autonomietraining sucht systematisch nach möglicherweise noch nicht erkannten oder unterdrückten Bereichen, in denen sich die Person kompetent fühlt und in der Lage ist, sich und die Umwelt lustvoll und konfliktfrei zu erleben. Wenn solche Bereiche identifiziert und mit hoher emotionaler Motivation angeregt werden, dann schwindet in der Regel die ausgeprägte Angst vor der Krebserkrankung.

Ärzte, Psychologen und Krankenschwestern, die mit Brustkrebspatienten täglich in Berührung kommen, werden zunächst in mindestens dreimaligen Wochenendseminaren im Autonomietraining ausgebildet (1. Woche: Theorie; 2. Woche: Fallbeispiele; 3. Woche: Supervision). In der praktischen Arbeit wird in regelmäßigen Treffen sowohl das Personal über Fälle und Beispiele berichten als auch die Projektleitung die eigenen Erfahrungen dem Personal berichten. Dabei wird sich ein Interaktionssystem entwickeln, das immer neue Probleme bei Krebspatientinnen aufspürt und in flexibler Weise neue Methoden zur Verfügung stellt. Die ausgereiften Methoden werden im Rahmen eines Schulungszentrums für Gynäkologen zunächst im deutschsprachigen Rahmen, dann weltweit, zur Verfügung gestellt.

Hier soll abschließend ein Fallbeispiel dargestellt werden, in dem das Autonomietraining mit Brustkrebspatientinnen verdeutlicht wird (die hier dargestellten Methoden sind universell für das Autonomietraining auch in anderen Problembereichen gültig).

Frau F., 43 Jahre, vor drei Jahren diagnostiziertes, operiertes und chemotherapeutisch behandeltes Mammakarzinom (Größe des Primärtumors 5 cm, 6 Lymphknoten befallen, keine Fernmetastasen).

Trainer: Frau F., Ich möchte Ihnen einige Informationen zum Autonomietraining geben. Hier handelt es sich um eine Beratungsmethode, die zum Ziel hat, das Wohlbefinden, die innere Sicherheit und die Eigenkompetenz (also das Gefühl selbst Probleme lösen zu können) der Person zu stärken und Quellen von Unwohlsein und Sicherheit zu verringern. Dabei rücken Ihre eigenen Ansichten, Bedürfnisse und Wünsche in den Vordergrund, verbunden mit der Bitte, daß Sie nur solche Themen ansprechen und Fragen beantworten, die für Sie von Interesse sind. Können Sie mir jetzt erzählen, was zur Zeit Ihre wichtigsten Ziele, Wünsche, aber auch Probleme und Befürchtungen sind?

Frau F.: Meine allergrößte Angst ist, daß ich Metastasen bekomme, mich wieder in medizinische Behandlung begeben muß und vor allem, daß es so schlimm wird, daß ich schließlich durch meine Erkrankung sterben muß. Dabei fühle ich mich der Erkrankung voll ausgeliefert, als würde mich eine große Walze überrollen, gegen die ich mich nicht wehren kann. Dabei ist die Angst mal mehr bewußt, mal mehr unbewußt, aber sie sitzt mir immer in den Knochen. Die Patientin wirkt während der Ausführungen seelisch-körperlich erschöpft, extrem verunsichert, sie ist zusammen mit ihrem Ehemann erschienen vor einer Gruppe mit mehreren Brustkrebspatientinnen und mehreren onkologisch tätigen Ärzten.

Trainer: Gibt es Probleme in der Familie, Ehe oder im Beruf, die für Sie heute von positiver oder negativer Bedeutung sind?

Frau F.: Mein Ehemann ist zu mir äußerst positiv, er steht voll und ganz hinter mir und unterstützt mich in jeder Hinsicht. Große Probleme habe ich mit meiner Mutter, aber auch mit meiner Schwiegermutter, die kürzlich verstorben ist, aber in mir noch stark nachwirkt. Ich fühlte mich über viele Jahre von meiner Schwiegermutter kontrolliert und versuchte es ihr immer recht zu machen bis zur Aufgabe der eigenen Selbständigkeit. Ich glaube aber, daß das Hauptproblem in einem sehr problematischen Verhältnis zu meiner Mutter liegt. Mein jüngerer Bruder ist mit sieben Jahre an Leukämie verstorben. Danach entwikkelte meine Mutter eine panische Angst, daß ich auch an Krebs erkranken und sterben könnte. Sie versucht bis heute, mich auf Schritt und Tritt zu kontrollieren und hemmt mich mit ihrer Überfürsorglichkeit.

Trainer: Wie würden Sie sich Ihr ideales Verhältnis zur Mutter vorstellen?

Frau F.: Das ist äußerst schwierig, weil meine Mutter überhaupt nicht in der Lage ist zu begreifen, daß sie mich mit ihren Ängsten erdrückt. Ich wünsche mir selbstverständlich ein gutes Verhältnis zu meiner Mutter, aber auch eine gewisse Selbständigkeit, wie es sich für erwachsene Menschen gehören würde. Wenn ich meiner Mutter nur sagen würde, sie solle sich nicht Tag und Nacht um mich kümmern und nicht 10mal am Tag anrufen, um zu sehen ob ich gerade noch lebe, dann würde sie wie immer in bittere Tränen ausbrechen und mir vorwerfen, daß ich für ihre Ängste überhaupt kein Verständnis habe. Manchmal habe ich den Eindruck, daß es für meine Mutter wichtiger ist, an mir ihre Ängste auszuleben, als daß sie mich in Freiheit und Selbständigkeit entläßt.

Trainer: Wie fühlen Sie sich in der Beziehung zu Ihrer Mutter?

Frau F.: Meistens bin ich seelisch-körperlich erschöpft und stehe selbst unter großer Angst, z. B. daß die Krankheit einen negativen Verlauf nimmt. Wenn ich der Mutter widerspreche, tut sie mir leid und ich bekomme massive Schuldgefühle, obwohl ich das Gefühl nicht los bekomme, daß sie mich verhindert.

Trainer: Was sind Ihre Stärken und in welchen Situationen fühlen sie sich wohl?

Frau F.: Ich habe im allgemeinen viel Energie und glaube, daß ich eine intelligente und charmante Frau bin, wenn ich einigermaßen frei bin von Frauen, die mich kontrollieren und verhindern. Ich fühle mich auch sehr wohl, wenn ich mit meinem Ehemann zusammen bin. Dabei ist mein größter Wunsch mit ihm in Glück und Liebe alt zu werden.

Trainer: Was werden Sie in der Zukunft tun um die zwei Probleme, die sie eben angedeutet haben zu überwinden? Und zwar, die Krebsangst zu verringern und ein gutes Verhältnis zur Mutter aufzubauen.

Frau F.: Ich weiß, was mein Ziel ist, aber wie ich es erreiche, kann ich nicht beschreiben. Ich möchte eben innerlich frei von meiner Mutter werden, sie aber trotzdem achten und lieben und möchte meine Liebesenergie auf meinen Mann konzentrieren, auch weil ich weiß, daß ihn das glücklich macht und meinem Bedürfnis entspricht. Ich möchte in der Freiheit von meiner Mutter mich selbst genießen, z. B. Lust an mir selbst beim Spazierengehen, Einschlafen oder Aufwachen haben.

Trainer: Ich werde Ihnen hier einige Verhaltensmodelle beschreiben, die für Ihre Zielverwirklichung eventuell in Frage kommen könnten, mit der Bitte diese anzuhören, sie auf sich wirken zu lassen, um mir dann die Frage zu beantworten ob sie von Ihnen abgewiesen, zum Teil oder ganz in das eigenen Verhaltenssystem übernommen werden können.

Zunächst zu Ihrer Mutter: Könnten Sie sich vorstellen, daß Sie sich die erwünschte Kommunikation mit der Mutter genau vergegenwärtigen oder sogar aufschreiben. Ebenfalls vergegenwärtigen Sie sich die unerwünschten Aspekte in der Kommunikation. Versuchen Sie dann, immer wenn die erwünschten Verhaltensweisen der Mutter auftreten (also solche, die Sie befriedigen oder Ihnen ein bedürfnisbefriedigendes Verhalten ermöglichen) diese zu belohnen, z. B. mit einem anerkennenden Wort, einer Umarmung oder der Äußerung eines positiven Gefühls, usw.. Immer wenn unerwünschte Verhaltensweisen auftreten, bestrafen Sie die Mutter möglichst schuldfrei, also im vollen Bewußtsein der negativen Folgen für Ihr seelisches Gleichgewicht, die dabei ausgelöst werden (z. B. durch Entzug oder Nichtbeachtung).

Frau F.: Ich habe Sie voll verstanden. Sie meinen, ich kann mit diesem Verhalten endlich Klarheit zu meiner Mutter schaffen. Einerseits zeige ich ihr immer, wenn sie mich nicht einengt und wenn sie ihre Ängste nicht auf mich überträgt, Anerkennung und Liebe und immer wenn sie beginnt mich zu kontrollieren und bei mir Ängste auszulösen, folgt Nichtachtung und Entzug. Ich kann ihr ja einmal oder mehrfach, wenn sie das will, den Sachverhalt erklären. Wenn sie mich nicht verstehen will, ist es ihre Sache, dann lernt sie an meiner Konsequenz. Vor mehreren Jahren hätte diese Methode noch keinen Erfolg, heute ist aber mein Leid zu groß und der Wille unter die Räder zu kommen zu klein.

Trainer: Ich freue mich, daß Sie so gut Ihr neues Verhalten verinnerlichen und möchte Sie fragen, ob Sie dabei nicht ein zweites Problem schon gelöst haben. Möglicherweise dachten Sie vorher in bezug auf Ihre Mutter in Entweder-oder-Kategorien, z. B. entweder ich liebe meine Mutter und tue alles und gehe auf sie voll ein oder ich entziehe mich meiner Mutter und bekomme dann Schuldgefühle, die mich wieder in die Nähe meiner Mutter drängen. Dabei denken Sie jetzt in Sowohl-als-auch-Kategorien, d. h. ich liebe meine Mutter, bin aber auch fähig sie abzuweisen, wenn sie mich ungewollt schädigt.

Frau F.: Auch das ist absolut richtig. Während Sie die Ausführungen machten, konnte ich schon vorweg die Zusammenhänge begreifen. Ich glaube, daß ich mit meinen Einstellungsveränderungen ein für mich zentrales Problem lösen kann. Das wird mir viel Kraft für die Bewältigung meiner Erkrankung geben und auch für die Verbesserung meines allgemeinen Wohlbefindens.

Trainer: Und nun zu Ihrem zweiten Problem der Krebsangst. Kann es sein, daß Sie die Angst vor dem Krebs häufig auch mit der Angst, die Sie in der Beziehung mit Ihrer Mutter und Schwiegermutter hatten, verbunden haben?

Frau F.: Das ist für mich eine interessante Frage, die ich zum Teil sogar beantworten kann. Immer wenn die Mutter sich um mich besonders leidend und völlig erschöpft ängstlich gekümmert hat (z. B. Kind, wenn Du stirbst, verliere ich jeden Sinn im Leben, und bin mir ganz sicher, daß ich dann selbst nicht mehr leben möchte), dann steigerte sich nicht nur meine Angst vor Metastasen, sondern sogar die Gewißheit, daß ich welche bekommen werde. Wenn ich dementgegen glückliche Stunden mit meinem Ehemann verbrachte und mich der Kontrolle meiner Mutter und Schwiegermutter entziehen konnte, ging tatsächlich auch die Krebsangst weg und ich war in einigen Augenblicken innerlich völlig im Gleichgewicht. Es kommt doch eben auch auf die Lebensqualität an, nicht wahr?

Trainer: Könnten Sie sich vorstellen, daß Sie sich in der Zukunft mehr auf Ihre Stärken und positiven Ziele konzentrieren, die Sie vorher so schön geschildert haben. Und daß Sie die Vorstellung von Ihrer Krebserkrankung nicht wie vorher mit Ihren Schwächen und Ängsten, sondern mit Ihren Stärken und positiven Zielen verbinden? Könnte es sein, daß somit die Angst vor Krebs und vor Rückfällen verhindert wird?

Frau F.: Auch dieses Bild kann ich mir sehr gut vorstellen. Einerseits habe ich ja schon Erfahrungen, die ich aber nicht so bewußt verarbeitet habe. Zunächst werde ich mit der vorher genannten Übung immer mehr selbständig, dann fülle ich die Lücke mit Zuwendung zu mir selbst. Wenn ich lustvolle Erlebnisse in bezug auf mich und meinen Ehemann erreiche, bin ich mir ziemlich sicher, daß die Angst vor Krebs schwindet. Sollten dann eines Tages trotzdem Rückfälle und Metastasen entstehen, dann weiß ich, daß meine Lebensqualität sehr hoch war, und daß ich weiter in Richtung Wohlbefinden und Selbstanregung suchen kann. Ich bin aber überzeugt, daß eine solche Selbständigkeit und Selbstanregung auch den Krankheitsverlauf positiv beeinflußt. Sehen Sie, jetzt, da ich das erzähle, fühle ich keine Angst vor Chemotherapie oder Bestrahlung, die mich noch gestern gelähmt hat.

Trainer: Ich habe mich über unser Gespräch außerordentlich gefreut und stehe Ihnen jederzeit, wenn Sie es als nötig empfinden, zur Verfügung. Ich möchte zum Schluß hier noch das Ergebnis meiner Beobachtung äußern und Sie und das Gremium fragen ob sie stimmt. Sie wirken jetzt, im Gegensatz zum Beginn unseres Gesprächs, energiegeladen, zielbewußt und für sich sehr kompetent.

Frau F.: Das empfinde ich ebenso.

Der Beobachtung stimmte auch die Gruppe von Patientinnen und Ärzten zu.

Kommentar:

Die Person hat in einem einstündigem Gespräch gelernt, ihre rationalen und emotionalen Funktionen zu integrieren. Sie entwickelte aufgrund neuer Hoffnungen für Wohlbefinden einen starken Lebenswillen und ein ausgeprägtes Suchmotiv für Wohlbefinden und Sicherheit.

Eine regelmäßige Nachuntersuchung im Abstand von einem Monat über einen Zeitraum von insgesamt drei Jahren zeigt folgendes:

Die Selbstregulationsfähigkeit verbesserte sich in der Regel von Messung zu Messung. Im selben Zeitraum wurden keine Fernmetastasen festgestellt. In freien Gesprächen zeigte sich ein kompetentes, selbstsicheres und lustbetontes Verhalten, das auf unterschiedliche Bereiche ausstrahlte (z. B. die Lust an Bewegung usw.).

8.11.4 Datenerfassung für die hier vorgestellten Ergebnisse

Von 1973 bis 1978 wurden 13 415 Frauen befragt, die noch nicht an klinisch manifestem Mammakarzinom erkrankt waren. Den Probandinnen wurde die Frage gestellt ob ihre Mutter, beide Großmütter und deren Geschwister, sowie die eigenen Geschwister an Brustkrebs erkrankt seien. Ebenfalls wurde ein Fragebogen zur Feststellung des Grades der Selbstregulation und ein Fragebogen zur Identifikation zu schmerzlichen Abweisungserlebnissen eingesetzt. Weitere Probanden, und zwar 13 415 Männer, aus der repräsentativen Heidelberger Studie und 5 876 Bekannte und Verwandte der befragten Frauen und Männer wurden ebenfalls in die Untersuchung einbezogen. Sie wurden gefragt ob sie in ihrem Verwandtschafts- und Bekanntenkreis Frauen kennen, bei denen Brustkrebs gehäuft in der Verwandtschaft in gerader Linie vorkommt (bei Mutter und Großmüttern). Wenn damit familiär belastete Frauen gefunden wurden, wurden sie kontaktiert und bei Einverständnis in die Studie einbezogen.

Aus der gesamten Population wurden in Alter vier vergleichbare Gruppen gebildet (siehe Tabelle 1). Die eine Gruppe hatte nur chronischen Disstreß (schlechte Selbstregulation, chronische Abweisungserlebnisse, verbunden mit Hoffnungslosigkeit, die erstrebten Bedürfnisse noch verwirklichen zu können). Die zweite Gruppe zeigte nur eine extreme familiäre Belastung auf (Mutter und beide Großmütter an Brustkrebs erkrankt. Die dritte Gruppe hatte beides, Streß und familiäre Belastung, während die vierte Gruppe weder Streß noch familiäre Belastung aufwies (flexible Bedürfnisbefriedigung mit Wohlbefinden, Lust und innerer Sicherheit).

Es wurden ebenfalls 10123 Krebspatienten, darunter 3695 Brustkrebspatientinnen, untersucht mit dem Ziel die Bedeutung der Selbstregulation für den Krankheitsverlauf zu erforschen. Dabei wurden u. a. Subgruppen gebildet, z. B. in bezug auf vergleichbare Behandlung und Tumorausbreitung. Die Tabelle 8.12 zeigt eine solche Subgruppengruppenbildung in Hinblick auf Patientinnen, die nach der Operation mit dem CMF-Schema behandelt wurden und unterschiedliche Grade der Selbstregulation aufweisen. Alle Personen zeigten folgende Charakteristika, einen Lymphknotenbefall von 4 bis 6, keine feststellbaren Fernmetastasen, Tumorrezeptor negativ, mindestens 6 Zyklen CMF bei einer Größe des Primärtumors von 4 bis 6 cm. Ebenfalls wurden Vergleichsgruppen gebildet von Personen mit CMF-Schemata und von Personen, die die Chemotherapie abgelehnt haben. Per Zufall wurde jeweils einer Gruppe das Autonomietraining gegeben (so daß eine Gruppe mit CMF-Schemata Autonomietraining bekam, während die Vergleichsgruppe nur mit CMF chemotherapeutisch behandelt wurde. Im zweiten Experiment bekam eine Gruppe, die die Chemotherapie verweigerte Autonomietraining, während eine Vergleichsgruppe ohne Autonomietraining blieb, siehe Tabelle 8.13).

Drei Jahre nach der Diagnosestellung wurde in einer Nachuntersuchung festgestellt ob Fernmetastasen auftraten. Zehn Jahre nach der Intervention wurde die mittlere Überlebenszeit in Monaten festgestellt.

Ausgewählte Ergebnisse aus der Heidelberger Prospektiven Interventionsstudie

Die Tabellen 8.10 und 8.11 beziehen sich auf die Auswertung von Personen, die zum Zeitpunkt der Befragung noch keinen diagnostizierten Brustkrebs aufwiesen. Die Tabellen 8.12 und 8.13 beziehen sich auf Ergebnisse, die bei Untersuchungen von Brustkrebspatientinnen entstanden sind. Sowohl bei den Tabellen 8-10 und 8.11 als auch den Tabellen 8.12

und 8.13 handelt es sich um Ergebnisse aus den sogenannten Prospektiven Interventionsstudien, wobei sich die Tabelle 8.10 und 8.11 auf die primäre, die Tabelle 8.12 und 8.13 auf die sekundäre Prävention beziehen.

Die Mortalität und Inzidenz wurde in allen vier Gruppen bis zum Stichtag 1988 ermittelt. Die Ergebnisse sind in der **Tabelle 8.10** vorgestellt. Chronischer Streß alleine ist ein gewisses relativ kleines Risiko. Familiäre Belastung ist ein relativ starkes Risiko, während die Wechselwirkung zwischen Streß und familiärer Belastung ein extremes Risiko ist. Diese Wechselwirkung zeigt synergistische Effekte auf, das heißt sie reicht weit über die additive Wirkung hinaus.

Die **Tabelle 8.11** zeigt die Ergebnisse eines Therapieexperimentes bei Personen mit extremer familiärer Belastung und stark ausgeprägtem Disstreß. Eine per Zufall ausgewählte Gruppe, die Autonomietraining erhielt und dadurch in der Lage war, ihre Selbstregulation zu verbessern erkrankte in einem Beobachtungszeitraum von 10 bis 15 Jahren um ein Vielfaches seltener an Brustkrebs.

Die **Tabelle 8.12** zeigt, daß die mittlere Überlebenszeit wesentlich vom Grad der Selbstregulation abhängt. Je besser die Selbstregulation, desto länger die Überlebenszeit und desto geringer das Auftreten von Fernmetastasen innerhalb von drei Jahren.

Die **Tabelle 8.13** zeigt, daß die Gruppe mit Autonomietraining, sowohl bei Verweigerern als auch bei Personen mit Chemotherapie, länger lebt, und daß sich ein ausgeprägter Synergieeffekt zwischen Autonomietraining und Chemotherapie einstellt.

Ergebnisse

Tabelle 8.10 Wechselwirkungen zwischen familiärer Belastung und psycho-sozialem Disstreß in der Prädiktion des Mammakarzinoms
Ergebnisse der Heidelberger Propektiven Interventionsstudie von 1977/78 bis 1998

	Chronischer Disstreß (schlechte Selbstregulation chronische Abweisungserlebnisse u. mit psycho-physischer Erschöfung)	Extreme familiäre Belastung für das Mammakarzinom (Mutter und beide Großmütter an Mammakarzinom erkrankt oder verstorben)	Chronischer Disstreß in Kombination mit familiärer Belastung	Weder Disstreß (gute Selbstregulation ausgeprägte Autonomie) und keine familiäre Belastung (Mutter und beide Großmütter kein Mammakarzinom bis zum 75. Lebensjahr)
N	541	305	215	1649
Mammakarzinom Inzidenz	5 0,9%	8 2,6%	39 18,1%	2 0,1%
Mammakarzinom Mortalität	6 1,1%	11 3,6%	46 21,4%	1 0,06%
Inzidenz und Mortalität	11 2%	19 6,2%	85 39,5%	3 0,2%
andere Todesursachen	159 29,4%	47 15,4%	61 28,4%	96 5,8%
lebt noch, ohne Mammakarzinom	371 68,6%	239 78,4%	69 32,1%	1550 94%

Alle vier Gruppen sind vergleichbar, das heißt nicht signifikant voneinander abweichend, in folgenden Kriterien: 1. Alter der Patientinnen, 2. Körpergewicht, 3. Ungesunde fettreiche Ernährung, 4. Alkoholkonsum, 5. Vom Arzt diagnostizierte Mastopathie.

Tabelle 8.11 Ergebnisse des präventiven Therapieexperimentes bei Personen mit extremen Disstreß und extremer familiärer Belastung für das Mammakarzinom
Heidelberger Prospektive Interventionsstudie 1977/78 bis 1998

Therapierte Gruppe	Kontrollgruppe			
N	15		15	
Mammakarzinom Inzidenz	1	6,7%	5	33,3%
Mammakarzinom Mortalität	1	6,7%	8	53,3%
Inzidenz und Mortalität	2	13,3%	13	86,7%
andere Todesursachen	7	46,7%	1	6,7%
lebt noch, ohne Mammakarzinom	6	40,0%	1	6,7%

Alle vier Gruppen sind vergleichbar, das heißt nicht signifikant voneinander abweichend, in folgenden Kriterien: 1. Alter der Patientinnen, 2. Körpergewicht, 3. Ungesunde fettreiche Ernährung, 4. Alkoholkonsum, 5. Vom Arzt diagnostizierte Mastopathie.

In beiden Gruppen sind Mutter, beide Großmütter und eine Schwester an Brustkrebs erkrankt oder verstorben.

Tabelle 8.12 Überlebenszeit und das Auftreten von Fernmetastasen bei Mammakarzinom Patientinnen mit regionalem Lymphknotenbefall und chemotherapeutischer Behandlung nach dem CMF-Schemata in Abhängigkeit vom Grad der Selbstregulation
Ergebnisse der Heidelberger Prospektiven Interventionstudie 1973/78–1988/93

	CMF und gute Selbstregulation		CMF und mittlere Selbstregulation		CMF und schlechte Selbstregulation	
N	25		26		38	
Grad der Selbstregulation	6–7		3,5–5		1–3,5	
Fernmetastasen bis zu 3 Jahre nach der Diagnosestellung	3	12,0%	7	26,9%	30	78,9%
Durchschnittliche Überlebenszeit	109 Monate		65 Monate		34 Monate	

Alle drei Gruppen sind vergleichbar in Hinblick auf Alter, Größe des Primärtumors, Anzahl der regionalen Lymphknoten und medizinischer Behandlung. Es handelt sich um rezeptor-negative, schlecht differenzierte Karzinome.

Die Selbstregulation wurde gemessen mit dem Fragebogen zur Selbstregulation bei Krebspatienten.

Tabelle 8.13 Interaktion zwischen Chemotherapeutischer Behandlung und Autonomietraining in bezug auf Überlebenszeit und Auftreten von Fernmetastasen bei Mammakarzinom mit regionalem Lymphknotenbefall, schlechter Prognose und gehemmter Selbstregulation

Behandlung	Operation und Chemotherapie mit CMF-		Operation, CMF und Autonomietraining		Operation, Verweigerung der Chemotherapie und Autonomietraining		Operation und - Verweigerung der Chemotherapie	
N	19		19		19		19	
Selbstregulation vor und nach Zeitraum des Autonomietrainings	2,8–2,3		2,7–4,2		2,7–4,1		2,9–3,0	
Fernmetastasen bis zu 3 Jahren nach der Diagnosestellung	12	63,2%	3	15,8%	9	47,4%	13	83,4%
Durchschnittl. Überlebenszeit in Monaten	31		99		36		28	

Alle vier Gruppen sind im Alter vergleichbar und zeigen folgende Merkmale auf:

1. Größe des Primärtumors 4–6 cm
2. Anzahl der befallenen axillären Lymphknoten 4–6
3. Tumorrezeptor negativ
4. Bei Chemotherapie mindestens 6 Zyklen CMF

Die vier Gruppen sind ebenfalls im Operationsverfahren vergleichbar.

Die Selbstregulation wurde gemessen mit dem Fragebogen zur Selbstregulation bei Krebspatienten.

Diskussion der Ergebnisse

Die Ergebnisse zeigen, daß chronischer Disstreß in Form einer schlechten Selbstregulation mit physischen Risikofaktoren sowohl bei der Krankheitsentstehung als auch beim Krankheitsverlauf synergistische Effekte aufweist, und daß die Reduktion des Disstresses durch Autonomietraining primäre und sekundär therapeutische Effekte aufweist.

Die hier vorgestellten Ergebnisse über Synergieeffekte zwischen Chemotherapie und Autonomietraining bei Mammakarzinom mit regionalem Lymphknotenbefall und schlechter Prognose decken sich mit unseren früheren Arbeiten, in denen Synergieeffekte zwischen Autonomietraining und Adriamycin-Behandlung bei metastasierendem Mammakarzinom (Grossarth-Maticek, R., Schmidt, P., Vetter, H., Arndt, S. (1984): Psychotherapy research in oncology. In: A Steptoe and A. Mathews, Health vare and human behavior. New York: Academic Press) nachgewiesen wurde. David Spiegel et al. konnten unsere Ergebnisse replizieren und nachweisen, daß Mammakarzinom-Patientinnen unter einer bestimmten Form von Psychotherapie, die dem Autonomietraining ähnlich ist, signifikant länger leben (Spiegel, D. et al. (1989): Effects of psychosocial treatment on survival of patients with metastatic breast cancer. Lancet 13:889–891).

Die Ergebnisse in Hinblick auf die Entstehung des Mammakarzinoms unterstreichen die Bedeutung der familiären Belastung (die wir bei allen Krebsarten, sowie Herz-Kreislauf-Erkrankungen nachweisen konnten – Grossarth-Maticek, R.: Systemische Epidemiologie und präventive Verhaltensweisen chronischer Erkrankungen. de Gruyter, Berlin 1999). Ebenfalls ist es interessant, daß durch Verhaltensänderung im Autonomietraining das Risiko durch die familiäre Belastung sinkt. Da theoretisch angenommen werden kann, daß die familiäre Belastung auf genetische Grundlagen zurückzuführen ist, ergibt sich ein Bedarf das Verhältnis von genetischer Disposition und einer auslösenden Situation, die vom Verhalten abhängig ist zu interpretieren. Wir nehmen theoretisch an, daß unterschiedliche Reize (Situationen, anregende oder hemmende Bedingungen) bestimmte genetische Dispositionen anregen oder hemmen können. So können beispielsweise bestimmte Situationen bestimmte Onkogene zur Entfaltung anregen, während andere Situationen Reaktionen auslösen, die die Supressor-Gene aktivieren. Diese theoretisch angenommenen und im naturwissenschaftlichen Experiment noch keineswegs nachgewiesenen Zusammenhänge zwischen Reizsituation, Aktivierungsform des ZNS, die mit einer bestimmten Form der genetischen Expression oder Hemmung der Expression zusammenhängen, erklären aber zum Teil unsere epidemiologischen Ergebnisse aus den Prospektiven Interventionsstudien.

Möglicherweise ist die hohe Effektivität des Autonomietrainings darauf zurückzuführen, daß durch Anregung des alternativen Verhaltens neue Reizbedingungen hergestellt werden, die eine andere und für den Organismus gesündere genetische Entfaltung ermöglichen.

Vielleicht sind auch die unbewußt gesteuerten Verhaltensweisen (z. B. die bei erfahrener Unlust in Richtung Todestendenz, bei erfahrener Lust in Richtung Lebenstendenz neigen) auch nur das Ergebnis genetisch gesteuerter Reaktionen auf unterschiedliche Bedingungen. Wenn die genetische Entfaltung (z. B. Expression der Onkogene oder Aktivierung der Supressor-Gene) stärker als bisher angenommen von äußeren und inneren Reizbedingungen abhängig ist, dann könnte sich in der Zukunft durchaus eine neue wissenschaftliche Fragestellung entfalten, die zum Ziel hat, das Verhältnis von Reizstruktur und der Stimulierung der genetischen Expression zu erforschen.

Zusammenfassung

Aufgrund des heutigen Wissens ist es wenig wahrscheinlich, daß die Krebsentstehung von psycho-neuro-biologischen Faktoren beeinflußt wird. Dagegen sprechen viele internationale Studien, auch die von Grossarth-Maticek, daß die Krebsausbreitung durchaus vom seelischen Zustand, z. B. dem Ausprägungsgrad der Selbstregulation (jede Eigenaktivität, die zu Wohlbefinden und Sicherheit führt), beeinflußt werden kann. Dabei handelt es sich um komplexe systemische Prozesse, in denen viele Faktoren in krankheitserzeugende und gesundheitsfördernde Wechselwirkungen einbezogen werden. (**I.** *Grossarth-Maticek, R., Schmidt, P., Vetter, H. & Arndt, S. (1984): Psychotherapy research in onkology. In: A. Steptoe & A. Mathews (eds.), Health care and human behavior. New York: Academic Press.* **II.** *Grossarth-Maticek, Eysenck, Boyle, Heep, Diel, Costa (1999), Interaction of Psychosocial and Physical Risk Factors in the causation of Mammary Cancer. Journal of Clinical Psychology. Volume 56, Issue 1. John Wiley, New York.* – **III.** *Watson, Haviland, Greer, Davidson, Bliss: Influence of psychological response on survival in breast cancer: a population-based cohort study. The Lancet, Vol. 354, October 16, 1999).*

Da das von dem Autor, in Zusammenarbeit mit dem Londoner Psychologen H.-J. Eysenck, dem holländischen Psychosomatiker und Psychiater J. Bastiaans und dem Heidelberger Familientherapeuten H. Stierlin, entwickelte Autonomietraining für Ärzte leicht erlernbar und in kurzen Zeiträumen anwendbar ist, könnte sich eine Zusammenarbeit zwischen Klinischer Medizin und der Forschung im Rahmen der systemischen Interventionsepidemiologie sowohl wissenschaftlich als nützlich erweisen als auch im Interesse der Patienten stehen. Möglicherweise müßten sich dann die klinisch hervorragend behandelten, aber häufig menschlich alleingelassenen Krebspatienten, weniger an Vertreter unbewiesener Methoden wenden und könnten Rat für ihre seelische Nöte und persönliche Zielsetzung im Rahmen wissenschaftlich abgesicherter Beratungssysteme innerhalb der medizinisch behandelnden Klinik finden.

9. Zur Wechselwirkung zwischen individueller und sozialer Selbstregulation

Die moderne Zivilisation befindet sich in einem dauerhaften und noch weder erkannten geschweige denn gelösten Konflikt zwischen einer rational (kortikal) geleiteten Kultur und einer häufig das Verhalten determinierenden emotionalen (limbisch gesteuerten) Motivation. So ist die moderne Medizin fast ausschließlich an rationalen, naturwissenschaftlich orientierten Grundsätzen ausgerichtet und kann nicht zur Kenntnis nehmen, daß die limbisch gesteuerte, emotionale Programmierung des Menschen ein Krankheitsfaktor erster Rangordnung ist. Die Politik entwirft rationale Grundsätze und ist nicht in der Lage emotionale und somit auch häufig irrationale Ängste und Beweggründe zu verstehen. In unserem Kultur werden Emotionen häufig für begrenzte Interessen manipuliert (z. B. in der Werbung). Es kommt aber selten zu echter Integration zwischen emotionalen und rationalen Funktionen.

Das wichtigste Ziel der Forschungsarbeiten von Grossarth-Maticek ist die Integration von emotionalen Programmen und Motiven mit rationalen Einsichten und Konzepten.

Der ideale Begriff, der eine Integration von emotionalen Empfindungen und Bedürfnissen mit rational begründeten Aktivitäten erlaubt, ist die individuelle und soziale Selbstregulation. In der individuellen Selbstregulation werden Aktivitäten stimuliert, die eine Integration von individuellen Programmen, emotionalen Bedürfnissen mit rational geleitetem Verhalten anregen. In der sozialen Selbstregulation werden gesellschaftliche Aktivitäten analysiert und angeregt mit dem Ziel eine Vereinigung von menschlichen Bedürfnissen mit rational abgestimmten und gegenseitig koordinierten gesellschaftlichen Aktivitäten. Die individuelle und soziale Selbstregulation wirken zusammen und benötigen sich gegenseitig. Eine Gesellschaft, die die individuelle Selbstregulation verhindert, ist ebenso zum Scheitern verurteilt, wie eine individuelle Selbstregulation, die die Gesellschaft nicht wahrnimmt. Es ist eine gesellschaftliche Selbstregulation mit höchstem ökonomischem Erfolg vorstellbar, die aber an den Bedürfnissen der individuellen Selbstregulation derart vorbeigeht, daß sie auf lange Sicht scheitern muß. Das wäre beispielsweise der Fall, wenn die moderne, ökonomisch äußerst erfolgreiche Zivilisation aus dem Menschen einen Techno-Roboter zu machen versuchte, der für bestimmte ökonomische und politische Interessen manipulierbar wird und nicht mehr in der Lage ist, seine eigenen individuellen Bedürfnisprogramme zu erkennen und zu verwirklichen. Dementgegen könnte eine die individuelle Selbstregulation berücksichtigende soziale Selbstregulation, die ungeheuren technischen Möglichkeiten des 21. Jahrhunderts nutzen, und weltweit eine gutfunktionierende Zivilisation aufbauen.

Um die Bedeutung der individuellen Selbstregulation für die Gesundheit, aber auch für Kultur, Politik und Wirtschaft aufzuzeichnen, haben wir von 1965 bis in die Gegenwart eine große Anzahl von Studien aus unterschiedlichen Bereichen durchgeführt. In diesem Kapitel sollen die Studien kurz referiert werden:

9. 1 Selbstregulation und Religiosität

Im Bereich der Religiosität und Religionen unterscheiden wir drei Einstellungen: a) die atheistische, b) die schuldzentrierte, die menschliche Eigenaktivität hemmende Form, c) die an Liebe, Kreativität und Eigenaktivität orientierte Einstellung. Empirische Ergebnisse zeigen, daß Vertreter des Atheismus und der schulderzeugenden und passivisierenden Religiosität eine weitaus schlechtere Selbstregulation aufweisen und signifikant eher krank werden als die Personen, die sich an einem liebevollen und die Eigenaktivität unterstützenden Gott ausrichten.

Die Ergebnisse haben eine enorme gesellschaftliche Bedeutung, da viele Sekten und religiöse Gruppen sowohl geschichtlich als auch in der Gegenwart interessiert sind, einen passiven und zu Schuldgefühlen neigenden Menschen zu erziehen und ihm die schöpferische Eigenaktivität und positive Gottesbeziehung zu berauben. Unsere empirischen Studien haben aber auch gezeigt, daß die kreativen und innovativen Menschen meistens aus der Ecke der liebevollen, spontanen Gottesbeziehung kommen und eine hohe Selbstregulation aufweisen. Und daß die Atheisten eher rational-anti-emotionale Personen sind, häufig mit Neigungen zu Depressionen.

Eine christlich orientierte, abendländische Kultur mit Anspruch auf höchste technische Innovation müßte auch das Thema individuelle und soziale Selbstregulation in bezug auf Religiosität und seiner Äußerungsformen reflektieren, da es mit Sicherheit eine kreative, innovative und gesundheitserhaltende Form gibt und eine krankmachende, die menschliche Kreativität hemmende (s. auch S. 271).

9.2 Selbstregulation und Arbeitslosigkeit

Je höher die individuelle Selbstregulation, desto geringer die Arbeitslosigkeit, desto höher die individuelle Kreativität im Berufsleben. Wenn sich schlechte Selbstregulation mit extremer Bindung an die Eltern und nicht erfüllter Loslösung koppelt, dann liegt die Arbeitslosigkeit bei 20- bis 35jährigen bei 39%, während in demselben Alter Personen mit guter Selbstregulation und familiärer Autonomie eine Arbeitslosigkeit von 0,1% aufweisen. Mit dem Abfall der individuellen Selbstregulationsfähigkeit und dem steigenden Ausprägungsgrad der Objektabhängigkeit (z.B. Abhängigkeit vom Partner, Ideologien) steigt der Prozentsatz der Arbeitslosigkeit in allen Altersgruppen, sowohl bei Männern als auch bei Frauen.

Es gibt auch eine interessante Beziehung zwischen der Fähigkeit zur Selbstregulation und den Berufsgruppen. Die höchste Selbstregulationsfähigkeit haben selbständig, kreativ und innovativ arbeitende Personen. Die Lebzeitbeamten zeigen eine mittlere Fähigkeit zur Selbstregulation.

In wiederholten Studien konnte gezeigt werden, daß das Autonomietraining bei Arbeitslosen erfolgreich angewandt werden kann, d.h. wenn die individuelle Eigenaktivierung emotional positiv angeregt wird, entfaltet sich auch eine individuelle Suchaktion in Richtung optimaler Berufsentfaltung (s, auch S. 248–250).

Solche Erkenntnisse können die bisherige Praxis der rein politischen und ökonomischen Bekämpfung der Arbeitslosigkeit, die nicht in der Lage ist, die individuelle Motivation zu erkennen und zu aktivieren, revolutionieren. Aufgrund des heutigen Forschungsstandes sind wir in der Lage, sowohl das diagnostische Vorgehen zur Verfügung zu stellen als auch die Anregung der individuellen Motivation auf breiter institutionaler Ebene zu aktivieren (z.B. indem Arbeitsämter ihre Institute und die Politiker beraten werden).

9.3 Selbstregulation und politischer Radikalismus

Es gibt auch einen Zusammenhang zwischen politischer Ausrichtung und Selbstregulationsfähigkeit. Je schlechter die Selbstregulation und je ausgeprägter die positive oder negative Abhängigkeit vom Elternhaus, desto ausgeprägter die Neigung zum rechten oder linken Radikalismus und desto stärker die Neigung das Individuum, die Kultur und Wirtschaft durch totalitäre und bürokratische Maßnahmen zu kontrollieren und zu beherrschen. In empirischen Studien konnten wir beispielsweise zeigen, daß nationalistische, faschistischen und anarcho-faschistische Einstellungen mehr mit einer bindenden und vom Individuum idealisierten Mutter, die die Außenwelt als böse und bedrohlich darstellt, zusammenhängt. Solche Menschen entwickeln eine extreme Liebe zum Eigenen und Haß auf alles Fremde. Personen mit linksradikaler Einstellung haben dem entgegen eine dominierende und negativ erlebte Mutter, die ihnen einen Ekel aufs Eigene hervorgerufen hat mit einer kompensatorischen Liebe auf alles Fremde und das Kleinbürgerliche zerstörende.

Viele politische Sonntagsredner beschwören den Kampf gegen den Radikalismus und Nationalismus, sie sind aber nur selten in der Lage die motivationalen Komponenten zu erkennen. Es gibt wenig empirische Studien, die ausreichend die Psychodynamik des Faschismus, Neofaschismus oder Linksradikalismus analysiert haben. Eine historische und politische Wissenschaft, die sich nur an objektiven Fakten ausrichtet und nicht in der Lage ist, die motivationale Lage zu erkennen, beschneidet sich selbst.

Auch die Motivation zu politischen Vorurteilen, z. B. radikaler Antisemitismus, Ausländerfeindlichkeit, hängt mit schlechter Selbstregulation und emotionaler Abhängigkeit eng zusammen (in Wechselwirkung mit sozio-ökonomischer Verunsicherung sowie mangelhafter Kommunikation und mangelhafter Anerkennungsgefühle durch demokratische Gruppen).

In Therapieexperimenten konnte gezeigt werden, daß Personen mit extremen politischen Einstellungen nach dem Autonomietraining (indem die politische Einstellung nicht thematisiert wurde) in einem sehr hohen Maße nach der erfolgreichen Eigenaktivierung ihre politische Ausrichtung in Richtung demokratisches Engagement veränderten (dies trifft allerdings nur auf Personen zu, die noch nicht politisch in radikalen Gruppen organisiert sind, also nicht unter dem Gruppen- und Führerdruck stehen).

9.4 Globalisierung der Weltwirtschaft, individuelle und soziale Selbstregulation

Die Globalisierung der Weltwirtschaft eröffnet einerseits große Chancen für die internationale Kommunikation, den kulturellen, wissenschaftlichen und wirtschaftlichen Austausch und Fortschritt, er benötigt aber auch andererseits ein hohes Maß an individueller und sozialer Selbstregulation. Die Globalisierung der Weltwirtschaft heißt notgedrungen Rationalisierung und eine Erhöhung der Arbeitslosigkeit. Je passiver die Bürger sind und je passiver sie erwarten, daß man ihnen einen Arbeitsplatz zur Verfügung stellt, ohne daß sie selbst kreativ und innovativ ihre Tätigkeit selbst entwerfen und definieren, und je passiver sie auf soziale Zuwendung warten, desto schwieriger wird sich die Globalisierung der Weltwirtschaft gestalten. Je ausgeprägter der Grad der Selbstregulation, desto innovativer und erfindungsreicher sind die Menschen und um so größer ist die Chance, daß sie durch Eigenaktivität nicht nur einen Arbeitsplatz selbst kreieren, sondern auch die Chance, daß sich ihre individuellen Fähigkeiten mit den beruflichen Anforderungen decken.

Hinter dieser Auffassung steht ein Menschenbild vom aktiven, die Bedingungen selbst herstellenden Individuum, das eher auf seine soziale Umwelt wirkt als von dieser bestimmt zu werden. Daß dieses Bild zutrifft, konnten wir in therapeutischen Experimenten beweisen. Personen, die sozio-ökonomisch verunsichert waren (schlechte materielle Ausgangsbasis, Schulden, drohender Verlust des Arbeitsplatzes oder arbeitslos) und sozial isoliert waren (keine soziale Unterstützung, alleine lebend) und eine sehr schlechte Selbstregulation aufwiesen, wurden im Autonomietraining stimuliert, ihre Eigenaktivität anzuregen. Im Vergleich zur nicht trainierten Kontrollgruppe zeigte die trainierte Gruppe nach 10 Jahren eine bedeutend geringere sozial-ökonomische Verunsicherung, eine bessere Gesundheit und eine verbesserte Selbstregulation (s. auch S. 246–247).

Personen mit guter Selbstregulation, innerer Unabhängigkeit und entfalteter Eigenkreativität beurteilen die Globalisierung der Wirtschaft weitgehend positiver als Personen mit schlechter Selbstregulation, Abhängigkeit und beruflicher Fixierung auf eine Tätigkeit.

Die Verbesserung der individuellen Selbstregulation ist also eine grundlegende Voraussetzung für das Funktionieren der sozialen Selbstregulation im Zeitalter der Globalisierung der Weltwirtschaft. Wenn abhängige, ideologiegeleitete Menschen in der globalen Weltwirtschaft ihren Platz nicht finden, kann die Basis für radikale Veränderungen, z. B. in Richtung Neo-Kommunismus, gelegt werden.

9.5 Die Bedeutung der individuellen und sozialen Selbstregulation für den Entwurf einer modernen Politik

Eine moderne Politik, besonders im Europäischen Rahmen, muß sowohl den Globalisierungsbedingungen der Weltwirtschaft Rechnung tragen, als auch, besonders in der Europäischen Tradition liegend, sozial gerecht sein. Das heißt im Konkreten, die individuelle Selbstregulation in Richtung beruflicher Eigenaktivität und Entfaltung der eigenen Fähigkeiten, muß optimal und so wenig wie möglich bürokratisch angeregt werden. Somit kann ein neoliberaler Beitrag zur Entfaltung der Märkte und Dienstleistungen stimuliert werden. Auf diesem Sektor kann von der Schule über die Hochschule, von der familiären Aufklärung bis zur Stimulierung der Selbstregulation in der Öffentlichkeit und am Arbeitsplatz viel geleistet werden. Das Ergebnis wäre der Aufbau einer flexiblen, freien und kreativen Kommunikation im Arbeitsleben.

Trotz der Stimulierung der Selbstregulation kann nicht erwartet werden, daß alle Menschen (z. B. Kranke, Alte, schwer zu motivierende und aktivierende Personen, usw.) kreative Ideen und Aktivitäten entwickeln. Diesen Menschen gegenüber ist die auf christlicher Basis funktionierende Demokratie verpflichtet. Je mehr kreative Menschen in der individuellen Selbstregulation aktiviert sind, desto besser funktioniert die soziale Selbstregulation und desto besser kann den Personen, die aus dem Produktionsprozeß ausfallen, ein menschenwürdiges Leben gesichert werden.

Ohne die Stimulierung der individuellen und sozialen Selbstregulation kann es auf Dauer keine erfolgreiche, moderne, neoliberale und doch sozial eingebundene, sozial-demokratische und christlich-demokratische Politik geben.

Um einen Beitrag zur Stärkung der individuellen und sozialen Selbstregulation zu leisten, werden wir im Rahmen unseres Forschungsprogramms ein internationales Expertensystem entwickeln zur Anregung der Selbstregulation und Ausbildungszentren für Autonomietrainer.

9.6 Individuelle Selbstregulation als Korrekturfaktor irrationaler Lobby-Politik – das kollektiv Unbewußte in der Politik

Die freien Märkte, die Globalisierung der Weltwirtschaft und die nationale und internationale Konkurrenz in der materiellen und geistigen Produktion sind optimale Rahmenbedingungen für die individuelle und kulturelle Entfaltung und geistige Entwicklung und eine Hoffnungsbasis für das 21. Jahrhundert. Die größte Gefahr für die erfolgreiche neoliberale Entwicklung, die sowohl die menschliche Identität und Würde des Menschen als auch das Überleben ganzer sozialer Systeme und letztlich die Menschheit als Ganzes, bedrohen kann, ist eine antisoziale Lobbypolitik, dort wo sie sich gegen die Interessen der individuellen und sozialen Selbstregulation ausbreitet. Zum Beispiel, wenn ein wirtschaftlich begrenztes Lobbysystem oder eine soziale Interessengemeinschaft internationale Konflikte eher kreiert als durch Stimulierung der Selbstregulation verhindert. Personen mit guter Selbstregulation haben ein hervorragendes Gespür für antisoziale Lobby-Systeme, während Personen mit schlechter Selbstregulation und Neigung zu Abhängigkeit einen ausgeprägten Opportunismus entwickeln.

Eine erfolgreiche individuelle und soziale Selbstregulation kann auch Lobbysysteme, dort wo sie antisozial sind, in soziales Engagement umpolen.

Das kollektiv Unbewußte in der Politik neigt zur Stärkung der individuellen und sozialen Selbstregulation und flexiblen Problemlösung. Der demokratische Wähler fühlt politische Tendenzen, die die Selbstregulation verhindern und den abhängigen Opportunismus verstärken. Solche Politiker bekommen vom Wähler die Quittung durch den Stimmzettel, möglicherweise zeitgleich in dem Augenblick, in dem sie in Meinungsumfragen als äußerst beliebt dargestellt werden. Eine Wissenschaft von der Selbstregulation berücksichtigt auch das Unbewußte in der Politik.

Unter individueller Selbstregulation verstehen wir jede kognitiv-emotional gesteuerte Verhaltensweise, durch die Sicherheit und Wohlbefinden erreicht werden. Der Mensch erreicht diese Ziele nicht eindimensional, weil er in vielfältige soziale Prozesse eingegliedert ist. Durch seine Eigenaktivität wirkt der Mensch auf seine physische und soziale Umwelt und gestaltet diese. Er ist aber auch den Einflüssen der sozialen Umwelt ausgesetzt. Die Menschen sind soziale Kooperationswesen und kein Mensch kann überleben, wenn er nicht sozial integriert ist. Die höchste Form der sozialen Kooperation ist die gemeinsame Arbeit und soziale Tätigkeit, in der Individuen und organisierte Gruppen den Versuch unternehmen Probleme zu lösen. Soziale Selbstregulation ist jede sozial organisierte Aktivität von Gruppen, die Bedingungen herstellen mit dem Ziel soziale Probleme zu lösen und das soziale Wohlbefinden und die soziale Sicherheit zu ermöglichen. Unterschiedliche soziale Gruppen verfolgen unterschiedliche Ziele, haben unterschiedliche Interessen und halten sich an unterschiedliche Spielregeln und Normen. Trotz unterschiedlicher Interessen besteht zumindest in den westlichen Demokratien ein übergeordnetes Ziel, nämlich die Vereinigung von individuellen Interessen, Gruppen- und gesamtgesellschaftlichen Interessen. Die individuelle Aktivität soll also letztlich dem Interesse des Gemeinwohls dienen, ebenso wie die Aktivität unterschiedlicher sozialer Interessengruppen. In der Praxis kommt es häufig zu entgegengesetzten Entwicklungen und nicht selten sind individuelle Verhaltensweisen und Verhaltensweisen von sozialen Gruppen dem gesamtgesellschaftlichen Interesse diametral entgegengesetzt. So können beispielsweise politische Parteien nach der bestmöglichen, flexiblen und integrierten sozialen Selbstregulation streben, sie können aber auch in populistischer Weise nur für den Stimmzettel kämpfen und sich weniger um die koordinierte soziale Selbstregulation kümmern. Die Verbesserung der sozialen Selbstregulation und die Integration mit der individuellen Selbstregulation ist nicht nur abhängig von dem guten Willen und der richtigen politischen Aktivität, sie ist auch ein wichtiges wissenschaftliches Thema. Soziale Vorgänge reflektieren sich im einmaligen individuellen Erlebnis- und Wahrnehmungssystem und wirken hemmend oder motivierend auf die individuelle Eigenaktivität, die Problemlösungen anstrebt. Eine erfolgreiche soziale Selbstregulation ist extrem abhängig von der sozialen Aktivierung der individuellen Selbstregulation. Nur wenn beide Interaktionspole eine optimale Entfaltung bekommen, kann eine Gesellschaft sowohl kulturell, politisch demokratisch als auch wissenschaftlich/innovativ und individuell gesundheitlich prosperieren.

9.7 Kann das Schicksal sozialer und politischer Systeme aufgrund von Qualitäten der individuellen und sozialen Selbstregulation vorhergesagt und beeinflußt werden?

Ein Beitrag zur Kapitalismus-/Sozialismus-Diskussion

Zwei soziale System, der Kapitalismus und der Kommunismus, standen in Europa seit Kriegsende im Konkurrenzkampf, der mit einer totalen Niederlage des Kommunismus endete. Ist der Kapitalismus die endgültige und bessere Gesellschaftsform? Unter welchen Bedingungen kann sich der Kapitalismus stabilisieren und weiterentwickeln und unter welchen Bedingungen bekommt der Sozialismus eine neue historische Chance?

Soziale Systeme sind naturgemäß extrem komplex und in ihnen interagiert eine fast unüberschaubare Anzahl von sozialen, technischen, materiellen und individuellen Faktoren. Unserer Hypothese nach können die Entwicklungen in sozialen Systemen vorhergesagt werden, wobei die Entwicklung durch die Verbesserung der Selbstregulation auch beeinflußt werden kann. Ich habe als Abiturient 1960 einen Vortrag gehalten, in dem ich aufgrund der Interaktion folgender Faktoren den Untergang sozialistischer Systeme in Europa vorhersagen konnte, mit der Begrenzung auf einen Zeitraum von ca. 30–40 Jahren. Hier sollen die Faktoren erwähnt werden:

1. Die Effizienz der wirtschaftlichen Leistung ist gemessen am Stand der technischen Entwicklung höher, wenn die Produktionsmittel in privater Hand sind als wenn sie entprivatisiert sind.
2. Die kommunistische Ideologie verfolgt eine falsche Ideologie, nämlich, daß die sozialen und ökonomischen Bedingungen das Individuum determinieren, und sie verhindert damit die individuelle und Bedingungen gestaltende Eigenaktivität (z. B., indem sie der individuellen Aktivität, die außerhalb des ideologischen Korsetts verläuft, kleinbürgerliche, kapitalistische und antisozialistische Tendenzen unterstellt).
3. Die kommunistische Ideologie und Praxis verhindert das natürliche menschliche Bedürfnis nach Religion und Meditation und unternimmt den grotesken Versuch, dem eigenen Führer eine charismatisch-religionsstiftende Rolle zuzuschreiben.
4. Die kommunistischen Ideologen versuchen zwar eine frühchristliche Solidarität (z. B. von der Gleichheit und Gleichberechtigung aller Menschen) vorzutäuschen, kommen aber durch eigenes egoistisches und menschenverachtendes Verhalten in eklatanten Widerspruch zu ihrer Ideologie.
5. Die kommunistische Ideologie setzt sich zwar aggressiv vom kapitalistischen System ab, wobei die kommunistischen Vertreter zusehends von den materiellen Werten und Erfolgen der kapitalistischen Gesellschaft begeistert sind und abhängig werden (z. B. durch Korruptionsbereitschaft).
6. Die kommunistischen Ideologen beanspruchen für sich soziale Vorteile unabhängig von der geistigen und fachlichen Leistung und verhindern die Leistungen anderer, sobald diese eine Gefahr werden für die eigene Sicherung von Privilegien.

Aufgrund der Interaktion der sechs hier erwähnten Faktoren, die in allen kommunistischen Staaten beobachtbar waren, konnte nicht nur der zwangsläufige Untergang der kommunistischen Systeme vorhergesagt werden, sondern auch allergrößte Schwierigkeiten in der Neuorganisation der verfallenden Systeme unter der Annahme, daß alte kommunistische Funktionäre noch lange eine bedeutende Rolle in den postkommunistischen Systemen spielen werden.

Heute kann aufgrund der Interaktion von drei Faktoren ebenfalls eine Vorhersage im Hinblick auf die Entwicklung der westlichen Industriestaaten gegeben werden.

Die westlichen Industriegesellschaften können sich zu einer vorbildhaften Weltkultur weiterentwickeln, wenn sie gezielt folgende drei Faktoren stimulieren:

1. Die systematische Förderung der individuellen und sozialen Selbstregulation im Sinne einer Anregung der problemlösenden Eigenaktivität von Individuen und Gruppen, z. B. zur Verbesserung der kreativen Leistungsfähigkeit, problemlösenden Kooperation usw.
2. Die systematische Stimulierung und Unterstützung des Mittelstandes.
3. Eine gute Kooperation zwischen individueller und sozialer Selbstregulation in der Problemlösung sowie eine gute Koordination zwischen dem Mittelstand, den internationalen Großunternehmen und der freiberuflichen Aktivität von kreativen und problemlösenden Zentren.

Wenn dem entgegen die individuelle und soziale Selbstregulation in der erstrebten Problemlösung durch wirtschaftliche und politische Interessen verhindert wird und die Großunternehmen und die Politiker dem Mittelstand die Existenzbedingungen erschweren und blockieren, dann könnte es zu einer Polarisierung der Interessen der Großunternehmen und breiter Bevölkerungsgruppen kommen und somit zum Wiederaufleben sozialistischer Ideologien. Wenn diese dann gelernt haben, die alten Fehler nicht zu wiederholen, dann könnten sie sogar eine reale politische Chance bekommen. Wenn im Rahmen der westlichen Industriegesellschaften aufgrund falsch verstandener partieller Interessen vor allem die individuelle Selbstregulationsfähigkeit nicht gefördert wird, dann bestünde die Gefahr, daß die Menschen immer kränker werden und sich selbst in ihrer zielerreichenden sozialen Aktivität behindern würden (z. B. in der Kreation neuer beruflicher Profile und Chancen). Zu hoch wäre der Preis für die Entwicklung der kapitalistischen Gesellschaft und die Errichtung einer westlichen Hochkultur, würde man die Psychologie nur für die Manipulation der Menschen, z. B. für die Durchsetzung bestimmter Produkte fördern, was zwangsläufig mehr Krankheit, kulturelle Desorientierung und Blockade der kreativen und problemlösenden Aktivitäten bedeuten würde. Das legitime Gewinnstreben von Unternehmen muß aber noch immer sozial bleiben, indem es der Selbstregulationsfähigkeit der Mitarbeiter Rechnung trägt. Die Mitarbeiter ihrerseits können ihre Leistungsfähigkeit durch Verbesserung der Selbstregulation steigern (anstatt von immer weniger Mitarbeitern, die durch Leistungsdruck immer schlechter regulieren, immer höhere Leistungen zu erwarten).

Aufgrund dieser Analyse zeigt sich eindeutig, daß die Erforschung und Stimulierung der problemlösenden Eigenaktivität von allergrößter gesellschaftspolitischer Bedeutung ist.

9.8 Aktivierung der individuellen und sozialen Selbstregulation bei Fußballmannschaften und in Unternehmen

Wir haben in zwei wissenschaftlichen Experimenten nachgewiesen, daß die gleichzeitige Stimulierung der individuellen und sozialen Selbstregulation weitgehend zu besseren Ergebnissen führt als wenn nur die individuelle oder soziale Selbstregulation angeregt wird. Das erste Experiment wurde in Fußballmannschaften durchgeführt. In einigen Fußballmannschaften wurden die Spieler nur individuell im Autonomietraining betreut, z. B. daß sie die Torchancen besser nutzen, den Ball schneller und präziser abgeben, in der Abwehr konzentrierter sind, mehr Selbstvertrauen entwickeln, usw. Die zweite Gruppe von Mannschaften wurde nur in Gruppensitzungen zur Verbesserung der kollektiven Selbstregulation angeregt, z. B. was wird die Mannschaft tun, wenn sie auswärts spielt und Angst vor dem Gegner bekommt, wie kann sich die Mannschaft gegenseitig derartig stützen und organisieren, daß sie die Schwächen ausgleicht und die Stärken unterstreicht, welche Erwartungen hat die Mannschaft an den Trainer, usw.

Im zweiten Experiment wurden Arbeitseinheiten aus Industrieunternehmen einbezogen, die sich hauptsächlich mit Innovation, Forschung und Entwicklung beschäftigen und der Ansicht waren, daß ihre Kreativität und Leistung verbessert werden müßten.

Auch hier wurde eine Gruppe individuell betreut (Abbau individueller Hemmungen, Stimulierung der kreativen Motivation, usw.). Die zweite Gruppe wurde in der sozialen Problemlösung unterstützt, z. B. was machen wir falsch, wie könnten wir die Innovation verbessern, welche Bedingungen müßten für die Zielerreichung verändert werden, usw.. Eine dritte Gruppe bekam sowohl individuelles Training als auch ein Training zur Verbesserung der sozialen Selbstregulation. Auch hier haben die besten Ergebnissen die Gruppen erzielt, die sowohl ein Training zur Stimulierung der individuellen als auch der sozialen Selbstregulation erhielten.

Die folgenden Tabellen zeigen die Ergebnisse:

Tabelle 9.1 Ergebnisse des Autonomietrainings in der Betreuung von Fußballmannschaften im Vergleich aus dem Betreuungszeitraum und ein Jahr vor der Betreuung
Zeitraum 1961 bis 1988 (gewertet werden nur Meisterschafts- Pokal- und internationale Wettkämpfe)

	Ergebnisse während d. Autonomietrainings					Ergebnisse ein Jahr vor dem Training			
	Anzahl der Mannschaften	Anzahl d. Spiele	Sieger	Unentschieden	Verloren	Anzahl d. Spiele	Sieger	Unentschieden	Verloren
Nur individuelle SR	5	165	41 24,8%	66 40%	61 36,96%	164	34 20,7%	51 31,1%	79 48,2%
Nur kollektive SR	5	163	40 24,5%	58 35,6%	66 40,5%	170	33 19,4%	59 34,7%	78 45,9%
Individuelle u. kollektive SR	5	173	115 66,5%	48 27,7%	10 5,8%	162	35 21,6%	56 34,6%	71 43,8%

Tabelle 9.2 Vergleich der Ergebnisse zwischen der in Selbstregulation trainierten Mannschaft und einer vergleichbaren nicht-trainierten Mannschaft ein Jahr nach Beendigung des Trainings
Zeitraum der durchgeführten Studien 1961 bis 1988

	Trainierte Mannschaft*					Kontrollgruppe**			
	Anzahl d. Mannschaften	Anzahl d. Spiele	Sieger	Unentschieden	Verloren	Anzahl d. Spiele	Sieger	Unentschieden	Verloren
Nur individuelle SR	5	174	45 25,9%	69 39,6%	60 34,5%	170	36 21,2%	67 39,4%	67 39,4%
Nur kollektive SR	5	178	47 26,4%	73 41,0%	58 32,6%	169	35 20,7%	62 36,7%	72 42,6%
Individuelle u. kollektive SR	5	180	106 58,9%	59 37,8%	15 8,3%	172	37 21,5%	66 38,4%	69 40,1%

* Ergebnisse der trainierten Mannschaft ein Jahr nach der Beendigung des Autonomietrainings

** Ergebnisse der nichttrainierten Vergleichsgruppe im selben Zeitraum, die ein Tabellenplatz vor oder hinter der trainierten Mannschaft stand

Tabelle 9.3 Ergebnisse des Autonomietrainings in der Betreuung von Fußballtrainern im Vergleich während des Autonomietrainings und ein bis drei Jahre vor der Betreuung
Zeitraum 1961 bis 1988 (gewertet werden nur Meisterschafts-, Pokal- und internationale Wettkämpfe)

	Ergebnisse während des Autonomietrainings				Ergebnisse 1 bis 3 Jahre vor dem Training				
Anzahl d. Trainer	Anzahl d. Spiele	Sieger	Unent schieden	Verlo ren	Anzahl d. Spiele	Sieger	Unent schieden	Verlo ren	
Nur Trainer-Betreuung im Vergleich ein Jahr zuvor	6	191	92 48,2%	80 41,9%	19 9,9%	184	47 25,5%	78 42,4%	59 32,1%
im Vergleich zwei Jahre zuvor	–	–	–	–	–	183	51 27,9%	62 33,9%	70 38,2%
im Vergleich drei Jahre zuvor	–	–	–	–	–	174	55 31,6%	53 30,4%	66 37,9%

Tabelle 9.4 Vergleich der Ergebnisse zwischen der in Selbstregulation trainierten Trainer und einer vergleichbaren Gruppe von nicht-trainierten Trainern ein Jahr bis drei Jahre nach der Beratung
Zeitraum der durchgeführten Studien 1961 bis 1988

	Beratene Trainer					Nicht beratene Trainer			
	Anzahl d. Trainer	Anzahl d. Spiele	Sieger	Unent-schieden	Verlo ren	Anzahl d. Spiele	Sieger	Unent-schieden	Verloren
Ein Jahr nach der Beratung	6	185	89 48,1%	84 45,4%	12 6,5%	179	50 27,9%	68 38%	61 34,1%
Zwei Jahre nach der Beratung	6	189	96 50,8%	68 36%	25 13,2%	183	55 30,1%	68 37,2%	60 32,8%
Drei Jahre nach der Beratung	6	170	81 47,6%	61 35,9%	28 16,5%	198	60 30,3%	51 25,8%	87 43,9%

Die Ergebnisse der vier Tabellen zeigen folgendes:

1. Das nur individuelle oder nur kollektive Training zeigt im Vergleich zu den Vorjahresergebnissen und zu den Ergebnissen ein Jahr nach dem Training ein gewisses, aber noch nicht signifikantes Ergebnis. Wenn beide Techniken kombiniert werden, sind die erzielten Siege mehr als doppelt so hoch und die Niederlagen um mehr als das Vierfache verringert.
2. Wenn nur Fußballtrainer beraten werden im Sinne des Autonomietrainings, individuelle und kollektive Aktivitäten zu ergreifen, erhöhen sich die Gewinnchancen und Niederlagen verringern sich bedeutend. Dies kommt zum Ausdruck sowohl im Vergleich der Trainerergebnisse in den letzten drei Jahren als auch im Vergleich mit den Trainern, die in derselben Liga Mannschaften betreuen, die im vorigen Jahr entweder gleich oder einen Platz tiefer lagen als die Mannschaft der betreuten Trainer.

Tabelle 9.5 Zusammenhang zwischen dem Beratungssystem Autonomietraining und eingeschätzter zielgerichtet kreativer Problemlösung in den Abteilungen Forschung und Entwicklung 1971 bis 1982

Art des Trainings	Anzahl der Gruppen	Anzahl der trainierten Personen	Beurteilung der problemlösenden Kreativität durch die trainierten Personen vor dem Training, 1, 2 u. 3 Jahre nach d. Training			
			vor dem Training	1 Jahr nach dem Training	2 Jahre nach dem Training	3 Jahre nach dem Training
Nur individuelles Training	6	25	3,1	3,8	3,9	4,0
Nur Gruppentraining	7	28	3,2	3,5	3,6	3,9
Individuelles u. Gruppentraining	5	19	3,0	3,9	4,7	5,8

Tabelle 9.6 Zusammenhang zwischen dem Beratungssystem Autonomietraining und eingeschätzter zielgerichtet kreativer Problemlösung in Abteilungen, Forschung und Entwicklung 1971 bis 1982

Art des Trainings	Anzahl der Gruppen	Anzahl der trainierten Personen	Beurteilung der problemlösenden Kreativität durch den Abteilungsleiter vor dem Training, 1, 2 u. 3 Jahre nach dem Training			
			vor dem Training	1 Jahr nach dem Training	2 Jahre nach dem Training	3 Jahre nach dem Training
Nur individuelles Training	6	25	3,0	3,9	3,7	3,8
Nur Gruppentraining	7	28	3,2	3,6	3,7	3,7
Individuelles u. Gruppentraining	5	19	3,1	3,9	4,9	6,0

Die Einschätzung der zielgerichteten kreativen Problemlösungsfähigkeit wurde auf einer Skala von 1 bis 7 durchgeführt, und zwar wie folgt:

1 – äußerst gering, 2 – sehr gering, 3 – mittelmäßig, eher gering, 4 – mittelmäßig, eher gut, 5 – gut, 6 – sehr gut, 7 – ausgezeichnet, optimal

Die Ergebnisse zeigen, daß die Einschätzung der Steigerung der kreativen Problemlösung innerhalb eines Beobachtungszeitraums von drei Jahren, sowohl in der Selbsteinschätzung der Mitarbeiter als auch in der Einschätzung der Abteilungsleiter am besten in der Gruppe ist, die sowohl individuelle als auch Gruppenberatung bekam.

Sowohl die Ergebnisse aus der Fußballberatung als auch die zur Stimulierung der kreativen Problemlösung in Industrieabteilungen, Forschung und Entwicklung, zeigen eindeutig, daß die gleichzeitige Stimulierung der individuellen und sozialen Selbstregulation die besten Beratungserfolge aufweist. Daraus können weitreichende Schlußfolgerungen gezogen werden, z. B. im Rahmen einer Politikberatung. Die Ergebnisse zeigen, daß die individuelle und soziale Selbstregulation zwei Seiten einer Medaille sind und daß ein Bereich den anderen zur optimalen Entfaltung benötigt.

Die individuelle und soziale Selbstregulation sowie ihre Wechselwirkungen dürften die allerwichtigsten Prozesse für individuelle und soziale Entwicklung erfassen. Während die individuelle Selbstregulation die Eigenaktivität des Individuums erfaßt, bezieht sich die soziale Selbstregulation auf die Aktivität von Gruppen und anderen sozialen Organisationen. In der sozialen Selbstregulation verbinden sich Menschen in einem Arbeitsprozeß und im Rahmen sozialer Kooperationen mit dem Ziel, erwünschte physische und soziale Bedingungen herzustellen. Beide Formen der Selbstregulation spielen sich in sehr komplexen Systemen ab, in denen viele Faktoren interagieren (z. B. unterschiedliche Interessengruppen und Motivationen, Normen, ökonomische und technische Bedingungen usw.). Trotzdem haben beide Formen der Selbstregulationen große Gemeinsamkeiten:

1. Die Aktivitäten werden aus der Spannung zwischen einem erstrebten und einem Ist-Zustand angeregt.

2. Das Ziel der Aktivitäten ist die Erreichung von Bedingungen und Zuständen, die zu Sicherheit, Wohlbefinden und Problemlösung führen.

3. Wenn sich das Individuum oder die soziale Organisation an langfristig positiven Folgen ausrichten, ist eher Erfolg zu erwarten, als wenn die Orientierung an kurzfristig positiven und langfristig negativen Folgen geschieht.

4. Sowohl in der individuellen als auch in der sozialen Aktivierung gibt es auch deregulative Prozesse, die der Selbstregulation entgegenwirken.

5. Bei erfolgreicher individueller und sozialer Selbstregulation entsteht die Basis für Entwicklung, Wohlstand, Sicherheit und Wohlbefinden.

6. Wenn deregulative Prozesse die individuelle und soziale Selbstregulation blockieren, dann kommt es anstatt zur Entwicklung zum individuellen und sozialen Stillstand.

7. Die individuelle und soziale Selbstregulation können entweder in rege kommunikative Wechselwirkung treten, oder sie blockieren sich gegenseitig. Bei guter Wechselwirkung und gegenseitiger Stimulierung kommt es sowohl zur individuellen Bedürfnisbefriedigung als auch zu bedürfnisgerechter sozialer Problemlösung. In einer guten Wechselwirkung werden nicht nur die allgemeinen individuellen Bedürfnisse befriedigt, z. B. nach materieller Sicherheit, Einkommen, sondern auch Raum gelassen für die spezifisch individuelle Bedürfnisbefriedigung. Wenn die Kommunikation zwischen individueller und sozialer Selbstregulation gehemmt oder blockiert ist, dann entwickelt sich meistens die soziale Organisation an den individuellen Bedürfnissen vorbei. In diktatorischen Systemen werden beispielsweise allgemeine ideologische Grundsätze proklamiert, die in der Regel nicht in der Lage sind, die individuellen Bedürfnisse zu erreichen. Auch die moderne naturwissenschaftlich-technisch orientierte Zivilisation läuft Gefahr, die individuellen Bedürfnisse und somit die Dynamik der individuellen Selbstregulation nicht zu begreifen (obwohl sie die besten Voraussetzungen für eine Integration von individueller und gesellschaftlicher Selbstregulation im Zeitalter von Massenmedien und elektronischer Kommunikation hergestellt hat).

Gesellschaften (z. B. einige post-kommunistische Länder), in denen sowohl die Blockade der individuellen als auch der sozialen Selbstregulation droht, laufen Gefahr, das individuelle und soziale Überleben nicht meistern zu können (das sich beispielsweise in einer sehr erhöhten Mortalität, kaum beherrschbarer Kriminalität und Ausfall der überlebensnotwendigen Produktion ausdrückt).

8. Wenn die individuelle und soziale Selbstregulation in der Entfaltung gehemmt sind, und wenn deregulative Prozesse den individuellen oder sozialen Stillstand andeuten (z. B. eine schwere Depression oder den völligen Ausfall der Produktion), dann gibt das System wichtige Alarmsignale, die wir den Krisenpunkt nennen. Wenn das System den Krisenpunkt erkennt, und wenn sich eine Motivation zur Verbesserung der Selbstregulation kognitiv und emotional erkennen läßt, sprechen wir vom Knackpunkt.

Obwohl die individuelle und soziale Selbstregulation Ähnlichkeiten aufweisen, treten beide Formen, wie oben betont, in Wechselwirkungen. Die soziale Selbstregulation hinterläßt Spuren in der indivuellen Selbstregulation und die wirkt motivierend oder hemmend auf die soziale Selbstregulation. Diese Wechselwirkung ist selten direkt und eindimensional und eröffnet ein interessantes Forschungsfeld.

10. Selbstregulation, Gesundheit, Krankheit

Systemische Zusammenhänge zwischen Selbstregulation, Krankheitsentstehung und Aufrechterhaltung der Gesundheit sind ein sehr komplexes Phänomen. Je nach Blickwinkel können wir das System ausweiten, indem wir beispielsweise physische Risikofaktoren in die Analyse miteinbeziehen oder diese einengen, indem wir nur bestimmte Aspekte der Selbstregulation einblenden. In diesem Buch ist immer wieder der Versuch unternommen worden, bestimmte Zusammenhänge mal aus dem einen und mal aus dem anderen Blickwinkel zu betrachten, nicht zuletzt mit der Absicht, den Leser im systemischen Denken zu trainieren.

In diesem Kapitel möchte ich mich auf einige wesentliche Punkte der erfolgreichen bzw. verhinderten Selbstregulation konzentrieren, mit dem Ziel, inhaltliche Aspekte dieser Phänomene noch mehr zu verdeutlichen. Die verhinderte Selbstregulation soll zur Entstehung chronischer Erkrankungen in Beziehung gesetzt werden und die erfolgreiche Selbstregulation zur Aufrechterhaltung der Gesundheit. Damit soll auch die immer wieder an unsere Forschung gestellte Frage beantwortet werden, warum die Selbstregulation ein derart wichtiger genereller Gesundheitsfaktor ist, der in Wechselwirkung mit einer großen Anzahl physischer Risikofaktoren tritt und somit bei der Entstehung und Ausbreitung unterschiedlicher Erkrankungen eine große Rolle spielt. Ebenso bei der Aufrechterhaltung der Gesundheit. Um diese Frage zu beantworten, möchte ich mich hier auf einen wesentlichen Indikator, der es erlaubt, eine gute von einer schlechten Selbstregulation zu unterscheiden, konzentrieren.

Personen mit einer schlechten Selbstregulation empfinden eine ausgeprägte Diskrepanz zwischen einem gering erlebten Wohlbefinden, also einem anhaltenden oder immer wiederkehrenden Unwohlsein, einer inneren oder sozialen Unsicherheit einerseits und einem erstrebten und als möglich erscheinend erlebten Wohlbefinden bzw. einer erstrebten inneren oder sozialen Sicherheit andererseits. Diese Diskrepanz ist verbunden mit einer resignativen Haltung und erlebten Hoffnungslosigkeit, die Bedingungen für das erstrebte Wohlbefinden und die notwendige Verhaltensänderung zur Zielverwirklichung noch erreichen zu können. In diesem Zustand erscheint die chronische Erkrankung als die Folge der Diskrepanz zwischen der verhinderten und der ersehnten Bedürfnisbefriedigung. Im Hinblick auf die erlebte Diskrepanz zwischen der negativ erlebten Gegenwart und der ersehnten Zielsetzung, die in der Verwirklichung blokkiert ist, spielen bei der Krankheitsentstehung besonders Bedürfnisse von größter emotionaler Bedeutung eine Rolle. Wenn also bestimmte Bedürfnisse aus der Partnerbeziehung (z. B. nach Zuwendung) oder Bedürfnisse in der Verwirklichung beruflicher Ziele für den Menschen eine gefühlsmäßig besonders große Rolle spielen, dann wird die erlebte Diskrepanz zwischen Verwirklichung und Sehnsucht eine noch größere Rolle spielen als wenn es sich um verhinderte Bedürfnisse von geringerer subjektiver Bedeutung handelt.

Die Aufrechterhaltung der Gesundheit erscheint demgegenüber als die permanente flexible Überwindung dieser Diskrepanz durch Verhaltensänderung, die immer wieder in der Lage ist, bedürfnisbefriedigende Bedingungen herzustellen oder Zustände zu erreichen, die Hoffnungen auf die zukünftige Bedürfnisbedürfnisbefriedigung wecken. Je ausgeprägter die Kompetenz in der Bedürfnisbefriedigung (z. B. die Abwesenheit von Angst, inneren Hemmungen in der Bedürfnisäußerung) und je emotional wichtiger das befriedigte Bedürfnis ist, um so eher wird sich anhaltendes Wohlbefinden entwickeln und desto größter ist die Chance, die Gesundheit aufrechtzuerhalten. Selbst wenn die Diskrepanz zwischen empfundenem Unwohlsein und der Sehnsucht nach Veränderung in der Gegenwart nicht überwunden werden kann, aber ausgeprägte Hoffnungen in die Zukunft bestehen, kann dieser Zustand ein ausgeprägter, die Gesundheit aufrechterhaltender Faktor sein.

In dieser Darstellung kommt ein wesentlicher Aspekt und Indikator für die Beurteilung der Selbstregulation zum Ausdruck, der auch das Verständnis für die Interventionsmaßnahmen, die im Autonomietraining beschrieben sind, vergrößern kann.

Zur empirischen Dokumentation soll hier ein Kurzfragebogen zur Messung der Diskrepanz zwischen empfundenem und erstrebtem Wohlbefinden sowie der Potenz des Verhaltensrepertoires zur Zielerreichung – zusammen mit Ergebnissen einer empirischen Untersuchung, die die oben beschriebenen Zusammenhänge dokumentiert – vorgestellt werden. Dabei soll nicht der Eindruck erweckt werden, daß die Diskrepanz zwischen erstrebtem und erreichtem Wohlbefinden, zwischen innerer und sozialer Sicherheit die einzige Krankheitsursache ist. Eine solche Auffassung stünde nicht nur im Widerspruch zum systemischen Denken, sondern wäre auch unwissenschaftlich, da eine ausgeprägte Diskrepanz mit folgenden physischen Risikofaktoren eine starke Korrelation aufweist: Alkoholkonsum, Zigarettenrauchen, Fehlernährung, Bewegungsmangel, Übergewicht, Medikamenten- und Drogenabhängigkeit, Bluthochdruck usw. Ebenfalls korreliert der Zustand mit sozialen Risikofaktoren, wie soziale Isolation, geringes Zugehörigkeitsgefühl, finanzielle Probleme, schlechte Wohnlage usw.

10.1 Fragebogen zur Messung der Diskrepanz zwischen dem empfundenen und dem erstrebten Zustand

1. *Wie groß ist die Diskrepanz (der Unterschied) zwischen Ihrem erstrebten und tatsächlich empfundenen Wohlbefinden?*

   0 = äußerst stark ausgeprägt, d. h. mein Wohlbefinden ist sehr gering und steht in großer Diskrepanz zu dem Wohlbefinden, das ich mir wünschen würde, 1 = sehr stark ausgeprägt, 2 = stark ausgeprägt, 3 = mittelmäßig, eher stark ausgeprägt, 4 = mittelmäßig, eher schwach ausgeprägt, 5 = schwach ausgeprägt, 6 = sehr schwach ausgeprägt, 7 = äußerst schwach ausgeprägt, d. h. ich erlebe das Wohlbefinden so stark ausgeprägt, wie ich es mir auch wünsche.

2. *Haben Sie die Hoffnung, Ihr Wohlbefinden in Zukunft verbessern zu können? Wie stark ausgeprägt ist diese Hoffnung?*

   7 = äußerst stark ausgeprägt, 6 = sehr stark ausgeprägt, 5 = stark ausgeprägt, 4 = mittelmäßig, eher stark ausgeprägt, 3 = mittelmäßig, eher schwach ausgeprägt, 2 = schwach ausgeprägt, 1 = sehr schwach ausgeprägt, 0 = äußerst schwach ausgeprägt.

3. *Wie groß ist die Diskrepanz (der Unterschied) zwischen Ihrem erstrebten Verhalten in bezug auf eine bestimmte Zielverwirklichung, die für Sie von großer Bedeutung ist, und dem tatsächlichen Verhalten?*

   0 = äußerst stark ausgeprägt, d. h. ich bin durch mein gegenwärtiges Verhalten absolut nicht in der Lage, meine wichtigen Ziele zu verwirklichen und nicht fähig, gewünschtes Verhalten zu entwickeln oder durchzusetzen, 1 = sehr stark ausgeprägt, 2 = stark ausgeprägt, 3 = mittelmäßig, eher stark ausgeprägt, 4 = mittelmäßig, eher schwach ausgeprägt, 5 = schwach ausgeprägt, 6 = sehr schwach ausgeprägt, 7 = äußerst schwach ausgeprägt, d. h. durch mein gegenwärtiges Verhalten erreiche ich die Verwirklichung meiner gefühlsmäßig wichtigsten Ziele.

4. *Haben Sie die Hoffnung, Ihr Verhalten in der Zukunft immer wieder so verändern zu können, daß Sie in die Lage kommen, Ihre erstrebten Ziele zu erreichen? Wie stark ausgeprägt ist diese Hoffnung?*

   7 = äußerst stark ausgeprägt, 6 = sehr stark ausgeprägt, 5 = stark ausgeprägt, 4 = mittelmäßig, eher stark ausgeprägt, 3 = mittelmäßig, eher schwach ausgeprägt, 2 = schwach ausgeprägt, 1 = sehr schwach ausgeprägt, 0 = äußerst schwach ausgeprägt.

5. *Wie groß ist die Diskrepanz (der Unterschied) zwischen Ihrer erstrebten, ersehnten Lust und lustvollen Befriedigung und der tatsächlich erlebten Lust?*

0 = äußerst stark ausgeprägt, 1 = sehr stark ausgeprägt, 2 = stark ausgeprägt, 3 = mittelmäßig, eher stark ausgeprägt, 4 = mittelmäßig, eher schwach ausgeprägt, 5 = schwach ausgeprägt, 6 = sehr schwach ausgeprägt, 7 = äußerst schwach ausgeprägt.

6. *Haben Sie die Hoffnung, Ihr Lustempfinden und Ihre Lustgefühle in Zukunft steigern zu können? Wie stark ausgeprägt ist diese Hoffnung?*

   7 = äußerst stark ausgeprägt, 6 = sehr stark ausgeprägt, 5 = stark ausgeprägt, 4 = mittelmäßig, eher stark ausgeprägt, 3 = mittelmäßig, eher schwach ausgeprägt, 2 = schwach ausgeprägt, 1 = sehr schwach ausgeprägt, 0 = äußerst schwach ausgeprägt.

7. *Wie groß ist die Diskrepanz (der Unterschied) zwischen Ihrer ersehnten, erstrebten inneren/existentiellen Sicherheit (z. B. Selbstsicherheit, Selbstvertrauen usw.) und der tatsächlich erlebten inneren Sicherheit (z. B. existentielle Angst, mangelndes Selbstvertrauen usw.)?*

   0 = äußerst stark ausgeprägt, 1 = sehr stark ausgeprägt, 2 = stark ausgeprägt, 3 = mittelmäßig, eher stark ausgeprägt, 4 = mittelmäßig, eher schwach ausgeprägt, 5 = schwach ausgeprägt, 6 = sehr schwach ausgeprägt, 7 = äußerst schwach ausgeprägt.

8. *Haben Sie die Hoffnung, Ihr Gefühl von innerer/existentieller Sicherheit in Zukunft verstärken zu können? Wie stark ausgeprägt ist diese Hoffnung?*

   7 = äußerst stark ausgeprägt, 6 = sehr stark ausgeprägt, 5 = stark ausgeprägt, 4 = mittelmäßig, eher stark ausgeprägt, 3 = mittelmäßig, eher schwach ausgeprägt, 2 = schwach ausgeprägt, 1 = sehr schwach ausgeprägt, 0 = äußerst schwach ausgeprägt.

9. *Wie groß ist die Diskrepanz (der Unterschied) zwischen Ihrer ersehnten, erstrebten sozialen Sicherheit (z. B. in finanzieller, berufliche rund zwischenmenschlicher Hinsicht usw.) und der tatsächlich erlebten sozialen Sicherheit?*

   0 = äußerst stark ausgeprägt, 1 = sehr stark ausgeprägt, 2 = stark ausgeprägt, 3 = mittelmäßig, eher stark ausgeprägt, 4 = mittelmäßig, eher schwach ausgeprägt, 5 = schwach ausgeprägt, 6 = sehr schwach ausgeprägt, 7 = äußerst schwach ausgeprägt.

10. *Haben Sie die Hoffnung, Ihr Gefühl von sozialer Sicherheit in Zukunft verbessern zu können? Wie stark ausgeprägt ist diese Hoffnung?*

    7 = äußerst stark ausgeprägt, 6 = sehr stark ausgeprägt, 5 = stark ausgeprägt, 4 = mittelmäßig, eher stark ausgeprägt, 3 = mittelmäßig, eher schwach ausgeprägt, 2 = schwach ausgeprägt, 1 = sehr schwach ausgeprägt, 0 = äußerst schwach ausgeprägt.

11. *Wie groß ist die Diskrepanz (der Unterschied) zwischen Ihrer erstrebten Bedürfnisbefriedigung und Wunscherfüllung, die für Sie von allergrößter gefühlsmäßiger Bedeutung wäre und den tatsächlichen Chancen, die ersehnten Wünsche noch erreichen zu können?*

    0 = äußerst stark ausgeprägt, d. h. ich bin überhaupt nicht in der Lage, meine wichtigsten Bedürfnisse und Gefühle befriedigen zu können, 1 = sehr stark ausgeprägt, 2 = stark ausgeprägt, 3 = mittelmäßig, eher stark ausgeprägt, 4 = mittelmäßig, eher schwach ausgeprägt, 5 = schwach ausgeprägt, 6 = sehr schwach ausgeprägt, 7 = äußerst schwach ausgeprägt, d. h., ich bin immer wieder fähig, meine Bedürfnisse und Wünsche von größter gefühlsmäßiger Bedeutung zu befriedigen bzw. zu erreichen.

12. *Haben Sie die Hoffnung, Ihre Bedürfnisse und Wünsche, die für Sie von größter gefühlsmäßiger Bedeutung sind, in der Zukunft befriedigen zu können? Wie stark ausgeprägt ist diese Hoffnung?*

    7 = äußerst stark ausgeprägt, 6 = sehr stark ausgeprägt, 5 = stark ausgeprägt, 4 = mittelmäßig, eher stark ausgeprägt, 3 = mittelmäßig, eher schwach ausgeprägt, 2 = schwach ausgeprägt, 1 = sehr schwach ausgeprägt, 0 = äußerst schwach ausgeprägt.

Auswertungsschlüssel

0–1	=	äußerst große Diskrepanz mit blockierter Hoffnung,
1–2	=	sehr große Diskrepanz mit blockierter Hoffnung,
2–3	=	sehr stark ausgeprägte Diskrepanz mit sehr geringer Hoffnung,
3–3,5	=	eher ausgeprägte Diskrepanz mit geringer Hoffnung,
3,5–4	=	eher geringe Diskrepanz mit einer gewissen Hoffnung,
4–5	=	geringe Diskrepanz mit Hoffnung,
5–6	=	sehr geringe Diskrepanz mit ausgeprägter Hoffnung,
6–7	=	äußerst geringe Diskrepanz mit starker Hoffnung in die Zukunft.

Tabelle 10.1 Zusammenhang zwischen der Punktzahl aus dem Fragebogen zur Messung der Diskrepanz zwischen dem empfundenen und dem erstrebten Zustand und Mortalität, Inzidenz und Gesundheit Ergebnisse der Heidelberger Prospektiven Studie (1978–1988)

Punktzahl	N	Mortalitätsrate		chronisch krank		leben gesund	
0–1	162	103	63,6%	50	30,9%	9	5,5%
1–2	183	131	71,6%	63	34,4%	11	6,0%
2–3	235	106	45,1%	73	31,1%	56	23,8%
3–3,5	687	197	28,7%	301	43,8%	189	27,5%
3,5–4	962	153	15,9%	316	32,8%	498	51,8%
4–5	1213	184	15,2%	226	18,6%	803	66,2%
5–6	610	41	6,7%	89	14,6%	480	78,7%
6–7	302	15	4,96%	39	12,9%	248	82,1%

Alle Gruppen sind in Alter und Geschlecht vergleichbar. Die mittlere Ausprägung der Punktzahl wurde durch zwölffache Messung im Abstand von einem Monat in den Jahren 1978/79 ermittelt.

Die Ergebnisse zeigen einen ausgeprägten Zusammenhang zwischen der Punktzahl und dem Prozentsatz der Gesundheit, aber auch der Mortalität in einem Beobachtungszeitraum von zehn Jahren. Je höher die Punktzahl, desto geringer ist die Diskrepanz zwischen empfundener und erstrebter, aber blockierter Zielverwirklichung und Bedürfnisbefriedigung. Je höher die Diskrepanz, desto höher die Mortalität und desto geringer die Aufrechterhaltung der Gesundheit (Abwesenheit diagnostizierter chronischer Erkrankungen).

Weitere, hier nicht dargestellte empirische Ergebnisse zeigen folgendes:

a) Je höher die Diskrepanz (also je geringer die Punktzahl), desto ausgeprägter sind die physischen und die sozialen Risikofaktoren.
b) Das Autonomietraining zeigt bei Personen mit sehr geringer Punktzahl (0–3 Punkte) sowohl positive Effekte im Hinblick auf die Aufrechterhaltung der Gesundheit und Verringerung der Mortalität als auch im Hinblick auf die Verringerung physischer Risikofaktoren (z. B. intensivierte sich die Bewegung nach dem Autonomietraining bei Verbesserung der Ernährung, der Schlafqualität, Reduktion von Alkohol- und Zigarettenkonsum usw.).

11. Das Autonomietraining – eine Methode zur Anregung der Selbstregulation

Das Autonomietraining ist eine Methode zur Anregung der Selbstregulation, also jeder Eigenaktivität, die zu Wohlbefinden, innerem Gleichgewicht, Bedürfnisbefriedigung, Zielerreichung und Problemlösung führt.

Das Autonomietraining geht von folgender Grundannahme aus:

Menschen haben in der Regel nicht nur eine Verhaltensalternative und Motivation, sondern mehrere, die manchmal sogar entgegengesetzt sind und sich gegenseitig ausschließen. Diese Verhaltensweisen können sich manchmal auch nur in Nuancen unterscheiden und doch in ihren Auswirkungen stark unterschiedlich sein. Einigen Menschen fehlen alternative Verhaltensweisen zu problematischem Verhalten. Die fehlenden Alternativen können aber durch entsprechende Interventionen ausgebildet werden.

Der Mensch entscheidet im Alltagsverhalten immer wieder zwischen unterschiedlichen Verhaltensalternativen, z. B. „Esse ich jetzt oder später?" „Nehme ich den Regenschirm mit oder nicht?" „Gehe ich in die Stadt oder bleibe ich zuhause?" Außer diesen relativ belanglosen Entscheidungen und Verhaltensweisen gibt es welche von zentraler Wichtigkeit, die das Leben eines Menschen in der einen oder anderen Richtung steuern. Hier sprechen wir von zentral wichtigen Weichenstellungen. Personen mit Verhaltensproblemen wiederholen in der Regel Verhaltensweisen, die zu negativ erlebten und/oder objektiv feststellbaren Beeinträchtigungen führen. Sie sind nicht in der Lage, alternative Verhaltensweisen anzuwenden. Einige Personen können ihre Ziele und alternativen Verhaltensweisen durchaus benennen, andere fühlen intuitiv die Richtung, während manche Personen nur ihr Leiden feststellen, aber nicht in der Lage sind, alternative Verhaltensweisen zu erkennen.

Das Autonomietraining geht von einer Annahme aus, die sich auf zahlreiche Beobachtungen gründet und auf das zentrale und verhaltenssteuernde Verhalten bezieht: Der Mensch ist ein Lust, Wohlbefinden und inneres Gleichgewicht suchendes Wesen. Er ist permanent auf die Befriedigung seiner Bedürfnisse ausgerichtet, also auf die Reduktion von Spannungen zwischen einem Ist- und einem erstrebten Zustand. Dabei sind die Bedürfnisse von größter gefühlsmäßiger Bedeutung zentral wichtig. Man erinnert sich an Situationen, in denen man die intensivsten lustbetonten Erlebnisse und Erwartungen hatte, und versucht diese in seinem Leben zu wiederholen. Dabei entstehen Bedürfnisse von größter gefühlsmäßiger Bedeutung. Wenn diese nicht befriedigt werden, entstehen unterschiedliche negative Erlebnisse und Symptome, z. B. unterschwellige Depressionen, Hoffnungslosigkeit, Überreizung usw. Häufig wird die Hemmung in der erstrebten Wiederholung von erlebter oder erwarteter Lust auf einem niedrigen, aber noch befriedigenden Niveau etabliert. In anderen Fällen kann es zu kompensatorischen Verhaltensweisen kommen (z. B. Alkohol, Zigarettenrauchen, Fehlernährung).

Das Autonomietraining unternimmt aus diesem Grund den Versuch, die irrationale Erwartung zur Realisierung einer verlorenen und nicht erreichbaren Lustquelle abzubauen und neue Bedingungen im Hier und Jetzt aufzubauen, die Wohlbefinden, Lust und Gleichgewicht ermöglichen. Im Autonomietraining wird das Ziel verfolgt, ein altes, negativ prägendes Erlebnis durch ein Neues positiv prägendes von stärkerer Emotionalität zu ersetzen. Dabei wird die Person mit ihrem alten Verhaltensmuster anerkannt, aber auch motiviert, es durch neue alternative Verhaltensweisen auszuweiten.

Das von mir entwickelte Autonomietraining zeichnet sich durch unterschiedliche Gesichtspunkte aus. Zunächst nutzt das Autonomietraining die wissenschaftlichen Ergebnisse als allgemeine Orientierung der Zielsetzung der Intervention, es begreift aber den Menschen als ein einmaliges sich kurzfristig und langfristig selbstregulierendes System, das individuell spezifische Bedürfnisse und Zielsetzungen entwickelt. Das System unternimmt permanent den Versuch, die systemimmanenten Bedürfnisse zu befriedigen, adäquate Verhaltensweisen zu entwickeln und insuffiziente Verhaltensweisen zu inaktivieren. Leider gelingt dieser Versuch häufig nicht, weil sich die Menschen in ihren Erwartungen, Wohlbefinden und Sicherheit zu erreichen, häufig in den gewählten Methoden täuschen und sich selbst den Weg zum Ziel versperren. Der Mensch ist zudem ein emotionsgesteuertes Wesen, das häufig in Widerspruch zu seinen vernünftigen Vorsätzen gerät.

Das Autonomietraining begegnet den problembelasteten Menschen nicht mit vorgefaßten Schablonen und Lösungsmodellen, es entwickelt im Gegenteil für jeden Menschen spezifische alternative Verhaltensweisen, von denen mehr Wohlbefinden, Lust und Sicherheit erwartet wird.

Der Mensch ist unserer Konzeption nach, ein nach Sicherheit, Wohlbefinden und Lust strebendes Wesen. Wenn diese Zustände erreicht werden, dann setzt sich das Unbewußte automatisch für die Aufrechterhaltung der Gesundheit und die Mehrung des Wohlbefindens ein. Im Autonomietraining werden die Ressourcen, Motive und Fähigkeiten der Personen angeregt und stabilisiert. Wenn diese ihr erstrebtes und selbst gewünschtes Verhalten im Autonomietraining ausarbeiten und erkennen, dann entwickelt sich eine hohe Motivation zur Realisierung (der „Knackpunkt").

Ein guter Autonomietrainer ist selbst hoch motiviert, Wohlbefinden, Lust und Sicherheit zu erreichen, weil er nur in diesem Zustand in der Lage ist, sensibel diese Zustände bei Menschen imTraining anzuregen.

Der Autonomietrainer wird in der Ausbildung geschult, die eigene Selbständigkeit und die sich selbst regulierende Autonomie seiner Klienten im Training nicht aufzugeben, indem er z. B. eine übertriebene Helferhaltung entwickelt.

Der Autonomietrainer richtet sich nicht blind an der Frage aus „Was würde meine Lehrer in dieser Situation machen" und bringt die eigene Erfahrung und Persönlichkeit in den therapeutischen Prozeß mit ein.

Bei der Entwicklung der Interventionsmaßnahmen gibt es bestimmte Prozeduren: die Person stellt z. B. ihr Problem nur soweit vor, soweit sie motiviert ist. Danach wird die problemlösende Eigenaktivität, die immer auf die Mehrung von Wohlbefinden und Lust ausgerichtet ist, angeregt, z. B. durch Fragen wie: „Welche positiven und negativen Gefühle bekommen Sie in diesem Zustand, durch dieses Verhalten usw.?" „Was werden Sie tun, um Ihr Wohlbefinden zu verbessern?" Erst wenn die Person nicht weiterweiß, entwickelt der Trainer fragend mögliche Verhaltensalternativen für die Person. Wenn die Person nicht in der Lage ist, die Situation, in der sie negativ reagiert, zu begreifen, kann der Therapeut durch sein Verhalten neue Bedingungen herstellen, die immer auf die Stärkung der Eigenkompetenz, die Bedürfnisbefriedigung (z. B. durch plötzlich erfahrene Anerkennung) und Mehrung von Lust und Wohlbefinden ausgerichtet sind.

In jeder Phase der Therapie bekommen die trainierten Personen exakte Informationen über den Sinn und die Absichten des Autonomietrainings, so daß eine Zusammenarbeit auch vom Lustmotiv und vom Unbewußten der Person getragen wird.

11.1 Grundannahmen des Autonomietrainings

Der Mensch ist ein sehr komplexes, sozio-psychobiologisches System, in dem sich immer wieder Bedürfnisse (Spannungen zwischen Ist- und erstrebten Zuständen) entwickeln. Der Mensch hat die Fähigkeit, im eigenen Körper sowie in der sozialen und physischen Umwelt Bedingungen herzustellen, die bedürfnisbefriedigende Reaktionen auslösen können. Somit kommt es zu Gefühlen von Wohlbefinden, Zufriedenheit und innerem Gleichgewicht. Er entwickelt jedoch häufig illusionäre Vorstellungen von Zuständen, in denen alle Bedürfnisse befriedigt werden. Dieser Zustand ist in der Realität unmöglich. Je nachdem, welche Bedingungen eine Person herstellt, werden immer bestimmte Bereiche befriedigt, andere dagegen unbefriedigt bleiben. Aus diesem Grund kann es auch im Autonomietraining nur um eine relative Bedürfnisbefriedigung gehen.

Wenn bestimmte Gefühle oder Bedürfnisse vom Bewußtsein oder der Vernunft abgetrennt werden, so daß es keine Kooperation zwischen dem Bedürfnis und dem Verhalten gibt, sprechen wir von *Spaltung*. Wenn ein Bedürfnis von größter individueller Bedeutung vom Verhalten abgekoppelt bzw. abgespalten ist, dann kann dieser Zustand unter Umständen die Desintegration des gesamten Systems hervorrufen. Dabei können sich z. B. Todestendenzen entwickeln oder anhaltende Verzweiflung, Hoffnungslosigkeit, seelisch-körperliche Erschöpfung usw. Einen solchen Zustand nennen wir *Dekompensation aufgrund von Spaltung*.

Die abgespaltenen, vom Verhalten getrennten Bedürfnisse können aber auch kurzfristig oder über Jahre hinweg kompensiert werden. Dabei tritt in der Regel eine Ersatzbefriedigung ein, z. B. durch bestimmte Substanzen oder bestimmte Einsichten und Verhaltensweisen, die dem Individuum helfen, die verwüstende Rolle von nichtbefriedigten Bedürfnissen abzuschwächen. Dies wird *Kompensation der Spaltung* genannt. Wenn eine Person in die Lage kommt, ihre Bedürfnisse durch entsprechendes Verhalten zu äußern und mindestens den Versuch unternimmt, diese zu befriedigen, sprechen wir von einer *Integration*.

Das Autonomietraining unternimmt den Versuch, die Spaltung aufzuheben und die Integration zu fördern. Dabei sollen alternative Verhaltensweisen angeregt werden, die in der Lage sind, die abgespaltenen Bedürfnisse zu erreichen, d. h. zu äußern und möglicherweise zu befriedigen. Obwohl das alternative Verhalten das problematische Verhalten ablöst, wird es im Bewußtsein der Person mit dem vorherigen – kompensierenden oder dekompensierten – Verhalten integriert und von der Person als Fortentwicklung erlebt. Ohne dieses Erlebnis der Integration würden die Personen Widerstand gegenüber dem alternativen Verhalten entwickeln.

Im Autonomietraining wird angenommen, daß sich die geistige Haltung und das Verhaltensmuster im organischen Geschehen niederschlagen bzw. widerspiegeln. Wenn eine Person z. B. über Jahre hinweg ohne geistige Anregung lebt und ein Verhaltensmuster aufweist, das weder geistige Höhen noch Tiefen erlaubt und der eigentlich gewünschten Anregung aus dem Wege geht, dann kann eine solche Person z. B. im hohen Alter eher Alzheimersymptome aufweisen als eine geistig rege Person, die Gefühle zuläßt und integriert.

Eine geistig nicht rege Person, die in Monotonie ohne Anregung lebt, wird auch eher eine Versteifung des Bewegungsapparates bekommen (z. B. Weichteilrheumatismus). Wenn eine Person Bedürfnisse von allergrößter gefühlsmäßiger Bedeutung von sich abspaltet, so daß das Verhalten keine bedürfnis-befriedigenden Bedingungen mehr herstellen kann, und wenn sie sich nach außen normen-konform und äußerst angepaßt verhält, dann kann dieser Zustand die Krebsausbreitung stimulieren. Wenn sich eine Person überschnell in gefühlsmäßige Anregung begibt, auch solche, die von ihr nicht unbedingt gewünscht sind, entwickelt sich eine Ambivalenz, die physiologische Reaktionen auslöst, die wir als Angst wahrnehmen.

11.2 Ziele des Autonomietrainings

Im Autonomietraining wird der Versuch unternommen, alternative Verhaltensweisen mit positiven Folgen anzuregen und problematisches Verhalten mit negativen Folgen abzubauen. Es sollen Ursachen für Hemmungen von alternativen Verhaltensweisen mit positiven Folgen abgebaut werden und die Person soll flexibler bei der Eigenaktivierung erwünschter Bedingungen werden. Sie soll autonomer gegenüber störenden Annahmen und Erwartungen von außen werden.

Um diese Ziele therapeutisch zu erreichen, ist es wichtig, zu wissen, warum fehlerlernte Verhaltensweisen aufrecht erhalten werden und wie alternative Verhaltensweisen mit positiven Folgen erreicht werden können.

Fehlerlernte, problemerzeugende Verhaltensweisen mit negativ erlebten und objektiv feststellbaren negativen Folgen sind in unterschiedlichen Bereichen des menschlichen Lebens beobachtbar. So kann fehlgesteuertes Verhalten z. B. im Bereich der Ernährung auftreten, indem eine Person übermäßig viel und ungesund ißt, ihren permanenten Appetit nicht stillen kann, obwohl sie von Tag zu Tag übergewichtiger wird, sich unwohl fühlt und sich ihre Risikofaktoren für Herz-Kreislauf-Erkrankungen vergrößern.

Eine andere Person, die sich falsch ernährt, kann aufgrund übermäßigen Essens zur falschen Zeit über Jahre hinweg nicht entspannt schlafen und ist trotzdem nicht in der Lage, Verhaltensalternativen zu entwickeln. Sie ißt z. B. abends vor dem zu Bett gehen große Mengen an schwer verdaulicher Nahrung, trotz der Tatsache, daß sich die Verdauungsfähigkeit zunehmend verschlechtert.

Eine weitere Person hat Probleme, sich regelmäßig zu bewegen und hält sich bevorzugt in geschlossenen Räumen auf; dadurch wird sie zunehmend unbeweglicher, entwickelt Muskelverspannungen und Übergewicht.

Eine dritte Person ist nicht in der Lage, die Trennung von einer gefühlsmäßig wichtigen Person zu überwinden und lebt andauernd in der anregenden Erinnerung. Weil sie die Person nicht erreichen kann, treten Depression und Hoffnungslosigkeit ein.

Eine weitere Person erlebt die sie umgebende Welt als negativ und bedrohlich, weil sie nicht so gut ist, wie es bei der vor Jahren verstorbenen Mutter war.

Es zeigt sich immer wieder, daß Menschen eine fehlerlernte Verhaltensweise praktizieren und nicht in der Lage sind, eine häufig auf der Hand liegende Alternative anzuwenden. Dies hat unterschiedliche Gründe, von denen wir einige benennen möchten:

1. *Fehlen einer erlernten und ausformulierten Alternative:*

   In diesem Fall wiederholt die Person negative Verhaltensweisen einfach deswegen, weil sie keine alternativen Verhaltensweisen erlernt hat.

   So kann z. B. eine Person fettreich und ungesund essen, weil ihr die Informationen fehlen und sie nie gelernt hat, sich gesund zu ernähren.

2. *Unbefriedigte Bedürfnisse:*

   Diese Bedürfnisse drängen durch fehlerlerntes Verhalten nach symbolischer Befriedigung. Eine Person kann z. B. Anerkennung und Liebe von einem abweisenden Elternteil durch ein übermäßig passives und abhängiges Verhalten im Erwachsenenalter erstreben, obwohl durch ein solches Verhalten häufig die Abweisung nur wiederholt wird.

3. *Fehlen einer adäquaten Reizkonstellation zur Auslösung alternativer Verhaltensweisen:*

   Häufig wird ein problematisches Verhalten mit negativen Folgen aufrecht erhalten, obwohl die Fähigkeit zum alternativen Verhalten mit positiven Folgen durchaus ausgebildet ist, aber nur die Bedingungen für dessen Auslösung und Anregung noch nicht hergestellt sind.

   So kann z. B. eine Fußballmannschaft sehr schlecht spielen, obwohl sie alle technischen und physischen Möglichkeiten zu einem guten Spiel hat, weil sie durch eine bestimmte Konstellation in der Mannschaft und in der Beziehung zum Trainer gehemmt ist. Wenn die hemmenden Faktoren erkannt werden, können alternative Konstellationen angeregt werden, die automatisch die Leistung der Mannschaft verbessern.

4. *Hemmende Interpretationen und fehlerlernte emotionale Erwartungen:*

   Eine Person mit problematischem Verhalten kann regelmäßig die Ziele dieses Verhaltens positiv interpretieren und die Ziele des alternativen Verhaltens abwerten. Dabei spielen irrationale emotionale Erwartungen häufig eine große Rolle. So kann z. B. eine Person, die bis ins Erwachsenenalter mit ihren Eltern zusammenlebt, jede Abweichung von den Eltern negativ interpretieren und jedes Zugehen auf die Eltern kurzfristig als positiv erleben, z. B. als Reduktion von Angst. Hinter solchen Verhaltensweisen kann als Motiv beispielsweise die emotionale Erwartung stecken, daß die Eltern alle Bedürfnisse befriedigen und Unsicherheiten abwenden. Die negativen Konsequenzen solcher Verhaltensweisen werden zunehmend nicht mehr wahrgenommen, z. B. die psychiatrischen Symptome, die Angst, sich frei zu bewegen, der Mißerfolg im Berufsleben usw.

Im Autonomietraining werden neue Verbindungen zwischen problematischem und alternativen Verhalten hergestellt und neue Weichenstellungen gelegt.

Dabei werden

- neue Reizkonstellationen hergestellt, die alternative Verhaltensweisen auslösen können,
- Bedürfnisse befriedigt, die das problematische Verhalten motivieren, mit dem Ziel, es abzubauen und für alternative Verhaltensweisen Chancen zu eröffnen,
- neue Verhaltensalternativen entworfen und neuer Sicht- und Interpretationsweisen stimuliert.

Im Autonomietraining wird die Individualität, also die individuelle Neigung zu bestimmten Reaktionen, Verhaltensweisen, Bedürfnissen und Interpretationen, stark berücksichtigt.

Unterschiedliche Menschen mit unterschiedlichen Eigenschaften erreichen ihr erwünschtes und alternatives Verhalten über ganz unterschiedliche Wege. Es gibt kein Rezept, das für alle Menschen gleichermaßen funktioniert. So muß eine Person z. B. erst ein ungestilltes Bedürfnis befriedigen, eine andere Person benötig durch Eigenaktivität erst eine ganz bestimmte Veränderung der Reizkonstellation (z. B. indem sie eine weiche Matratze durch eine härtere ersetzt). Bei solchen Personen stimmte das Verhältnis zwischen Bedürfnis und Anregung nicht.

Während bei einigen Personen ein alternatives, problemlösendes Verhalten in wenigen Trainingsstunden erreichbar wird, kann sich das alternative Verhalten bei einer anderen Person erst nach vielen Jahren von Versuch und Irrtum, Erfolg und Mißerfolg und langer Erduldung negativer Konsequenzen ausbilden.

Bei bestimmten Menschen hat die bloße Information über alternative Verhaltensweisen eine große Wirkung, während bei anderen Menschen im Training starke Gefühle hervorgerufen werden, um das problematische Verhalten ersetzen zu können.

Die Ziele des individuellen Autonomietrainings werden nicht beliebig definiert, sondern sie werden durch Forschungsergebnisse unterstützt. So wissen wir z. B. aufgrund von Forschungsergebnissen, daß die Fähigkeit zur Selbstregulation, zur Herstellung von Wohlbefinden und Lust mit Gesundheit bis ins hohe Alter zusammenhängen. Aufgrund der Forschungen wissen wir aber auch, daß das subjektive Gefühl und die subjektiven Zielsetzungen eines Menschen wichtig und zu beachten sind, ebenso wie seine Kompetenz und Kontrollfähigkeit.

Der Autonomietrainer wird deshalb nie einem Menschen vorschreiben, was für ihn wichtig oder nicht wichtig ist, sondern er wird versuchen zu verstehen, in welcher Richtung die Person ihre individuelle Selbstregulation, Eigenkompetenz, Zielsetzung und Entwicklung anstrebt. Dabei werden nur solche Verhaltensweisen abgebaut, die das Individuum selbst als störend und unerwünscht empfindet und solche Verhaltensweisen stimuliert, die das Individuum innerlich anstrebt, aber noch nicht verwirklichen kann.

Häufig ist der Mensch nicht in der Lage, eine eindeutige Alternative zu formulieren, durch die er das alte problematische Verhalten völlig aufgeben und konsequent ein neues Verhalten aufbauen kann. Er befindet sich in einer Sowohl-als-auch-Lage mit der Tendenz, das alternative Verhalten langsam und über Umwege aufzubauen. Auch diesen Zustand akzeptiert das Autonomietraining und regt dabei das alternative Verhalten nur soweit an, wie es vom Individuum akzeptiert wird. Aus diesem Grund kann es im Autonomietraining nicht zum Mißerfolg kommen, da auch das problematische Verhalten in einem bestimmten Kontext seine Rechtfertigung hat.

11.3 Grundregeln des Autonomietrainings

Das Autonomietraining wurde entworfen als eine Methode zur Anregung der individuellen Selbstregulation, also jeglicher Eigenaktivität, die das Wohlbefinden, die Problemlösung und das Gefühl sozialer Sicherheit verbessert und die Bedingungen für Unwohlsein verringert. Somit ist das Autonomietraining eher eine Methode zur Anregung der Eigenaktivität und weniger eine verhaltenstherapeutische Methode, die das Ziel hat, bestimmte Symptome und Krankheiten zu behandeln. Aus diesem Grund ist das Autonomietraining auch eher eine Beratungs- und Trainingsmethode zur erfolgreichen Bewältigung des Alltags.

Das Autonomietraining wurde primär in engster Beziehung zum Konzept der Selbstregulation entwickelt. Es wurde vom Autor zunächst bei Spitzensportlern angewandt, danach bei Personen mit ausgeprägten physischen Risikofaktoren, z. B. für Krebs- oder Herz-Kreislauf-Erkrankungen, und auch bei Krebspatienten und Patienten mit anderen chronischen Erkrankungen, und zwar mit dem Ziel, das Wohlbefinden zu verbessern und somit eine allgemeine psychophysische Stabilisierung zu erreichen. Erst nachträgliche Analysen konnten zeigen, daß circa 40% der Personen, die ein Autonomietraining bekamen, nicht nur in der Lage waren, ihr Wohlbefinden zu verbessern, sondern auch seltener an chronischen Krankheiten litten oder einen besseren Krankheitsverlauf aufwiesen.

Es zeigte sich, daß das Autonomietraining hervorragend für die primäre und sekundäre Prävention chronischer Erkrankungen geeignet ist, und zwar nicht als psychotherapeutische Methode, sondern als ein Training zur Stimulierung der alltäglichen zu Wohlbefinden führenden Aktivität (ganz nach dem Motto von Heiko Ernst: „Gesund ist, was Spaß macht").

Das Autonomietraining ist eine Trainingsmethode, die hauptsächlich auf kurze Interventionen konzentriert ist, die nur selten länger als eine Sitzung dauern. In den gesamten Behandlungen, die der Autor durchgeführt hat, war in 87% der Fälle nur eine Sitzung von der Dauer zwischen einer halben bis drei Stunden nötig. In 13% der Fälle waren zwischen zwei und zehn Sitzungen nötig.

Das Autonomietraining ist hervorragend für Personen geeignet, die über lange Zeiträume ein Problem mit sich tragen, und nicht in der Lage sind, ein alternatives und problemlösendes Verhalten zu finden. Nach einer Umfrage von 1375 Personen im Alter von 33 bis 68 Jahren (zur Hälfte Männer, zur Hälfte Frauen) im Rahmen der Heidelberger Studien, gaben 88% der Bürger an, daß sie so ein Problem seit Jahren mit sich tragen. Die Probleme liegen in völlig unterschiedlichen Bereichen, z. B. in der Beziehung zu den Eltern, Kindern oder Partnern, in der Einstellung zu sich selbst oder im Berufsleben usw. Auch der Schweregrad der angegebenen Probleme war sehr unterschiedlich, er reichte von dem Unvermögen, eine passende Matratze für das eigene Bett zu finden, bis hin zu chronisch selbstdestruktivem Verhalten, das mit dem Wunsch, zu sterben, einherging. Andere Personen wollten eine chronische Krankheit, z. B. eine Krebserkrankung, besser in den Griff bekommen, und fühlten sich außerstande, durch Eigenaktivität Wohlbefinden zu erreichen und ein Gefühl zu entwickeln, selbst kompetent für die Krankheitsbewältigung zu werden. Andere Personen erschöpften sich in Arbeit und engagierten sich für andere Personen, waren aber nicht in der Lage, sich selbst den sogenannten *narzißtischen Schutz* zu geben, d. h. sich selbst vor Überforderung liebevoll und vorsorglich zu schützen.

Das Autonomietraining kann als individuelles Training, als Training in der Gruppe und in Form einer schriftlich vermittelten Beratung absolviert werden. Es wurde von Ronald Grossarth-Maticek entwickelt und entspricht seiner wissenschaftlichen Konzeption. Die Durchführung des Autonomietrainings wurde von in der Welt führenden Psychosomatikern, Verhaltenstherapeuten und Neurobiologen supervisiert und wissenschaftlich begleitet. Von 1975 bis 1981 gab es eine enge Zusammenarbeit mit dem holländischen Psychosomatiker und Psychiater Jan Bastiaans, dem damaligen Präsidenten der Weltorganisation für psychosomatische Medizin (International College of Psychosomatic Medicine). Von 1981 bis 1998 gab es eine enge Kooperation mit dem Londoner Psychologen und Begründer der Verhaltenstherapie, H. J. Eysenck. Beide haben über viele hundert Stunden das Vorgehen im Autonomietraining beobachtet und den Autor ermuntert, das Training weiterzuentwickeln. Der Neurobiologe Professor L. Rakic beschäftigte sich besonders mit der Frage, welche neurobiologischen Prozesse von Autonomietraining angeregt werden.

Obwohl das Autonomietraining die individuelle Einmaligkeit jedes Menschen akzeptiert und unterstützt, gibt es Grundregeln, an denen sich der Therapeut ausrichten muß.

Das Verhältnis zwischen dem Trainer (Therapeuten) und der trainierten Person (Patient, Klient) ist das Verhältnis zwischen einem Fachmann und einem kompetenten Menschen.

Der Trainer unterstützt und stimuliert sowohl in der Analyse als auch im Gespräch und in der Intervention die Kompetenz des Patienten, z. B. indem er fragt, wie er das Problem sieht, was er zu tun gedenkt, um es zu lösen, oder ob ein zur Diskussion gestelltes alternatives Verhalten den Gefühlen und Bedürfnissen des Patienten entsprechen. Dabei wird vom Trainer auf kompetente Rückmeldung Wert gelegt, z. B. indem der Patient sagt: „Das Verhalten entspricht absolut meinen Bedürfnissen" oder „mit diesem und diesem

Teil kann ich mich identifizieren, nicht aber mit den anderen Aspekten".

Die gesamte Gesprächsführung im Autonomietraining ist darauf ausgerichtet, alternative Verhaltensweisen zu finden, die dem Patienten helfen, seine Bedürfnisse zu äußern und zu befriedigen und dabei anhaltendes Wohlbefinden zu erreichen. Das Ziel des Gespräches ist auch, die bisherigen Verhaltensweisen und Situationen mit negativen Folgen zu identifizieren. Bei der Gesprächsführung achtet der Trainer darauf, keine zu frühen Ratschläge zu geben, keine irrelevanten Fragen zu stellen oder den Patienten zu Deutungen, die er selbst nicht will, zu veranlassen. Der Psychotherapeut kommt häufig in die Versuchung, zu früh zu vermuten, was der Patient braucht, und orientiert sich lieber an der eigenen Hypothese als an der Struktur des Patienten. Dabei können eine Menge Fragen gestellt werden, die mehr die Hypothesen des Therapeuten bestätigen sollen, aber weniger den Bedürfnissen des Patienten entsprechen.

Die Analyse im Autonomietraining orientiert sich an der vom Patienten wahrgenommenen Struktur der Umwelt, der Funktion des Verhaltens und der erlebten Emotionen (positiv oder negativ) sowie an den wahrgenommenen Problemen und Konflikten. Im Gespräch wird die Person aufgefordert, über ihr Problem zu berichten. Gleichzeitig wird darauf geachtet, wie sie die Struktur, also ihre Umwelt, sich selbst, ihre Beziehung zu anderen Personen, wahrnimmt, und welche positiven und negativen Emotionen sie mit unterschiedlichen Situationen verbindet. Gleichzeitig wird die Funktion des Verhaltens analysiert, z. B. ob die Person mit einem bestimmten Verhalten Schuldgefühle kompensiert oder lustvolle Befriedigung erreicht.

Im Gespräch werden zur Orientierung des Trainers Hypothesen gebildet, die in der Regel der Person zur eigenen Beurteilung mitgeteilt werden, um diese in den therapeutischen Prozeß einzubeziehen. Dies ist nur dann möglich, wenn das Kompetenzgefühl gestärkt wird, die Hypothesen keinen negativen Charakter haben und wenn die latente und manifeste Zielsetzung des Trainings die Mehrung von kontrolliertem Wohlbefinden ist.

Wenn bestimmte Hypothesen einen negativen Charakter haben, dann werden diese dem Patienten nicht mitgeteilt, gleichzeitig wird aber nach einem alternativen Verhalten gesucht, das mit so vielen positiven Konsequenzen verbunden ist, daß der Zustand mit den negativen Folgen aufgehoben wird und somit die Analyse irrelevant wird.

Im Gespräch wird eine Situation erstrebt, die wir *Abrundung* nennen. Eine Abrundung kommt dann zustande, wenn der Patient den Hypothesen und Analysen kompetent zustimmt, und wenn er das Gefühl bekommt, daß das definierte und gefundene alternative Verhalten seinen Wünschen und Bedürfnissen exakt entspricht. In solchen Situationen äußert er z. B. Sätze wie: „Damit kann ich mich anfreunden", „ich fühle, das tut mir gut", „das Verhalten möchte ich ausprobieren" usw.

Da der Therapeut im Autonomietraining die Kompetenz permanent der Person übergibt und sich selbst als Stimulator der individuumsspezifischen Eigenaktivität des Patienten versteht, kommt er nicht in die so häufig beklagte „Helferhaltung" mit dem Helfersyndrom. In der Helferhaltung glaubt der Therapeut, dem Patienten unbedingt helfen zu müssen, und engagiert sich möglicherweise in einer Art und Weise, daß er den Patienten ohne zu wollen mehr behindert als ihm hilft. Zusätzlich bekommt er noch bei Mißerfolg ein schlechtes Gewissen, so daß von dem „hilflosen Helfer" gesprochen werden kann, die häufig in einem Burn-Out-Syndrom enden.

Die Gesprächsführung im Autonomietraining ist eine äußerst flexible Methode, bei der es für jedes Problem eine adäquate Lösung gibt. Somit kommt der Therapeut nie in die verzweifelte Lage, feststellen zu müssen, daß er mit seiner Methode am Ende ist. Wenn die Person z. B. ein Problem erkennen läßt und in der Lage ist, ein alternatives Verhalten zu formulieren, dann kann es zu einer Abrundung kommen und zur Stimulierung des alternativen Verhaltens.

Wenn die Person zu solchen Schritten nicht in der Lage ist, dann wird sie vom Trainer ebenfalls in ihrer Kompetenz bestärkt und angeregt, jede Situation anzunehmen mit der gleichzeitigen Bereitschaft, nach zukünftigen Lösungen Ausschau zu halten.

Wenn die Person im Training einen Mißerfolg erlebt, dann lernt sie, sich kompetent und alternativ mit dem erlebten Mißerfolg auseinanderzusetzen. Hier kann an die Stelle früherer Verzweifelung und Selbstkritik eine andere Wahrnehmung des Mißerfolges auftreten,

z. B. als Signal, daß das gängige Verhalten durch ein alternatives Verhalten abgelöst werden könnte und daß die Person lernt, sich trotz Mißerfolges zu akzeptieren.

Die Hauptziele im Autonomietraining sind die Stärkung der Eigenkompetenz der Person und die Erreichung eines kontrollierten Lustgefühles und von Wohlbefinden durch alternatives Verhalten. In den kompetenzstärkenden Maßnahmen des Autonomietrainings erfährt die Person, daß sie aus allen vergangenen Verhaltensweisen und Reaktionen kompetent lernen konnte, und die Basis für kompetentes Verhalten somit erworben hat. Das Gefühl der gestärkten Kompetenz ist besonders wichtig für zukünftige alternative Verhaltensweisen, die zu mehr Wohlbefinden und Lust führen können.

Im Autonomietraining arbeitet der Trainer auf Verhaltensweisen hin, die bei der betreffenden Person mehr Sicherheit, Wohlbefinden und Lust erzielen. Hier wird allerdings größter Wert auf das Erreichen eines kontrollierten oder kompetenten Lustgefühls gelegt, weil sich inkompetentes Wohlbefinden in unseren wissenschaftlichen Studien sogar als krankheitserzeugend erwiesen hat. Inkompetente Lust und inkompetentes Wohlbefinden treten immer dann auf, wenn eine Person mit dem erlebten Wohlbefinden auch massive Schuldgefühle, die bis hin zur Selbstdestruktion reichen können, verknüpft. Nicht selten hören wir von Patienten die Aussage, daß sie gerade dann schwer erkrankten, als sie das erste mal in ihrem Leben richtig glücklich waren, z. B. in einer neuen Partnerbeziehung. Bei näherem Hinsehen stellte sich aber heraus, daß das erlebte Glück mit Schuldgefühlen den Eltern, den Kindern oder dem früheren Partner gegenüber verbunden war, oder daß die Person selbst aufgrund erlernter Minderwertigkeitsgefühle und Hemmungen zu der dauerhaften Verwirklichung einer glücklichen Beziehung nicht in der Lage war.

Wenn der Wunsch, endlich Glück und Wohlbefinden zu erreichen, sehr groß wird, dann kann die Person ihre erlernten Hemmungen und anderen Affekte, die gegen ein solches Wohlbefinden agieren, aus dem Bewußtsein abspalten oder sie bewußt nicht beachten. Trotzdem werden die abgespaltenen Bereiche aktiv und können zu äußerst streßhaltigen und gefährlichen krankheitserzeugenden Faktoren werden.

Wenn eine hedonistisch orientierte Intervention – und das Autonomietraining ist eine hedonistisch ausgerichtete Behandlung – Lust und Wohlbefinden um jeden Preis erstreben würde, dann wäre sie eine wenig erfolgreiche Methode. Im Autonomietraining wird aber eine kontrollierte und kompetente Lust angestrebt, d. h. ein Wohlbefinden, das die Person durch ihr Verhaltensrepertoire kompetent verwirklichen kann und dem keine psychischen oder sozialen Kräfte destruktiv entgegenwirken. Aus diesem Grund fragt der Therapeut in der Gesprächsführung immer wieder die Person, in welchen Bereichen sie Wohlbefinden erstrebt und ob sie sich innerlich ohne Widerstand mit dem neu definierten Verhalten identifizieren kann oder ob sich etwas in ihr dagegen sträubt.

Das Autonomietraining erstrebt eine Integration unterschiedlicher Bereiche durch die Definition und Durchführung eines alternativen Verhaltens. In diesem Prozeß wird auch eine Persönlichkeitsentwicklung angestrebt, z. B. indem abgespaltene Emotionen im bewußten Verhalten integriert und neue Strategien der Bedürfnisbefriedigung entwickelt werden. Neue Verhaltensweisen können aber nur dann erlernt werden, wenn die Person vorher die Kompetenz entwickelt, die hemmenden und problematischen Verhaltensweisen zu überwinden. Ist dies nicht der Fall, bleibt sie im problematischen Verhalten stecken, und fühlt sich unfähig, alternative Verhaltensweisen anzunehmen.

In der Gesprächsführung und Analyse orientiert sich der Trainer an der Struktur und der Funktion des geäußerten Verhaltens immer in bezug auf die Effekte des Verhaltens, d. h. inwieweit Wohlbefinden, Lust oder Unlust entstehen. Ähnliche Verhaltensweisen können sehr unterschiedliche emotionale Effekte erzielen. So kann z. B. eine betende oder meditierende Person ein extrem hohes Wohlbefinden, stärkste Faszination und Lust empfinden, während eine andere Person schuld-, angst- und unlustbetont meditiert. Zwei Personen können einen attraktiven Partner haben, wobei sich die eine Person in der Beziehung sehr wohl fühlt, während sich die andere Person unwohl fühlt.

Aus den Gesprächszielen geht auch deutlich das Ziel des Autonomietrainings hervor: Es ist immer die Erreichung von Verhaltensweisen mit als angenehm und positiv erlebten Folgen und der Abbau von selbstdestruktiven Verhaltensweisen mit negativen Folgen.

So ist z. B. eine erstrebte Verhaltensweise der sog. narzißtische Selbstschutz mit dem Erreichen eines kontrollierten Wohlbefindens. Dabei schützt sich die Person selbst liebevoll und mit Zuneigung und erstrebt eine Optimierung ihres Wohlbefindens.

In der Gesprächsführung wird nicht nur die individuelle Situation der Person angesprochen, sondern auch ihr Integrationsstatus im sozialen und familiären System, und zwar wiederum in bezug auf die Konsequenzen und das erlebte Wohlbefinden. Wenn sich bestimmte Systeme als extrem relevant für das individuelle Schicksal erweisen, dann können auch Familienmitglieder, Partner etc. an der Intervention teilnehmen.

In unterschiedlichen sozialen Situationen kann der Prozeß der Herausbildung von alternativen Verhaltensweisen entweder gehemmt oder gefördert werden. So kann z. B. ein Partner alternative Verhaltensweisen, die zu mehr Wohlbefinden bei der Person führen, unterstützen („das Wohlbefinden des einen ist das Wohlbefinden des anderen"), und sich selbst in den Lernprozeß einbeziehen, oder hemmen, z. B. aus Angst, verlassen oder vernachlässigt zu werden.

11.4 Regeln für eine erfolgreiche Therapie

Die Erfahrung des Trainers im Hinblick auf Bedingungen, die zu Erfolg oder Mißerfolg führen, sind sehr wichtig. Die bisherige Arbeit mit dem Autonomietraining hat uns ermöglicht, Grundregeln für den Therapieerfolg oder -mißerfolg aufzustellen (die wie alles im Leben und besonders in der Medizin nicht hundertprozentige Vorhersagen ermöglichen, sondern nur als Orientierungspunkte anzusehen sind).

Ein Therapieerfolg ist in der Regel dann gegeben, wenn das aktivierte, alternative Verhalten zu mehr erlebtem Wohlbefinden führt, als das frühere problematische Verhalten. Je ausgeprägter und eindeutiger das Unwohlseinserlebnis im problematischen Verhalten ist, und je geringer der Lustgewinn, desto leichter ist die therapeutische Veränderung, falls ein alternatives Verhalten gefunden werden kann. Je ausgeprägter der geäußerte Wunsch, und je erkennbarer das Motiv nach Veränderung, desto wahrscheinlicher ist der therapeutische Erfolg.

Je mehr die Person ihre selbstdestruktive Tendenz innerlich akzeptiert, und je mehr eine irrationale Lusterwartung und eine kompensatorische Funktion (z. B. Kompensation der Angst) an die Selbstdestruktion gebunden ist, desto eher ist ein Mißerfolg im Autonomietraining zu erwarten. Mißerfolge sind auch dann zu erwarten, wenn sich emotional besonders wichtige Personen im sozialen System der erstrebten Veränderung entgegensetzen und mit angstbetonten Maßnahmen drohen, z. B. sich lösen aus der Beziehung. Ein Indikator für Therapiemißerfolg ist auch eine geringe Bereitschaft, alternative Verhaltensweisen anzustreben, die Äußerung, daß alles „gut und in Ordnung" sei, obwohl die persönliche Problematik negativ ins Auge fällt. Auch bestimmte Persönlichkeitseigenschaften können sich auf den Therapieerfolg auswirken, z. B. haben Personen, die sich alternative Verhaltensweisen kognitiv und emotional gut vorstellen können, mehr Chancen als Personen mit schwacher Phantasie und Vorstellungskraft., Der Autonomietrainer kann trotz der Faktoren, die dem Therapieerfolg entgegenstehen auch in ungünstigsten Fällen mit begrenztem Erfolg rechnen, weil die Suche nach Wohlbefinden und Entwicklung in der Natur des Menschen liegt und die pervertierte Lust zur Selbstdestruktion in der Regel fehlerlernte Verhaltensweisen bedeutet.

Eine sehr wichtige Aufgabe des Autonomietrainings ist die Aufhebung der krankheitserzeugenden Wirkung der Abspaltung von unangenehmen Emotionen und ihre Integration in neues, bedürfnisbefriedigendes Verhalten. Wenn das gelingt, können selbstdestruktive Prozesse gemildert oder aufgehoben werden.

Die Gesprächsführung im Autonomietraining verläuft in der Regel wie folgt:

1. Die Person stellt ihr Problem so vor, wie sie es empfindet: Das problematische Verhalten, das erstrebte Verhalten, die Hindernisse. Der Trainer kann Fragen zur Klärung stellen, die sich aber auf die erlebten positiven oder negativen Folgen beziehen. Die Nachfragen des Trainers beziehen sich auch auf die erlebte Struktur der wahrgenomme-

nen sozialen Beziehungen und der eigenen Bedürfnisse und Zielsetzungen.

2. Nach der Problemdarstellung durch die Person unternimmt der Trainer den Versuch, die Person so früh wie möglich und so stark wie möglich in ihrer Kompetenz zu stärken, z. B. „so, wie Sie sich bis jetzt verhalten haben, war das für Sie offensichtlich sehr wichtig und lehrreich, weil Sie aufgrund Ihrer bisherigen Erfahrungen jetzt befähigt sind, Verhaltensweisen zu finden, die Sie selbst erstreben und die Ihnen helfen, Ihr Wohlbefinden zu verbessern bzw. Ihr Problem zur inneren Zufriedenheit und Sicherheit zu lösen".

3. Nach der Analyse und Kompetenzverstärkung versucht der Trainer, Hypothesen über alternative Verhaltensweisen zu entwickeln und zu prüfen, inwieweit diese den Bedürfnissen und Möglichkeiten (Ressourcen) der Person entsprechen. Als erstes wird die Person gefragt, was sie selbst tun will, um ihr dargestelltes Problem aufzulösen und erwünschte Verhaltensweisen zu erreichen. Die vom Trainer entworfenen alternativen Verhaltensweisen werden der Person in einer Form mitgeteilt, so daß sie dazu kompetent Stellung nehmen kann. Wenn die alternativen Verhaltensweisen mit anderen Methoden angeregt werden, dann ebenfalls so, daß dies mit einer Stärkung der Eigenkompetenz verbunden ist. Wenn z. B. in der Therapie starke Emotionen angeregt werden, und eine bestimmte Kommunikation zwischen dem Trainer und dem Patienten stattfindet, dann wird immer wieder auch die Eigenkompetenz der Person anerkannt, z. B. indem sie um eine Deutung der Situation gebeten wird.

   Wenn das alternative Verhalten von der Person innerlich angenommen wird, dann werden die Verwirklichungsschritte so exakt wie möglich beschrieben.

4. Wenn das alternative Verhalten und die Verwirklichungsschritte definiert sind, werden sie der Person noch einmal zusammenfassend mitgeteilt. Wenn die Person beides emotional positiv und ohne Widerspruch für sich annehmen kann, sprechen wir von der „Abrundung". Ist diese erreicht, wird die Sitzung in der Regel beendet. Eine Sitzung kann zwischen einer halben und mehreren Stunden dauern, je nach Bedarf des Patienten und den Möglichkeiten des Therapeuten.

5. Die Verwirklichungsschritte, also die Methoden der Therapie, werden individuell für die Person kreiert. Somit ist jede Beschreibung von Fallbeispielen im Autonomietraining ein einmaliges Beispiel.

6. Wenn weitere Sitzungen nötig sind, verlaufen sie nach demselben Muster, unter Berücksichtigung des vorher Erarbeiteten.

Das Autonomietraining richtet sich einerseits sehr stark an den individuellen Bedürfnissen und der Einmaligkeit der Person aus, andererseits orientiert es sich in seinen Zielsetzungen auch an wissenschaftlichen Ergebnissen. D. h. Gegenstand der erstrebten Veränderung im Training sind häufig die Faktoren, die sich in prospektiven Studien als krankmachend erwiesen, während sich die erwünschten Bedingungen oft mit wissenschaftlich bestätigten positiven Faktoren decken.

Das Autonomietraining ist zwar eine Intervention von sehr kurzer Zeitdauer, es unternimmt aber trotzdem den Versuch, sich auf die wesentlichen, die Selbstregulation anregenden oder hemmenden Aspekte zu konzentrieren, die in der Regel mit den Bedürfnissen von größter gefühlsmäßiger Bedeutung verbunden sind. Es werden alternative Verhaltensweisen angeregt, die der Person derart entsprechen, daß dabei Veränderungen eintreten, die sonst nur bei Langzeittherapien zu erwarten sind.

Das Autonomietraining kann in vielen Bereichen mit unterschiedlichen Zielsetzungen eingesetzt werden. Hier sollen einige Beispiele angeführt werden:

1. Aufhebung konfliktbedingter Denkblockaden mit Überanpassung und Regression

Wenn sich eine Person in einem dauerhaften Konflikt befindet zwischen dem Wunsch, eigene Gedanken zu äußern und der erfahrenen Bestrafung bei der Äußerung dieser Wünsche, kann sich bei der betreffenden Person die Tendenz entwickeln, die eigenen Gedanken zu blockieren und sich übermäßig an die hemmende Person anzupassen. So kann z. B. ein Ehegatte seinen Partner über viele Jahre negieren und bei diesem jede eigene Äußerung und Analyse verhindern, indem er ihn als „dumm" oder „nicht angebracht" erklärt. Wenn der negierende Partner für den Ehegatten äußerst wichtig ist und er bereit ist, sich stark an diesen anzupassen, dann kann er zunehmend bereit sein, die eigenen Gedanken und Meinungen aufzugeben. Die Folge kann ein monotones, reizloses und ohne Höhen und Tiefen verlaufendes Leben sein.

Wenn Menschen in einem solchen Zustand der Reizlosigkeit ohne Höhen und Tiefen und mit Denkblockaden leben, dann werden im Autonomietraining alternative Verhaltensweisen gesucht, die neue Bedingungen in den sozialen Beziehungen, im Verhältnis zur eigenen Person und zur Umwelt herstellen und eine derartige Anregung und Herausforderung bedeuten können, daß das Denken und ichbezogene Handeln aktiviert wird.

So hat sich z. B. jemand von dem hemmenden Partner gelöst und auf die Suche nach neuen Beziehungen begeben. Dieser Zustand hat sowohl in der Partnerbeziehung zu kreativer Unruhe geführt als auch zur Herstellung lustbetonter Beziehungen zu anderen Personen. Eine andere Person hat gelernt, die früher nicht artikulierten Konflikte und Proteste zu äußern, und somit ebenfalls neue Herausforderungen geschaffen.

2. Aufhebung der Abspaltung von emotional wichtigen Bedürfnissen und Gefühlen

„Abspaltung" bedeutet, daß ein Gefühl oder Bedürfnis von großer individueller Bedeutung vom übrigen Verhalten derart getrennt wird, daß eine Äußerung oder Befriedigung durch dieses Verhalten nicht mehr möglich ist. Dabei entwickelt das abgespaltene Bedürfnis eine starke dynamische und motivationale Wirkung. Eine Abspaltung kann bewußt, vorbewußt oder unbewußt sein.

Das Autonomietraining verfolg das Ziel, die Spaltung in *Integration* umzuwandeln, indem durch das Verhalten Bedingungen hergestellt werden, durch die die abgespaltenen Bedürfnisse mit dem gegenwärtigen Bedürfnis kreativ integriert werden, so daß neue Bedingungen für die Bedürfnisbefriedigung und persönliche Entwicklung entstehen.

3. Aufhebung von Schuld und von Angstkompensation durch Selbstzerstörung

Eine Person kann durch bestimmte Bindungen, Erfahrungen und Verhaltensweisen extreme Schuld- und Angstgefühle entwickeln. Wenn sich die Person trotzdem entscheidet, Schuld und Angst hervorrufende Verhaltensweisen zu praktizieren, weil sie z. B. nur dadurch wichtige emotionale Bedürfnisse befriedigen kann, dann können sich Gegenkräfte entwickeln, die die Angst und Schuld durch Selbstdestruktion kompensieren.

Wenn ein Mann z. B. extrem an seine Mutter gebunden ist, kann er jede Abweichung von deren Erwartungen mit starken Angst- und Schuldgefühlen beantworten. Wenn er nun heiratet, können sich starke Schuld- und Angstgefühle einstellen. Er wählt unbewußt eine Person, von der er sich abgewiesen fühlt und manipuliert durch sein Verhalten weitere Abweisungen. Die wahrgenommene Abweisung wird traumatisch erlebt und trotzdem aufrecht erhalten. Der Mann äußert, daß er seine Ehefrau trotz schlimmer Abweisungserlebnisse nie verlassen wird und sagt gleichzeitig, er sei relativ glücklich und hätte sich nicht unangenehm mit dem Gedanken, bald zu sterben, vertraut gemacht. Der Mann äußert eine gewisse Freude, daß er im Gegensatz zu früheren Erlebnissen mit anderen Frauen, mit seiner Ehefrau wenig Schuld- und Angstgefühle erlebt, die er auf seine starke Mutterbindung zurückführt. Hier liegt die Vermutung nahe, daß der Mann durch den erlebten Abweisungsschmerz die Schuld- und Angstgefühle, die mit dem abweichenden Verhalten von der Mutter zusammenhängen, kompensiert.

Wie kann das Autonomietraining in einer solchen Situation helfen?

Der Klient wurde gefragt, was er tun könne, um sein Wohlbefinden zu verbessern und anhaltendes inneres Gleichgewicht zu erreichen. Zunächst überraschte ihn die Frage, danach kam folgende Antwort: „Wenn ich im Dunstkreis meiner Mutter und meiner Ehefrau bleibe, dann würde ich am liebsten sterben. Lustvoll könnte ich mir aber ein Einsiedlerleben vorstellen, in dem ich mich beiden Frauen entziehe, und zwar radikal. Wenn ich mich aus dem Dunstkreis der Erwartungen der Mutter und der Ehefrau befreien würde, dann könnte das bei mir positive Prozesse der Selbstregulation anregen."

Trainer: „Sie haben aufgrund Ihres Leidens und vielerlei Überlegungen eine große Kompetenz für zukünftige Schritte, die Ihr Wohlbefinden verbessern können, erreicht. Was werden Sie in der Zukunft tun?"

„Zunächst fahre ich nach Österreich und werde meinen Urlaub alleine und anonym verbringen. Danach werde ich über ein lustvolles Einsiedlerleben nachdenken."

In einer Nachuntersuchung nach 12 Jahren fanden wir den Mann glücklich in den Schweizer Alpen in einem bescheidenen Haus.

4. Reduktion von wiederholten Abweisungsängsten

Menschen erleben häufig schmerzhafte Abweisungen oder sie fühlen sich durch unterschiedliche Situationen oder mitmenschliche Verhaltensweisen behindert oder gestört. Trotzdem kommen sie in die Lage, solche Zustände relativ schnell zu überwinden, so daß sie ihr inneres Gleichgewicht wieder erreichen können.

Es gibt aber auch Menschen, die in ihrer Selbstregulation durch abweisende Erlebnisse oder durch Erlebnisse, die eine Bedrohung oder Störung darstellen, derart auf Dauer beeinträchtigt werden, daß sie über sehr lange Zeiträume nicht mehr in der Lage sind, inneres Gleichgewicht und Wohlbefinden zu erreichen. Ein übererregtes oder gehemmtes zentrales Nervensystem führt jedoch eher zu chronischen Erkrankungen als ein Nervensystem, das ausgeglichen ist und eine Harmonie zwischen Hemmung und Erregung aufrechterhält. Das Autonomietraining ist geeignet, solche chronischen Zustände aufzuheben und den Menschen zu helfen, ihr inneres Gleichgewicht wieder zu erreichen.

5. Reduktion fehlerlernter Pflichterfüllung in Erwartung einer nie eintretenden Anerkennung und Zuwendung:

Häufig erleben Kinder bis ins Erwachsenenalter, daß ihre Eltern von ihnen in der Schule und im Beruf eine hohe Leistung erwarten, auf die aber selten Zuwendung und Anerkennung folgen. Wenn die Leistung vollbracht wird, dann äußern die Eltern häufig die Meinung, es hätte auch schiefgehen können und fordern noch mehr Leistung. Das Kind erwartet nach der vollbrachten Leistung Anerkennung und Zuwendung durch die Eltern, die aber nie eintritt. Ein Mensch mit einer solchen Kindheit kann sich als Erwachsener im Berufsleben bis zur Erschöpfung engagieren und verausgaben. Wenn er müde ist, ruht er sich nicht aus, hält sich permanent in Arbeitsaktivität, obwohl er die seelische und körperliche Erschöpfung häufig als existenzbedrohend erlebt. Dabei sucht er sich häufig noch Vorgesetzte, die ebenfalls wie früher die Eltern ein höchstes Arbeitsengagement verlangen, und nur selten oder gar nicht Belohnungen für die geleistete Arbeit aussprechen. Dies kurbelt die Arbeitsintensität noch mehr an, häufig bis zur Entstehung chronischer Erkrankungen oder einem seelisch-körperlichen Zusammenbruch. Das Autonomietraining hilft, dieses irrationale Verhaltensmuster zu verringern, und neue lust- und wohlbefindenbetonte Aktivitäten zu entwickeln.

Frau D., 38 Jahre, ist leitende Angestellte in einem Unternehmen. Sie arbeitet rund um die Uhr und macht regelmäßig unbezahlte Überstunden. Sie bezeichnet sich selbst als Perfektionistin, will alle Aufgaben 100% erledigen, sie arbeitet nicht nur zur Erledigung alltäglicher Anforderungen, sondern bereitet auch Konzepte für die Zukunft vor. Der Chef hat ihre Arbeitswut erkannt und nutzt sie restlos aus, während sich die Kollegen über sie lustig machen. Für private Beziehungen hat sie keine Zeit. Sie würde gerne heiraten, nimmt aber an, daß sie noch nicht genug geleistet hat, um Ehefrau zu werden, zumindest nicht für den perfekten Mann, den sie sich vorstellt. Sie leidet unter ihrem Arbeitszwang, weil sie sich dadurch so erschöpft fühlt, daß sie glaubt, diesen Zustand nicht mehr länger als ein weiteres Jahr aushalten zu können. „Meine Arbeit ist eine lustlose und zwanghafte Aktivität ohne jegliche Belohnung und eine Aktivität ohne Wohlbefinden. Wenn ich eines Tages Krebs oder eine andere schwere Krankheit bekäme, würde es mich nicht verwundern."

Der Trainer: „Was ist ihr Ziel?"

Frau D.: „Mein Ziel ist eindeutig, aus diesem Leistungszyklus soweit herauszukommen, daß ich normal arbeite und mich noch ab und zu wohlfühle."

Trainer: „Sie haben offensichtlich aufgrund Ihrer Erfahrungen und sehr treffender Selbstbeobachtung nicht nur viel Leid erlebt, sondern auch die Grundlage für eine hohe Kompetenz erworben, jetzt Ihr Verhalten auch wunschgemäß verändern zu können. Durch welches Verhalten können Sie Ihr Ziel erreichen?"

Frau D.: „In dieser Richtung habe ich mir auch schon selbst Fragen gestellt, konnte aber keine Antwort finden. Erschwerend kommt noch hinzu, daß ich mich immer von Personen angezogen fühle, die mich abweisen, und von mir trotzdem Leistung erwarten. In dieser Richtung agiert auch mein jetziger Vorgesetzter."

Trainer: „Haben Sie das Gefühl, daß Sie von Ihren Eltern und Ihrem Chef tatsächlich nur abgewiesen werden, und daß sich dahinter keine Sympathie verbirgt?"

Frau D.: „So ganz kann ich dieses Gefühl, nur abgewiesen zu werden, nicht haben, möglicherweise habe ich mir auch selbst viel eingeredet." Vielleicht haben meine Eltern, gerade weil ich Einzelkind bin, von mir sehr viel erwartet, weil sie mich lieb hatten, dies aber nicht zeigen konnten."

Trainer: „Was könnten Sie zur Verbesserung Ihrer Situation und zur Steigerung Ihres Wohlbefindens tun?"

Frau D.: „Keine Ahnung, können Sie mir das vielleicht sagen?“

Trainer: „Ich kann Ihnen keinen Rat geben, weil ich nicht weiß, ob mein Ratschlag genau auf Ihre Bedürfnisse passen würde, ich kann Ihnen aber von einer Person berichten, die sich in einer ähnlichen Situation wie Sie befand und bitte Sie, zu sagen, ob dieses Verhalten auch für Sie interessant sein könnte. Die betreffende Person hat ihre Eltern kontaktiert und ihren Chef gefragt, ob sie nur an ihrer Leistung interessiert seien oder für sie persönlich auch positive menschliche Gefühle empfinden würden. Vor dieser Befragung hatte die Person folgendes beschlossen: Wenn die Antwort lautet: Keine persönliche Sympathie, nur Leistungserwartung, dann wird die Beziehung abgebrochen und die Person entwertet, wenn die Antwort aber lautet, selbstverständlich auch positive Gefühle, dann wird eine Intensivierung der Beziehung mit positiven Gefühlen angestrebt.“

Frau D. überlegte einen Augenblick und sagte dann schmunzelnd: „Das ist genau das, was ich möchte. Bisher bin ich davor zurückgeschreckt, aus Angst vor liebloser Behandlung. Frau D. beschloß in den nächsten Tagen, dieselbe Fragen ihren Eltern und ihrem Vorgesetzten vorzulegen. Ihre Eltern waren über die Frage verblüfft und antworteten eindeutig: Wenn wir dich nicht unheimlich gerne hätten, hätten wir von dir doch auch keine Leistungserfüllung erwartet. Wir wollten Dich für das Leben ertüchtigen, du hast aber immer hundertfünfzigprozentig reagiert, und mit deiner Arbeit so übertrieben, daß wir uns schon sorgen mußten. Frau D. fragte, warum die Eltern sie nie für die Leistung in der Schule durch Anerkennung und Zuwendung belohnt hatten. Die Eltern antworteten, daß das ihrer preußischen Art nicht entsprochen habe, daß sie auf die Leistung ihres Kindes aber immer sehr stolz gewesen seien. Die Antwort erlebte Frau D. als Anerkennung und sie löste bei ihr viel Freude und anhaltendes Wohlbefinden aus. Dieselbe Frage stellte sie nun ihrem Vorgesetzten. Dieser war empört und antwortete, daß er nur an ihrer Leistung interessiert ist und daß er sich solche perversen Fragen, die in das persönliche hineinreichten, strengstens verbiete. Daraufhin reichte Frau D. die Kündigung ein mit der Begründung, daß sie am Arbeitsplatz auch Wohlbefinden und nicht nur lustlose Pflichterfüllung erwarten würde. Da sie viele Geschäftsbeziehungen hatte, war es nicht schwer für sie, eine neue Stelle zu finden, und zwar bei einem Vorgesetzten, der genauso wie sie dachte.

In einer Nachuntersuchung nach drei Jahren berichtete Frau D., daß sie ihren übertriebenen Arbeitszwang weitgehend verringert habe und in der Lage sei, nach Wohlbefinden in den unterschiedlichen Lebensbereichen zu streben. Auch ihre Neigung zu seelisch-körperlicher Erschöpfung sei weitgehend aufgehoben.

6. Reduktion übertriebener Trennungsangst von den Eltern

Viele Menschen haben bis ins Erwachsenenalter übertriebene Ängste, sich vom Elternhaus oder einem Elternteil zu trennen, oder dessen Erwartungen nicht zu erfüllen. Wenn sich solche Personen beispielsweise einem Partner gefühlsmäßig zuwenden, kann dies große Angst auslösen, weil sie glauben, die Loyalität gegenüber einem Elternteil verletzt zu haben oder entgegen den elterlichen Erwartungen gehandelt zu haben. Der Erwachsene hat Angst vor Abweisung oder Bestrafung, besonders aber vor der Isolation von den Eltern. In der Regel sind solche Ängste in der frühen Kindheit erlernt. Die Eltern haben das Kind möglicherweise gefühlsmäßig stark gebunden und es bei jeglicher Abwendung oder Nichterfüllung elterlicher Erwartungen bestraft. Die Bestrafung war vielleicht an ganz bestimmte Verhaltensweisen gebunden, z. B. eine eifersüchtige Reaktion des Vaters, wenn sich die Tochter einem Freund zuwandte. Vielleicht war der Vater gleichzeitig zu seiner Tochter kühl und abweisend, so daß sich diese eingebildet hat, die ersehnte väterliche Zuwendung zu bekommen, wenn sie sich dem Freund und späteren Partnern entzöge. Eine solche Person sucht im späteren Leben eher abweisende Partner, um die sie selbst kämpfen muß, und meidet Partner, die an sie Erwartungen stellen. Ängste, von den Eltern abgewiesen zu werden, können auch mit dem Gefühl verbunden sein, daß es nirgends so schön sei wie im Elternhaus. Dieses Gefühl verstärkt die Angst, ausgestoßen zu werden.

7. Reduktion des Rechtfertigungsdranges von elterlichem Fehlverhalten

Ein Kind entwickelt eine natürliche Liebe zu seinen Eltern. Wenn sich Eltern unverständlich, verletzend oder brutal verhalten, dann kann der spätere Erwachsene ähnliche Verhaltensweisen wie die Eltern entwickeln, um das elterliche Verhalten soweit zu rechtfertigen, daß wieder eine unbewußte Anerkennung möglich wird. Wenn der Vater seinen Sohn ungerechtfertigt geschlagen oder sexuell mißhandelt hat, dann kann der spätere Erwachsene ähnliche Verhaltensweisen entwickeln mit der impliziten Botschaft: „Mein Vater war gar nicht so böse, weil ich dasselbe tue“.

8. Probleme aufgrund kindlicher Überforderung

Kindern werden in der Familie häufig Aufgaben und Rollen auferlegt, für deren Erfüllung sie nicht die nötige Kompetenz aufweisen. So können Kinder die Rolle bekommen, Streit zwischen den Eltern schlichten zu müssen und fühlen sich nur dann anerkannt, wenn sie glauben, im Schlichtungsprozeß erfolgreich zu sein.

Andere Personen fühlen sich verpflichtet, einen Elternteil gegen den anderen Elternteil in Schutz nehmen zu müssen und diesem Bedürfnisse zu befriedigen.

9. Inaktivierung systemischer Widerstände durch das Autonomietraining

Häufig ist eine Person bereit, im Autonomietraining problemlösende Eigenaktivitäten zu finden, stößt dabei aber auf energische Widerstände seitens der Bezugspersonen, z. B. der Eltern oder Partner. Solche Widerstände können die Person behindern und sogar Resignation und Passivität fördern. Wenn solche systemischen Widerstände auftauchen, wird der Versuch unternommen, auch die Personen, die die Träger des Widerstandes sind, in das Autonomietraining einzugliedern. Erfolg tritt dabei nur dann auf, wenn der Träger des Widerstandes soweit am eigenen Wohlergehen interessiert ist, daß er auch das Streben nach Wohlbefinden seines Mitmenschen akzeptieren kann. Es wurden aber auch Situationen beobachtet, in denen das Wohlbefinden der Widerstand leistenden Person mit dem Bedürfnis nach Leiden, Unwohlsein und Tod der anderen Person verbunden ist.

Hier soll das Beispiel einer erfolglosen Intervention angeführt werden, die am Widerstand der Ehegattin scheiterte:

Professor H. litt an einer Krebserkrankung und kam hochmotiviert in das Autonomietraining. Er wollte lernen, seinen Perfektionismus aufzugeben sowie seine Angst vor Abweisung und das Gefühl, es allen Recht machen zu müssen. Als er seiner wesentlich jüngeren Ehefrau begeistert von der ersten Stunde berichtete, reagierte diese äußerst affektiv abweisend und drohte mit Abbruch der Beziehung, wenn er mit dem Training weitermache, mit dem Argument: Dies wäre der Beweis, daß ihm seine Frau nicht genüge und er andere Wege der emotionalen Anregung benötige. Herr H. beugte sich diesem Argument seiner Ehefrau und zog sich zurück. Er starb nach wenigen Monaten.

Ein zweites Beispiel soll zeigen, wie ein Widerstand erfolgreich überwunden wurde:

Frau C. berichtete ihrem Ehegatten über ihre Erfahrungen im Autonomietraining. Dieser war zunächst neugierig, wurde dann aber aggressiv und ablehnend. Er äußerte die Angst, daß die Gattin zuviel Wohlbefinden lernen und er dann auf der Strecke bleiben könne. Nach einem ausführlichen Gespräch mit dem Ehegatten wurde auch dieser in die Behandlung einbezogen. In der nächsten Sitzung wurden beide gleichzeitig beraten, mit dem Ziel, das Wohlbefinden in der Kommunikation zu verbessern.

Im ersten Beispiel mußte die Behandlung scheitern, weil bei der Ehefrau des Professors keine Bereitschaft zu alternativem Verhalten erkennbar war, und weil es der Professor bevorzugte, lieber die Behandlung abzubrechen, als die Frustrationen seiner Ehefrau ertragen zu müssen. Im zweiten Beispiel konnte ein Erfolg erzielt werden, weil beide Ehegatten einen Konsens aufgrund des gemeinsamen Zieles, ihr Wohlbefinden verbessern zu wollen, gefunden hatten.

Das Autonomietraining ist in der Regel nur erfolgreich, wenn die betroffene Person bereits die Motivation für ein alternatives Verhalten in sich trägt, die nur darauf wartet, aktiviert zu werden.

10. Herstellung adäquater Bedingungen für die Anregung der individuellen und sozialen Selbstregulation

Häufig ist eine individuelle oder soziale Kommunikationsstörung darauf zurückzuführen, daß die Akteure im System nicht in der Lage sind, eine alternative Aktivität zu entwickeln, die in der Lage ist, bedürfnisbefriedigende und Lösungen ermöglichende Bedingungen herzustellen.

Im Autonomietraining werden durch Eigenaktivierung Bedingungen hergestellt, die das System für Problemlösungen benötigt. Dazu ein Beispiel: Ein polytoxisches Familienmitglied (alkohol-, drogen-, zigaretten- und medikamentenabhängig) tyrannisiert seit Jahren seine Familie (Eltern und Geschwister), indem er mit unterschiedlichen Vorwänden Geld für seinen Drogenkonsum fordert. Er findet immer wieder neue Wege, die Familienmitglieder in Hilfeleistungen zu verstricken und wird zu diesen immer aggressiver, brutaler und ungerechter. Von Tag zu Tag fordert er mehr Mittel. Im Autonomietraining mit den Eltern und Geschwistern wird es klar, daß das polytoxische Familienmitglied eigentliche erwartet, keine Zuwendungen nach seinen Forderungen zu bekommen. Nachdem dieses Bedürfnis von den Familienmitgliedern begriffen wurde, verweigerten sie, jede Zuwendung und Forderung mit dem Argument: „Wir wissen, daß Du von uns erwartest, nichts zu bekommen und wollen Dich deshalb mit unserer Zuwendung nicht schädigen." Nach einem Jahr derartiger Kommunikation, auf die das polytoxische Familienmitglied nie aggressiv reagierte, verringerte sich seine Abhängigkeit wesentlich. Danach ging er freiwillig in eine Hypnotherapie und ist seit acht Jahren drogen-, alkohol-, zigaretten- und medikamentenfrei.

Das Beispiel zeigt, daß die Herstellung der neuen kommunikativen Bedingung im Autonomietraining maßgeblich wichtig war für die Ausbildung neuer Verhaltensweisen, die neue Bedürfnisse, z. B. nach Abstinenz, befriedigen und die Reduktion von Abhängigkeit.

Bevor wir einige weitere Beispiele anführen, soll hier zur Illustration ein Ergebnis aus den Heidelberger Studien dargestellt werden. Die Ergebnisse, die in der Tabelle zusammengefaßt sind, zeigen, daß Personen, die immer wieder Wohlbefinden und inneres Gleichgewicht erreichen, bedeutend länger gesund bleiben als Personen, die aufgrund von störenden Situationen in anhaltenden Übererregungszuständen leben oder Personen, die anhaltend an Abweisungserlebnissen leiden. Weitere, hier nicht dargestellte Ergebnisse zeigen aber auch, daß nicht nur diese Zustände alleine krank machen, sondern daß sie auch mit vielen anderen krankheitserzeugenden Faktoren verbunden sind.

1. Chronisches Leiden durch Entzug, mangelnde Anerkennung und nicht erreichte Nähe

In meinem Leben ist jemand/etwas, der/das sich von mir dauerhaft und für mich schmerzhaft entzieht/mich abweist und/oder mich nicht genügend anerkennt und/oder mir die erstrebte Nähe verweigert, wobei ich mich nicht in der Lage fühle, diesen Zustand wunschgemäß zu verändern.

Wie stark trifft diese Aussage auf Sie zu?

1 = überhaupt nicht, 2 = sehr schwach, 3 = manchmal ausgeprägt, aber immer noch schwach, 4 = mittelmäßig ausgeprägt, mal schwach, mal stark, 5 = stark ausgeprägt, 6 = sehr stark ausgeprägt, 7 = äußerst stark, absolut ausgeprägt.

2. Chronische Übererregung aufgrund erlebter Bedrohung, Störung oder Behinderung

In meinem Leben gibt es etwas/jemanden, das/der mich auf Dauer stört und/oder behindert und/oder bedroht und somit zur anhaltenden Aufregung, Übererregung, Überreizung führt, wobei ich nicht imstande bin, diesen Zustand zu überwinden.

Wie stark trifft diese Aussage auf Sie zu?

1 = überhaupt nicht, 2 = sehr schwach, 3 = manchmal ausgeprägt, aber immer noch schwach, 4 = mittelmäßig ausgeprägt, mal schwach, mal stark, 5 = stark ausgeprägt, 6 = sehr stark ausgeprägt, 7 = äußerst stark, absolut ausgeprägt.

3. Immer wieder kehrendes Wohlbefinden und inneres Gleichgewicht

In meinem Leben gibt es regelmäßig/täglich Zustände, Situationen, die mich positiv anregen, mich angenehm aktivieren und mir so gut tun, daß sich immer wieder inneres Gleichgewicht und Wohlbefinden einstellen.

Wie stark trifft diese Aussage auf Sie zu?

1 = überhaupt nicht, 2 = sehr schwach, 3 = manchmal ausgeprägt, aber immer noch schwach, 4 = mittelmäßig ausgeprägt, mal schwach, mal stark, 5 = stark ausgeprägt, 6 = sehr stark ausgeprägt, 7 = äußerst stark, absolut ausgeprägt.

Tabelle 11.1 Zusammenhang zwischen den erreichten Punktzahlen und Mortalität bzw. Gesundheit

	Krebs	Herzinfarkt	andere Todesursache	lebt krank	lebt gesund	Insgesamt
5–7 Punkte bei Frage 1*	169 16,4%	87 8,4%	213 20,6%	362 35,0%	201 19,5%	1032
5–7 Punkte bei Frage 2*	150 12,0%	253 20,3%	270 21,7%	402 32,4%	167 13,4%	1242
5–7 Punkte bei Frage 1 und 2*	182 14,4%	193 15,2%	326 25,7%	415 32,7%	151 11,9%	1267
5–7 Punkte bei Frage 3*	189 3,8%	205 4,1%	512 10,3%	716 14,5%	3315 67,1%	4937

* bei den anderen Fragen jeweils 1–3 Punkte

11.5 Vorgehensweisen im Autonomietraining

Da das Autonomietraining in undogmatischer und individuell angepaßter Art und Weise den Versuch unternimmt, das Wohlbefinden des Menschen zu verbessern und diesbezüglich seine individuelle und soziale Selbstregulation anzuregen, sind auch die Methoden des Autonomietrainings vielseitig und undogmatisch. Die anzuwendenden Methoden hängen maßgeblich von der individuellen Problematik des Menschen ab und werden in den Fallbeispielen ausführlich dargestellt und kommentiert. Das Autonomietraining kann sowohl schriftlich als auch individuell-therapeutisch oder im Rahmen allgemeiner Verhaltensberatungen eingesetzt werden. Hier soll die Methode der individuellen Beratung und Therapie beschrieben werden.

Zunächst wird die Person gebeten, über ihr Problem, ihr erwünschtes und unerwünschtes Verhalten soweit wie möglich zu berichten. Der Trainer stellt klärende Fragen und entwickelt während des Gespräches bestimmte Annahmen und Hypothesen. Nach der Problemdarstellung wird die Frage gestellt, was die Person tun kann, um ihr Problem zu lösen. Dabei wird die Person einerseits aktiviert in Richtung Problemlösung, andererseits analysiert, inwieweit die Person über erlernte Alternativen und Motivationen verfügt. Der Trainer bekommt außerdem einen Einblick in die Richtung der angestrebten Bedürfnisse und die Art der Hemmungen und Hindernisse.

Danach kann der Trainer unterschiedliche Aktivitäten entwickeln mit dem Ziel, neue Anregungen für die betreffende Person zu erreichen. Die Aktivität des Trainers kann auf der rein rationalen Ebene verlaufen als auch in Richtung der Anregung sehr starker Emotionen.

Im individuellen Autonomietraining kommt es wie in allen Formen der Psychotherapie zu einer intensiven Wechselwirkung zwischen dem Klienten und dem Trainer. Dabei vermittelt der Trainer neue Sichtweisen, regt neue Verhaltensweisen an und befriedigt möglicherweise bestimmte nichtbefriedigte Bedürfnisse, z. B. nach Anerkennung. Der Trainer berücksichtigt dabei die individuellen Fähigkeiten, Konflikte und Bedürfnisse und definiert mögliche alternative Verhaltensweisen und Ziele. Diese werden flexibel definiert, und es wird darauf geachtet, daß die Person im gesamten Trainingsprozeß in ihrer Eigenkompetenz bestärkt wird. Es werden keine Trainingsziele gesetzt, die als nicht erreichbar erscheinen.

Je nach dem Eindruck aus dem Vorgespräch können folgende Trainingsschritte unternommen werden: Der Trainer

- fragt immer wieder nach den eigenen Alternativen und Methoden mit dem Ziel, die Eigenkompetenz und Eigeninitiative zu stärken,
- formuliert alternative Verhaltens- und Interpretationsweisen (z. B. in Form von abstrakten Beispie-

len oder konkreten Vorschlägen). Solche Alternativen können sich z. B. auf Verhaltensweisen beziehen, die zum Ziel haben, Situationen herzustellen, die den individuellen Bedürfnissen besser entsprechen,
- befriedigt wichtige bisher nicht befriedigte Bedürfnisse durch hohe Anerkennung als Vorbedingung für die Etablierung alternativer Verhaltensweisen,
- stellt neue Reizkonstellationen her, die alternative Verhaltensweisen anregen.
- Durch den Trainer werden individuelle Eigenschaften, z. B. die Fähigkeit zur Selbstbeobachtung, angeregt, die als Basis für die weitere Entwicklung und Eigenaktivität dienen.

Das wichtigste Ziel im Autonomietraining ist es, die individuelle Kompetenz für ein alternatives Verhalten zu stärken und die Hemmungen, die dem alternativen Verhalten im Wege stehen, zu schwächen. Um dieses Ziel zu erreichen, werden häufig starke Emotionen angeregt und kognitive Uminterpretationen unternommen. So kann beispielsweise eine Verhaltensweise, die früher als individuelle oder kollektive Schwäche interpretiert wurde, als Stärke und positive Leistung uminterpretiert werden und als Basis für die Kompetenz hinsichtlich alternativen Verhaltens benutzt werden.

11.6 Beispiele aus der therapeutischen Praxis

Herr X., 37 Jahre alt, Seminom mit Fernmetastasen in der Bauchhöhle. Herr X. erlebte seinen Vater als äußerst schwierig. Einerseits beschreibt er ihn als Charmeur, der durch sein Auftreten, seine korrekte Kleidung und gute Sprachfähigkeiten die meisten Menschen begeistern konnte. Wenn er sein Ziel jedoch nicht erreichte, wurde er unfreundlich, neigte zu Brutalität und Lügen. Er hatte diverse Freundinnen. Die Mutter litt darunter sehr und wurde zur Alkoholikerin.

Als Herr X. 13 Jahre alt war, nahm ihn der Vater mit in den Wald, um mit ihm ein Gespräch „von Mann zu Mann" zu führen. Der Anlaß für das Gespräch war ein Streit mit der Mutter am Vortag, in dem ihm diese vorwarf, wieder eine neue Freundin zu haben. Einige Tage davor hatte ihn auch X. auf der Straße mit der neuen Freundin gesehen. Nun hoffte X, daß der Vater ihm beim Waldspaziergang seine Geheimnisse verraten würde. Tatsächlich sagte der Vater zu seinem Sohn, daß er weder jetzt noch früher je eine Freundin hatte und daß die Mutter aufgrund ihres Alkoholismus Gespenster sähe. Als der Sohn enttäuscht den Vater anschrie und sagte, daß er es auch gesehen hätte, gab ihm der Vater im Wald eine Ohrfeige und ließ ihn alleine. Die Mutter zeigte immer größere Unsicherheit und innere Verzweiflung, ließ nur noch ihren Sohn zu sich und erzählte diesem, daß er der beste Mann sei und sie ohne ihn schon längst gestorben wäre oder sich umgebracht hätte. Als der Vater die enge Beziehung des Sohnes zur Mutter spürte, wurde er zu beiden, aber besonders zu X. immer unfreundlicher und schrie ihn häufig so brutal an, daß er sich oft wie gelähmt fühlte. Trotzdem sah er es als seine Aufgabe an, die Mutter zu schützen und hatte große Angst, er könnte diese verlieren und wäre dann ganz alleine auf der Welt.

In der Schule und im späteren Berufsleben kümmerte sich Herr X. immer um andere Menschen, besonders um Problemfälle, denen er helfen wollte. Er erinnert sich nicht, daß er je die eigene Person in den Vordergrund gestellt und das Wort „ich will" ausgesprochen hätte. Herr X. hatte über Jahre Angst, sich in intime Beziehungen mit einer Frau einzulassen und phantasierte lieber in ausgedehnten Tagträumen. Dabei war er bemüht, seine Identität zu suchen und sich die Frage zu beantworten, was er eigentlich ist und wie er sich im Leben verhalten will. Dabei spielte er zwei, sich gegenseitig ausschließende Rollen: In der einen Rolle war er immer wieder der Gentleman, der sich äußerst großzügig und korrekt verhält, auch Menschen gegenüber, die ihn verletzten und niedermachen; er unterstützte die Armen und Bedürftigen und ging dabei soweit, sogar sein eigenes Leben dafür aufs Spiel zu setzen. In der anderen Rolle war Herr X. ein brutaler Bösewicht, der aus reinster Lust an der Aggression unschuldige Menschen angriff, verprügelte, ungerecht verletzte und ihre gesamten Erwartungen hinterlistig enttäuschte. Auf die Frage des Interviewers, ob er mit dieser zweiten Rolle das wahrgenommene negative Verhalten des eigenen Vaters rechtfertigen wolle und dabei den Versuch unternähme, sich mit diesem zu identifizieren – nach dem Motto: „wenn ich selbst so böse bin wie mein Vater, dann hat mein Vater mich gar nicht verletzt" –, und ob er mit der ersten Rolle seine Treue zur Mutter und den Unverletzlichen ausspiele, sagte Herr X, daß beides stimme. Im wirklichen Leben könne er nur die erste Rolle spielen, während er von der zweiten Rolle abschreckt und nicht in der Lage sei, die geringste Aggression zu äußern, mit der Ausnahme von zwei Kneipenschlägereien, bei denen er sich plötzlich als „wütende Bestie" entpuppte.

Die größte Krise seines Lebens wurde ausgelöst, als Herr X. mit 28 Jahren eine vierjährige Beziehung mit einer drei Jahre älteren Frau einging. Am Anfang der Beziehung glaubte er, tiefe Gefühle zu haben. Sehr schnell entwickelte er aber die

Überzeugung, absolut unfähig zu sein, die Rolle des Liebhabers zu spielen. Er fühlte sich von den kleinsten Erwartungen seiner Partnerin völlig überfordert und glaubte immer, daß einige Menschen auf die Beziehung sehr negativ reagierten und ihn für sein Verhalten bestrafen wollten. Als er einmal bei dem Vater der Freundin war, schrie dieser ihren jüngeren Bruder an mit den Worten: „Das macht man nicht". Das Schreien bezog Herr X. auf sich und verstand ihn als einen an die Tochter gerichteten Satz: „Das ist doch kein Mann für dich". Herr X. fühlte sich derart überfordert, daß man ihn stundenlang beruhigen und ihm erklären mußte, wem das Schreien wirklich galt.

Bei dieser Gelegenheit erklärte ihm seine Freundin, daß sie ihn derart liebt, daß sie größte Angst vor einer Trennung habe und glaube, daß er ihr am wichtigsten von allen sei. Sie gab allerdings auch zu, daß ihr Vater ihn in der Tat ablehne und daß er durchaus etwas Richtiges empfunden, sein Gefühl aber nur an den falschen Satz gebunden habe. In den vier Jahren der Beziehung verstärkte sich bei Herrn X. das Gefühl, von den Erwartungen seiner Freundin völlig überfordert zu sein, aber auch die Angst, diese verlassen zu müssen. Als es sexuell in der Beziehung nicht mehr so gut klappte, sagte Herr X. zu seiner Freundin einmal: „Ich glaube, daß ich durch das Schreien und die Inkonsequenzen meines Vaters, den ich liebe und hasse, von diesem in meiner Mannrolle kastriert bin und dann als Eunuch die ideale Mannrolle bei meiner Mutter spielen sollte."

Nach vier Jahren beschloß Herr X., sich von seiner Freundin zu trennen, wurde zu dieser kalt und ging vor ihr auf die Flucht, so daß sie sich nie mehr sahen. „Im Moment der Trennung hatte ich das hundertprozentige Gefühl, diesen Schritt mit meinem Leben bezahlen zu müssen. Ich wußte, daß auf die Trennung von meiner Mutter – Entschuldigung: meiner Freundin – die Todesstrafe folgt. Dementsprechend war ich nach innen depressiv und verzweifelt, spielte aber nach außen die Rolle des unverletzlichen, energiegeladenen Mannes. Ich brauchte zwei Jahre, um mich von diesem Schock zu erholen. Dabei half mir meine jetzige Freundin, die ich als meine große Beziehung anerkennen kann. Sie ist vernünftig, angenehm, mit ihr läuft es sexuell auch bis heute noch sehr gut. Ich bin mindestens nach außen und in meinem Bewußtsein sicher, daß ich bei ihr die Mannrolle spielen kann und daß ich mein Glück frei erleben kann ohne Angst, überfordert zu sein. Ob ich das Überforderungsgefühl tatsächlich überwunden habe und die Rolle des Liebhabers spielen kann, ohne daß mir mein Vater ständig im Nacken sitzt, kann ich noch nicht beurteilen. Ich wundere mich nur, daß in dieser Beziehung mein Hodenkrebs ausgebrochen ist."

Die Freundin, die beim Gespräch neben ihm saß, berichtete, daß Herr X. schon zurückzucke, wenn er nur ahnte, daß sie ihn umarmen wolle und daß sie annimmt, daß er noch immer von der Rolle des Liebhabers überfordert sei und unter „Kastrationsängsten" leide. Zu der Freundin verhält sich Herr X. wie zu allen Mitmenschen: charmant, er kehrt Stärke heraus, äußert nie Ängste oder Aversionen und gibt keine Schwächen zu. Die Diagnose hat ihn nicht besonders erschüttert; er erlebt die starke Chemotherapie und intensive Bestrahlung eher positiv als negativ und ist überzeugt, daß ihm diese geholfen habe, die Krankheit zu überwinden.

Eine Woche vor dem Gespräch wurden erneut massive Metastasen diagnostiziert, die auf die inneren Organe drücken, und Herr X. stand vor neuen chemotherapeutischen Behandlungen. Er wirkte wieder sehr energiegeladen, äußerst intelligent und meinte, daß jetzt seine letzte Chance gekommen sei, einen Lebensstil zu finden, der an seinen wirklichen Bedürfnissen und seinem Wunsch nach Identität nicht vorbeigehe. Der Trainer erklärte ihm, daß das Autonomietraining eine Methode sei, die nach alternativen Verhaltensweisen suche und den Menschen bei ihrem Wunsch nach Bedürfnisäußerung und -befriedigung helfe, daß das alternative Verhalten aber von der Person voll angenommen werden müsse, und daß es nur dann erfolgreich sein könne, wenn es wie der Schlüssel ins Schlüsselloch passe.

Herr X. sagte: „Das ist doch gerade das, was ich mein Leben lang suche, und nicht finden kann. Ich habe wahrscheinlich auch keine Zeit mehr, mich noch über viele Jahre auf eine erfolglose Suche zu begeben nach einem Verhalten, das meinen wirklichen Gefühlen entspricht. Ich habe einfach keine Ahnung, was zu tun ist, obwohl ich den völligen Durchblick habe, was mich verletzt und geschädigt hat und wie ich mich selbst geschädigt habe".

Der Trainer fragte nach der heutigen Einstellung zum Vater. „Nach all dem, wie sich mein Vater zu mir verhalten hat, verachte ich ihn zutiefst; er wollte mir selbst angesichts meiner Krankheit 5000,- DM, die er mir schuldet, nicht zurückgeben, obwohl er wußte, daß ich dieses Geld dringend für die Arztrechnungen benötigte."

Trainer: „Könnte es sein, daß Sie ihren Vater als Sohn auch lieben, aber nur von ihm enttäuscht sind?"

Herr X.: „Das ist eine gute Frage, es wird wohl so sein, ansonsten wäre es vielleicht schwer zu erklären, daß ich mich Tag und Nacht mit ihm beschäftige".

Trainer: „Könnte es sein, daß Ihre Mutter, die zweifellos eine sehr tolle Frau war, und dazu noch sehr hilfsbedürftig, Ihre kindlichen Ressourcen überfordert hat und zu große Erwartungen an Sie gestellt hat, die ein Kind nicht befriedigen kann?"

Herr X.: „Auch das ist wohl richtig, obwohl ich bis jetzt immer glaubte, daß die Schuld und das Versagen nur bei mir lagen."

Trainer: „Könnte es sein, daß Sie aufgrund der Beziehung zu Ihrer Mutter und Ihrem Vater selbst viel zu kurz gekommen sind, d.h. daß Sie nicht in die Lage kamen, Ihre eigenen Ängste, Wünsche nach Selbständigkeit und Entwicklung äußern zu können, so daß Ihre große Energie, Intelligenz und persönlicher Charme nicht in die richtigen Bahnen gelenkt werden konnte?"

Herr X: „Auch diese Annahme muß wohl stimmen, sie ergibt sich als logische Folge aus der gesamten Strukturanalyse meines Lebens. Es ist mir völlig unverständlich, daß ich die Zusammenhänge früher nicht in diesem Licht sehen konnte."

Trainer: „Nun haben Sie eine neue Sichtweise entwickelt. Aufgrund ihrer bisherigen scharfsinnigen Analyse der Vergangenheit und der Fähigkeit, sich hier und jetzt durch neue Verhaltensweisen zu korrigieren und weiterzuentwikkeln, bin ich der Überzeugung, daß Sie in rasendem Tempo Ihre wirklichen Bedürfnisse entdecken werden und somit zur eigenen Identität finden. Dazu haben Sie alle Fähigkeiten und Voraussetzungen erfüllt."

Herr X.: „Bevor wir aufhören, möchte ich aber hier noch zusammenfassen, wie ich mich in der Zukunft verhalten will, weil ich spüre, daß dieses Verhalten meinen Bedürfnissen entspricht: Ich werde mich in meiner Vorstellung mit meiner Mutter und meinem Vater versöhnen, weil ich fühle, daß beide arme Schweine waren, und daß ich zulange Dinge auf mich bezogen habe, die mit mir letztlich nichts zu tun haben. Ich bildete mir Dinge ein, die mich beinahe umgebracht haben. Ich möchte nicht als starker Mann und Held, der alles über sich ergehen läßt, sterben. Meiner Freundin und den Ärzten gegenüber möchte ich Schwächen, Abhängigkeiten, aber auch Konflikte und Neurosen zum Ausdruck bringen. Den Arzt werde ich am Kittel ziehen und sagen: „Lieber Doktor, hilf mir!" Die neue Chemotherapie werde ich als notwendiges Übel begrüßen und sagen: wir kämpfen beide, weil ich leben will. Leben will ich nur dann, wenn ich die Hoffnung bekomme, meine eigene Identität noch finden zu können. Ich möchte in der nächsten Sitzung gerne in die Schauspielerrolle kommen und bitte Sie, mir ein fachkundiges Publikum zu organisieren. Mein Auftritt wird drei Akte haben: Im ersten Akt wird die Rolle des Gentlemans und altruistischen Helfers gespielt, im zweiten Akt tritt das verzweifelte, aber hilflose Tier als Bestie auf, und im dritten Akt kommt der Schrei nach eigener Identität zum Ausdruck. Dieser dritte Akt wird nicht pessimistisch schließen, sondern mit der Freude eines Menschen, der Durst nach echtem Leben verspürt. Das Publikum soll dabei nicht überrascht sein, wenn ich von der Bühne trete und alle umarme und küsse."

Trainer: „Ich finde Ihre Entwicklung und Kompetenz phantastisch, jetzt gilt es, sie in vielen kleinen Schritten zu realisieren."

Herr X.: „Genau das dachte ich im selben Augenblick auch."

Herr X. ging mit seiner Freundin gelöst aus dem Gespräch.

Kommentar: Herr X. war in seinem Leben offensichtlich zweifach überfordert, da er von seinem Vater in der männlichen Identitätsentwicklung behindert und ohne Vorbild war, und von der Mutter in die Helfer- und Mannersatzrolle gedrängt wurde. Die Überforderung wurde in der Beziehung zu Frauen noch deutlicher, weil er keine Verhaltensmuster und Rollen erlernt hat, die er in einer Partnerschaft bedürfnisbefriedigend hätte einsetzen können. Herr X. hat unterschiedliche Bedürfnisse und Verhaltenstendenzen, die seiner bewußten Wahrnehmung nicht entsprachen, von sich abgespalten, z.B. das Bedürfnis nach ichbezogener Äußerung und das Zugeben von Verletzungen und Überforderungen. Er hat auch die Analyse der Schuldfrage von sich abgespalten, so daß er im Bewußtsein die Abwendung von der Mutter als eigene Schuld erleben muß. Im Trainingsgespräch äußert und akzeptiert Herr X. auf drei gezielte Fragen ein alternatives Verhaltensmuster. Danach wird er vom Trainer als sehr kompetent für die eigene Problemlösung anerkannt, und zwar, nachdem der Trainer der Überzeugung war, daß Herr X. das alternativ formulierte Verhalten wirklich anerkennt und benötigt. Die Anerkennung der Kompetenz motiviert Herrn X., das alternative Verhalten schrittweise in die Tat umzusetzen.

Herr G., 61 Jahre, Darmkrebspatient. In der ersten Stunde des Autonomietrainings wird Herr G. gefragt, warum er kommt, wie sein Leben bisher verlief und was er sich vom Autonomietraining erwartet. Herr G.: „Ich habe einen inoperablen Darmkrebs. Ich fühlte mich in meiner Kindheit sowohl von meiner Mutter als auch meinem Vater abgewiesen und nicht anerkannt. Ich kämpfte um die Anerkennung meiner Eltern durch gute Leistungen in der Schule und der Universität, in der Regel vergebens.

Mit 23 Jahre heiratete ich ein schizophrene Frau, von der ich mich bis heute abgewiesen und nicht anerkannt fühle. Ich war extrem auf sie fixiert, besonders sexuell und fühlte ihr gegenüber eine stets ungestillte Sehnsucht. Ich habe immer erwartet, daß sie sich mir gefühlsmäßig zuwendet, aber das Gegenteil traf zu, sie hat mit mir über Jahre hinweg nicht geschlafen und immer wieder Freunde gehabt, mit denen ich zeitweise sogar befreundet war, weil ich glaubte, die Abweisung somit besser ertragen zu können. In der Regel wurde ich dann auch noch von ihren Freunden abgewiesen und nicht ernst genommen, und für unterschiedliche Dienste ausgenutzt. Vor einigen Jahren meinte meine Frau, vielleicht könne sie mich doch ertragen, wenn sie sich die Augen zubinde, so daß sie beim Sex mein dummes Gesicht nicht ansehen müsse. Aber dieses Experiment scheiterte, als sie sich die Augenbinde nach dem Sex abnahm und anfing zu schreien. Obwohl ich weiß, daß meine Frau hoffnungslos auf ihren Vater fixiert ist und die Nähe von keinem Mann ertragen kann (sie schickte früher oder später auch alle Liebhaber fort), hat mich dieses Ereignis in eine zwei Jahre anhaltende Depression versetzt. Obwohl in mir die Sehnsucht nach meiner Frau noch lebt, wußte ich endgültig, daß ich bei ihr keine Chance mehr habe. Für mich entstand folgerichtig der Darmkrebs, den ich als eine Art Kompensation für das ungelebte Leben empfand.

Zur Zeit lebe ich in einer vollkommenen Spaltung: einerseits weiß ich, daß die Vergangenheit nicht mehr zurückzuholen ist, andererseits weiß ich aber auch, daß ich latent in mir noch viel Lebensenergie habe, weiß aber nicht, wie ich diese verwirklichen kann, besonders jetzt mit meiner schweren Krebserkrankung. Bevor ich zu Ihnen kam, bemühte ich mich um psychologische Beratung, wurde aber abgewiesen mit der Bemerkung, daß mein Fall für eine langfristige psychoanalytische Behandlung zu schwierig sei und sich mein seelischer Zustand noch verschlechtern könne.

Der Verhaltenstrainer beschloß die Anwendung einer paradoxen Methode, weil er sich von dieser Methode einen schnellen Erfolg versprach.

Der Trainer: „Herr G., es tut mir leid, Ihnen sagen zu müssen, daß ich ein ernster Wissenschaftler und Therapieforscher bin und bisher nicht gewohnt war, mich mit so leichten und harmlosen Fällen zu beschäftigen. Aus diesem Grund muß ich das Training mit Ihnen strikt ablehnen, und ich bin erstaunt, daß Sie mit so einer Bagatelle zu mir kommen."

Herr G. fühlte sich nun vom Trainer einerseits abgelehnt, so wie er die Ablehnung schon von seinen Eltern und seiner Ehefrau kannte, spürte aber, daß etwas anderes der Ablehnung zugrunde lag. Er hat in sichtlich emotionaler Bewegung fast empört die Frage gestellt, wieso sich der Trainer das Recht nimmt, ihn derart abzulehnen und seinen Fall als eine Bagatelle zu bezeichnen.

Darauf der Trainer: „G., Sie sind ein sehr intelligenter Mensch mit großem intuitivem Wissen, so daß Sie sich diese Frage selbst beantworten können."

Herr G. fängt daraufhin an zu lächeln und fragt: „Meinen Sie etwa, daß ich ein charmanter, intelligenter, flexibler, gefühls- und erlebnisfähiger Mensch bin, der in der Lage wäre, ein völlig neues Leben aufzubauen, z. B. indem ich mir am Meer eine Wohnung zulege, mit Menschen spreche und alles tue, um mich wohl zu fühlen? Meinen Sie etwa, daß ich mich nur zuviel an der Meinung meiner Eltern und meiner Frau ausgerichtet habe anstatt denen zu sagen: leckt mich am Arsch! Ich weiß doch selbst, wie wertvoll ich bin! Wollen Sie etwa sagen, daß ich für eine Therapie zu intelligent bin, und daß ich selbst in der Lage bin, mein optimales Verhalten zu verwirklichen? Wollen Sie etwa sagen, daß ich für eine Therapie zu blöd bin, wenn ich mich weiter an der Meinung meiner Eltern ausrichten würde?"

Der Trainer: „Genau das meine ich, Sie haben meine Überzeugung in genauer Form wiedergegeben."

Herr G. fängt an zu lachen, strahlt vor Freude und spricht laut: „Muß ich solche erfreuliche Sätze von einem großen Psychotherapeuten hören? Sie werden verstehen, daß mich diese Umstände besonders erfreuen. Ich muß Ihnen auch sagen, daß ich ein sehr rationaler, gefühlsarmer Mensch bin, und wäre schon froh, wenn Sie meinen starken Gefühlsausbruch hier richtig würdigen und nicht meinen, daß ich allgemein ein hysterischer Mensch bin. Darf ich mich bitte an die Schreibmaschine setzten und den Tatbestand schriftlich fixieren? Und wären Sie bereit, dies zu unterschreiben?"

Selbstverständlich, Herr G.

Herr G. hielt die Kommunikation wortwörtlich fest und äußerte in stark positiv-emotionaler Erregung folgendes: „Ich bitte Sie, zur Kenntnis zu nehmen, daß ich nach diesem Gespräch, das insgesamt zweieinhalb Stunden dauerte, nie mehr einen Wunsch äußern werde, von Ihnen weiter psychotherapeutische Hilfe in Anspruch zu nehmen, weil ich alles, was für mein zukünftiges Verhalten wichtig ist, hier und jetzt verstanden habe."

Der Trainer stand weitere 10 Jahre in Kontakt mit Herrn G.; dieser lebte fortan im Mittelmeerraum, baute mit seiner Frau ein freundschaftliches Verhalten auf, hat eine große Anzahl von Freunden und beschäftigte sich mit vielen Fragen, die ihn geistig anregten und erfüllten. Seine Krebserkrankung zog sich vollkommen zurück, er erlebte eine sogenannte „Spontanremission".

Was geschah im Training mit Herrn G.?

Herr G. entwickelte seinen Eltern und seiner Ehefrau gegenüber Bedürfnisse von größter emotionaler Bedeutung, er suchte Zuwendung, erlebte aber permanente Abweisung. Auf erlebte Abweisung bemühte er sich mit unterschiedlichen Verhaltensweisen Zuwendung zu erhalten. Die so hergestellten Bedingungen führten aber nicht zur Zuwendung, sondern zu erneuter Abweisung, so daß ein Teufelskreis entstand, der sich über Jahrzehnte fortsetzte. Im Laufe seines

Lebens entwickelte Herr G. eine alternative Konzeption in die Richtung, sich von seinen abweisenden Familienmitgliedern zu trennen und ein eigenes, selbstanerkennendes, autonomes Leben zu führen. Um das latent alternative Verhalten anzuregen, fehlten noch die Bedingungen, also die Reizkonstellationen, die ein solches Verhalten auch auslösen könnten. Diesen Tatbestand nahm der Trainer bewußt und unbewußt wahr, und beschloß die paradoxe Intervention (im Grunde ist es nicht einmal eine „paradoxe" Intervention, weil es tatsächlich ein leichter Fall ist, vorausgesetzt, ein Trainer erkennt dies und handelt entsprechend!).

Für das Gelingen der Intervention war es zunächst nötig, starke Gefühle anzuregen und die gewohnte Abweisung (die bei Herrn G. ausgeprägte Motivationen zur Folge hat) herzustellen. Nun erlebt Herr G. bei stärkster emotionaler Anregung vom Trainer nicht die befürchtete Abweisung, sondern die stärkste Anerkennung, die sich mit der selbst-entworfenen Anerkennung deckte. Somit entstanden bei Herrn G. neue Bedingungen, die die alten Fixierungen auflösten und neue Verhaltensweisen mit hoher Motivation anregten. Die neuen Verhaltensweisen haben tatsächlich in den nächsten Jahren Bedingungen hergestellt, die die neuen Verhaltensweisen stabilisierten (z. B. den Aufbau eines Freundeskreises am Mittelmeer) und die alten Verhaltensweisen inaktivierten (z. B. die Suche nach Anerkennung von den Eltern und der Ehefrau).

Die permanente Bedürfnisbefriedigung durch die erlebte Anerkennung schuf Wohlbefinden, Lust und inneres Gleichgewicht. Die positive gefühlsmäßige Anregung führte zur Harmonisierung der Funktionen im zentralen Nervensystem und möglicherweise zur Verbesserung der Immunfunktionen, die wiederum einen positiven Einfluß auf die Krebserkrankung hatten.

Frau F., 32 Jahre, Brustkrebs mit regionalem Lymphknotenbefall. Frau F. hat seit einem Jahr Brustkrebs und ist seit acht Jahren in psychoanalytischer Behandlung. Die Psychoanalyse kreiste fast ausschließlich um ein einziges Thema, nämlich die vorhandene und verdrängte Liebe zur Mutter. Frau F. äußert, daß sie keine Person im Leben so geliebt habe wie ihre Mutter, daß sie diese als Kind am liebsten anbeten wollte, und daß alle positiven Gefühle, die sie von der Kindheit erinnert, der Mutter galten. Leider hat sie die Erwiderung der Liebe von der Mutter nicht empfunden. Ihr Vater war ihr gegenüber verständnislos, kalt und abweisend, was ihr nichts ausmachte, weil sie diesen sowieso nicht geliebt habe. Sie erlebte den Vater als einen brutalen und zu Gewalttätigkeiten neigenden Macho, den man nicht ernst nehmen konnte. Sie glaubte, daß der Vater die Abweisung von ihrer Seite bemerkt hatte. In der psychoanalytischen Behandlung entwickelte Frau F. eine These, von der sie ihren Psychoanalytiker seit acht Jahren überzeugen wollte, bei diesem aber kein Gehör findet. Der Psychoanalytiker meinte, ihre Argumente seien nicht stichhaltig, und sie müßte die wirklichen Motive und Konflikte finden, die ihrem Vorurteil zugrunde liegen.

Frau F. glaubt nämlich fest daran, daß alle oder zumindest die allermeisten Männer brutale Machos sind, die ihre Frauen vollkommen blockieren, so daß die Frauen nicht mehr in der Lage seien, ihre Kinder und besonders ihre Töchter zu lieben und sich ihnen zu widmen. Nur wenn derartige Zusammenhänge verstanden würden, könnten Kinder ihre Mütter lieben und weiter zu ihnen stehen. Sonst müßten Mütter ungerechtfertigt den Vorwurf bekommen, daß sie kalt, abweisend und liebesunfähig seien. Eine solche Einstellung zu den Müttern wäre unfair und würde die Kinder lebensunfähig machen, weil sie nicht mehr wüßten, wie sie die Liebe zu den Müttern einordnen könnten. Ihre Mutter würde zu ihr jetzt in ihren alten Jahren eine gute Beziehung aufbauen wollen, sie könnte aber auf die Mutter solange nicht eingehen, bis sie derartige grundsätzliche Fragen geklärt hätte. Weil der Psychoanalytiker sich seit acht Jahren auf „dieses Diskussionsniveau" nicht einlassen wollte, dachte Frau F. häufig an Selbstmord oder daran, ihren Analytiker umzubringen.

Die Ausführungen von Frau F. dauerten circa 30 Minuten. Der Trainer stellte folgende Arbeitshypothese auf: Frau F. hat eine starke Mutterbindung und erlebte die Abweisung ihrer Wünsche nach Symbiose mit der Mutter als traumatisch. Den Vater empfand sie als Störfaktor. Sie hat ein großes Bedürfnis, die Mutter zu verstehen und zu rechtfertigen und eine immer noch anhaltende Fixierung, verbunden mit dem Bedürfnis nach mehr Nähe und Kommunikation mit der Mutter. Der Psychoanalytiker gab Frau F. einerseits zu Recht nicht recht, und forderte sie zur tieferen Auseinandersetzung mit dem Problem auf. Vielleicht weigerte sich Frau F. aus Angst, daß am Ende die Erkenntnis steht, daß die Mutter sie wirklich aus Lieblosigkeit abgewiesen habe, was für sie eine Horrorvorstellung wäre. Der Trainer begriff, wie wichtig es für Frau F. andererseits war, an ihre Version glauben zu können und daß dabei eine neue Bedingung (Reizkonstellation) entstehen könnte, die ihr ein neues und bedürfnisgeleitetes Verhalten ermöglichen würde, nämlich das Zugehen auf die Mutter nach jahrelanger Isolation von dieser. Hypothesengeleitet unternahm der Autonomietrainer folgende Intervention:

„Frau F., mir ist ihre Schilderung absolut einsichtig, und ich bin vom Wahrheitsgehalt ihrer Auffassung überzeugt. Tatsächlich unterdrücken die meisten Männer ihre Frauen derart, daß sie keine Energie mehr haben, sich ihren Kindern zuzuwenden. Das war offensichtlich bei Ihnen sehr stark der Fall. Ich habe an Sie aber eine ganz andere Frage, die ich absolut nicht verstehe: Wie können Sie als eine kompetente, empfindsame und liebesfähige Frau über Jahre hinweg mit einem Therapeuten immer dasselbe Thema anschneiden, obwohl sie ja längst bemerkt haben müßten, daß dieser der Auseinandersetzung offensichtlich nicht gewachsen ist?"

Darauf entwickelt Frau F. starke Emotionen, fängt an zu strahlen und versichert sich noch einmal: „Wollen Sie sagen, daß ich Recht habe und die Dinge tatsächlich so stehen, wie ich sie geschildert habe?"

Trainer: „Ich sage das, und zwar mit absoluter Überzeugung und aufgrund meiner bisherigen umfangreichen Erfahrung."

Frau F. äußerte Freude und positive Gefühle. Sie warf sich jubelnd auf den Boden. Danach versicherte sie dem Trainer, sie hätten mehr als 10 Jahre nicht solche positiven Gefühle erlebt. Sie beschloß folgendes: 1. Sie werde sich noch in dieser Woche mit der Mutter treffen, diese umarmen, ihr nichts mehr vorwerfen und versuchen, mit ihr ein gutes Verhältnis aufzubauen. 2. Sie werde das Thema in dieser Form mit dem Psychoanalytiker nicht mehr anschneiden, weil sie fühlen könne, daß die Fragen, die er anschneide, auch relevant seien, was sie aber erst jetzt wahrnehmen könne. Sie habe auch vor, an das Grab ihres verstorbenen Vaters zu geben, weil sie glaube, daß auch ein Macho letztlich nicht von Grund auf böse ist, sondern auch als solcher von der Gesellschaft und den eigenen Müttern geformt sei. Nach einer Woche berichtete Frau F.., daß sie ein sehr angenehmes und glückliches Gespräch mit ihrer Mutter hatte und daß sie vorhabe, die Beziehung zu intensivieren. Glücklicherweise akzeptiere ihr Freund die neu entflammte Liebe zur Mutter und meine, daß dies ein wichtiger Weg zur Heilung sei. In der Zwischenzeit ruft Frau F. in regelmäßigen Abständen den Trainer an, um ihm zu berichten, daß es ihr sehr gut gehe, sowohl im Beruf als auch gesundheitlich. Zur Mutter habe sie eine ungebrochen positive Beziehung, aus der sie große Energie schöpfe.

Was geschah im Training, das insgesamt zwei Stunden dauerte, mit Frau F.?

Frau F. hat seit ihrer Kindheit ihrer Mutter gegenüber Bedürfnisse von größter emotionaler Bedeutung entwickelt. Die jahrelange Blockade der Äußerung und Befriedigung dieser Bedürfnisse führten zu Streß. Frau F. hat ein Erklärungsmuster entwickelt, warum ihre Mutter sie abwies. Aus der Erklärung resultierten auch die Bedingungen, unter denen sie auf die Mutter erneut zugehen könnte. Die Bedingung lautet: „Ich kann auf die Mutter nur dann zugehen, wenn es wahr ist, daß die Mutter vom Vater unterdrückt wurde. Da ich aber meinem Vater nicht alleine die Schuld geben kann, muß ich die Gewißheit haben, daß dies ein generelles Problem ist und sich so gut wie auf alle Familien bezieht." Die Abweisung ihrer Thesen durch den Psychoanalytiker führten zu zusätzlichem und häufig anhaltendem Streß. Indem Frau F. dem Trainer die Problematik schilderte und von diesem unerwartet schnell die volle Bestätigung ihrer Thesen bekam, entwickelte sie äußerst starke positive Gefühle. In diesem Zustand konnte sie sich entschließen, auf die Mutter zuzugehen. Dabei sind neue Bedingungen und Reizkonstellationen entstanden. Diese haben neue Lernprozesse angeregt und sie von früheren Blockaden enthemmt. Ein neues Verhältnis zum Psychotherapeuten und ihrem Vater wurde dadurch möglich. Sie gab auch ihre rigide These auf, daß alle Männer ihre Frauen unterdrücken und sagte, daß sie dieses Thema in der Zukunft nicht mehr interessiere.

Frau F. hatte also ein problematisches und ihre Bedürfnisse blockierendes Verhalten, das durch die Distanz von der Mutter bestimmt war, zusammen mit einem rigiden Erklärungsversuch. Das neue, alternative Verhalten, das daraus bestand, auf die Mutter bedürfnisgerecht und liebevoll zuzugehen, konnte noch nicht verwirklicht werden, weil dafür noch die anregenden Bedingungen fehlten. Indem der Trainer die These von Frau F. als richtig anerkannte, und somit bei dieser heftige positive Emotionen auslösen konnte, wurden die nötigen Bedingungen für das alternative Verhalten hergestellt. Die positiven emotionalen Erfahrungen mit dem alternativen Verhalten (liebevoller Umgang mit der Mutter, Verständnis für den Vater und Offenheit dem Psychoanalytiker gegenüber, Aufgabe der starren Interpretationsmuster) haben dieses stabilisiert und das problematische Verhalten inaktiviert.

Herr B., 56 Jahre, weist eine große Anzahl von Risikofaktoren für Herzinfarkt auf (Bluthochdruck, starkes Zigarettenrauchen, hohe Cholesterinwerte, erhebliches Übergewicht, Bewegungsmangel, äußerst fetthaltige Ernährung usw.). Er berichtet, daß er seit der Pubertät immer wieder in Zustände anhaltender Aufregungen und Übererregungen gerate. In solchen Zuständen fühle er sich hilflos und total unverstanden. Es reiche z. B., daß er auf eine Party geht und annimmt, daß die Gastgeberin glaubt, ein gutes Essen serviert zu haben. Er stellt fest, daß er mehr auf Frauen als auf Männer mit Aufregung, Wut und latenter Aggressivität reagiert. Einmal ist eine junge Frau aus einem Parkplatz herausgefahren, ohne abzuwarten, bis er neben sie hereinfuhr. Dabei regte er sich so auf, daß er sie im Rückwärtsgang über hundert Meter verfolgte und fürchterlich beschimpfte. Er hatte den Eindruck, so aufgeregt zu sein als hätte er „Schaum vor dem Mund".

Er trank täglich zwischen 5 und 10 Tassen Kaffee und liebte Coca-Cola. Manchmal litt er unter derartigen Angstzuständen, daß er einfach stehenblieb und glaubte, jetzt müsse er sterben. Das übermäßige Essen hat auf ihn eine beruhigende Wirkung, genau wie Alkoholkonsum und Zigarettenrauchen. Vor Bewegung fürchtete er sich, weil er die Öffentlich „aus Angst vor der Angst" scheute. Besonders abends kochte er selbst, mindestens zweimal in der Woche briet er eine Gans, aß diese in zwei Tage auf und trank das Fett. Obwohl er nach dem Essen schwer einschlief und bei der Arbeit häufig psychophysisch erschöpft war, wiederholte er die Eßzeremonie aufs neue.

Herr B. ist von Beruf Arzt und arbeitete zum Zeitpunkt des Autonomietrainings in einer Heidelberger Klinik. Dies unterstreicht, daß das gesundheitliche Verhalten weniger vom medizinischen Wissen, sondern sehr viel mehr von der Reizkonstellation determiniert ist.

Zu Beginn des Trainings, das insgesamt 17 Sitzungen von je 1,5 Stunden umfaßte, fragte der Trainer Herrn B., was sein erwünschtes Verhalten wäre und wie er sich die Trainingsmaßnahmen vorstelle.

Herr B.: „Ich bin wie Sie sehen schon in unterschiedlichen Bereichen gefährdet, nicht nur gesundheitlich, sondern auch vom Wohlbefinden. Ich glaube nicht, daß es eine Zauberformel gibt, sondern, wenn überhaupt, dann mehrere Maßnahmen, die ineinandergreifen und mein krankes System wieder zur Gesundung bringen. Ich bin wie ein Damm, der an mehreren Stellen gleichzeitig eingebrochen ist und von Tag zu Tag neue Brüche erlebt."

Trainer: „Was ist Ihr zentrales Problem im Leben, d. h. welches Ereignis oder Erlebnis hat Sie am stärksten und nachhaltigsten betroffen?"

Herr B.: „Das ist mit Sicherheit der Tod meiner Mutter. Sie starb, als ich neun Jahre alt war, an einem Herzinfarkt. Seitdem beneide ich alle Menschen, die eine Mutter haben, und fühle, daß meine Mutter sicher die Beste gewesen wäre und bedauere, daß sie starb. Immer, wenn ich solche Gedanken habe, und die habe ich bis heute fast täglich, rege ich mich auf. Ich kann die Vorstellung schlecht ertragen, daß bestimmte Frauen denken könnten, sie seien besser als meine Mutter, obwohl sie diese überhaupt nicht kennen."

Trainer: „Ich werde Ihnen eine Frage stellen, mit der Bitte, diese so zu beantworten, wie es Ihrer tiefsten Überzeugung nach stimmt. So wie Sie Ihre Mutter schildern, war sie offenbar eine wunderbare Frau mit viel positiver Ausstrahlung und ausgeprägten Fähigkeiten, z. B. hervorragend kochen zu können. Sie hatten das große und einmalige, aber leider zu kurz anhaltende Glück, mit Ihrer Mutter zusammen leben zu können. Wenn Sie jetzt sagen, daß Sie sich immer hilflos aufregen über alles, was Sie mit Ihrer Mutter vergleichen, dann haben Sie hier doch wohl ein unerkanntes Problem, das Sie möglicherweise überwinden müssen. Das Problem ist, daß sie nicht souverän die Überzeugung leben, daß Sie Ihre Mutter geliebt haben und sie einmalig gut war, was bei Ihnen inneres Glück und Ausgeglichenheit hervorrufen könnte, sondern Sie regen sich auf, wenn Sie Ihre Mutter mit anderen vergleichen, als müßten Sie diese verteidigen. Ein solches Verhalten könnte bedeuten, daß Sie an Ihrer Mutter zweifeln."

Herr B., tief nachdenkend und emotional angeregt: „Interessant, einen solchen Gesichtspunkt habe ich nie in Erwägung gezogen. Ich gebe Ihnen spontan emotional und intellektuell vollkommen recht. Eigentlich gibt es die innere Nähe trotz äußerer Distanz auch nach dem Tode eines Menschen. Ich glaube, Sie helfen mir, einen Schritt zu vollziehen, vor dem ich mich immer gefürchtet habe, wahrscheinlich weil er in Verbindung mit traumatischen Erinnerungen aus der Kindheit steht, als meine Mutter verstarb. Ich wollte als Kind und später als Erwachsener die Mutter wieder lebendig machen, ich habe sogar als Medizinstudent phantasiert, daß man durch die Verbindung von Naturwissenschaft und Meditation sogar die Toten wieder zurückholen könne und dachte dabei natürlich an meine Mutter. Was Sie hier jetzt in Erwägung ziehen ist ja wohl, daß ich das wunderbare Wesen meiner Mutter in mir akzeptiere und die noch heute lebendigen Erinnerungen mit ihr, z. B. wie sie mich bekocht hat, bewußt und lustvoll wahrnehme, anstatt sie zu verdrängen. Aus dieser Sicht wirken auch die Vergleiche, die ich zwischen meiner Mutter und anderen Frauen herstelle, objektiv lächerlich und subjektiv schaden sie mir. Ich will heute die Sitzung unterbrechen, um bis zur nächsten Wochen genügend Zeit zu haben, um über alles nachzudenken, besonders darüber, ob ich das Verhalten, daß Sie erwähnen, vorteilhaft für mein Wohlbefinden und meine Beziehung zu meiner Mutter einsetzen kann."

In der nächsten Sitzung berichtet Herr B., er hätte sich sehr anfreunden können mit dem Gedanken, an seine Mutter positiv zu denken und diese innerlich voll anzuerkennen. Er glaubt, sogar einen neuen Faktor bei sich entdeckt zu haben. Er habe als Kind gegen die Mutter einen unbewußten Vorwurf erhoben, daß sie so früh verstarb und ihn alleine ließ. Jetzt erlebt er einen solchen Vorwurf als ungerecht, weil sie nichts dafür konnte, daß sie so früh starb. Nach dem Tod der Mutter habe er sich häufig gewünscht, wie sie an einem Herzinfarkt zu sterben, bekam aber große Angst, wenn er glaubte, er sei soweit (z. B. sich unwohl fühlte oder Schmerzen im Brustkorb hatte). Plötzlich kam ihm nach der letzten Sitzung auch der Gedanke, daß die Tatsache, daß er sich selbst so zwanghaft bekocht, und so endlos viel ißt, ein Wunsch sei, daß ihn die eigene Mutter bekocht und er die stellvertretende Funktion übernimmt und dabei einen nicht zu stillenden Appetit entwickelt. Er beobachtet auch, daß sein Appetit nach der vollen gefühlsmäßigen Akzeptanz seiner Mutter schlagartig abgenommen habe. Dies tat ihm sehr gut, und obwohl er in sieben Tagen nur ein Kilogramm abgenommen hatte, konnte er diesen Zustand als wohltuend wahrnehmen. Er wiegt noch immer 104 Kilo bei einer Körpergröße von 1,80 Meter.

Der Trainer fragt Herrn B.: „Welche Trainingsmaßnahmen würden Sie sich weiter wünschen?"

Herr B.: „Ich glaube, daß es sehr gut wäre, wenn wir drei Faktoren mit möglicherweise drei unterschiedlichen Methoden beeinflussen könnten: 1. Die Aufgabe des Zigarettenrauchens, 2. die Anregung zur körperlichen Bewegung und 3. die Reduktion von Angstgefühlen, die immer wieder auftauchen. Diese haben sich zwar in der letzten Woche sehr verringert, sind aber doch ein paarmal aufgetreten . Ich rauche über 30 Zigaretten pro Tag, bewege mich in einem Monat höchstens ein paar Stunden beim Einkaufen in der Stadt, sitze immer im Auto."

Der Trainer: „Ihr Vorschlag klingt sehr gut. Wir müssen tatsächlich für die drei Ziele drei unterschiedliche Methoden entwerfen und diese zusammen so gestalten, daß Sie weiter das Gefühl haben, daß Sie selbst mit sich etwas tun und nicht der Trainer etwas mit Ihnen."

Herr B.: „Das stimmt, anders könnte ich ja nie kompetent werden und vom Trainer eine Abhängigkeit entwickeln."

Der Trainer: „Das Autonomietraining stimuliert das Alltagsverhalten und organisiert es nach modernen wissenschaftlichen Prinzipien. Zum Ziel der Angstreduzierung möchte ich Ihnen eine Frage stellen: Haben Sie bei sich einen Zusammenhang feststellen können zwischen Ihrem Kaffee- und Cola-Konsum und Ihren Angstattacken?"

Herr B.: „Ja, das stimmt. Besonders an Wochenenden und wenn ich passiv bin, und dann viel Kaffee trinke, treten die Angstattacken verstärkt auf. Ich trinke auch Kaffee, wenn ich mich abends fast zu Tode fresse, um die Darmtätigkeit noch genügend anzuregen. Wenn mein Appetit jetzt kontinuierlich abnimmt, werde ich automatisch weniger Kaffee und Cola trinken, um dann zu beobachten, ob sich die Angstattacken reduzieren."

In den nächsten Sitzungen sprach der Trainer das Problem des Rauchens wie folgt an: „Welche Methode schlagen Sie zur Aufgabe des Zigarettenrauchens vor?"

Herr B.: „Was haben Sie auf Lager?"

Trainer: „Wir können z. B. eine leichte Hypnose durchführen und Ihnen in Zusammenhang mit dem Rauchen genau die Wörter und negativen Gefühle suggerieren, die Sie sich wünschen. Wir können aber auch Übungstexte in der Vorstellung entwerfen, an die Sie immer denken, wenn Sie eine Zigarette rauchen wollen."

Herr B.: „Das Rauchen ist bei mir schon eine böse Gewohnheit geworden, und ich glaube, ohne Suggestion schaffe ich diesen Schritt nicht. Dabei würde ich mir nicht eine kleine Suggestion, sondern eine dicke Hypnose wünschen. Sie können mir folgendes suggerieren: Wenn ich rauche, bin ich unselbständig, nervös, und stelle mir die Lunge schwarz und voller Krebs vor. Wenn ich nicht rauche, bin ich innerlich souverän, bester Laune und stelle mir meine Lunge gesund und durchblutet vor. Zum Einschlafen wünsche ich mir ein wunderbares Gefühl, wie ich als Kind geborgen auf einer grünen Wiese liege. Solche Vorstellungen haben bei mir eine enorme wohltuende Bedeutung."

Nach Wiederholung der Übungen in circa 10 Sitzungen gab Herr B. das Zigarettenrauchen vollkommen auf. Dies ging so weit, daß er sich von Rauchern spontan zurückzog und angab, den Zigarettenrauch nicht mehr ertragen zu können. Auf die Frage, mit welcher Methode er seine Bewegung intensivieren möchte, wünscht sich Herr B. eine Kombination von mentalem Training und dem erneuten Einsatz von Hypnose. Er möchte seine Freizeit für ausgedehnte Waldspaziergänge nutzen, bei denen er viel Zeit zum Nachdenken und Fühlen hat. Er möchte sich vorstellen, wie er in der Einsamkeit und der immer intensiveren körperlichen Bewegung, die er selbstverständlich langsam beginnen möchte, weil er zur Zeit noch keine Kondition hat, angenehme Gefühle entwickelt, an unterschiedliche Dinge, u. a. auch an seine Mutter, positiv denken kann. Dabei möchte er sich auch die Frage stellen, ob er in der Lage ist, für sich eine Frau zu finden, die zwar in der Ausstrahlung seiner Mutter ähnlich sein muß, die er aber anerkennen und lieben kann, ohne den tödlichen Vergleich mit der Mutter anstellen zu müssen. Dies habe er bisher immer getan, wobei die Mutter die Siegerin war, und die Frauen stets von ihm abgewiesen wurden. Eine solche Frau kenne er bereits, habe aber größte Angst, sich ihr zu nähern. Bis jetzt nahm er an, daß die Mutter es als

Verrat ansehen würde, wenn er sich einer anderen Frau anerkennend nähern würde. In der letzten Zeit fühlte er aber, daß seine Mutter viel großzügiger gewesen sei, als er es in seinem kleinen Geist annahm. Zur Verstärkung der Motivation zur Intensivierung der Bewegung wünsche er sich auch die Anwendung der Hypnose. In der Hypnose solle der Drang nach Bewegung und das darauf folgende Wohlbefinden suggeriert werden. Die von Herrn B. gewünschten Übungen wurden sprachlich präzisiert und durchgeführt.

In einer Nachuntersuchung nach fünf Jahren wog Herr B. 71 Kilogramm, nutzte jede Gelegenheit aus, sich körperlich zu bewegen, legte sich ein Fahrrad zu und kombinierte Fahrradfahren, Waldspaziergänge und leichtes Jogging. Sein Blutdruck und seine Cholesterinwerte normalisierten sich; er rauchte auch in den nächsten fünf Jahren nicht; die Neigung zur hilflosen Übererregung und Aufregung verringerte sich sichtlich. Herr B. lebt noch alleine und hofft noch immer, die Frau seines Lebens zu treffen, die seiner Mutter ähnlich sieht, ist sich aber nicht sicher, ob eine solche Hoffnung nur ein frommer Wunsch oder zu verwirklichen ist.

Was geschah im Training mit Herrn B.?

Zunächst wurde die kognitiv-emotionale Fehlsteuerung des Verhaltens durch die Korrektur des Verhältnisses von Herrn B. zu seiner verstorbenen Mutter behoben. Dabei wurde ein ganzes Verhaltenssystem verändert, z. B. das übermäßige Essen. Dies konnte dadurch erreicht werden, daß Herr B. durch sein vom Trainer angeregtes Eigenverhalten zunächst die Bedingungen verändert hat, auf die nun veränderte Reaktionen folgen konnten. Die veränderten Bedingungen entstanden durch die Uminterpretation der Figur der Mutter: Früher wurde sie als schwach, schützenswert und mit unbewußter Vorwurfshaltung wahrgenommen; im Rahmen der neuen Bedingungen wurde sie als stark, positiv und sympathisch erlebt. Diese Interpretation entsprach offensichtlich eher den tieferen Bedürfnissen von Herrn B., auf die dann bedürfnisbefriedigende und identitätsstabilisierende Reaktionen folgten. Nachdem dann immer neue Verhaltensweisen zu positiven Reaktionen führten, z. B. Wohlbefinden nach der Aufgabe des Zigarettenrauchens, angenehme Erlebnisse beim Waldspaziergang, wurde Herr B. zusätzlich motiviert, solche Bedingungen immer aufs neue herzustellen und aufrechtzuerhalten.

Das Autonomietraining funktioniert deswegen, weil in ihm die Verwirklichung von Verhaltensweisen und Bedingungen erstrebt werden, die das Individuum wirklich will und aufgrund des erlernten und latent vorhandenen Verhaltensrepertoires auch verwirklichen kann. Würde das Autonomietraining ein abstraktes, z. B. normenkonformes Ziel erstreben, das der Bedürfnisstruktur der Person aber fern läge, dann könnte die Zielsetzung nicht verwirklicht werden, auch wenn sie noch so logisch und einsichtsvoll wäre.

Im Folgenden sollen kurzgefaßt einige Probleme und Problemlösungen aufgeführt werden, die in der Praxis des Autonomietrainings bei unterschiedlichen Personen auftraten, ohne die angewandten Methoden ausführlich darzustellen.

Fall 1

Frau H. erstrebt zunächst eine große und symbiotische Nähe zu Männern, doch sobald enge Beziehungen verwirklicht werden, bekommt sie panische Angst und fällt in tiefe Depressionen. In der Analyse stellte sich heraus, daß sie ihren Vater immer dann mochte, wenn er sich entzog und sie um ihn kämpfen mußte. Sie verspürte Abneigung, wenn er sich ihr in aufdringlicher Weise näherte. Frau H. hat nie gelernt, eine verwirklichte Nähe genießen zu können. Weil sie aber trotzdem Nähe erstrebte, fiel sie zunehmend in tiefe Depressionen. Sie wies im physischen Bereich eine Menge Risikofaktoren auf, z. B. Alkoholkonsum, Zigarettenrauchen, Fehlernährung, Vater und Mutter waren vor dem 55. Lebensjahr an Krebs gestorben usw.

Im Autonomietraining lernt Frau S. zunächst, sich aus allen Beziehungen und Versuchen, die eine für sie unerträgliche Nähe darstellen, zu entziehen. Sie lernt, aus der Distanz durch kleine Schritte eine erträgliche Nähe zu gestalten. Acht Jahre nach dem Autonomietraining baut sie eine engere Freundschaft auf, erklärt dem Partner ihr Problem, so daß sich dieser auf ihren Wunsch jederzeit auf größere Distanz begibt. Von Jahr zu Jahr verbesserte sich ihr Wohlbefinden und verringerten sich die Depressionen.

Fall 2

Herr Z. litt seit drei Jahren darunter, von seinem Arbeitgeber abgewiesen zu werden. Dieser blamierte ihn täglich vor versammelter Mannschaft. Er stellte ein ähnliches Verhalten wie bei seinem Vater fest, der ihn ebenfalls häufig öffentlich kritisierte. Von Tag zu Tag hoffte Herr Z., daß sich die Abneigung seines Chefs eines Tages in Zuneigung umwandelt könnte, was aber nie eintraf. Herr Z. litt an schwerer Gastritis und hatte mehrere Magengeschwüre. Er war erblich für Magenkrebs vorbelastet (Vater und Mutter starben an dieser Krankheit). Er rauchte, trank mehr Alkohol, als seiner

Gesundheit guttat und ernährte sich trotz ärztlicher Warnung ungesund.

Herr Z. erlernte im Autonomietraining ein alternatives Verhalten, das die Kommunikationsform mit seinem Chef grundlegend veränderte. Zunächst beantwortete sich Herr Z. die Frage, ob er lieber eine Kündigung in Kauf nehmen oder lieber fortfahren möchte, in der gewohnten Form zu leiden. Er bevorzugte den Abbruch des Arbeitsverhältnisses und war bereit, zunächst neue Verhaltensweisen dem Chef gegenüber auszuprobieren. Er stellte z. B. dem Chef nach dessen irrationaler Kritik die Frage, ob es diesem um die Sache gehe oder um sein gewohntes Bedürfnis, sich an ihm ausleben zu dürfen wie bisher. Als der Chef bemerkte, daß die Arbeitskollegen Herrn Z. verstanden, änderte dieser sein Verhalten.

Herr Z. lernte im Autonomietraining, die Motive und die Pathologie seines Chefs zu erkennen und so zu steuern, daß sich daraus sogar gegenseitige Anerkennung entwickelte. Eines Tages gab der Chef sogar zu, sich bewußt zu sein, daß er ihn häufig ungerecht behandelt habe und daß dies daran liege, daß Herr Z. ihn an seinen älteren und fähigeren Bruder erinnerte, der ihn immer unterdrücken wollte. Als der Chef erfuhr, daß sich Herr Z. immer von seinem Vater unterdrückt fühlte, kamen bei diesen besondere Schutzreaktionen Z. gegenüber zum Vorschein.

In der Nachuntersuchung zeigte sich, daß sich die Magenprobleme von Herrn Z. stark verringert hatten, ebenso sein Alkoholkonsum. Herr Z.: „Im Autonomietraining habe ich gelernt, solange an den zwischenmenschlichen Bedingungen zu lernen, bis ich die erwünschten Zustände erreiche. Selbst wenn solch ein Vorgehen sehr mühsam ist, führt es letztendlich immer zum Erfolg. Dies verstärkt bei mir das Gefühl, kompetent zu sein und nicht den Situationen hilflos ausgeliefert zu sein."

Fall 3

Herr N., 50 Jahre, lebte drei Jahre als Witwer. Er betonte, daß seine Kindheit in Ordnung gewesen sei, und er eine gute Ehe geführt hätte. Sein Problem sei, daß er sich seit Jahren unwohl fühle, einerlei, was er tue oder nicht. Wenn er gut ißt, fühlt er sich ebenso unwohl als wenn er nicht gut ißt usw. Auf die Frage, was er tun könne, um seine Lage zu verbessern, konnte er keine Antwort finden. Auf die Frage, ob er täglich eine neue Aktivität ausprobieren könnte, um herauszufinden, ob diese das Wohlbefinden verbessere, stimmte Herr N. halbherzig zu.

Nach drei Sitzungen wird das Autonomietraining unterbrochen, weil Herr N. nicht glaubt, daß es eine solche Aktivität gibt und er auch nicht glaubt, daß ein Training notwendig ist. Nach einem Jahr ruft Herr N. den Trainer an und berichtet diesem, daß er heimlich nie aufgegeben habe eine wohltuende Aktivität zu suchen, so wie er dies im Autonomietraining gelernt habe. Nun möchte er berichten, daß er eine solche Aktivität gefunden habe, und zwar durch die Hilfe eines Freundes. Dieser teilte ihm mit, daß er sehr depressiv wirken würde. Daraufhin war Herr N. geschockt, weil er annehmen mußte, daß sein Unwohlsein mit der Depression zusammenhinge. Er erinnerte sich an die Worte des Autonomietrainers, daß eine ungenügende Anregung der Hirnfunktionen mit depressiven Gefühlen zusammenhängen würde. Einige Tage danach ging er an einem Fahrradgeschäft vorbei und kaufte sich ein Fahrrad, das ihm sehr gefiel. Ab da fuhr er täglich Fahrrad und fühlte sich dabei äußerst wohl.

Herr N. wurde im Autonomietraining nur über ein allgemeines Verhaltensmodell informiert, das er selbst Jahre danach mit Inhalt ausfüllte. Solche Phänomene treten im Autonomietraining häufig auf.

Im Folgenden werden einige Beispiele aus der Betreuung von Spitzensportlern angeführt

Es wurde in der Regel die Methode *„Stimulierung alternativer Verhaltensweisen durch Herstellung neuer Reizkonstellationen (Bedingungen)"* angewandt. Die Hypothese war, daß die Sportler neben dem problematischen und erfolglosen Verhalten in sich auch ein alternatives Potential von erfolgreichen und erwünschten Verhaltensweisen aufweisen, das nur noch angeregt werden muß. Dabei ist auch eine Weiterentwicklung der Fähigkeiten wahrscheinlich.

Eine Bundesliga-Fußballmannschaft befindet sich auf der vorletzten Tabellenstelle. Von 11 Spielen hat sie acht verloren, zweimal unentschieden gespielt und einmal gewonnen. Wenn sie verliert, verliert sie ungewöhnlich hoch. In der Mannschaft klappt weder die Koordination noch die Aufmerksamkeit (z. B. kommen gegnerische Spieler ungedeckt in den Strafraum und kommen ungehindert zum Abschuß; die Chancen vor dem gegnerischen Tor werden sträflich vergeben, sog. „hundertprozentige" Tormöglichkeiten werden nicht genutzt; freie Mitspieler werden nicht angespielt; jeder Spieler versucht durch individuelle Aktionen zum Erfolg zu kommen). Das Selbstvertrauen der Mannschaft ist gering, die Kommunikation gestört, das Verhältnis zum Trainer angespannt, mit gegenseitigen Schuldvorwürfen und Kritiken, die in der Regel einen gegenteiligen Effekt haben. Der Trainer und das Präsidium des Vereins beauftragen den Autor mit der Aufgabe, die Mannschaft mental „auf Vordermann" zu bringen, so daß es wieder klappt und „Siege eingefahren werden".

Es kam zu mehreren Sitzungen mit der gesamten Mannschaft, mal in Abwesenheit, mal in Anwesenheit des Trainers. Vor dem Kontakt mit der Mannschaft hatte sich der Autor fünf Spiele angesehen und alle Fehler notiert. Danach wurde eine Beschreibung entwickelt, die genau das Gegenteil von dem, was die Mannschaft zeigte, beinhaltete. Diese Beschreibung war Gegenstand des ersten Gespräches in Form eines Kurzvortrages vor der Mannschaft. Nachdem sich jeder Spieler namentlich vorgestellt und kurz über seine spielerische Biographie berichtet hatte, sagte der Autor, er möchte in circa 15 Minuten das Verhalten einer idealen Fußballmannschaft beschreiben: „Eine gut funktionierende Mannschaft hat viele Eigenschaften, die sich gegenseitig ergänzen und zu einem erfolgreichen Ganzen führen. Wenn das Zusammenspiel gut funktioniert, dann spüren dies alle Spieler und erleben Lust und Erfolg, was sie zu noch mehr Leistung motiviert. Der positive Zustand wird sofort vom Trainer, dem Publikum und der Öffentlichkeit wahrgenommen, und dies bedeutet eine Belohnung und einen Ansporn für die Mannschaft. In einer idealen Fußballmannschaft spielt einer für alle und alle für einen, wobei sich die gegenseitigen Stärken organisieren und potenzieren, und die gegenseitigen Schwächen abgedeckt werden. Ein jeder Spieler denkt darüber nach, wie er seine eigenen Stärken mit den Erwartungen und Stärken seiner Mitspieler vereinen kann und wie er die Schwächen der Mannschaft durch eigenes Zutun verringern kann. Jeder Spieler stimmt seine individuellen Aktionen, z. B. „Torschuß“ oder „Ball intelligent abgeben“ mit seinem spielerischen Gefühl ab, so daß er nach außen nicht als Egoist wirkt, der auch dann aus unmöglichen Situationen auf das Tor schießt, wenn ein freier Mann in einer besserer Position steht. Die Spieler in einer idealen Mannschaft haben großes Vertrauen, daß der Ball an der richtigen Stelle landet, d. h. im Tor des Gegners oder bei der eigenen Mannschaft beim Abspielen. Eine ideale Mannschaft spürt genau, wie sie sich steigern muß, wenn sich der Gegner steigert, und verliert bei der eigenen Aktion nie die Konzentration in der Verteidigung. Eine ideale Mannschaft kann sich schnell an die Eigenschaften des Gegners anpassen und sich so flexibel auf seine Neutralisierung einrichten und Gespür für die Schwachstellen entwickeln.“

Nach diesen Ausführungen sagte der Autor zur Mannschaft folgendes: „Ich habe die Mannschaft in fünf Spielen beobachtet, und konnte feststellen, daß alle Eigenschaften der idealen Mannschaft, die in meinem Vortrag erwähnt wurden, bei Ihnen vorhanden sind und habe keinen Zweifel, daß sich die hohe Kompetenz im Spiel in der Zukunft anhaltend zeigen wird. Was wir in der Zukunft tun müssen, ist, nur noch Einzelheiten zu besprechen und zu trainieren. Zunächst bitte ich die Mannschaft, auf meinen Vortrag zu reagieren und Stellung zu beziehen.“

Dabei hatte jeder Spieler in der Mannschaft, schon aus eigenem Bedürfnis, erfolgreicher zu werden, die Aussagen vom Autor bejaht. Daraufhin bat der Autor jeden einzelnen in der nächsten Stunde, zu berichten, wie sich die Mannschaft und die einzelnen Spieler in der Zukunft verhalten werden, um kompetent zu siegen. In den Ausführungen jedes einzelnen kamen ideale Spielsituationen vor, Absichtserklärungen und Motivationen. So sagte z. B. ein Abwehrspieler, der in den letzten Spielen immer wieder den Gegner nicht konsequent genug gedeckt hatte: „Ich werde meine Aufmerksamkeit auf die Möglichkeiten der Stürmer konzentrieren, so daß an mir keiner vorbeikommt.“ Der andere Verteidiger sagte: „Ich werde sofort bemerken, welchen Mann mein Mitspieler deckt und mich auf den anderen Stürmer mit Chancen konzentrieren.“ Ein anderer Spieler sagt: „Ich werde den freien Mann so intelligent anspielen, daß das Publikum applaudiert.“ Zwei Stürmer nahmen sich vor, wieder wie früher Doppelpässe zu spielen und den Gegner zu verunsichern. Ein anderer: „Wenn ich einen Eckballe schieße, und weiß, daß ich den Ball auf den Kopf des Mitspielers serviere, dann habe ich mehr Erfolg, als wenn ich nur den Ball abschieße.“

Die Mannschaft wurde in 17 Gruppengesprächen und über 80 individuellen Gesprächen mit dem oben genannten Ziel betreut. Sie begann, sich selbst zu regulieren und Aktivitäten zur Verbesserung der individuellen und kollektiven Leistung zu entwickeln. In den nächsten 15 Spielen gewann sie 12mal, spielte einmal unentschieden und erlitt zwei knappe Niederlagen. Sie landete im obersten Drittel der Tabelle.

Kommentar: Durch die Aktivität des Autors wurden der Mannschaft neue Kompetenzen vermittelt und eine neue Motivation angeregt. Dabei war wichtig, daß neue Bedingungen hergestellt wurden, die von vorneherein klarstellten, daß die Mannschaft alles kann und nur noch Wege der Realisierung gefunden werden müßten.

11.7 Autonomietraining mit Krebspatienten

Psychotherapeutische Betreuung bei Krebspatienten wird heute international mit unterschiedlichen Zielsetzungen eingesetzt. Einige Einrichtungen und Therapeuten glauben, daß es sehr wichtig sei, Krebspatienten in ihrem Streß zu betreuen und zu beraten. Dabei kommt es ihnen mehr auf die menschliche Führung und Nähe an, als auf die Verfolgung wissenschaftlicher Zielsetzungen oder darauf, das Leben zu verlängern und die Prognose zu verbessern. Andere Psychotherapeuten und Einrichtungen glauben, daß sie nicht nur die Lebensqualität von Krebspatienten verbessern, sondern auch die Überlebenszeit verlängern können. Es wurden auch wissenschaftliche Therapieexperimente durchgeführt, die suggerieren, daß psychisch betreute Krebspatienten unter bestimmten Umständen länger leben.

Generell wird in der internationalen Literatur der Zusammenhang zwischen seelischer Anregung, Stimulierung des Zentralen Nervensystems und Verbesserung des Krankheitsverlaufes eher anerkannt als bestritten. Es werden aber immer noch stichhaltige Beweise gefordert.

Das gemeinsame Manko der psychotherapeutischen Behandlung von Krebspatienten liegt in der Tatsache, daß die eingesetzten Psychotherapeuten je nach theoretischer und methodischer Ausbildung bzw. je nach ihren persönlichen Ansichten die Krebspatienten unterschiedlich behandeln, ohne wirklich und wissenschaftlich fundiert zu wissen, welche Einstellungen und psychische Einflüsse auf den Krankheitsverlauf positiv oder negativ wirken. So kann ein Psychotherapeut beispielsweise den Patienten helfen wollen, ihren baldigen Tod innerlich zu akzeptieren, und sie gleichzeitig vorbereiten, die noch verbleibenden Augenblicke so intensiv wie möglich zu genießen. Trotz eines so edlen Einsatzes weiß der Therapeut aber letztlich nicht, ob er beim Patienten mit seiner Intervention positive oder negative Einflüsse auf den Krankheitsverlauf und die Überlebenszeit auslöst.

Der Autor hat eine große Anzahl von Krebspatienten über viele Jahre hinweg mit dem Ziel beobachtet, herauszufinden, welche Faktoren positiv und welche Faktoren negativ auf den Krankheitsverlauf wirken. Um diese Frage zu beantworten, wurden Krebspatienten mit vergleichbarer Tumorart, Tumorausbreitung und medizinischer Behandlung auch zusätzlich psychologisch untersucht. Dann wurde abgewartet, um feststellen zu können, ob bestimmte psychologische Faktoren mit langer oder kurzer Überlebenszeit zusammenhängen. Solche Erkenntnisse sind sehr wichtig, weil sich der Psychotherapeut dann besser in der Auswahl seiner therapeutischen Zielsetzung orientieren kann.

Es hat sich herausgestellt, daß vier Verhaltensfaktoren mit einer langen Überlebenszeit von Krebspatienten verbunden sind:

1. *Eine ausgeprägte Fähigkeit zur Selbstregulation.* D. h. die Person ist in der Lage, durch ihre Eigenaktivität in unterschiedlichen Bereichen ihres Lebens immer wieder Wohlbefinden zu erreichen.
2. *Eine ausgeprägte Fähigkeit, ichbezogene Bedürfnisse, Wünsche und Gefühle zu äußern und zu befriedigen.* Die ichbezogenen Bedürfnisse können sowohl positive Gefühle sein, z. B. die Äußerung von Liebe und Faszination, als auch negative Gefühle wie Aggression, Aversion, Angst usw.
3. *Ein starkes Gefühl des Patienten, daß die Behandlung, die bei ihm unternommen wird, ihm hilft, die Krankheit zu überwinden.*
4. *Ein ausgeprägtes Gefühl der Eigenkompetenz,* d. h. das individuelle Gefühl, daß durch die Einstellung zur Erkrankung oder durch Herstellung positiver, für den Heilungsprozeß förderlicher Bedingungen, die Krankheit bewältigt werden kann.

Je stärker diese vier Faktoren ausgeprägt sind, desto länger ist die Überlebenszeit und desto schwächer ausgeprägt sie sind, desto kürzer ist die Überlebenszeit. Wenn ein Patient z. B. durch Eigenaktivität kein Wohlbefinden erreichen kann, er sich von der Krankheit derart unterdrückt fühlt, daß er weder durch medizinische Behandlung noch durch Eigenaktivität Hilfe verspürt, und sich mehr an anderen Personen als an den eigenen Bedürfnissen ausrichtet, dann müßte ein therapeutischer Versuch unternommen werden, diese Situation zu verändern.

Viele Psychologen und Psychosomatiker streiten darüber, ob es eine sogenannte „Krebspersönlichkeit" gibt, die in der Lage ist, Krebs auszulösen oder den Krankheitsverlauf zu bestimmen. So eine Frage ist aus mehreren Gründen unsinnig. Zunächst deswegen, weil der Mensch ein komplexes System ist, in dem Behandlung, Verhalten, Umwelt und Persönlichkeit in engste Wechselwirkung treten, so daß die einzelnen Komponenten nicht mehr klar abgrenzbar erscheinen. Unsinnig ist die Frage auch deswegen, weil bestimmte Persönlichkeitszüge in unterschiedlichen Kontexten eine unterschiedliche Wirkung entfalten können.

Verläßt man die unfruchtbare Frage nach einer Krebspersönlichkeit, so muß man sich doch der viel relevanteren Frage widmen, welche Streßsituation oder welches Verhaltensmuster möglicherweise auf den Krankheitsverlauf negativ oder auch positiv wirkt. Aufgrund unserer jahrelangen Forschung sind wir heute soweit, daß wir ernsthaft zu diskutierende Hypothesen beschreiben können, die sich durch unsere Studien zwar bestätigt haben, die aber jetzt noch internationale Replikationen benötigen.

11.7.1 Verhaltensmuster von Krebspatienten

Bei der Krebsausbreitung spielt folgendes dynamisches Verhaltensmuster – dessen Faktoren oben schon angedeutet sind – eine wichtige Rolle: Der Patient ist in der Äußerung seiner individuellen, ichbezogenen Bedürfnisse durch unterschiedliche Verhaltensweisen und soziale Einflüsse extrem gehemmt und blockiert. Ein solches Muster kann durch Überanpassung an bestimmte Zustände, zu große Passivität, starker Erwartungsdruck von einem Partner, Repression durch ein Elternteil und viele andere Gründe entstehen.

Ichbezogene Bedürfnisse sind alle Wünsche und Verhaltenstendenzen, in denen die Person ihre eigene Befindlichkeit und ihr persönliches Streben nach Wohlbefinden in den Vordergrund stellt. Bedürfnisse einer anderen Kategorie, sog. *altruistische Verhaltensweisen*, in denen das Wohlergehen und die Belange eines Mitmenschen oder eine Zielsetzung am Arbeitsplatz in den Vordergrund rücken, sind für dieses Verhaltensmuster charakteristisch. Die Person erstrebt Bestätigung und Sinnerfüllung im übermäßig harmonisierenden und altruistischen Verhalten, z. B. wenn sie Streit zwischen den Eltern schlichten kann, eine wichtige Arbeitsleistung zur Zufriedenheit des Vorgesetzten leistet usw. Mit solchen Aktivitäten erstrebt die Person indirekt Anerkennung und Befriedigung. Wenn eine Frustration in der Erreichung altruistischer Ziele auftritt, dann kann die Person innerlich zusammenbrechen und jeglichen Sinn im Leben verlieren. Selbst in solchen Krisensituationen verstärkt sie häufig noch das altruistische und ichfremde Verhalten, häufig bis zur seelisch-körperlichen Erschöpfung.

Es gibt auch andere Formen der Hemmung in der ichbezogenen Expression. So kann z. B. eine Person, die über viele Jahre in egoistischer Weise ihre Bedürfnisse befriedigen und einigermaßen Wohlbefinden erreichen konnte, in Lebenssituationen kommen, in denen aus unterschiedlichen Gründen die ichbezogene Expression blockiert wird. So kann sich z. B. eine Person über Jahre hinweg bedürfnisbefriedigend an einem Partner ausrichten, während eine andere Person in reizlose Eintönigkeit gerät, in der sie die Bedingungen für ihre ichbezogene Bedürfnisbefriedigung nicht mehr vorfindet.

Es gibt Personen, die für ihre ichbezogene Bedürfnisbefriedigung großen Wert auf ganz bestimmte Situationen legen, z. B. auf eine „große Liebe“. Wenn sie glauben, die „große Liebe“ gefunden zu haben, dann setzen jedoch derartige Hemmungen und Ängste ein, daß sie innerlich völlig gelähmt und blockiert sind, die eigenen Bedürfnisse zu leben. In solchen Situationen können sie nach außen versuchen, den Eindruck zu vermitteln, als wären sie im größten Glück. Auch hier wird das altruistische Verhalten und die Vortäuschung einer Harmonie nach außen wichtiger als die Zuwendung zur eigenen Verletzung und Hemmung.

Andere Personen wurden in ihrer früheren Fähigkeit, ichbezogene Bedürfnisse zu äußern, durch bestimmte traumatische Ereignisse oder Erlebnisse verhindert, z. B. durch schmerzhafte Trennungen oder Verlusterfahrungen.

Der größte Teil der Personen mit einer Hemmung in der ichbezogenen Expression hat dieses Fehlverhalten schon in der Kindheit im Umgang mit den Eltern erlernt. So können Kinder aus Angst vor Abweisung oder aggressiven Verhaltensweisen seitens der Eltern früh lernen, auf die eigenen Ansprüche zu verzichten und sich nur noch im altruistischen Krisenmanagement zu betätigen.

Das Autonomietraining mit Krebspatienten verfolgt primär das Ziel, die ichbezogenen Bedürfnisse soweit wie möglich in ihrer Äußerung und Befriedigung zu aktivieren, damit Wohlbefinden und Lust entstehen können. Das Autonomietraining unternimmt diesen Versuch aber nicht in einer naiven und geradlinigen Weise, sondern immer im Wissen, daß bei der Anregung von individueller Bedürfnisäußerung auch sehr starke Hemmungen einsetzen können, die das Gegenteil des Gewünschten erzielen können. Im Autonomietraining wird das Wechselspiel von individuellen Bedürfnissen, der erlebten Angst in seiner Äußerung und der Neigung zu ichfremden, altruistischen Aktivitäten berücksichtigt. Erst in diesem Wechselspiel wird die Frage gestellt: Wie kann sich das spezifische System in Richtung von Wohlbefinden und Lust, aber auch innerer Sicherheit und Eigenkompetenz entwickeln? Dabei werden häufig kreative Wege gesucht, um die ichbezogene Expression anzuregen.

Das Autonomietraining ist eine Kurztherapie, in der die Anregung zu einem alternativen Verhalten versucht wird, in der Hoffnung, daß sich danach ein ganzes Verhaltenssystem verändert.

Beispiel:

Herr F., 33 Jahre, leidet an einem metastasierendem Hodenkrebs. Er berichtet über ein sehr schlechtes Verhältnis zu seinem Vater, den er überwiegend schreiend und aggressiv in Erinnerung hat. Der Vater hat ihn außerdem nie anerkannt. Die Forderungen, die der Vater an den Sohn stellt, waren für Herrn F. unklar und widersprüchlich. Seine Mutter erlebte er als schwach und schutzbedürftig gegen die aggressiven Äußerungen des Vaters. Die Mutter hat sich auch nicht gefühlsmäßig an den Sohn gebunden und war stets bemüht, sich um das Wohlbefinden des Vaters zu kümmern.

Mit 23 Jahren heiratete Herr F., mit 26 kam es aber zur Scheidung, weil er depressiv wurde und größte Angst hatte, den sexuellen und emotionalen Erwartungen seiner Ehefrau nicht gerecht werden zu können, obwohl er sich dies über alles wünschte.

Als die Diagnose „Hodenkrebs" feststand, begann er mit der Krankheit zu kämpfen, stellte die eigenen Ansprüche und Bedürfnisse soweit wie möglich zurück und wollte nur den Ärzten helfen, daß diese an seinem Fall mit ihren Methoden Erfolg erleben. Dabei berichtete er über innere Anspannung und Angst, daß ihn die Krankheit doch überwältigen könnte. Trotz seines Bemühens, alle Therapien mitzumachen, hatte er nicht das Gefühl, daß ihm irgendeine Behandlung hilft. Häufig hatte er auch Wünsche an die Ärzte, die er aber aus Angst vor Ablehnung nicht äußern konnte. Wohlbefinden erreichte er nur sehr selten, z. B. beim Lesen medizinischer Literatur über Krebs. Herr F. bekam nach Jahren die Ergebnisse der letzten Röntgen-Untersuchung mit sehr negativen Befunden, die er sofort verstand.

Mit diesem Befund kam er ins Autonomietraining. Nach sehr sachlicher Schilderung der medizinischen Lage, in die er sich vertieft hatte, und nach der Schilderung seiner Lebenssituation, fing er plötzlich an zu weinen und sagte: „Ich möchte nicht sterben, ich bin noch zu jung dafür." Er wurde vom Therapeuten gefragt, wie häufig er das Wort „ich" in den Mund nimmt und seine eigenen Bedürfnisse in den Vordergrund stellt. Er sagte, dies sei äußerst selten der Fall, da sein Hauptziel im Leben die Beschwichtigung der Aggression seines Vaters war und der Wunsch, daß es der Mutter einigermaßen gut gehe. Er selbst fühlte sich, als hätte er in einem tiefen Loch gelebt, in dem es kein Ich gab.

Der Autonomietrainer führte in ca. 5 Minuten folgende Gedankengänge aus: Erstens hat Herr F. eine unheimliche Leistung im selbstlosen Verhalten für seine Mutter vollbracht, indem er diese beschützt und betreut hat; ebenfalls hat er einen großen Erfolg erzielt, indem er seinen schreienden Vater in Schach halten konnte. Das spricht für eine hohe Kompetenz. Aufgrund seiner Entwicklung kann er jetzt in die Lage kommen, auch ichbezogene Bedürfnisse zu äußern und an sein eigenes Wohlbefinden zu denken. Das eigene Wohlbefinden und die eigene Kompetenz seien ganz wichtige Faktoren in der Krankheitsbewältigung. Herr F. antwortete sinngemäß, daß die Argumente einleuchtend seien und daß er eigentlich darauf hätte selbst kommen müssen, aber bis heute in dieser Richtung nicht nachgedacht hätte. Nun wurde vom Trainer die Frage gestellt, in welchen Bereichen Herr F. glaube, ichbezogene, für sein Wohlbefinden wichtige Aktivitäten entwickeln zu können. Er benannte einige Bereiche, z. B. wolle er nun mit seinen Ärzten über seine Ängste sprechen und ganz konkrete Fragen stellen. Er wolle auch mit Bekannten über seine enormen inneren Ängste und Anspannungen reden, und nicht nur so tun, als wäre alles bestens. Dabei möchte er sein Ziel „bloß nicht auffallen" aufgeben. Menschen gegenüber, die er negativ empfindet, möchte er die negativen Gefühle auch zeigen; Menschen, die er als positiv empfindet, möchte er die positiven Gefühle auch zeigen. Er habe auch vor, unterschiedliche Therapieansätze zu erproben, wenn ihm seine Intuition sagt, daß ihm diese helfen könnten. Bei der bevorstehenden Bestrahlung möchte er ebenfalls sein Verhalten ändern. Bei den früheren Bestrahlung ließ er sich gedankenlos bestrahlen, ohne dabei selbst mitzuwirken. Jetzt möchte er sich bei der Bestrahlung selbst sagen: „Die Strahlen helfen mir, meinen Krebs zu besiegen." In der zweiten und letzten Gesprächsstunde berichtete Herr F., daß allein der Gedanke, daß er jetzt aufgrund seines früheren Lebens in der Lage sei, sich auch mit sich selbst zu beschäftigen, für ihn unheimlich befreiend und mit einem steigenden Wohlbefinden verbunden sei.

Herr F. wurde mit einem Fragebogen, der die vier oben genannten Faktoren mißt, vor dem Autonomietraining und drei Monate nach dem Autonomietraining untersucht. Auf dem Fragebogen sind minimal null und maximal sieben Punkte zu erreichen. Vor dem Autonomietraining hatte er einen durchschnittlichen Wert von 1,l Punkte. Drei Monate nach dem Training hatte er 3,6 Punkte. In einer Nachuntersuchung nach 12 Jahren lebte Herr F. noch, kämpfte zwar wieder mit einem Rezidiv, allerdings relativ optimistisch. Er berichtete, daß seine Lebensqualität besser als früher sei, und daß er eine gute Ehe führe, in der sich beide Partner sowohl an den eigenen als auch den Bedürfnissen des Partners ausrichten würden.

Kommentar: Vielleicht war für den Trainingserfolg die Anerkennung für das frühere altruistische Verhalten wichtig, das zur Legitimation für das ichbezogene Verhalten wurde. Hätte der Trainer das ichbezogene Verhalten unvermittelt gefordert, wären möglicherweise Ängste und Schuldgefühle entstanden und das Kompetenzgefühl für die Verhaltensänderung hätte gefehlt. Weil der bisherige Lebensstil mit großer Anerkennung bewertet wurde, konnte eine gute Ausgangsbasis für die Motivierung einer ichbezogenen Expression entstehen. Somit wurde ein alternatives Verhalten, das früher unterdrückt wurde, aktiviert.

Die ichbezogene Ausrichtung am eigenen Problem eröffnete mehrere Möglichkeiten, die sich auf den Krankheitsverlauf positiv auswirken können, z. B. die Suche nach erfolgreichen Therapien, die Fähigkeit, mit dem Arzt unterschiedliche Fragen zu besprechen usw.

Die naturwissenschaftlichen Wege, über die eine bessere Selbstregulation auf den Krankheitsverlauf von Krebskrankheiten wirkt, können in vielen Bereichen liegen. So kann z. B. eine verbesserte Selbstregulation zu einer wohltuenden Umstellung der Ernährung und Bewegung führen und zu einer besseren Bedürfnisbefriedigung in gefühlsmäßig wichtigen Bereichen. Solch ein Zustand kann möglicherweise das Immunsystem aktivieren. Ein angeregtes Nervensystem kann aber auch direkt in das Krebsgeschehen eingreifen, indem es z. B. das Tumorwachstum hemmt. In der Erforschung von naturwissenschaftlichen Vermittlungswegen zwischen Körper und Seele muß in der Zukunft noch viel geleistet werden. Die Forschung wird aber dadurch erleichtert, daß wir in die Lage gekommen sind, sowohl negative als auch positive Verhaltensfaktoren zu definieren und effektive Kurztherapien zu entwickeln. Jetzt müßten naturwissenschaftliche Messungen bei Personen unternommen werden, die das eine oder andere Bild aufweisen sowie Messungen vor und nach erfolgreichen Therapien.

Das von mir entwickelte Autonomietraining zeichnet sich durch unterschiedliche Gesichtspunkte aus. Zunächst nutzt das Autonomietraining die wissenschaftlichen Ergebnisse als allgemeine Orientierung der Zielsetzung der Intervention, es begreift aber den Menschen als ein einmaliges sich kurzfristig und langfristig selbstregulierendes System, das individuell spezifische Bedürfnisse und Zielsetzungen entwickelt. Das System unternimmt permanent den Versuch, die systemimmanenten Bedürfnisse zu befriedigen, adäquate Verhaltensweisen zu entwickeln und insuffiziente Verhaltensweisen zu inaktivieren. Leider gelingt dieser Versuch häufig nicht, weil sich die Menschen in ihren Erwartungen, Wohlbefinden und Sicherheit zu erreichen, häufig in den gewählten Methoden täuschen und sich selbst den Weg zum Ziel versperren. Der Mensch ist zudem ein emotionsgesteuertes Wesen, das häufig in Widerspruch zu seinen vernünftigen Vorsätzen gerät.

Das Autonomietraining begegnet den problembelasteten Menschen nicht mit vorgefaßten Schablonen und Lösungsmodellen, es entwickelt im Gegenteil für jeden Menschen spezifische alternative Verhaltensweisen, von denen mehr Wohlbefinden, Lust und Sicherheit erwartet wird.

Der Mensch ist unserer Konzeption nach, ein nach Sicherheit, Wohlbefinden und Lust strebendes Wesen. Wenn diese Zustände erreicht werden, dann setzt sich das Unbewußte automatisch für die Aufrechterhaltung der Gesundheit und die Mehrung des Wohlbefindens ein. Im Autonomietraining werden die Ressourcen, Motive und Fähigkeiten der Personen angeregt und stabilisiert. Wenn diese ihr erstrebtes und selbst gewünschtes Verhalten im Autonomietraining ausarbeiten und erkennen, dann entwickelt sich eine hohe Motivation zur Realisierung (der „Knackpunkt").

Ein guter Autonomietrainer ist selbst hoch motiviert, Wohlbefinden, Lust und Sicherheit zu erreichen, weil er nur in diesem Zustand in der Lage ist, sensibel diese Zustände bei Menschen imTraining anzuregen.

Der Autonomietrainer wird in der Ausbildung geschult, die eigene Selbständigkeit und die sich selbst regulierende Autonomie seiner Klienten im Training nicht aufzugeben, indem er z. B. eine übertriebene Helferhaltung entwickelt.

Der Autonomietrainer richtet sich nicht blind an der Frage aus „Was würde meine Lehrer in dieser Situation machen" und bringt die eigene Erfahrung und Persönlichkeit in den therapeutischen Prozeß mit ein.

Bei der Entwicklung der Interventionsmaßnahmen gibt es bestimmte Prozeduren: die Person stellt z. B. ihr Problem nur soweit vor, soweit sie motiviert ist. Danach wird die problemlösende Eigenaktivität, die immer auf die Mehrung von Wohlbefinden und Lust ausgerichtet ist, angeregt, z. B. durch Fragen wie: „Welche positiven und negativen Gefühle bekommen Sie in diesem Zustand, durch dieses Verhalten usw.?" „Was werden Sie tun, um Ihr Wohlbefinden zu verbessern?" Erst wenn die Person nicht weiterweiß, entwickelt der Trainer fragend mögliche Verhaltensalternativen für die Person. Wenn die Person nicht in der Lage ist, die Situation, in der sie negativ reagiert, zu begreifen, kann der Therapeut durch sein Verhalten neue Bedingungen herstellen, die immer auf die Stärkung der Eigenkompetenz, die Bedürfnisbefriedigung (z. B. durch plötzlich erfahrene Anerkennung) und Mehrung von Lust und Wohlbefinden ausgerichtet sind.

In jeder Phase der Therapie bekommen die trainierten Personen exakte Informationen über den Sinn und die Absichten des Autonomietrainings, so daß eine Zusammenarbeit auch vom Lustmotiv und vom Unbewußten der Person getragen wird.

Zur wissenschaftlichen Begründung des Autonomietrainings und zu dessen Einführung in Kliniken und Forschungspraxen, die sich an wissenschaftlichen Grundsätzen ausrichten, muß das Autonomietraining folgendes leisten:

1. Die Trainingsmethode muß so beschrieben werden, daß sie für den wissenschaftlich tätigen Mediziner und Psychotherapeuten widerspruchsfrei akzeptiert werden kann.
2. Die Methode muß auf breiter Basis anwendbar sein, vom Arzt leicht erlernbar sein und von den Brustkrebs-Patientinnen, zu einem sehr hohen Prozentsatz, emotional positiv annehmbar sein.

Zu diesem Punkt soll eine nähere Ausführung gegeben werden. Zunächst die Kriterien für ein erfolgreich durchgeführtes Autonomietraining:

a) Die Person erkennt ein neues Verhalten, einen neuen Weg.
b) Der rational erkannte Weg löst ein angenehmes, positives Gefühl aus, wirkt also in der Vorstellung emotional anregend.
c) Es kommt zur Anregung neuer Verhaltensweisen, die neue Bedingungen, Zustände hervorrufen, auf die die Person emotional positiv reagiert.
d) Die positiven emotionalen Reaktionen, das neue Verhalten breiten sich im System auf unterschiedliche Bereiche aus.
e) Aufgrund der erlebten Erfahrungen kommt es zur Inaktivierung von früher existenten Hemmungen in der Entwicklung von Verhaltensweisen, die den emotionalen Bedürfnissen entsprechen.
f) Die Person fühlt sich aufgrund ihrer Erfahrungen kompetenter ihre Probleme durch Eigenaktivität zu lösen.
g) Die Person entwickelt Wohlbefinden und Lust mit Kompetenz (z. B. schuldfrei).
h) Der Trainer hat das Gefühl, daß es in den ersten zwei, drei Trainingsstunden zum sog. Knackpunkt kommt (neue Wege erkannt und mit positiver Motivation und angenehmen Gefühl kompetent angenommen).
i) Die Werte auf den Testsystemen zur Messung der Selbstregulation verbessern sich von Messung zu Messung. (Innerhalb eines Jahres nach der Intervention und in einem Abstand von zwei Monaten).
j) Das wichtigste Kriterium im Autonomietraining ist die signifikante Verlängerung der Überlebenszeit im wissenschaftlichen Experiment (im Vergleich zur nicht-trainierten Kontrollgruppe).

Im Rahmen unseres Forschungsprogrammes wurden auch Faktoren, die dem Trainingserfolg entgegenwirken, untersucht. Hier sollen einige Faktoren angeführt werden:

a) Widerstand gegen das Autonomietraining seitens einer emotional sehr wichtigen Bezugsperson (z. B. Ehegatte, Partner, ein Elterteil, usw.). Solche Bezugspersonen sind meistens dominant und manipulieren das Verhalten der Bezugsperson bis hin zur emotionalen Reaktion. Da sie Angst haben vor deren Autonomisierung, drohen sie mit Liebesentzug und Entzug der Fürsorge.

b) Das relative Unvermögen der Person sich abstrakt alternative Verhaltensweisen vorstellen zu können und dabei emotionale Reaktionen zu entwickeln. Für das Autonomietraining ist es leichter diesen Zustand zu überwinden als den Widerstand, der von emotional wichtigen Personen kommt, wenn diese gegen die Autonomisierung interessen- und bedürfnisbezogen eingestellt sind.

3. Wissenschaftliche Evidenz muß darüber vorliegen, unter welchen Bedingungen die Therapie wirksam ist und welche Kontrollkriterien es für die Überprüfung der Wirksamkeit gibt.

In ausgedehnten Langzeitstudien mit Krebspatienten konnten wir mehrere Verhaltensfaktoren identifizieren, die mit einem negativen oder positiven Krankheitsverlauf zusammenhängen. Möglicherweise ist der wichtigste Positivfaktor die kompetente Gewißheit des Patienten seine Krankheit überwinden zu können. Der Patient ist sich innerlich gewiß, daß er durch seine Eigenaktivität Bedingungen herstellen kann, die bei ihm einen Heilungsprozeß in Gange setzen. Das kann beispielsweise eine Einstellung zur eigenen Erkrankung sein, eine Sicherheit spendende religiöse Einstellung, eine Umstellung der Ernährung, Verbesserung der zwischenmenschlichen Beziehung, usw.. Der anschließende Fragebogen erfaßt einige Positivfaktoren.

Einer der wichtigsten Negativfaktoren ist das Gefühl der Erkrankung hilflos ausgeliefert zu sein ohne Gewißheit und Kompetenz noch positive und motivierende Bedingungen herzustellen. Ein gedämpftes und gehemmtes ZNS scheint für den Krankheitsverlauf ungünstiger zu sein als ein angeregte, motiviertes und auf Lust und Wohlbefinden ausgerichtetes System.

Hier sollen Positiv- und Negativfaktoren in bezug auf den Krankheitsverlauf bei Krebspatienten vorgestellt werden, die sich und ihre Wechselwirkung in Langzeitstudien als besonders relevant erwiesen:

1. Kompetente Gewißheit die Krankheit überwinden zu können – *Gefühl von der Krankheit erdrückt und zum Tode verurteilt zu sein.*
2. Positive, angenehme Erlebnisse stimulierende Anregung – *Negative, Hemmung erzeugende Anregung*
3. Emotionale Hochstimmung – *Emotionales Tief, apathische, subdepressive, resignativ gehemmte Stimmung*
4. Angeregte Stimulierung des ZNS – *Hemmung der Erregung des ZNS*
5. Das Gefühl sozial gebraucht zu werden – *Das Gefühl überflüssig, nicht mehr gebraucht, ausgestoßen zu sein*
6. Anregung, Äußerung und Befriedigung ichbezogener Bedürfnisse – *Chronische Hemmung in der Äußerung und Befriedigung ich-bezogener Bedürfnisse*
7. Aktivierung des egozentrischen Selbstschutzes – *Chronische Selbstüberforderung (z. B. Nichtachtung von Anzeichen seelisch-körperlicher Überforderung)*
8. Ich- und sozialbezogene spontane Gotteserlebnisse – *Atheistischer Nihilismus oder altruistische, ich-ferne Religiosität*
9. Harmonie zwischen Aktivität und Passivität – *Intensive Überforderung durch altruistische Überaktivität mit verringerter Fähigkeit nach Erholung und Genuß in Passivität*
10. Ausgeprägte Erholungsfähigkeit – *Ständige innere Anpassung, Überforderung ohne Erholungsfähigkeit*
11. Ausgeprägte Lebenstendenz (Bedürfnis leben zu wollen) – *Akzeptierte Todestendenz (lieber sterben als leben zu wollen)*
12. Lust, Wohlbefinden, positive Anregung suchendes Verhalten – *Resignatives sich abfinden mit Quellen der Unlust und des Unwohlseins*
13. Hoffnungen in die Zukunft – *Hoffnungslosigkeit, sich resigniert selbst aufgeben*
14. Aktivierung eines autosuggestiven Selbstheilungsprogrammes (ich werde von Tag zu Tag gesünder) – *Aktivierung eines Krankheits- und Todesprogrammes (z. B. die Krankheit überwältigt mich)*
15. Aktivierung eines positiv formulierten Bedürfnisses, Zieles von allergrößter kognitiver emotionaler Bedeutung (ich will und muß für ein wichtiges Familienmitglied gesund werden) – *Aktivierung eines negativ formulierten Zieles und*

Bedürfnisses (z. B. ich muß sterben damit andere sehen, was sie an mir verloren haben)

16. Innere Verselbständigung (Autonomisierung) von frustrierender Objektabhängigkeit (die Person befreit sich wohltuend von Sendern der Repression, abweisenden Mitmenschen) – *Idealisierende und altruistische Nähe zu frustrierenden (z. B. abweisenden Objekten)*
17. Selbsterlebte innere Reifung und Entwicklung – *Kein subjektiver Bezug zu innerer Reifung*
18. Immer wiederkehrende positive, emotionale Erlebnisse (z. B. durch eine Tätigkeit, eine Beziehung, ein Objekt) – *Beherrschende negative Erlebnisse, z. B. Depressivität, Apathie, Isolationsgefühl, usw.*
19. Ausbreitung eines positiven Erlebnisses auf andere Lebensbereiche – *Ausbreitung von negativen Erlebnissen, z. B. das Gefühl von Isolation*
20. Herausfinden und Aktivierung wohltuender Wirkungen (z. B. durch Ernährung, Bewegung) – *Ausgeliefertsein in Passivität und passiver Erwartungserhaltung*
21. Eigenstimulierung durch stimulierende Substanzen (z. B. Kaffee, Antidepressiva) – Hemmung durch das ZNS dämpfende Substanzen (z. B. Beruhigungs-, Schlaf-, Schmerzmittel)
22. Überwindung, Befriedigung von früher unbefriedigten Sehnsüchten – *apathische Hoffnungslosigkeit durch unbefriedigte und blockierte Sehnsüchte*
23. Überwindung von Nachwirkungen aufgrund von Schockerlebnissen – *Ausgeliefertsein von hemmenden Schockerlebnissen*
24. Verringerung von Isolationserlebnissen (z. B. durch Intensivierung von Zugehörigkeitserlebnissen) – *Intensivierung von Isolationserlebnissen*
25. Aktivierung einer Suche nach optimaler medizinischer Behandlung – *Passives Hinnehmen der von außen vorgeschlagenen Behandlung*
26. Lustbetonte Krisenbewältigung (z. B. lustbetonte Schmerzbewältigung, Trennungserlebnisse) – *Depressiv gehemmte Krisenbewältigung, indem die Person einem kritischen Zustand hilflos ausgeliefert ist*

In Anlehnung an das prospektive Forschungsergebnis ist eines der wichtigsten Ziele im Autonomietraining die Kreation der individuellen Gewißheit die Krankheit überwinden und positiv beeinflussen zu können. Dieses Ziel wird nicht auf suggestivem Wege erstrebt. Das individuelle Bedürfnis und Motivation rücken in der Analyse und Behandlung in den Vordergrund, weil nur auf diesem Wege Kompetenz erreicht werden kann.

Nach dem einführenden Gespräch mit dem Patienten wird sein bisheriges Leben und Verhalten in der Regel verstanden und akzeptiert. Im Anschluß wird eine schon individuell ausgeprägt Motivation verknüpft mit dem Motiv kompetent überleben zu wollen.

So wurde beispielsweise ein Patient mit einem fortgeschrittenen Sarkom, der fast unerträgliche Tumorschmerzen hatte, trainiert, auf einwirkende Schmerzen solange zu entspannen bis die Schmerzen aufhören. In diesem Verhalten war der Patient besonders gut in seinem Leben trainiert, weil er körperlichen und seelischen Schmerz immer wieder aushalten mußte und nach außen nicht zeigen durfte. Im Autonomietraining kam es genau zur Umkehrung, er wurde ich-bezogen sensibilisiert, aber hoch motiviert, zunächst den Schmerz zu bekämpfen. Als ihm das gelang, breitete sich sein Verhalten in allen Bereichen in eine kompetente Gewißheit aus, die Krankheit beherrschen zu können.

Im Autonomietraining wird das individuelle Motiv mit starkem positivem, emotionalem Erlebniswert und Neigung zur Generalisierung (Ausbreitung auf andere Bereiche) angeregt (und zwar durch unterschiedliche individuell ausgerichtete Methoden). Dabei kann die Verbesserung der Familienbeziehung, Ausübung einer Tätigkeit, Aktivierung eines suggestiven Heilungsprogrammes usw., je nach individuellem Bedürfnis in den Vordergrund rücken.

11.8 Fragebogen zur Selbstregulation bei Krebspatienten

1. Haben Sie die Gewißheit, daß Sie Ihre Krankheit aufgrund Ihres eigenen Verhaltens und Ihrer Einstellung zur Erkrankung in den Griff bekommen und somit besser überwinden können?

   0 = überhaupt nicht, 1 = sehr schwach, 2 = schwach, 3 = mittelmäßig, eher schwach, 4 = mittelmäßig, eher stark, 5 = stark, 6 = sehr stark, 7 = absolut

2. Haben Sie das Gefühl, durch Ihr eigenes Verhalten, positive und heilende Bedingungen herstellen zu können, die Ihnen helfen, Ihre Krankheit besser zu überwinden?

   0 = überhaupt nicht, 1 = sehr schwach, 2 = schwach, 3 = mittelmäßig, eher schwach, 4 = mittelmäßig, eher stark, 5 = stark, 6 = sehr stark, 7 = absolut

3. Haben Sie das Gefühl, daß Ihnen die bisherige medizinische Behandlung geholfen hat, Ihre Krankheit zu überwinden und besser in den Griff zu bekommen?

   0 = überhaupt nicht, 1 = sehr schwach, 2 = schwach, 3 = mittelmäßig, eher schwach, 4 = mittelmäßig, eher stark, 5 = stark, 6 = sehr stark, 7 = absolut

4. Ich habe das Gefühl, daß Gott mir hilft, indem er meine Gebete für Genesung erhört.

   0 = überhaupt nicht, 1 = sehr schwach, 2 = schwach, 3 = mittelmäßig, eher schwach, 4 = mittelmäßig, eher stark, 5 = stark, 6 = sehr stark, 7 = absolut

5. Meine Mitmenschen haben mir geholfen, meine Krankheit besser in den Griff zu bekommen und zu überwinden (z. B. durch angenehme und wohltuende Unterstützung).

   0 = überhaupt nicht, 1 = sehr schwach, 2 = schwach, 3 = mittelmäßig, eher schwach, 4 = mittelmäßig, eher stark, 5 = stark, 6 = sehr stark, 7 = absolut

6. Mein behandelnder Arzt hat mir durch seine positive Einstellung geholfen, meine Krankheit zu überwinden und besser in den Griff zu bekommen.

   0 = überhaupt nicht, 1 = sehr schwach, 2 = schwach, 3 = mittelmäßig, eher schwach, 4 = mittelmäßig, eher stark, 5 = stark, 6 = sehr stark, 7 = absolut

7. Durch mein eigenes Verhalten erreiche ich immer wieder Wohlbefinden.

   0 = überhaupt nicht, 1 = sehr schwach, 2 = schwach, 3 = mittelmäßig, eher schwach, 4 = mittelmäßig, eher stark, 5 = stark, 6 = sehr stark, 7 = absolut

8. Durch mein eigenes Verhalten erreiche ich immer wieder eine angenehme Anregung.

   0 = überhaupt nicht, 1 = sehr schwach, 2 = schwach, 3 = mittelmäßig, eher schwach, 4 = mittelmäßig, eher stark, 5 = stark, 6 = sehr stark, 7 = absolut

9. Durch mein eigenes Verhalten erreiche ich immer wieder inneres Gleichgewicht.

   0 = überhaupt nicht, 1 = sehr schwach, 2 = schwach, 3 = mittelmäßig, eher schwach, 4 = mittelmäßig, eher stark, 5 = stark, 6 = sehr stark, 7 = absolut

10. Durch mein eigenes Verhalten erreiche ich immer wieder innere Entspannung und wohltuende Erholung.

    0 = überhaupt nicht, 1 = sehr schwach, 2 = schwach, 3 = mittelmäßig, eher schwach, 4 = mittelmäßig, eher stark, 5 = stark, 6 = sehr stark, 7 = absolut

11. Durch mein eigenes Verhalten erreiche ich immer wieder innere Zufriedenheit.

    0 = überhaupt nicht, 1 = sehr schwach, 2 = schwach, 3 = mittelmäßig, eher schwach, 4 = mittelmäßig, eher stark, 5 = stark, 6 = sehr stark, 7 = absolut

12. Durch mein eigenes Verhalten erreiche ich immer wieder lustbetonte Erlebnisse mit innerer Begeisterung und Freude.

    0 = überhaupt nicht, 1 = sehr schwach, 2 = schwach, 3 = mittelmäßig, eher schwach, 4 = mittelmäßig, eher stark, 5 = stark, 6 = sehr stark, 7 = absolut

13. Durch mein Verhalten komme ich in die Lage, meine eigenen Wünsche und Bedürfnisse zu äußern und zu befriedigen.

    0 = überhaupt nicht, 1 = sehr schwach, 2 = schwach, 3 = mittelmäßig, eher schwach, 4 = mittelmäßig, eher stark, 5 = stark, 6 = sehr stark, 7 = absolut

14. In meinem Verhalten gehe ich fast ausschließlich auf die Bedürfnisse, Wünsche und Erwartungen meiner Mitmenschen ein, wobei ich die eigenen Wünsche und Bedürfnisse nur wenig und selten beachte.

 7 = überhaupt nicht, 6 = sehr schwach, 5 = schwach, 4 = mittelmäßig, eher schwach, 3 = mittelmäßig, eher stark, 2 = stark, 1 = sehr stark, 0 = absolut

15. Ich leide immer wieder an stark ausgeprägten negativen Gefühlen, z. B. Angst, Depression, Unzufriedenheit, innerer Verzweifelung, Langeweile, ohne dabei in der Lage zu sein, diese durch mein eigenes Verhalten zu verändern.

 7 = überhaupt nicht, 6 = sehr schwach, 5 = schwach, 4 = mittelmäßig, eher schwach, 3 = mittelmäßig, eher stark, 2 = stark, 1 = sehr stark, 0 = absolut

16. Meine wichtigsten Mitmenschen haben mich abgewiesen und verlassen, so daß ich eher alleine und isoliert bin.

 7 = überhaupt nicht, 6 = sehr schwach, 5 = schwach, 4 = mittelmäßig, eher schwach, 3 = mittelmäßig, eher stark, 2 = stark, 1 = sehr stark, 0 = absolut

17. Ich bin häufig körperlich und seelisch völlig erschöpft.

 7 = überhaupt nicht, 6 = sehr schwach, 5 = schwach, 4 = mittelmäßig, eher schwach, 3 = mittelmäßig, eher stark, 2 = stark, 1 = sehr stark, 0 = absolut

18. Mein Schlaf ist wohltuend, tief und erholsam.

 0 = überhaupt nicht, 1 = sehr schwach, 2 = schwach, 3 = mittelmäßig, eher schwach, 4 = mittelmäßig, eher stark, 5 = stark, 6 = sehr stark, 7 = absolut

19. Mein Lebenswille ist eher stark als schwach ausgeprägt. Wie stark trifft diese Aussage auf Sie zu?

 0 = überhaupt nicht, 1 = sehr schwach, 2 = schwach, 3 = mittelmäßig, eher schwach, 4 = mittelmäßig, eher stark, 5 = stark, 6 = sehr stark, 7 = absolut

20. Eine bestimmte Behandlung (z. B. ein Medikament, ein Hausmittel, eine therapeutische Methode, usw.) hat mir absolut geholfen meine Krebserkrankung zu heilen. Wie stark trifft diese Aussage auf Sie zu?

 0 = überhaupt nicht, 1 = sehr schwach, 2 = schwach, 3 = mittelmäßig, eher schwach, 4 = mittelmäßig, eher stark, 5 = stark, 6 = sehr stark, 7 = absolut

21. Meistens bin ich innerlich in einer gefühlsmäßigen Hochstimmung (z. B. guter Laune, lustvoller Optimismus, usw.). Wie stark trifft diese Aussage auf Sie zu?

 0 = überhaupt nicht, 1 = sehr schwach, 2 = schwach, 3 = mittelmäßig, eher schwach, 4 = mittelmäßig, eher stark, 5 = stark, 6 = sehr stark, 7 = absolut

22. Ich schütze mich selbst (z. B. vor Überforderung, Erschöpfung, Unlustgefühlen, usw.). Wie stark trifft diese Aussage auf Sie zu?

 0 = überhaupt nicht, 1 = sehr schwach, 2 = schwach, 3 = mittelmäßig, eher schwach, 4 = mittelmäßig, eher stark, 5 = stark, 6 = sehr stark, 7 = absolut

23. Ich bete zu Gott für meine Genesung und Heilung. Wie stark trifft diese Aussage auf Sie zu?

 0 = überhaupt nicht, 1 = sehr schwach, 2 = schwach, 3 = mittelmäßig, eher schwach, 4 = mittelmäßig, eher stark, 5 = stark, 6 = sehr stark, 7 = absolut

24. Ich erreiche meistens eine gute Harmonie zwischen zu Wohlbefinden führender Aktivität und angenehmer Erholung. Wie stark trifft diese Aussage auf Sie zu?

 0 = überhaupt nicht, 1 = sehr schwach, 2 = schwach, 3 = mittelmäßig, eher schwach, 4 = mittelmäßig, eher stark, 5 = stark, 6 = sehr stark, 7 = absolut

25. Ich suche immer Wohlbefinden und angenehme Anregung. Wie stark trifft diese Aussage auf Sie zu?

 0 = überhaupt nicht, 1 = sehr schwach, 2 = schwach, 3 = mittelmäßig, eher schwach, 4 = mittelmäßig, eher stark, 5 = stark, 6 = sehr stark, 7 = absolut

26. In meinem Inneren ist ein Selbstheilungsvorgang angeregt, so daß ich die Gewißheit habe wieder gesund zu werden. Wie stark trifft diese Aussage auf Sie zu?

 0 = überhaupt nicht, 1 = sehr schwach, 2 = schwach, 3 = mittelmäßig, eher schwach, 4 = mittelmäßig, eher stark, 5 = stark, 6 = sehr stark, 7 = absolut

27. Ich verfolge ein Ziel, das für mich von allergrößter gefühlsmäßiger Bedeutung ist (z. B. wieder gesund werden, eine berufliche Tätigkeit auszuüben, usw.). Wie stark trifft diese Aussage auf Sie zu?

    0 = überhaupt nicht, 1 = sehr schwach, 2 = schwach, 3 = mittelmäßig, eher schwach, 4 = mittelmäßig, eher stark, 5 = stark, 6 = sehr stark, 7 = absolut

28. Wenn mich eine Person abweist oder nicht anerkennt, dann habe ich keine Probleme mich von dieser zu distanzieren. Wie stark trifft diese Aussage auf Sie zu?

    0 = überhaupt nicht, 1 = sehr schwach, 2 = schwach, 3 = mittelmäßig, eher schwach, 4 = mittelmäßig, eher stark, 5 = stark, 6 = sehr stark, 7 = absolut

29. Ich erlebe regelmäßig ein für mich äußerst angenehmes und lustvolles Ereignis. Wie stark trifft diese Aussage auf Sie zu?

    0 = überhaupt nicht, 1 = sehr schwach, 2 = schwach, 3 = mittelmäßig, eher schwach, 4 = mittelmäßig, eher stark, 5 = stark, 6 = sehr stark, 7 = absolut

30. Angenehme und positive Erlebnisse in einem Bereich breiten sich in der Regel auch auf andere Bereiche aus (z. B. von gesunder Ernährung auf Bewegung, mitmenschliche Beziehung, usw.). Wie stark trifft diese Aussage auf Sie zu?

    0 = überhaupt nicht, 1 = sehr schwach, 2 = schwach, 3 = mittelmäßig, eher schwach, 4 = mittelmäßig, eher stark, 5 = stark, 6 = sehr stark, 7 = absolut

Auswertungsschlüssel

Die Punktzahlen aller Fragen werden addiert und durch 30 geteilt.

Der Durchschnittswert wird wie folgt interpretiert:

0–1 Punkte:	äußerst schlechte Selbstregulation
1–2 Punkte:	sehr schlechte Selbstregulation
2–3 Punkte:	schlechte Selbstregulation
3–3,5 Punkte:	mittelmäßige, eher in Richtung schlechte Selbstregulation
3,5–4 Punkte:	mittelmäßige, eher in Richtung gute Selbstregulation
4–5 Punkte:	gute Selbstregulation
5–6 Punkte:	sehr gute Selbstregulation
6–7 Punke:	äußerst gute Selbstregulation

Test-Retestrealibilität 0,70

Cronbachs alpha 0,74

Die folgende Tabelle illustriert das Verhältnis zwischen der Selbstregulationsfähigkeit der Brustkrebspatientinnen gemessen am Fragebogen zur Selbstregulation bei Krebspatienten und der Überlebenszeit. Die Daten wurden 1973 bis 1978 erfaßt, während die Überlebenszeit 1998 ermittelt wurde.

Alle 8 Ausprägungsgruppen der Selbstregulation sind in Alter strikt, Tumorausbreitung und medizinischer Behandlung relativ vergleichbar.

Tabelle 11.2

Punktzahl auf dem Fragebogen	0–1	1–2	2–3	3–3,5	3,5–4	4–5	5–6	6–7
Brustkrebs ohne Metastasen	N = 18 dÜ 3,8	N = 22 dÜ 3,9	N = 31 dÜ 5,2	N = 36 dÜ 6,1	N = 42 dÜ 10,3	N = 21 dÜ 12,2	N = 13 dÜ 18,7	N = 10 dÜ 20,8
Brustkrebs mit Lymphknotenbefall	N = 10 dÜ 2,9	N = 13 dÜ 3,0	N = 16 dÜ 3,6	N = 15 dÜ 4,9	N = 17 dÜ 6,2	N = 14 dÜ 7,8	N = 12 dÜ 10,7	N = 9 dÜ 16,2
Brustkrebs mit Fernmetastasen	N = 21 dÜ 0,7	N = 23 dÜ 0,9	N = 25 dÜ 0,11	N = 20 dÜ 1,5	N = 29 dÜ 3,2	N = 10 dÜ 6,2	N = 9 dÜ 8,7	N = 6 dÜ 10,1

dÜ = durchschnittliche Überlebenszeit in Jahren

11.9 Beispiele aus der Beratungspraxis

Frau F., 48 Jahre, berichtet, daß sie seit frühester Kindheit von beiden Eltern abgewiesen wurde, weil diese ihren älteren Bruder bevorzugten. So wurde ihm z. B. mehr vererbt und er wurde immer emotional und materiell unterstützt. Kleine, aber sich täglich wiederholende Abweisungserlebnisse haben sich bei Frau F. innerlich summiert, so daß sie vom 20. Lebensjahr bis heute immer wieder unter Depressionen leidet und selten Erinnerungen an Situationen hat, in denen sie sich wohl gefühlt hat.

Sie bekam früh zwei Kinder und genoß die enge Beziehung zu ihnen. Vor einigen Jahren gingen die Jugendlichen aus dem Elternhaus, was bei Frau F. erhebliche Angst, Isolationsgefühle und Depressionen hervorrief. Um die negativen Gefühle zu überwinden, wollte sie unbedingt noch ein Kind, und war total enttäuscht, als die Menopause eintrat. Sie berichtete, daß sie in den meisten Situationen ihres Lebens angstvoll darauf achtete, ob sie von irgend jemandem abgewiesen oder ungenügend geachtet wurde. Kleinste Anlässe und ungewollte Abweisungen erschütterten sie so, daß sie tagelang litt und ihr inneres Gleichgewicht nicht mehr finden konnte. Sie gab an, einen guten, treuen und aufmerksamen Ehemann zu haben, glaubte ihrem Glück aber immer noch nicht und nahm an, daß die große Abweisung irgendwann kommen müsse.

Ihr Ehemann hatte eine sehr enge Beziehung zu seiner Mutter, von der sich Frau F. abgewiesen fühlte. Auch unter diesem Zustand litt sie. Frau F. wirkte nach außen leblos, ohne Mimik wie eine Puppe. Auf die Frage, was sie anregen und ob sie sich Zustände vorstellen könne, die ihr guttun würde, antwortete sie: „Darüber habe ich auch schon nachgedacht, aber es fällt mir absolut nichts ein. Ich fühle mich meistens unwohl und an mir selbst vorbeilebend. Ich bewundere meinen Mann, der sich selbst mag und immer etwas findet, das ihn begeistert. Es würde mich freuen, wenn ich so sein könnte wie er, aber leider ist es nicht so."

Trainer: „Wie stehen Sie zu sich selbst?"

Frau F.: „Ich weiß nicht, ich habe mich selbst nie beachtet. Ich glaube, ich traue mir überhaupt nichts zu. Ich bin einfach zu schwach. Es wundert mich nicht, daß ich mit meinen Schwächen mit dem Leben nicht fertig werde. Da ich überhaupt nicht weiß, wie ich Wohlbefinden erreichen kann, erwarte ich von Ihnen einen Rat, falls es für mich einen Rat überhaupt geben kann."

Trainer: „Ich kann Ihnen keinen Rat geben, da Sie für sich selbst die optimale Lösung finden müssen. Ich kann Sie aber fragen, ob für Sie ein bestimmtes Verhalten in Frage käme, das einmal eine Person in einer ähnlichen Lage wie sie getan und das ihr sehr geholfen hat. Diese Person fühlte sich auch über viele Jahre schwach und abgewiesen und hatte immer wieder Angst, aufs neue abgewiesen zu werden. Eines Tages entschloß sich diese Person, bei sich alle Schwächen, die sie aufzählen konnte, liebevoll anzuerkennen. Sie sprach täglich mit sich , z. B.: „Ich habe Angst, abgewiesen zu werden", „Ich wurde schmerzhaft abgewiesen, und stehe aber zu mir liebevoll und anerkennend." Nachdem diese Person erlebt hat, wie gerne sie sich haben kann, wurde ihr Leben immer schöner, und die Ängste, abgewiesen zu werden, immer geringer.

Nach der Schilderung dieses Beispieles war im Gesicht von Frau F. ein leichtes Lächeln zu beobachten und die kalte, puppenhafte Mimik bekam menschliche Züge. Sie lachte etwas verschämt, und sagte, diese Sichtweise hätte sie sich noch nie überlegt, sie komme bei ihr aber überraschend positiv an. Frau F. wurde gefragt, ob sie sich vorstellen könne, sich in den nächsten Tagen zu überlegen, in welchen Situationen und mit welchen Selbstgesprächen sie sich der eigenen Person liebevoll widmen könnte. Frau F. sagte, diese Übungen könnten für sie angenehm sein, sie würde es versuchen und in der nächsten Stunde darüber berichten. Hier entstand eine Abrundung für das erste Gespräch, das nach einer Woche fortgesetzt wurde.

Frau F. berichtete, daß sie sich unterschiedliche Situationen in der Kindheit, besonders solche, in denen sie benachteiligt wurde, vorstellen konnte, und sich dabei selbst liebevoll anerkannte und zu sich sprach, z. B. „liebes Kind, sei nicht traurig, alles wird gut" usw. Sie hatte derart positive Gefühle gehabt, daß sie in dieser Woche wenig an ihre Eltern, ihren Ehemann oder die Kinder denken mußte. Danach kamen aber immer wieder überraschend positive Gefühle gegenüber ihren Eltern und der eigenen Familie hoch. Manchmal glaubte sie, daß sie doch nicht generell von ihren Eltern abgewiesen wurde, sondern daß es nur ein paar Abweisungserlebnisse gab, die sie sehr negativ erlebt und dann verallgemeinert hat. Frau F. nahm sich vor, die Selbstanerkennungsübung weiterzuführen, und glaubte nicht, in dieser Richtung weitere Unterstützung vom Autonomietrainer zu benötigen. Das zweite und letzte Gespräch wurde nach 20 Minuten beendet.

In einer Nachuntersuchung 25 Jahre später wurde Frau F. in einem aktiven und emotional ausgeglichenen Zustand vorgefunden. Sie erinnerte sich zwar an das damalige Gespräch, nicht aber an den Inhalt. Sie selbst bezeichnete sich als optimistisch, tolerant und positiv selbstbezogen nach dem Motto: Liebe dich selbst, dann lieben dich auch andere.

Diplompsychologin R., 36 Jahre, litt unter chronischer Eifersucht, weil sie immer glaubte, daß ihr Freund sie zugunsten anderer Personen in Gesellschaft abweisen würde. Die Eifersucht war weniger auf die Angst konzentriert, daß sich ihr Freund einer anderen Frau zuwenden könnte, da sie wußte, daß er ihr treu war. Sie litt an einer diffusen Angst, daß er sich einer anderen Person etwas mehr als ihr widmen und sie somit vernachlässigen könnte. Eine solche Phantasie war für sie nur schwer erträglich, auch wenn es sich dabei nur um einige Augenblicke der Vernachlässigung handelte. Aus diesem Grund mied sie jegliche Gesellschaft, in der sie gemeinsam mit ihrem Freund erschien. Wenn sie alleine in Gesellschaft war, und der Freund zuhause wartete, dann wirkte sie nach außen glücklich, gelöst und sehr sozial. Wenn ihr Freund jedoch mit ihr zusammen in einer Gesellschaft war, dann wirkte sie verkrampft, blaß und strahlte gegenüber allen Mitmenschen eine feindselige Haltung aus. Sie versuchte sich an ihrem Freund festzuhalten, zeigte ihm gegenüber aber auch eine aggressive Vorwurfshaltung. Im Grunde mochte sie ihren Freund aber sehr und war durchaus optimistisch, daß sich die Beziehung zu ihm verbessern könne, obwohl sie glaubte, daß dieser durch ihr Verhalten langsam an das Ende der eigenen Geduld komme. Sie fühlte, daß es für sie fürchterlich wäre, wenn ihr Freund sie verlassen würde, und meinte, daß sich dadurch eine lebensbedrohliche Depression entwickeln könnte. Aus diesem Grund erwartete sie vom Autonomietraining eine Hilfe in Form eines alternativen und konfliktlösenden Verhaltens.

Nach der Schilderung des Problems fragte der Trainer nach der Beziehung von Frau R. zu ihrer Mutter. Sie erklärte, daß sie das erste von acht Kindern sei, und daß alle Kinder in kurzen Abständen geboren wurden. Bei der Geburt eines jeden Kindes fühlte sich Frau R. von ihrer Mutter immer wieder vernachlässigt und unabsichtlich abgewiesen. Unter diesem Zustand hatte sie lange gelitten, und ihn schließlich im Erwachsenenalter verdrängt. „Ich konnte meine Mutter nie so richtig für mich alleine haben".

Der Trainer fragt, wie das Verhältnis zur Mutter heute sei. Frau R. antwortete, daß sie in den letzten zwei Jahren keinen Kontakt mit der Mutter hatte, obwohl sie sich nicht zerstritten hatten und sie sich beide freuen würden, sich wieder zu begegnen. Der Trainer fragte, ob sie möglicherweise eine Beziehung zwischen der in der Kindheit erlebten Abweisung und der Angst, vom Partner abgewiesen zu werden, herstellen könne.

Frau R.: „Das ist ein ganz neuer Gedanke, mit dem ich mich noch nie befaßt habe, einfach deswegen nicht, weil ich wußte, daß sich meine Mutter den Geschwistern widmen mußte, weil sie kleiner waren, und ich dieses Verhalten nie als Abweisung aufgefaßt habe. Wenn Sie mich aber so fragen, dann erinnere ich mich, daß ich als Kind häufig in der Ecke saß und sehr traurig darüber war, daß sich meine Mutter mir nicht widmen konnte. Das waren doch ganz massive Abweisungserlebnisse."

Der Trainer fragt weiter: „Können Sie sich vorstellen, daß eine Verbesserung der Beziehung zu ihrer Mutter heute und eine intime Kontaktaufnahme sie innerlich so erfüllen könnte, daß danach die Abweisungsängste und Eifersuchtsgefühle in bezug auf ihren Freund automatisch aufhören würden?"

Frau R., unter starker emotionaler Beteiligung: „Das kann ich mir sehr gut vorstellen, dieses Bedürfnis begleitet mich seit Jahren, Sie haben es nur noch einmal angeregt. Mit diesem Gedanken kann ich mich sehr gut anfreunden, vor allem, weil ich weiß, daß auch meine Mutter unter dem Beziehungsabbruch sehr leidet und von mir eine Kontaktaufnahme erwartet. Es ist sehr gut, daß Sie das Thema angesprochen haben, weil mir jetzt klar wird, daß die Abweisung in der Kindheit nicht absichtlich geschah, und daß diese nicht auf einer Abneigung meiner Person beruht. Ich werde mir vornehmen, meine Mutter in der Zukunft bei passender Gelegenheit zu besuchen."

Nach einer Woche fand die zweite und letzte Sitzung statt. Frau R. berichtete, daß sie mit ihrer Mutter Tee getrunken habe, mit ihr drei Stunden ganz alleine war und daß sie dabei spürte, daß sich beide unglaublich mögen. Sie hatte anhaltende Glückserlebnisse und fühlte seit diesem Augenblick keine Eifersucht mehr ihrem Freund gegenüber. Sie hatte gelernt, die Selbständigkeit ihrer Mutter und ihres Freundes zu akzeptieren, und findet beide äußerst sympathisch. Sie bemerkte, daß sie seit dem Gespräch mit ihrer Mutter in der Lage war, auch die eigene Person mehr anzuerkennen und für sich Autonomieräume zu schaffen. Einen Tag zuvor war sie mit ihrem Freund in einer Gesellschaft und entwickelte weder Eifersucht noch Verlassenheitsängste, obwohl sich dieser mit mehreren Personen intensiv unterhalten hatte.

In bezug auf Therapien mit Krebspatienten wurden mehrere Techniken häufiger angewandt, weil sie sich als außerordentlich nützlich erwiesen haben. Hier sollen zwei Techniken, die durch die häufige Anwendung standardisiert sind, angedeutet werden.

1. Die Überwindung der Angst vor Rückfällen und Metastasen durch Verbindung der Vorstellung von Krebs mit der erlebten Stärke und Eigenkompetenz der Person. Bei vielen Krebspatienten ist eine ausgeprägte Angst vor Rückfällen festzustellen. Dabei wird die Krebserkrankung häufig als eine Macht empfunden, der sich die Person hilflos gegenüber empfindet. Auch Erinnerungen an Nebenwirkungen der Behand-

lung werden wach und mit Angst verbunden diese erneut erleben zu müssen.

Die Person wird im Gespräch zunächst gebeten, ihre Stärken und Kompetenzen darzustellen. Dann wird das Bild von der erlebten Krebserkrankung erfaßt, zusammen mit dem Inhalt der Angst. Im Anschluß wird eine erneute Koppelung zwischen der erlebten Stärke und einem modifizierten Erlebnis der Krebserkrankung angestrebt. Dabei wird die Krebserkrankung in einem anderen, nicht mehr so gefährlichen Kontext erlebt, wobei die eigenaktive Kompetenz in den Vordergrund rückt.

2. Die Überwindung der verhaltensblockierenden Ambivalenz durch Differenzierung.

Häufig werden Menschen durch ambivalentes Verhalten in ihrer Eindeutigkeit blockiert und dabei möglicherweise mit massiven Schuldgefühlen und Verhinderung der Bedürfnisbefriedigung belastet.

Die Person lernt im Training die positiven und angenehmen Seiten zu leben und die störenden und unerwünschten Aspekte zu inaktivieren (z. B. durch systematischen Entzug).

11.10 Positive und negative Hypersensibilisierung

Obwohl alle Menschen bestimmte Bedürfnisse haben, z. B. nach Nahrung, Bewegung, sozialer Anerkennung usw. unterscheiden sie sich oft in krasser Form in Bereichen, in denen vom gesunden Menschenverstand her keine großen Unterschiede zu erwarten wären. Bestimmte Menschen finden bestimmte Zustände und Verhaltensweisen erstrebenswert und wunderbar, während andere Menschen diese negativ und abstoßend finden.

Wir stehen unserer Welt nicht objektiv und neutral gegenüber. Die meisten Menschen sind in bestimmten Bereichen *hypersensibilisiert*, d. h. sie reagieren extrem positiv oder extrem negativ auf relativ harmlose Zustände. Hypersensible Verhaltensweisen und Reaktionen werden häufig schon in der Kindheit erlernt und verfolgen den Menschen ein Leben lang.

In der Regel bilden sich diese Reaktionen in Situationen aus, in denen das Kind stark positive oder negative Emotionen erlebt hat. Wenn sich ein Kind z. B. bei dem Opa mit weißem Bart äußerst wohl und sicher gefühlt hat, dann kann es ein Leben lang auf Menschen mit solchen äußeren Eigenschaften sehr positiv reagieren. Wenn das Kind schmerzliche Erlebnisse hat, dann kann der spätere Erwachsene auf Situationen, die an die frühere Situation erinnern, hypersensibel reagieren, z. B. durch Flucht oder Aggression.

Um negativen hypersensiblen Reaktionen im Erwachsenenalter auszuweichen, entwickeln die Menschen unterschiedliche Verhaltensstrategien. So kann z. B. eine Person, die sich vom Vater permanent kritisiert, mit anderen verglichen und abgewiesen fühlte, und darunter sehr litt, eine Ideologie entwickeln, daß Menschen untereinander nicht vergleichbar sind, weil sie alle individuell einmalig sind. Eine solche Person kann auf jeden Versuch eines Vergleiches, einerlei in welchem Bereich und wie harmlos, äußerst aggressiv und intolerant reagieren. Negativ hypersensibilisierte Personen reagieren auf alle Reize und Zustände, die sie an frühere negative und traumatische Ereignisse erinnern, überstark. Eine Person, die von den Eltern abgewiesen wurde, kann auf jede spätere Abweisung mit starken, erschütternden und negativen Gefühlen reagieren, ohne die Fähigkeit zu haben, diese zu relativieren. Personen, die positiv auf bestimmte Merkmale hypersensibilisiert sind, suchen ein Leben lang ähnliche positive Merkmale. So kann z. B. eine Frau, die positiv an ihren alkoholabhängigen Vater gebunden ist, hypersensibel für alkoholabhängige Männer sein.

Häufig ist eine mehrstufige Aktivierung von hypersensiblen Reaktionen aus der Kindheit beobachtbar. So kann sich z. B. ein Kleinkind durch den Tod der Mutter sehr verlassen gefühlt haben. Das Kind wurde später von Pflegeeltern aufgenommen und positiv umsorgt. Trotzdem kommt es einige Male dazu, daß das Kind allein gelassen und enttäuscht wurde. Im Erwachsenenalter führt diese Person eine gute Partnerbeziehung und ist im Beruf erfolgreich. Sie hat aber extreme Angst, vom Partner verlassen und enttäuscht zu werden. Wenn der Partner sie auch nur für kurze Zeit verläßt, treten negative Reaktionen und Gefühle auf, ähnlich wie damals bei den Pflegeeltern.

Erst wenn diese Reaktionen auftreten, wird eine weitere Stufe der Hypersensibilisierung aktiviert, nämlich die negative Erinnerung an die frühe Trennung von der Mutter. In dieser Situation entwickelt die Person z. B. asthmatische Anfälle mit dem Gefühl, keine Luft zu bekommen und zu ersticken.

Das Autonomietraining konzentriert sich u. a. auch auf die Diagnostik von fehlerlernten hypersensiblen Reaktionen. Im Autonomietraining wird nicht der Versuch unternommen, die fehlerlernten Reaktionen wieder zu verlernen, weil angenommen wird, daß die Reaktion automatisch ausgelöst wird, sobald die Bedingungen hergestellt werden, die an die traumatische Reaktion erinnern. Sondern es werden aktive Verhaltensweisen geübt, die solche Bedingungen herstellen, in denen das Auftreten der Reaktion unwahrscheinlicher wird. Im Autonomietraining lernen die Menschen, Verhaltensweisen zu entwickeln, die neue Bedingungen herstellen, auf die positive Reaktionen folgen. Immer wenn ein Mensch lernt, positive und erwünschte Bedingungen herzustellen, gewinnt er ein Stück Autonomie – was ihm wiederum hilft, seine Autonomie kompetent auf andere Gebiete auszuweiten.
In Hinblick auf die positive und negative Hypersensibilisierung kann in der Regel festgestellt werden, daß beide Formen nicht unabhängig voneinander auftreten, und daß sie häufig aufs Engste verknüpft sind. So kann eine Person z. B. von einem Elternteil gleichzeitig innerlich fasziniert und angeregt, und in anderen Bereichen traumatisiert und gehemmt sein. Somit können sich ambivalente Verhaltensweisen entwikkeln, die die Person ihr ganzes Leben lang begleiten. Eine Person, die von einem Elternteil gleichzeitig angezogen und traumatisiert ist, kann dem späteren Partner gegenüber sowohl Bedürfnisse nach Nähe als auch nach Trennung entwickeln und dabei in schwere Konflikte geraten.

Positive und negative Hypersensibilisierung entsteht jedoch nicht nur in der Kindheit, sondern kann auch vom genetisch vermittelten Temperament und den späteren Lebensereignissen mitgetragen werden. So gibt es Personen, die für ihr Wohlbefinden stärkste Anregungen und auch Konflikte benötigen, während andere Menschen eher Harmonie und schwächere Anregung benötigen. Einige Personen versuchen ihre Bedürfnisse durch Treue zum Partner zu befriedigen, während für die anderen Treue das Symbol von Monotonie und Anregungslosigkeit ist. Im Autonomietraining wird der Versuch unternommen, den Menschen zu helfen, ihre individuell benötigten und bedürfnisgerechten Anregungen zu finden. Dabei können hypersensibilisierte Reaktionen zur kreativen Anreicherung dienen.

Das Autonomietraining erstrebt selbstverständlich nicht, in einigen Interventionsstunden die positive und negative Hypersensibilisierung abzubauen. Der erste Schritt im Autonomietraining ist immer, der betreffenden Person beizubringen, sich in jeder Lage so zu akzeptieren, wie sie ist, und ihre positiven und negativen Gefühle zur Kenntnis zu nehmen und zu akzeptieren. In einem zweiten Schritt wird der Versuch unternommen, unterschiedliche Denk- und Verhaltensstrategien zu entwickeln, die eigenen positiven und hypersensibilisierten Reaktionen ausleben zu können und die negative Hypersensibilisierung soweit wie möglich zu überwinden. Dazu können kurzfristige oder langfristige Verhaltensstrategien entwickelt werden. Man kann z. B. lernen, den negativen Bedingungen auszuweichen, indem man auf eine bestimmte Distanz zu einem Objekt geht und gleichzeitig die positiven Gefühle gerade in der Distanz aufkommen läßt.
Das Autonomietraining geht von der Annahme aus, daß Reaktionen und Gefühle nur dann positiv verändert werden können, wenn durch das Eigenverhalten im Körper und der Umwelt neue Bedingungen hergestellt werden, die neue Reaktionen ermöglichen. Es wird nicht versucht, nur solche Verhaltensweisen zu verändern, bei denen die Ursache relativ exakt erforscht ist. Sondern es werden auch Reize und Reaktionen beobachtet, wenn die Ursache unklar ist, mit dem Ziel, das Reiz-Reaktionsverhältnis mit negativen Folgen auch dann zu verändern. So können z. B. zwei positive und gut aussehende Menschen heiraten, mit dem „Erfolg", daß sie sich gegenseitig hemmen und schwere Depressionen entwickeln. Andere Menschen können sich treffen und äußerst positive Gefühle entwickeln, ohne zu wissen, welche Ursachen dafür verantwortlich sind.

Das Autonomietraining ist auch eine realistische Methode, die weiß, daß alle positiven Zustände in sich auch negative Bedingungen bergen und umgekehrt. Im Autonomietraining wird die Person angeregt, permanente Suchaktionen zu entwickeln mit dem Ziel, ihr Wohlbefinden zu verbessern und ihre

Probleme zu lösen. Alleine die Eigenaktivierung in Richtung der Suchaktion bringt mehr positive Langzeiteffekte mit sich als wenn negative Situationen resignativ akzeptiert würden.

11.11 Training zur Aufhebung der negativen Deckung zwischen Erlebnissen aus der Kindheit und der Gegenwart – Wege zur Autonomisierung

Menschen haben die Gewohnheit, für sie unangenehme Gefühle und unerträgliche Einsichten von sich abzuspalten, in der unbewußten Hoffnung, daß es ihnen dann besser gehe. Dieser Mechanismus kann aber sehr negativ wirken, und die Person in ihrer Eigenaktivität, ihrer Entwicklung und ihrem Wohlbefinden behindern.

Wenn sich negative Erlebnisse aus der Kindheit mit negativen Erlebnissen aus der Gegenwart assoziativ verknüpfen, wenn es also zu einer Deckung von zwei Bereichen kommt, die als ähnlich traumatisierend erlebt werden, dann kann dieser Zustand ebenfalls zu schweren psychischen Problemen und unangenehmen Symptomen führen. Je stärker die Abspaltung und Neigung zur Verknüpfung zwischen negativen Erlebnissen in der Kindheit und der Gegenwart, und je größer die Neigung zum Selbstbetrug (z. B. indem man eine Person oder einen Zustand idealisiert), desto größer ist die Ambivalenz, also die Spaltung zwischen zwei sich ausschließenden Motiven. Dieser Zustand kann das eigenaktive Verhalten und das eindeutige Verhalten in eine Richtung über lange Zeiträume blockieren. Dabei entstehen ebenfalls Symptome und individuelle Probleme.

Der Mensch erstrebt instinktiv die Aufhebung der Spaltung der negativen Deckung und Ambivalenz und sucht nach einer Befreiung aus seinem, zum großen Teil selbstgebauten Gefängnis. Den Befreiungsprozeß von negativen Objektabhängigkeiten und Ambivalenzen in Richtung von bewußtem Leben im Hier und Jetzt nennen wir „Autonomisierung".

Zur Veranschaulichung sollen einige Beispiele aus der therapeutischen Praxis angeführt werden, danach werden die Trainingstechniken beschrieben.

Ein Ehegatte lebte 14 Jahre lang mit seiner Frau in einer emotional guten Beziehung mit gegenseitigem Wohlbefinden. Dann nahm die Frau innerhalb einiger Jahre über 40 Kilogramm zu. Der Mann entwickelte ihr gegenüber eine ausgeprägte Ambivalenz. Aufgrund ihrer Fettsucht wurde sie ihm zunehmend fremd, und er entwickelte Trennungstendenzen. Sobald er gehen wollte, verspürte er jedoch noch eine starke Bindung, und mußte bleiben. Sexuell lief nichts mehr, die frühere Lust und starke emotionale Bindung schwächte sich sehr ab. Er begann, große Mengen Alkohol zu trinken und fiel am Arbeitsplatz negativ auf.

Die Mutter des Mannes wurde in den letzten Jahren ihres Lebens ebenfalls sehr dick , und er erlebte ihr gegenüber eine ähnliche Ambivalenz. Vor der Fettsucht seiner Mutter ekelte er sich, obwohl beim Begräbnis der Mutter starke positive Gefühle aufkamen. Die negativen Gefühle zur Fettsucht der Mutter und zur Fettsucht der Ehefrau verstärken sich gegenseitig. Auch die positiven Gefühle verstärkten sich trotz Fettsucht, wurden aber im vorbewußten Zustand abgespalten, so daß sie nicht gelebt werden konnten. Der Ehemann sagte im Training: „Es könnte durchaus sein, daß ich meine positiven Gefühle zu meiner Mutter und meiner Ehefrau nicht anerkenne, weil ich mich vor ihrer Fettsucht ekele." Mehrmals versuchte der Ehemann, seine Frau zu verlassen, fiel dabei aber immer in anhaltende Depressionen.

Im Autonomietraining wurde der Ehemann motiviert, seine sämtlichen positiven und negativen Gefühle zuzulassen, zu erleben und somit in sein Ich zu integrieren. Zunächst stellte er sich die fette Ehefrau, dann die fette Mutter vor, und ließ seine negativen Empfindungen wirken. Im Anschluß stellte er sich die positiven Seiten und die gefühlsmäßige Anziehung durch die Ehefrau und die Mutter vor und ließ erneut seine Gefühle auf sich wirken. Danach stellte er sich die positiven und negativen Wirkungen beider Personen gleichzeitig vor. Er kam zu dem Schluß, daß er seine Ehefrau und seine Mutter sowohl liebt, als auch sich aufgrund ihrer Fettsucht angewidert fühlt. Bei der Wiederholung seiner Erlebnisse im Training stellte er sich die Frage, in welche Richtung er sich nun verhalten möchte.

Er erlebte zunehmend, daß die Liebe zu seiner Ehefrau dominierte, und daß er ihre übergewichtige Figur zu seiner eigenen Überraschung immer positiver empfand. Dies hatte zur Folge, daß er sich sexuell wieder zu seiner Frau hingezogen fühlte. Automatisch reduzierte er seinen Alkoholgenuß auf ein Minimum: „Als sei der Alkohol eine Kompensation für fehlende Lustgefühle gewesen." Im Training wurden die abgespaltenen positiven und negativen Gefühle integriert, die Ambivalenz aufgehoben, und die negative Deckung zwischen den Erlebnissen in der Kindheit und den Erlebnissen in der Ehe aufgehoben. Der Ehemann fühlte sich innerlich befreit von seinen eigenen negativen Empfindungen und Abhängigkeiten, und konnte im Hier und Jetzt leben.

Die in diesem Beispiel vorgestellte Trainingsmethode nennen wir Training zur Aufhebung der Spaltung und Ambivalenz durch Zulassen und Erleben positiver und negativer Gefühle und Empfindungen.

In diesem Training wird auch die negative Verbindung zwischen Kindheit und Gegenwart aufgehoben. Somit wird die Basis für eine zunehmende Autonomisierung, also eine innere Unabhängigkeit von negativ wirkenden Gefühlen, erreicht.

Die theoretische Annahme über die Wirksamkeit des Trainings ist wie folgt begründet:

Die positiven und negativen Gefühle, besonders die vom Bewußtsein abgespaltenen Gefühle sind in subkortikalen Zentren, besonders im limbischen System, lokalisiert. Das Assoziieren, Denken und Bewerten – also die rationale und intellektuelle Funktion – ist in der Hirnrinde lokalisiert. Negative und positive Gefühle können sich im limbischen System verselbständigen, so daß es zu keiner rationalen Bewertung der Gefühle kommen kann. Diese verselbständigten positiven und negativen Gefühle sind nicht vollkommen vom bewußten und rationalen Erleben abgetrennt, sie können auf die Ratio wirken, aber häufig in Form eines Diktators, der der Vernunft vorschreibt, was gut und böse, schön und häßlich ist und welche irrationalen Wege einzuleiten sind, um dem Gefühlsanspruch gerecht zu werden. Es bestehen also noch keine Verschaltungen im Gehirn, die eine optimale Wechselwirkung und Kooperation zwischen der Hirnrinde und dem limbischen System ermöglichen.

Ein Mensch in dieser Lage fürchtet sich vor seinen Gefühlen, und muß diese von sich, also von seinem bewußten Erleben und seiner rationalen Einsicht abspalten. Die abgespaltenen Gefühle hören jedoch nicht auf zu wirken, und sie klagen um so intensiver ihr Recht ein. Besonders wirksam sind die früher erlebten und in der Gegenwart abgespaltenen Gefühle von größter Intensität. Die abgespaltenen Gefühle drängen nicht nur nach Befriedigung, sondern auch nach Integration mit der Vernunft, im unbewußten Wissen, daß die Vernunft die abgespaltenen positiven und negativen Gefühle beim bewußten Neuerleben akzeptieren und integrieren wird. Die unerträgliche Gefühlsintensität oder die negativen Gefühle entstehen nur im Zustand der Desintegration von der Vernunft. Diese unbewußte, natürliche menschliche Tendenz nutzt das Autonomietraining. Jahrelange Erfahrung mit dem Autonomietraining zeigte uns immer wieder, daß das Wiedererleben und Zulassen von positiven und negativen Gefühlen automatisch auf eine sinnvolle Lösung und rationale Akzeptanz stößt. Die Integration der Ambivalenz, der Abspaltung und der Deckung von Erlebnissen aus der Kindheit und der Gegenwart bedeutet immer eine Integration und Versöhnung zwischen Gefühl und Vernunft. Immer wieder zeigt sich, daß die Ratio die wieder zugelassenen Gefühle sehr tolerant und vernünftig verarbeitet, und daß sie sich dabei selbst positiv verändert, z. B. indem sich ein „rational-antiemotionales" Verhalten aufhebt, ebenso wie sich ein „emotional-antirationales Verhalten" verringert.

Die Übung der Wiederauflebung und Zulassung positiver und negativer Gefühle wird im Autonomietraining nur dann unternommen, wenn der Person die Problematik bewußt ist und sie sich von der Übung positive und angenehme Konsequenzen verspricht. Wenn die Zusammenhänge der Person nicht bewußt sind, dann wird geprüft, ob sie sich von einer Zulassung positiver und negativer Gefühle positive Folgen und Entwicklungen vorstellen kann. Geübt wird nur dann, wenn dies eindeutig der Fall ist. Wenn die Person vor einer gefühlsmäßigen Übung Angst hat, dann müssen andere Methoden des Autonomietrainings gewählt werden.

Hier soll ein Beispiel angeführt werden, in dem die Voraussetzungen für dieses Training nicht gegeben sind:

Herr Z. ist 38 Jahre alt und lebt noch mit seinen Eltern im gemeinsamen Haushalt. Er ist sehr an seiner Mutter ausgerichtet und hat mehrere aggressive Ausbrüche dem Vater gegenüber gezeigt. Der Vater ist gegenüber seinem Sohn sehr tolerant, und die drei Familienmitglieder haben sich gegenseitig arrangiert. Der Sohn geht überhaupt keiner berufliche Aktivität nach, zeigt jedoch einen erheblichen Alkohol-, Zigaretten- und Kaffeekonsum und nimmt dauerhaft dämpfende Psychopharmaka ein. Er kann sich von seiner Mutter höchstens einen Kilometer entfernen, dann rennt er panikartig in Richtung Mutter zurück. Sobald er von seiner Mutter entfernt ist, empfindet er Unruhe, Panik und Angst. Wenn er im Familienkreis ist, empfindet er Langeweile und Monotonie, unterbrochen von gelegentlichen aggressiven Ausbrüchen gegen Mutter und Vater. Diese

Ausbrüche werden aber mit dämpfenden Psychopharmaka unter Kontrolle gehalten.

Der Autonomietrainer versucht, Herrn Z. einige Zusammenhänge von Gefühl und Ratio zu erklären, und fragte ihn, ob er sich vorstellen könne, seine positiven und negativen Gefühle in seiner Phantasie aufleben zu lassen mit dem Ziel, sein Wohlbefinden und seine Persönlichkeit zu stärken. Herr Z. blockte sofort ab und sagte: „Das wäre für mich überhaupt nichts. Eine solche Übung könnte ich nur dann machen, wenn ich durch meine Medikamente geheilt werde. Außerdem bekomme ich bei der bloßen Vorstellung einer derartigen Übung Angst."

Offensichtlich war die Reiz-Reaktionssituation für die Übung der Zulassung positiver und negativer Gefühle noch nicht gegeben, d.h. Herr Z. konnte in seiner Reiz- und Bedingungsstruktur in seiner Familie noch nicht die Voraussetzung für die Übung schaffen. Es ergab sich die Notwendigkeit, ihn aus der familiären Reizstruktur für einige Zeit herauszulösen, um bei ihm neue Reaktionen und Erfahrungen zu ermöglichen, die neue Verschaltungen im Gehirn erzeugen. Erst danach konnte die Voraussetzung für die Übung geschaffen werden. Um neue Bedingungen herzustellen, wurde Herr Z. mit drei Autonomietrainern zu einem dreiwöchigen Urlaub in die Bayrischen Alpen eingeladen. Täglich wurde mit ihm normal kommuniziert, er konnte mitlaufen, essen oder trinken zu einem selbstbestimmten Zeitpunkt. Schon nach einigen Tagen sagte er, daß er sich sehr wohl fühle, besser als Zuhause. Fünf Tage vor der Beendigung des Urlaubes wurde er gefragt, ob er sich freue, nach Hause zu gehen. Herr Z. meinte „mit gemischten Gefühlen". Das Zuhause und die Eltern zögen ihn zwar an, aber er erlebe auch Unbehagen bei dem Gedanken, daß es wieder so werde wie früher. Dabei wurde er erneut gefragt, ob er sich vorstellen könne, sowohl die positiven Gefühle zum Elternhaus, als auch die Beklemmungen in der Phantasie zu erleben, mit dem Ziel, für sich eine gute Entscheidung zu treffen. Herr Z. sagte, dies hätte er im begrenztem Maße im Urlaub schon getan, und er könne es noch mehr tun, hätte er einen Beruf oder eine selbständige Tätigkeit. Er wolle sich auch in dieser Richtung Gedanken machen, z.B. ob er sich zum freien Journalisten entwickeln könne.

Personen, die im Autonomietraining erfolgreich waren und in die Lage kamen, durch das Zulassen und Wiederaufleben negativer und positiver Gefühle ihre Ambivalenz zu verringern und Spaltungen zu integrieren, zeigten in ihrem Verhalten und ihrer Persönlichkeit viele neue und positive Aspekte. Hier sollen einige angeführt werden:

- Sie werden in ihrem gesamten Verhalten flexibler und weniger abhängig von bestimmten Zuständen, Personen und Meinungen.
- Sie werden kreativer und einfallsreicher in der Lösung ihrer privaten und beruflichen Probleme.
- Sie fühlen sich intelligenter in der Selbst- und Fremdanalyse von bestimmten Verhaltensweisen und Konflikten.
- Sie werden toleranter zu Personen, die anders denken und fühlen.
- Sie sind in der Lage, im Hier und Jetzt Bedingungen herzustellen, die starke Gefühle anregen und befriedigen und gleichzeitig unangenehme Situationen und Ängste zu vermeiden.
- Die spontane, erlebnisfähige Religiosität verstärkt sich, während die konventionelle, Normen- und schulderzeugende Religiosität abnimmt.
- Es kommt zu einer wesentlichen Verringerung der Abhängigkeit von Substanzen, z.B. Alkohol, Zigaretten, Drogen, Tabletten, usw.

In der Methode der Integration von abgespaltenen Gefühlen werden nicht nur die negativen Erlebnisse durch Wiederzulassung aufgehoben, sondern auch die positiven Erlebnisse durch Bewußtmachung intensiver und vor allem konfliktfreier erlebt.

Herr Maier wiederholt in seinem Leben schon zum siebtenmal dasselbe Verhaltensmuster. Er trifft Frauen, in die er sich verliebt, und spielt zunächst den gelassenen und großzügigen Macho. Er spricht von Selbständigkeit, Freiheit, und hört sich die Klagen der Frauen über ihre vorherigen Verbindungen an, in denen die Männer besitzergreifend und kleinlich waren. Sobald er spürt, daß die Frauen auf ihn eingehen, entwickelt er eine schwer erträgliche Eifersucht. Aus Angst, verlassen oder enttäuscht zu werden, wird er bei der kleinsten Abweisung aggressiv. Wenn es zum Bruch der Beziehung kommt, leidet Herr Maier fürchterlich und betont, wie stark er gerade die letzte Frau geliebt habe, und wie schade es sei, daß es zur Trennung kommen mußte.

Er ist ein uneheliches Kind, und seine Mutter hat im dritten Lebensjahr einen anderen Mann geheiratet, der gegenüber dem Kind tolerant und positiv war, besonders als er als pubertierender Erwachsener häufiger Aggressionsausbrüche gegenüber seiner Mutter zeigte. Auf die Frage, ob es Ähnlichkeiten zwischen der Mutter und seinen sieben Frauen gab, bejahte er. Alle Frauen gehörten zu einem Typ, der ihn in unterschiedlichen Bereichen an seine Mutter erinnerte, z.B. im Aussehen, im Fleiß, in der Ausstrahlung usw. Regelmäßig empfand Herr Maier gegenüber seinen Frauen zunächst Sympathie, diese schlug dann aber in Angst, Unlust und Aggression um.

Der Trainer fragt Herrn Maier, ob er sich vorstellen könne, daß der Ablauf der Beziehungen zu seinen Frauen Ähnlichkeiten mit der Beziehung zu seiner Mutter aufweise, und zwar in folgender Weise: Er fühlte sich bis zum dritten Lebensjahr von der Mutter anerkannt und geliebt, danach mit dem Stiefvater betrogen und verlassen. In der ersten Phase lebt Herr Maier die positiven Gefühle, danach tritt die Angst auf, wieder verlassen zu werden. Herr Maier sagte, darüber habe er noch nie nachgedacht, aber jetzt erscheint ihm der Zusammenhang sehr plausibel. Schon deswegen, weil er sich von den ersten vier Frauen exakt nach drei Jahren Beziehung trennen mußte, und zu diesem Zeitpunkt die Beziehung ins Unerträgliche wendete.

Der Trainer erklärte Herrn Maier die Übungsmethode und die zu erwartenden positiven Folgen. Herr Maier war hochmotiviert, mit der Übung zu beginnen. Dabei stellte er sich zunächst die positiven Gefühle zu seiner Mutter und zu seinen Frauen in unterschiedlichen Phasen der Beziehung vor und versuchte diese wiederzuerleben. Im Anschluß konzentrierte er sich auf die negativen Gefühle, Ängste und Befürchtungen. In der zweiten Trainingsstunde meinte Herr Maier, er würde sich jetzt gerne auf eine zukünftige Partnerin konzentrieren und sein Verhalten vorwegnehmen und neu erleben. In der vorgehenden Übung tat ihm besonders gut, zu der Frau, die er gefühlsmäßig noch nicht überwunden hat, sowohl die positiven als auch die negativen Gefühle zuzulassen. Dabei spürte er sowohl die starke Sympathie als auch die Unmöglichkeit, ihre Abweisungen zu ertragen. Er konnte gleichzeitig sowohl das positive als auch das negative wiedererleben mit dem Resultat, daß sich seine Angst vor dieser Frau verringerte. In den nächsten Tagen übte Herr Maier in der Vorstellung die Begegnung mit neuen Frauen, dabei ließ er positive und anerkennende Gefühle zu und stellte sich vor, daß er die negativen Gefühle wie Abweisungen, Aggressivität und Entwertung der Partnerin nicht mehr nötig hat.

13 Jahre nach dem Training wurde erneut Kontakt zu Herrn Maier hergestellt und er wurde gefragt, was sich in diesen Jahren in seinem Leben verändert habe. Er sagte folgendes: Wenn ich jetzt einer Frau begegne, die ich sympathisch finde, und bei ihr Aspekte finde, die mich an die positiven Seiten meiner Mutter erinnern, dann kann ich diese im vollen Bewußtsein mögen und die Faszination zulassen. Wenn ich Ängste entwickle, dann kann ich auch diese zulassen und in meinem Verhalten vorsichtig werden, weil ich mich auch von den Ängsten leiten lasse.

Seit vier Jahren bin ich verheiratet und habe eine sehr gute freundschaftliche, mal leidenschaftliche, mal etwas langweilige Beziehung. Wenn sich Langeweile einstellt, dann arbeite ich intensiv und hole mir in der Arbeit meine Befriedigung. Immer wieder kommt es aber auch zu leidenschaftlichen Momenten mit meiner Frau. Meine Frau erinnert mich nicht an meine Mutter, ich akzeptiere sie aufgrund ihrer positiven Eigenschaften und Ausstrahlung. Ab und zu habe ich Frauen kennengelernt, die mich an meine Mutter erinnern, zu diesen habe ich sehr positive und anerkennende Gefühle entwickelt, hatte aber kein größeres Bedürfnis, in näheren Kontakt zu treten.

In meiner Arbeit bin ich viel konzentrierter und fühle mich in meiner geistigen Entwicklung weitaus reifer. Ich glaube, ich hätte die immer wiederkehrenden Konflikt mit meinen Partnerinnen nicht länger ertragen.

11.12 Training zur Anregung der Kooperation zwischen dem Unbewußten und Bewußten

Für ein Training, das die Kooperationsfähigkeit zwischen bewußten und unbewußten Vorgängen verbessern soll, sind folgende Informationen von zentraler Bedeutung:

a) sowohl das Bewußte als auch das Unbewußte erstreben physische Integrität, soziale Sicherheit, Wohlbefinden, Lust und Sinnerfüllung. Wenn die Zielerfüllung massiv behindert ist, dann können sich selbst- und fremddestruktive Tendenzen entwikkeln,
b) Ein alternatives Verhalten im Vergleich zum problematischen Verhalten kann sich nur dann durchsetzen und sowohl vom Bewußten als auch vom Unbewußten angenommen werden, wenn es den subjektiv erlebten Bedürfnissen entspricht und die Hoffnung auf mehr Lust und Wohlbefinden anregt als dies beim problematischen Verhalten der Fall ist.

Dazu ein Beispiel:

Frau M. hat im 61. Lebensjahr ihre Mutter verloren, mit der sie ihr ganzes Leben zusammenlebte und an die sie gefühlsmäßig extrem positiv gebunden war. Nach dem Tod der Mutter fiel sie in eine tiefe Depression und äußerte den Wunsch, lieber zu sterben und die Mutter im Himmel wiederzusehen als ohne die Mutter weiterzuleben. Die einzige Aufgabe, die sie noch am Leben erhielt, war die Liebe zu den Kindern ihrer Schwester und deren kleinen Kindern. Drei Jahre nach dem Tod ihrer Mutter bekam Frau M. ein metastasierendes Rektumkarzinom (Dickdarmkrebs).

Auf die Frage des Autonomietrainers, welche Aktivität sie begeistern könnte, erbat sie sich zunächst eine Woche Bedenkzeit, fand die Frage aber hochinteressant. Beim zweiten Gespräch sagte Frau M., sie könne sich vorstellen, in unterschiedliche Altersheime zu gehen und dort eine pflegebedürftige ältere Dame zu suchen, die sie an ihre Mutter erinnert. Sie versprach, dieser Aktivität nachzugehen. Nach einem Monat meldete sich Frau M. überglücklich und berichtete, sie hätte eine Frau gefunden, die sie so an ihre Mutter erinnert, daß sie glaubt, mit der eigenen Mutter zu sprechen. Die alte Dame ist 82 Jahre und sehr glücklich über ihre täglichen Besuche. Nach 10 Jahren starb die alte Dame, Frau M. hatte aber vorgesorgt und fand sogar zwei Damen, die sie wieder enorm stark an ihre eigene Mutter erinnerten. Sie war tagtäglich voll mit den Sorgen der alten Damen beschäftigt und erlebte dabei eine innere Befriedigung mit stärkster Lust und Wohlbefinden. Sie war auch der Überzeugung, daß ihre eigene Mutter diese Aktivität sehr positiv beurteilen würde, weil auch sie ihr Leben lang sozial ausgerichtet war.

Das Beispiel zeigt, daß bei Frau M. durch eine harmlose Frage und eine Verhaltensinstruktion möglicherweise der einzige Weg gefunden worden ist, der die unbewußte Todestendenz in ausgeprägte Lebenstendenz umwandeln konnte. Das Unbewußte hat sich sofort auf die neue Aufgabe eingestellt, weil das Gefühl vorhanden war, dadurch eine neue Befriedigung zu erreichen. Das letztemal wurde Frau M. von uns im 86. Lebensjahr nachuntersucht und wir fragten sie, wie sich ihre Krebserkrankung entwickelt habe. Sie meinte: „Ach, der Krebs, den habe ich ja schon ganz vergessen. Das war wohl damals der Schock nach dem Tod meiner Mutter, die ja leider auch am Rektumkarzinom verstorben ist.“

Eine gestörte und konfliktreiche Wechselwirkung von bewußten und unbewußten Prozessen und Motiven kann eine Ursache von Konflikten und Erkrankungen sein. Wenn sich im Laufe der Analyse Anhaltspunkte ergeben, daß sich beide Instanzen gegenseitig behindern, und wenn die Person den Wunsch äußert, ein Training zur Integration zwischen unbewußten und bewußten Impulsen durchzuführen, dann kann in Kooperation mit der Person ein bestimmtes Training entwickelt werden. Die Person kann z. B. lernen, ihr Unbewußtes zu befragen und die Impulse wahrzunehmen und sprachlich auszudrücken. Danach kann sie sich bewußt fragen, wie sie ihr Verhalten ändern muß, um eine bessere Integration zwischen dem Bewußten und dem Unbewußten zu erreichen.

Eine andere Person kann nur auf der bewußten Ebene experimentieren und somit durch Verhaltensänderungen die Bedingungen für das Unbewußte zu verbessern suchen.

Eine dritte Person kann sich wünschen, ihr Unbewußtes in einem als angenehm empfundenen hypnotischen Zustand besser zuzulassen und somit kennenzulernen. Eine vierte Person weiß, welche Programme sie gerne ändern würde, um dem Unbewußten eine bessere Funktion zu ermöglichen (z. B. mit Hilfe der Hypnose).

Wenn Impulse aus dem Unbewußten ins Bewußte zugelassen werden, dann wird in der Regel die Erfahrung gemacht, daß das Bewußte sowohl die positiven als auch die negativen Impulse aus dem Unbewußten ohne Angst zur Kenntnis nimmt und die Kooperation mit dem Unbewußten kreativ weiterführt. Es besteht kein Grund, vor der Bewußtmachung des Verdrängten Angst zu haben, da nur das Verdrängte destruktiv wirkt. Wenn die Person lernt, die unbewußte Informationsverarbeitung zu nutzen, kann sie ihren Erlebnis- und Erkenntnishorizont wesentlich erweitern.

Es gibt unterschiedliche Übungen und Techniken, die die Kooperation zwischen dem Unbewußten und dem Bewußten verbessern können. Da jeder Mensch ein einmaliges Individuum ist, müssen die Ziele der Übung und die Methode an der konkreten Analyse ausgerichtet sein. Eine der Methoden ist die Befragung des Unbewußten im Zustand der suggestiven Entspannung. Wohlbefinden und Entspannung werden mit Inhalten suggeriert, die sich die Person selbst wünscht. Danach wird das Unbewußte gezielt angeregt, sich spontan zu äußern und ins Bewußte überzugehen. Dabei können Fragen gestellt werden wie z. B.: „Was ist mein wichtigstes Ziel? Wo liegen meine tiefsten Bedürfnisse begraben? Auf welche Art und Weise erstrebe ich meine Selbstverwirklichung?“ usw. Die Antworten können die Analyse vertiefen, sie haben aber auch eine therapeutische Wirkung, weil sie die Kooperation zwischen dem Unbewußten und dem Bewußten verbessern.

Die Person kann angewiesen werden, sich gezielt in Hinblick auf die Eigenaktivität des Unbewußten zu konzentrieren, um ein bestimmtes Problem zu lösen. Dabei können einige einführende Informationen zur Orientierung gegeben werden. Nach der Selbstbeobachtung kann eine Umprogrammierung des Unbewußten durch bewußte Einflußnahme angestrebt werden.

Dazu ein Beispiel:

Herr B. ist seit fünf Jahren übergewichtig, und sein Gewicht nimmt von Jahr zu Jahr zu. Er ißt immer mehr und kann von dieser Sucht nicht loskommen, obwohl er sich allen bewußt gesteuerten Diät-Methoden unterzogen hat. Wenn er glaubt, Appetit zu bekommen, stürzt er sich ins Essen und nimmt weit mehr zu sich, als seinem Hunger entspricht. Nun bekommt Herr B. die Instruktion, sein Unbewußtes zu befragen, warum er dies tut, obwohl er durch sein Übergewicht schon Schäden erlebt wie Gelenkschmerzen, eingeschränkte Bewegungsfähigkeit, Atemnot, Schlafstörungen usw.

Er nimmt zwar die negativen Folgen wahr, ist aber nicht in der Lage, sich an den negativen Konsequenzen seines Verhaltens auszurichten. Zusätzlich erhält Herr B. vom Trainer die Information, daß das Unbewußte nach Wohlbefinden und optimaler Lust sucht, und wenn dieser Zustand nicht erreicht wird, es durchaus in der Lage ist, sich in Suchtverhalten zu stürzen. Herr B. konzentrierte sich eine Woche jeden Abend beim Einschlafen und am Morgen beim Aufwachen. Er stellt sich vor, daß er immer dann schlank war, wenn die Anregung besonders stark war, weil es ihm dann den Appetit verschlug. Er begann, sein Unbewußtes zu verstehen, und begann, einen bewußten Dialog zu führen. Er sagte: Liebes Unbewußtes, ich begreife vollkommen, daß du unzufrieden bist, weil ich zur Zeit zuwenig Lust habe, und ich verspreche dir, in der Zukunft mehr nach Lust zu suchen. Von dir erwarte ich, daß du mich in der Zukunft durch übermäßiges Essen nicht weiterhin schädigst, weil mir schon die Gelenke weh tun, ich dauernd Durchfall habe und zunehmend bewegungsunfähig werden. Ich bitte dich, in der Zukunft mehr Lust durch Verzicht auf übermäßiges Essen zu erstreben und von der irrsinnigen Vorstellung Abstand zu nehmen, daß sich durch Überessen etwas zum Positiven ändern kann."

Herr B. fühlte, daß er mit seiner bewußten Einsicht, aber auch mit seinem Kompromißvorschlag an das Unbewußte, in der Zukunft mehr Lust zu erstreben, durchaus richtig lag. In Nachuntersuchungen nach einem, drei und zehn Jahren aß Herr B. kontinuierlich weniger, nahm 20 kg ab, fühlte sich wohler, beweglicher und gesünder. Offensichtlich hat die Kooperation zwischen dem Bewußten und Unbewußten das Verhalten motiviert, eine höhere Lustquelle zu erreichen, und somit wurde das übermäßige Essen überflüssig. Die Steigerung der Lust erreichte Herr B. in unterschiedlichen Bereichen. Zunächst entwickelte er mehr Interesse an der Sexualität, dann bewegte er sich häufiger, danach intensivierte er seine schon vorher angefangene Meditation. Er entwickelt mehr Lust am Verzicht als am übermäßigen Essen.

Wenn ein Mensch wünscht, daß bestimmte bewußte Ziele und Programme in das Unbewußte gelangen, dann kann eine gezielte und klar umrissene Hypnose angewandt werden. Wird z. B. jegliche Lustquelle als Bedrohung erlebt, und zwar aus Angst, dadurch die elterliche Zuneigung zu verlieren, dann können derart irrationale und fehlerlernte Programme geändert werden, z. B. mit der Suggestion: „Ich suche Lust und kann diese akzeptieren, genauso wie ich meine Eltern akzeptieren kann." Die Voraussetzung für den Erfolg ist, daß jeder Satz, der in der Hypnose vermittelt wird, mit der Person abgesprochen wird, so daß er ihren tiefsten Bedürfnissen entspricht und keine Widerstände hervorruft. In der Selbstanalyse kann die Person durch Autosuggestion ebenfalls dem Unbewußten Befehle erteilen und somit Programme des Unbewußten verändern.

Für die therapeutische Beeinflussung des Unbewußten ist es wichtig zu wissen, daß das Unbewußte mit dem Bewußten immer in einer bestimmten Kommunikation steht, d. h. das Unbewußte kann durch Beobachtung und Analyse des Bewußtseins in seiner Absicht erkannt werden, während die bewußte Erkenntnis Einfluß auf unbewußte Prozesse haben kann, z. B. in der Auflösung eines unbewußten Konfliktes zwischen zwei Verhaltenstendenzen, die sich gegenseitig ausschließen. Weil das Autonomietraining den Versuch unternimmt, die unbewußten Tendenzen soweit wie möglich zu erkennen, ist sein Hauptprinzip, die Person zu fragen, was sie wirklich will und was sie zu tun beabsichtigt, um ihre Ziele zu erreichen. So kann die Person z. B. ihre Phantasien, Ideale und Konflikte mitteilen, ohne in Gefahr zu kommen, daß sie zu früh interpretiert wird und daß ihr ein therapeutisches Verfahren aufoktroyiert wird, das vom Unbewußten nicht akzeptiert wird. Das Autonomietraining wendet Methoden zur Selbstanregung an, in der Hoffnung, die unbewußten Wünsche und Bedürfnisse zu befriedigen oder das Unbewußte so zu steuern, daß aus der veränderten und neu angeregten Aktivität mehr Wohlbefinden und Lust folgen. Die unterschiedlichen Methoden des Autonomietrainings werden in unterschiedlichen Situationen dem Individuum angepaßt, modifiziert und neu entwickelt, immer mit dem Ziel, unbewußte Bedürfnisse zu befriedigen und neue Prozesse anzuregen.

Spontan könnte angenommen werden, daß alle psychotherapeutischen Methoden, die auf dem westlichen Markt angewandt werden, vor allem die Verhaltenstherapie und die Psychoanalyse, dem Ideal, das Unbewußte zu erkennen und zur freien Entfaltung zu bringen, gerecht werden wollen. Da die moderne Verhaltenstherapie ein ungeklärtes Verhältnis zum Unbewußten hat, könnte mindestens von den psychoanalytisch orientierten Therapieformen erwartet werden, daß sie diesem therapeutischen Ideal gerecht werden. Leider sind häufig sowohl die Verhaltenstherapie als auch die Psychoanalyse an relativ rigiden Normen, therapeutischen Ritualen und Annahmen darüber, was der Patient benötigt oder nicht, ausgerichtet, und weniger an der Frage „was will das konkrete und einmalige Unbewußte wirklich" und wie kann geholfen werden, daß die Informationsverarbeitung des Unbewußten für die individuelle Zielsetzung und Entwicklung eingesetzt werden kann.

In der Heidelberger Prospektiven Studie, in der über 30000 Frauen und Männer befragt wurden, fragten wir 416 Personen, die länger als ein Jahr in psychotherapeutischer Behandlung waren, ob ihnen der Therapeut geholfen hat, die Ziele ihres Unbewußten zu erkennen und zwar derart, daß sie es für die eigene Problemlösung und die Steigerung des Wohlbefindens einsetzen konnten. Nur 72 Personen (17,3%) haben die Frage bejaht. Bei den Personen, die in einer Verhaltenstherapie waren, war das Verhältnis noch schlechter. Von 320 Personen gaben nur 2 Personen (0,6%) an, daß die Frage „was will ich wirklich und wie steuert mich mein Unbewußtes" überhaupt thematisiert wurde, weil sich die ganze Therapie nur auf die Beseitigung eines Symptoms ausrichtete. Die Beseitigung oder Linderung des konkreten Symptoms erreichten ein Jahr nach der Therapie zwar 62%, während aber gleichzeitig aus dieser Gruppe 83% angaben, daß sich ihr Symptom nur verschoben habe, d. h. sie leiden an einem gleichen Problem in einem anderen Bereich.

Es entsteht der Eindruck, daß eine erfolgreiche Therapie unmöglich ist, wenn das Unbewußte nicht in die Analyse miteinbezogen wird, d. h. wenn nicht der Versuch unternommen wird, von bewußtem Verhalten auf unbewußte Prozesse zu schließen. Ein Therapeut ist so gut wie ihm dies gelingt.

Zur Verdeutlichung der Arbeit im Autonomietraining, die sich auf die Analyse, Befriedigung und Neuaktivierung des Unbewußten bezieht, sollen hier einige Beispiele mit Kommentaren angeführt werden. Häufig schließen die Beispiele an Fälle an, die in diesem Buch oder in einer anderen Veröffentlichung in einem anderen Zusammenhang dargestellt wurden.

Frau B. litt an Brustkrebs und war vor dem Krankheitsausbruch jahrelang in psychotherapeutischer Behandlung. Sie entwickelte zu ihrem Analytiker eine Haß-Liebe und erwartete von ihm eine Anerkennung für ihre Annahme, daß alle Väter die Mütter unterdrücken und sie daran hindern, ihre Kinder zu lieben. Aus diesem Grunde konnte auch sie von ihrer Mutter nicht geliebt werden. Der Analytiker vermutete hinter einer solchen rigiden Äußerung eine Verdrängung und war nicht bereit, zuzugeben, daß diese Annahme richtig sei und eine generelle Gültigkeit habe. Der Konflikt dehnte sich über Jahre hinweg und Frau B. war häufig am Rande eines Selbstmordes und dachte sogar, ihren Analytiker wegen der Verweigerung dieser Erkenntnis umbringen zu müssen. Frau B. kam eine Stunde ins Autonomietraining, um einen Rat für diese verzweifelte Situation zu finden. Nach 10minütiger Berichterstattung – wie oben berichtet – kam ich zu dem Schluß, daß das Unbewußte von Frau B., aus welchem Grund auch immer, auf die Bestätigung der Richtigkeit ihrer Annahme fixiert ist. Ein solcher Grund könnte beispielsweise sein, daß sie unbewußt leidet, weil sie von der Mutter abgewiesen wurde, zu dieser aber nur einen Zugang finden kann, wenn es einen Grund gibt, der die Mutter von außen gehindert hat, sich dem Kind zuzuwenden. Aus diesem Grund beschloß ich, den Versuch zu unternehmen, die unbewußte Erwartung zu befriedigen und bestätigte die Richtigkeit ihrer Annahme aufgrund unserer Erfahrung und stellte ihr die Frage, wieso sie um eine derart banale Feststellung mit einem uneinsichtigen Psychoanalytiker kämpft. Die banale Bestätigung löste bei Frau B. extrem starke positive Emotionen, vor allem Glücksgefühle aus. In den nächsten Tagen besuchte sie ihre Mutter, verbesserte das Verhältnis sowohl zu ihr als auch zu ihrem Psychoanalytiker und gab ihre Annahme über die Unterdrückung der Frauen durch Männer vollständig auf. Ihr metastasierendes Mammakarzinom bekam sie sehr gut in den Griff, d. h. 12 Jahre nach der Behandlung fühlte sie sich beschwerdefrei.

Die Befriedigung unbewußter Erwartungen und Bedürfnisse werden in unterschiedlichster Form im Autonomietraining immer wieder unternommen, weil sich die Erkenntnis durchgesetzt hat, daß dadurch Funktionsstörungen im Unbewußten aufgehoben werden können und eine neue und effektive Informationsverarbeitung in Gang gesetzt wird. Dazu noch zwei Beispiel aus meiner früheren sportpsychologischen Praxis: Fußball und Boxen.

Der Trainer eines Bundesliga-Boxvereines stellte aufgrund sorgfältiger Beobachtung seines Schwergewichtlers fest, daß dieser immer wieder zwei völlig unterschiedliche Boxstile aufwies. Einmal boxte er höchst koordiniert, technisch perfekt und gewann dabei 99% der Spiele. Dann boxte er wieder auffallend unintelligent, unkoordiniert, ließ sich buchstäblich verprügeln und verlor dabei meistens mit klassischem Knock-out. Das Einreden vom Trainer half nichts und deswegen vermutete der Trainer psychische Ursachen, die er nicht überblicken oder kontrollieren konnte.

Auf meine Frage an den Boxer, warum er zwei unterschiedliche Boxstile aufweise, antwortete dieser frei assoziierend wie folgt: „Obwohl ich so groß und stark bin, bin ich ein sehr sensibler Mensch. Ich benötige Anerkennung, sehr viel Anerkennung, bin auch ein Schriftsteller, d.h. ich habe schriftstellerische, besser gesagt, dichterische Ambitionen und bin überglücklich, wenn man mich voll als Menschen, möglicherweise auch als Dichter anerkennt. In solchen Situationen boxe ich auch gut, gewinne alles, setze meine Intelligenz einfach ins Sportliche um. Wenn man mich abweist......, und ich war drei Jahre im Gefängnis, weil ich meine Frau im Bett eines Intellektuellen fand, von dem sie sagte, er sei intelligenter als ich, dann habe ich ihn krankenhausreif geprügelt und im Gefängnis gab es lauter Idioten, die meine dichterische Größe nicht anerkennen wollten, haben mich sogar ausgelacht, einem las ich im Gefängnis meine Gedichte vor, dann sagte er, er könne danach besser pinkeln und bekam einen Lachanfall. Danach war ich Tage lang unsicher und erfolglos im Gefängnissport.“

Nach diesen Ausführungen nahm ich an, daß der Boxer (Herr K.) ein ausgeprägtes unbewußtes Bedürfnis hat, das bis ins Bewußtsein vordringt, als intelligenter und sensibler Mensch und Dichter ernst genommen und anerkannt zu werden. Die Nicht-Anerkennung und sogar die Negation dieser Bedürfnisse erzeugen ein funktionales Chaos in seinem Unbewußten, so daß die Informationsverarbeitung, die unter anderem auch in koordiniertem Boxen zustande kommt, völlig aussetzt.

Darauf folgte meine Frage an Herrn K.: „Was können Sie und was können wir beide tun, damit Sie in der Zukunft immer koordiniert und intelligent boxen und sich in ihrer Gesamtpersönlichkeit wunschgemäß entwickeln können?“ Er sagt spontan und ohne zu zögern: „Ich würde Ihnen am liebsten eine Stunde vor jedem Auftritt ein Gedicht von mir vorlesen und auf Ihre Reaktion warten.“

Das weitere Ritual konnte ich mir in diesem Augenblick vorstellen, auch die Konsequenzen. Voller Spannung las mir der Boxer sein Gedicht vor und ich belohnte ihn routinemäßig und ging dabei auf die einzelnen Inhalte und Ausdrucksweisen positiv ein, so daß er sich ernstgenommen fühlte. Den anstehenden Kampf nahm er mehr als Vergnügen und weniger als Aufgabe an und gewann bei 33 Betreuungen 33mal, davon 17mal mit klassischem Knock-out, ohne daß er selbst in all den Begegnungen auch nur einen ernsthaften Schlag abbekam. Das Unbewußte hat auch in diesem Fall eine Anerkennung benötigt, um das gespeicherte technische Wissen koordiniert einzusetzen. Der technische Erfolg bestätigte das subjektive Wertgefühl derart, daß sich Herr K. auch in anderen Bereichen seines Lebens nicht mehr von unbewußten Minderwertigkeitsgefühlen hat leiten lassen. Er realisierte erfolgreiche eine abgebrochene Lehre und ging eine Ehe ein, in der er sich anerkannt und akzeptiert fühlte.

Hier soll ein zweites Beispiel aus dem Fußballsport angeführt werden. In diesem Fall hat das Unbewußte eines jungen Stürmers nicht nur von den Mitspielern und dem Trainer Anerkennung erwartet, sondern dem Spieler auch genau die Information mitgeteilt, wie seine Förderung zum Spitzensportler aussehen müsse.

Herr B. spielte in einer studentischen Spitzenmannschaft, mehr als Reserve- und weniger als Stammspieler. Weil er häufig ungenügende Kampfbereitschaft zeigte und an die Mitspieler immer Forderungen stellte (z.B. Erwartungen, daß man ihm den Ball zuspielt), wurde er vom Trainer und der Mannschaft boykottiert und nicht ernstgenommen. Der 19jährige konnte bei ca. 20 Einsätzen nicht ein einziges Spiel zur Zufriedenheit absolvieren.

Ich betreute damals sowohl die Studentenmannschaft als auch eine erstklassige internationale Bundesliga psychologisch. Der junge Fußballspieler wandte sich an mich und entwarf spontan aus dem Unbewußten ein Bild von sich selbst, daß er zwar noch nie in der Praxis bestätigt gefunden hatte, von dem er aber wußte, daß es unter bestimmten Bedingungen realisierbar wäre. Er sagte: „Ich bin ein Spieler, der vieles genial und hervorragend kann, und vieles absolut nicht kann. Ich brauche einen Trainer und eine Mannschaft, die bei mir beide Seiten erkennen, mich in meinen Stärken fördern und mich in meinen Schwächen verdecken. Ich kann mich z.B. blitzschnell freimachen, und wenn ich den Ball bekomme, habe ich eine geniale Spielübersicht, ich habe auch einen perfekten Schuß und eine absolute Intuition, durch Körpertäuschung den Ball dorthin zu plazieren, wo es für den Gegner katastrophal wird. Was ich nicht kann, ist viel nach hinten rennen, weil ich einfach die Lunge dazu nicht habe. Ich kann auch nicht gut spielen, wenn es stillos wird, die Spieler sich gegenseitig beleidigen und sich Schuld zuweisen. Ich hasse dümmliche Machos, die glauben, mit Kraft ihre Dummheit überspielen zu können und entfalte mich bei Leuten und in Gemeinschaften, die Stil haben und einem den nötigen Raum geben."

Ich habe den Selbstbericht des Spielers wortwörtlich notiert und dem technischen Direktor einer internationalen Erfolgsmannschaft gegeben, einem Arzt, der sich als Masseur im Verein hochgearbeitet hatte, mit der Bitte, den jungen Mann zum Training einzuladen. Der Arzt sagte, das sei sehr interessant, aber das müsse er auch der gesamten Mannschaft so mitteilen, damit sie ihren netten Gast auch gebührend empfangen könne. Der junge Mann steigerte sich von Training zu Training derart, daß er in den Verein aufgenommen und nach sechs Monaten zum Stammspieler wurde. Genau die Eigenschaften, die er aus dem Unbewußten beschrieb, wurden in der Spielpraxis realisiert. In diesem Fall übernahmen der Trainer und die Mannschaft die Rolle des Autonomietrainers und zwar deswegen, weil in der gesamten Mannschaft, die Fähigkeit, die Stärken zu unterstützen und die Schwächen zu kompensieren, ausgeprägt war.

Ein anderes Beispiel soll verdeutlichen, daß das Unbewußte nicht in allen Fällen unbedingt weiß, was es will und in der Lage ist, bestimmt Erwartungen zu äußern. Es kann auch durch widersprüchliche Annahmen und Programme in fast unüberwindliche Konflikte gestürzt werden, so daß eine therapeutische Hilfe dringend nötig ist.

Frau G. hat eine sehr starke gefühlsmäßige Bindung an ihren Vater. Sie ist zum Teil bewußt, zum Teil unbewußt an seinen Erwartungen und Verhaltensweisen derart ausgerichtet, daß sie dabei in ihren autonomen Entscheidungen völlig blockiert ist und reflexartig reagiert. Frau G. war in ihrer Kindheit von ihrem Vater derart begeistert, daß sie glaubte, nur durch seine Zuwendung Zufriedenheit erreichen zu können. Der Vater gab ihr jedoch zwei widersprüchliche Botschaften mit. Die eine Botschaft lautete: „Du darfst mich nie verlassen und wenn Du mit einem Mann auch nur flirtest, dann entziehe ich mich Dir für immer." Die zweite Botschaft lautet: „Ich kann Dich nur anerkennen, wenn Du selbst einen vernünftigen Beruf erlernst, am besten wenn Du Ärztin wirst, und wenn Du einen würdigen und großen Mann heiratest, der meine volle Bewunderung und Anerkennung findet."

Beide Programme nahm Frau G. im Kampf um die väterliche Zuwendung ins Unbewußte auf, so daß diese dort die Verhaltenssteuerung übernahmen, mit dem Ziel, irgendwann die väterliche Zuneigung als höchste Lustquelle erreichen zu können. Frau G. studierte höchst motiviert Medizin, mit glänzendem Abschluß und Facharztabschluß. Männer beurteilte sie ausschließlich nach dem Kriterium, ob sie stark waren und faszinierende Eigenschaften aufwiesen, die für sie eher im Formalen lagen, wie Anpassung und hohes gesellschaftliches Ansehen. Schließlich fand sie einen berühmten Mann und heiratete ihn. Zunächst war Frau G. glücklich und glaubte, die Erwartungen des Vaters erfüllt zu haben. Kurz nach der Heirat erkrankte der Vater jedoch und zeigte sich nicht besonders beeindruckt von seinem Schwiegersohn, sondern wies die Tochter eher ab, nach dem Motto „Du hast ja jetzt Dein Ziel erreicht." Frau G. fiel in jahrelange schwere depressive Zustände, die sich immer mehr verschlimmerten. Mit ihrem Ehegatten verkehrte sie nur noch schriftlich, konnte die alltägliche Kommunikation nicht mehr aushalten und erkrankte schließlich an einem metastasierenden Darmkrebs.

In diesem Zustand kam Frau G. in das Autonomietraining. Obwohl sie äußerlich wichtige gesellschaftliche Funktionen ausübte, war sie innerlich derart zerrissen, daß deutlich wurde, daß ihr Unbewußtes nicht weiter wußte und daß ihr Bewußtes ein zwanghaftes Verhalten aufrechterhielt, das nicht in der Lage war, das Unbewußte anzuregen.

Nach dem Gespräch wurde Frau G. der Inhalt der Analyse mitgeteilt, mit der Information, daß ihr Unbewußtes durch zwei widersprüchliche Aufgaben in seiner Funktionsfähigkeit blockiert sei, da sie durch die Erfüllung der väterlichen Erwartung, einen erfolgreichen Mann zu heiraten, gleichzeitig auch die Abweisung ihres Vaters erfahren muß. Da das Unbewußte aber Wohlbefinden, Lust und Sicherheit erstrebt, erwartet es von Frau G. eine Hilfe, um wieder normal und angeregt funktionieren zu können. Dazu mußte nur eine Trainingsmethode entwickelt werden, und Frau G. wurde gebeten, eine solche selbst zu entwikkeln und vorzuschlagen.

In der zweiten Stunden sagte Frau G., sie habe einerseits eine unheimliche Wut auf ihren Vater im Bauch, daß er sie so fehlprogrammiert habe, empfinde zu ihm aber andererseits eine zärtliche Liebe und Sympathie. Daraus wurde für Frau G. eine Trainingsmethode kreiert, die sie gut annehmen konnte: Sie stellte sich sowohl den abweisenden und verräterischen Vater vor, von dem sie enttäuscht war und auf den sie mit Fäusten einschlug, als auch den attraktiven und zärtlichen, dem gegenüber sie ihre positiven Gefühle zuließ. Sie schloß sich über Tage in die eigenen Räume ein und wechselte zwischen Wut und positiven Gefühlen hin und her. Danach erzählte sie ihrem Ehegatten die gesamte Geschichte, wobei dieser größtes Verständnis zeigte und meinte, er habe solche Zusammenhänge schon immer vermutet. Dabei entdeckte Frau G. plötzlich und unerwartet viel Sympathie für ihren Mann. Die Sehnsucht nach ihrem Vater hörte trotzdem nicht auf, aber sie konnte sie bewußt wahrnehmen und anerkennen. Immer wenn sie einen Mann sah, der sie an ihren Vater erinnerte, fühlte sie sich besonders angeregt. Sie begann ihr Unbewußtes zu respektieren und ernst zu nehmen und glaubt, daß dieses jetzt viel besser zur Krankheitsbewältigung eingesetzt werden könne.

11.13 Training zur Anregung der Integration zwischen Gefühlen und Vernunft

Das menschliche Verhalten und die menschlichen Motive sind gekennzeichnet durch eine fortlaufende Desintegration von Gefühlen und rationalen Strukturen. Die Gefühle steuern das Verhalten nach zwei Kriterien, bzw. Zielen: a) Das Wohlbefinden und die Lust sollen vermehrt werden; b) Das Unwohlsein und die Unlust sollen verringert werden. Dabei orientieren sich die Gefühle an emotionalen Erlebnissen. Der Höhepunkt der positiven Gefühle dient als Maßstab und Orientierung für die erstrebte Wiederholung, während der Höhepunkt von negativen Gefühlen als Maßstab für die erstrebte Ausweich- und Fluchtreaktion dient. Die Gefühle steuern das Verhalten häufig gegen jegliche Vernunft, obwohl der Mensch auch gleichzeitig ein rational gesteuertes Wesen ist.

Die rationalen Strukturen (z. B. intelligentes Denken und Analysieren, Erkennen von Wirkungszusammenhängen, Beeinflussung und Beherrschung der Gefühle durch Vernunft, usw.) entstanden besonders in der sozialen Kooperation, im sozialen Arbeitsprozeß und in der Mensch-Natur- und Mensch-Gottbeziehung.

Die rationalen Strukturen sind neurobiologisch in der Hirnrinde lokalisiert, während die emotionalen Strukturen durch die Funktionen der subkortikalen Zentren des Zentralen Nervensystems erzeugt werden, z. B. im limbischen System.

Der Mensch handelt in seinem sozialen (politischen, wirtschaftlichen, beruflichen) Bereich als wäre er ein vollkommen rational gesteuertes Wesen, das sich ausschließlich an vernunftgeleiteten Grundsätzen ausrichtet. Im Grunde ist er aber in seinem Verhalten vom Konflikt und der Desintegration zwischen Emotionen und der Ratio bestimmt. In der Regel steht die Vernunft gegen den Inhalt emotionaler Regungen und der Gefühlssteuerungen des Verhaltens, während die Gefühle häufig so stark sind, daß sie die Ratio nur noch zur Begründung der emotional gesteuerten Motive benutzen, diese aber von jeder Beeinflussung oder Inaktivierung irrationaler Emotionen verhindern.

Es gibt die unterschiedlichsten Formen der Kooperation zwischen emotionalen und rationalen Funktionen und jedes Individuum zeigt eine einmalige Qualität dieser Wechselwirkung. Bei einem Verhaltensmuster, das ich Typ-IV-Verhalten nenne, kommt es zu einer relativ guten Integration zwischen beiden Strukturen, so daß die Ratio emotionale Zufriedenheit erlaubt und die Gefühle sich an der Vernunft einigermaßen ausrichten und beeinflussen lassen.

Es gibt Menschen, die sich so stark von Emotionen steuern lassen (z. B. durch Verlusterlebnisse, Schuldgefühle, Übererregung, Aufregung, usw.), daß ihr Verhalten durch diese Emotionen bis hin zu Krankheit und Tod gesteuert werden. Auch das Suchtverhalten in unterschiedlichsten Formen ist durch die Dominanz der Gefühle gesteuert, so als gäbe es keine Verbindung zwischen dem emotional schädlichen Verhalten und der Vernunftkontrolle. Auch Menschen die ausgeprägt rational, anti-emotional sind und den Anschein erwecken, daß sie sich fast ausschließlich an der Vernunft ausrichten und die gefühlsmäßigen Regungen stark unterdrücken, sind letztlich nicht wirklich rational sondern auch emotional gesteuert (z. B. durch äußert unangenehme Erlebnisse bei dem Versuch Gefühle zu äußern, mit dem Versuch diesem durch rationale Aktivierung auszuweichen).

Das Autonomietraining unternimmt den Versuch, eine Integration zwischen emotionalen und rationalen Strukturen hervorzurufen, indem es die emotionale Tendenz analysiert und erkennt und soweit wie möglich eine emotional gesteuerte Bedürfnisbefriedigung erstrebt. Da das Individuum auch die rationale Seite der emotionalen Tendenz erkennt und die rationale Seite den emotionalen Drang akzeptiert, kann es zu einer besseren Kooperation zwischen beiden Instanzen kommen.

Wenn sich die Kooperation zwischen den Gefühlen und der Vernunft verbessert, kommt es nicht nur zu einer Verringerung der Symptome (z. B. der Übererregung, des Suchtverhaltens, usw.), sondern auch zur Anregung der Persönlichkeitsentwicklung. So kann der Mensch lernen, daß sowohl sein Streben nach unerreichbaren Idealen aus der Vergangenheit, als auch sein Ausweichverhalten von Gefahren, die ihn heute in Wirklichkeit nicht mehr bedrohen, irrational ist. Somit kann er sich mehr den Bedingungen im Hier und Jetzt zuwenden und neue kognitiv-emotionale Entwicklungen erfahren. Fast alle Beispiele und Methoden in diesem Buch zielen letztlich auf die Integration von emotionalen Regungen und der rationalen Strukturen.

Es gibt nicht eine überall anzuwendende Technik, die geeignet ist, emotionale Regungen und rationale Strukturen zu integrieren, so daß es zu einer Zusammenarbeit mit positiven Folgen kommen kann. Die Interventionen müssen individuell ausgerichtet und abgestimmt werden. Während bei einer Person eine bestimmte Einsicht nützlich ist, benötigt eine andere Person eine starke emotionale Aktivierung oder möglicherweise eine neue durch Eigenaktivität hergestellte Reizstruktur. Einer weiteren Person fehlt möglicherweise nur eine extreme Anerkennung in einer spezifischen Situation. Solche Beispiele gibt es im Buch an unterschiedlichen Stellen.

11.14 Techniken und Werkzeuge im Autonomietraining

Das Autonomietraining ist eine Methode, die extrem am individuellen Problem und der Eigenart des Individuums ausgerichtet ist. Somit gibt es keine vorgefaßte Technik, von der angenommen wird, daß sie in unterschiedlichen Situationen wirkt. Das Autonomietraining ist also keine „Konfektionsware", sondern maßgeschneidert. Aus diesem Grund können hier nur formale Vorgehensweisen beschrieben werden, die inhaltlich am konkreten Fall präzisiert werden. Nach der Verhaltensanalyse werden u. a. folgende Methoden angewandt:

1. Die Information

Wenn eine Person z. B. etwas über die Bedeutung der Selbstregulation erfährt oder über mögliche Verhaltensalternativen, oder über Techniken zum Zulassen von Gefühlen, dann kann sie die Information bewußt und unbewußt aufnehmen, verarbeiten und für sich nutzbar machen.

2. Die Reizkonstruktion

Wenn die Person sich des Zusammenhanges zwischen bestimmten Reizen, Bedingungen, Zuständen, Anregungen und den darauffolgenden Reaktionen bewußt wird (z. B. Bedürfnisbefriedigung, Unwohlsein, Aggression), dann kann sie lernen, bestimmte Reize durch ihr aktives Verhalten zu verändern (Reizentfernung oder Neugestaltung von Bedingungen).

3. Emotionstraining

Im Emotionstraining lernt man, früher abgespaltene Gefühle zuzulassen und diese mit der Vernunft auf neue Weise zu integrieren.

4. Beeinflussung von Programmen und Steuerungsfaktoren des Verhaltens

Da das Verhalten durch Programme und Steuerungsfaktoren maßgeblich beeinflußt wird, erstrebt das Autonomietraining die Veränderung der Programme mit unterschiedlichen Methoden, aber immer in enger Kooperation mit der betroffenen Person. Die Kooperation ist nicht nur aus ethischen Gründen notwendig, sondern auch aus therapeutischen Gründen, weil angenommen werden kann, daß Menschen ihre therapeutischen Ziele in Übereinstimmung mit ihrem Unbewußten formulieren. Es können störende Programme inaktiviert und neue Programme aufgebaut werden. Dies kann z. B. durch kooperative Hypnose geschehen (wenn sich die Person ihrer Zielsetzung voll bewußt ist), oder durch eine andere Methode, wie die Änderung von Programmen unter starker emotionaler Mobilisierung.

Die Methoden des Autonomietrainings basieren auf individuellen und sozialen Analysen. So wird das Familiensystem wenn nötig in die Analyse mit einbezogen. Wenn z. B. ein junger schizophrener Mann mit Mutter und Vater im selben Haushalt lebt, von diesen verwöhnt wird und im Familiensystem eine bestimmte Rolle spielt (z. B. der Stabilisator der elterlichen Beziehung ist), dann wird in der Aufstellung des therapeutischen Verfahrens die familiäre Situation berücksichtigt. Entschließt man sich in Kooperation mit der Person und den Eltern für eine Reizneugestaltung, indem die Person aus der Familie für eine Zeit herausgenommen wird, dann ist es ratsam, sowohl das Gefühl des jungen Mannes als auch das seiner Eltern im Hinblick auf die geplante Intervention zu befragen. Dabei können unterschiedliche Verhaltensalternativen vorher definiert werden, z. B. daß der Mann sich telefonisch bei den Eltern melden kann, wenn er sich mitteilen möchte usw.

Weil das Autonomietraining auf Individualität und Flexibilität baut, werden die Methoden nach der Analyse individuell entworfen. Somit sind die meisten Methoden einmalig und werden in dieser Form kein zweites Mal angewandt. Daher kann es kein „Kochrezept" für das Autonomietraining geben. Wenn ein Therapeut ein Rezept für ein bestimmtes Verfahren anbietet, dann hat er gleichzeitig damit den Beweis für seine mangelhafte Flexibilität geliefert.

11.14.1 Übungstext zur Verbesserung der Selbstregulation

Selbstregulation ist die individuelle Fähigkeit, durch eigenes Verhalten Bedingungen im Körper, in den zwischenmenschlichen Beziehungen und in der Beziehung zur physischen Umwelt herzustellen, die zu Wohlbefinden, Zufriedenheit und innerem Gleichgewicht führen. So kann der Mensch z. B. durch die Umstellung der Ernährung, Veränderung seiner Schlafgewohnheiten, Korrektur seines Verhaltens gegenüber für ihn wichtigen Mitmenschen usw. neue Bedingungen schaffen, die zu mehr Wohlergehen führen als die ehemaligen.

Der Mensch äußert und befriedigt täglich unterschiedliche Bedürfnisse, die in den verschiedensten Bereichen liegen. Bedürfnisse sind immer eine Spannung zwischen einem Mangel und einem erstrebten Zustand. Manchmal werden die menschlichen Bedürfnisse auf kurze oder lange Sicht nicht befriedigt, dies kann zu Unwohlsein und Fehlreaktionen, z. B. innerer Hemmung führen.

Häufig werden Bedürfnisse in einer Weise befriedigt, daß sich kurzfristig zwar positive Folgen einstellen, die langfristig negativen Folgen dieses Verhaltens jedoch nicht gesehen oder berücksichtigt werden, z. B. wenn jemand zuviel raucht, trinkt oder ißt bzw. sich zu wenig bewegt.

Ein erster Schritt zur Verbesserung der Selbstregulation besteht darin, sich selbst aufmerksam zu beobachten, um folgendes in Erfahrung zu bringen:

1. Wie fühle ich mich in unterschiedlichen Situationen und aufgrund meines Verhaltens in diesen Situationen und
2. Was kann ich tun, um einen negativen Zustand zu verändern?

Grundsätzlich kann ein Mensch zur Erreichung seiner Ziele dreierlei Verhaltensweisen anwenden:

1. Er kann sich einem Objekt in bestimmten Situationen entziehen.
2. Er kann auf Objekte anders als früher aktiv einwirken.
3. Er kann sich und die Umwelt anders interpretieren und bewerten.

In der Entwicklung neuer Verhaltensweisen mit dem Ziel, mehr Wohlbefinden, inneres Gleichgewicht und eine bessere Bedürfnisbefriedigung zu erreichen, spielt die Selbstregulation oder auch Verhaltensregulation eine sehr wichtige Rolle.

Die Selbstregulation berücksichtigt grundsätzlich fünf Faktoren:

1. Die hergestellte Situation (z. B. in den zwischenmenschlichen Beziehungen, die körperliche Situation aufgrund einer bestimmten Ernährungsweise usw.). Hier sprechen wir auch von den „hergestellten Bedingungen".
2. Die durch die Situation ausgelöste individuelle Reaktion. Auf ähnliche Bedingungen können ver-

schiedene Menschen sehr unterschiedlich reagieren. Zum Beispiel kann eine Person auf die Herstellung eines engen Vertrauensverhältnisses zum Partner mit Glück und Geborgenheitsgefühlen reagieren, während sich eine andere Person in der gleichen Situation erdrückt fühlt und mit Angst antwortet.
3. Das individuelle Verhaltensrepertoire, also die individuellen Verhaltensfähigkeiten, auf eine bestimmte Art und Weise agieren und reagieren zu können.
4. Die individuelle Bedürfnisstruktur, wobei den Bedürfnissen von höchster gefühlsmäßiger Bedeutung eine zentrale Rolle zukommt.
5. Die sogenannten „objektiven" Bedingungen, unter denen ein Mensch lebt.

Das Ziel der Selbstregulation besteht darin, mit dem individuellen Verhaltensrepertoire bestmögliche Situationen herzustellen, also solche, die bedürfnisbefriedigende Reaktionen auslösen, wobei in der jeweiligen Situation für den Menschen das optimale Gleichgewicht entsteht.

Es gibt differierende Methoden der Selbstregulation. Verschiedene Menschen benutzen jeweils andere Mittel, um sich ins Gleichgewicht zu bringen. Einige Menschen schaffen es, ihr Gleichgewicht mittels sozial angepaßter Verhaltensweisen zu erreichen, andere Menschen hingegen müssen zu diesem Zweck sozial unangepaßte und auf den ersten Blick wenig verständliche Verhaltensweisen anwenden. Eine erfolgreiche Selbstregulation wird bei manchen Persönlichkeiten auf lange Sicht mit relativ einfachen Mitteln aufrechterhalten, während es bei anderen Menschen einen permanenten Kampf zwischen Faktoren gibt, die zu guter bzw. schlechter Selbstregulation führen. Manche Menschen sind z. B. aufgrund schwerer Schicksalsschläge oder traumatischer Ereignisse über lange Zeiträume hinweg nicht in der Lage, sich erfolgreich selbst zu regulieren So wie der physische Schmerz ein Signal ist, so können bestimmte psychische Zustände – z. B. Angst, Hoffnungslosigkeit, Depression, Verzweiflung, anhaltende Aufregung und Übererregung usw. – Signale für eine gestörte Selbstregulation sein.

Jeder Mensch kann lernen, seine Selbstregulation zu verbessern. Die Wege dahin sind unterschiedlich: eine Person erreicht dies etwa, indem sie sich aus bestimmten Situationen löst, eine andere Person stellt vorrangig ihre Ernährung um. In der Regel handelt es sich nicht um einen Prozeß, in dem es einmal Erfolg und einmal Mißerfolg gibt und in welchem nur ein Faktor positiv verändert wird, sondern es wirken sich hier viele ineinandergreifende Aspekte aus. Die Selbstregulation wird nach dem Prinzip „Versuch und Irrtum" erlernt, es ist ebenso wichtig, durch neu hergestellte Situationen Befriedigung zu erlangen, wie auch die eigenen Schwächen und Mißerfolge akzeptieren zu können.

Wir hoffen, daß Sie den Fragebogen zur Selbstregulation (S. 284) mehrfach in Abständen von ca. zwei Monaten regelmäßig beantworten und daß Sie bewußt und vor allem auch unbewußt erkennen werden, welche Aspekte die Selbstregulation beinhaltet. Dabei werden Sie für das eigene Verhalten Anregungen bekommen.

In diesem Text werden einige allgemeine Anweisungen zur Verbesserung der Selbstregulation gegeben. Darüber hinaus ist es wichtig zu betonen, daß jeder Mensch letztlich seinen eigenen Weg finden muß, auf dem er sein Wohlbefinden erreicht. Deshalb sind diese Anweisungen sehr allgemein gehalten. Der Text kann jedoch zur Anregung eigener Problemlösungen sehr nützlich sein.

11.14.2 Was kann ich tun, um meine Selbstregulation zu verbessern?

1. Ich beobachte mich selbst. Ich notiere oder merke mir, welche Verhaltensweisen, Situationen und Zustände mir guttun und welche nicht.
   Nun konzentriere ich mich auf die typischen Reaktionen, die in mir während verschiedener Situationen ausgelöst werden. Ich nehme sowohl die negativen (z. B. Angst, seelische Erschöpfung, Wut, Hoffnungslosigkeit) als auch die positiven Reaktionen (z. B. Wohlbefinden, Glückszustände, Harmonie, Ausgeglichenheit, Begeisterung) wahr.

2. Ich mache mir Gedanken über mein eigenes Verhalten, besonders im Hinblick auf die Gestaltung positiver oder negativer Zustände im Körper und meiner Beziehung zur Umwelt. Z. B. was tue ich, wenn ich aus dem inneren Gleichgewicht gerate? Trinke ich zuviel Kaffee? Ist meine Schlafstätte unzulänglich? Greife ich meinen Partner aus Eifersucht an? usw. Was tue ich, wenn ich mich wohlfühle?

Erreiche ich innere Unabhängigkeit von einem Partner? Esse ich weniger als gewohnt? Bewege ich mich mehr? akzeptiere ich zunehmend meine Angst? usw.

3. Ich überlege mir die Folgen meines eigenen Verhaltens. Erreiche ich durch mein Verhalten langfristig positive Folgen und Zustände, z. B. anhaltendes Wohlergehen? Oder erreiche ich regelmäßig kurzfristig positive Bedingungen, die jedoch langfristig zu negativen Folgen führen? Möglicherweise erlange ich durch mein Verhalten nur kurz- oder langfristig negative Folgen, d. h. ich bin darin gehemmt, positive und für mich erstrebenswerte Bedingungen herzustellen.

4. Ich beschäftige mich mit meinen grundsätzlichen Bedürfnissen und dem Verhalten, das für meine Person allgemein charakteristisch ist. Dabei konzentriere ich mich auf Bedürfnisse, die für mich von allergrößter gefühlsmäßiger Bedeutung sind und auf mein typisches Verhalten, wenn ich diese Bedürfnisse verspüre.
   Fühle ich mich z. B. gehemmt, wenn ich Liebesbedürfnisse dem Partner gegenüber wahrnehme? Oder ertrage ich vom Partner zuviel ungerechtfertigte Kritik, weil ich Angst vor Abweisung habe?

5. Ich überlege, in welchem Maße meine Umwelt meine Probleme mitverursacht. Eine Person kann auf den ersten Blick zu dem Schluß kommen, alles sei von außen bestimmt, z. B. durch das Verhalten eines Partners, eines Vorgesetzten oder allgemeine gesellschaftliche Mißstände. Dabei gerät außer acht, daß jeder Mensch ein aktives Wesen ist, das zum großen Teil Bedingungen herstellen kann, auf die es mit Glück oder Unglück reagiert. Häufig können kleine Verhaltensänderungen zur Befriedigung wichtiger Bedürfnisse führen und somit das Wohlbefinden entscheidend verbessern. Trotzdem müssen objektive Mißstände zur Kenntnis genommen werden um unterscheiden zu können, was durch Eigenaktivität verändert werden kann bzw. womit ich leben muß – jedoch möglicherweise mit anderen, gelasseneren Reaktionen.

6. Anschließend frage ich mich, mit welchen Verhaltensweisen ich in der Lage bin, meine wichtigsten Bedürfnisse so zu befriedigen, daß ich inneres Gleichgewicht und anhaltendes Wohlbefinden erreiche. Dabei berücksichtige ich folgendes:

- Der Weg zum Erfolg ist selten geradlinig, er bedeutet meistens ein auf und ab, es muß auch mit Rückschlägen gerechnet werden.
- Die innere Entscheidung, nach Verhaltensweisen suchen zu wollen, welche zu mehr positiven Folgen führen, ist für die Gesundheit und das Wohlbefinden besser, als sich mit einem negativen Zustand abzufinden und zu resignieren.
- Auch vorläufige Mißerfolge und erlebte Schwächen können anerkannt werden. Die Probleme können mit anderen, nahestehenden Personen vertrauensvoll besprochen werden.
- Ich stehe zu meiner Person auch dann, wenn ich für meine Selbstregulation, d. h. für das Erreichen meines inneren Gleichgewichts, ungewohnte und für andere befremdliche Verhaltensweisen benötige, hierzu zählt zum Beispiel mit sich selbst laut zu sprechen, extravagante Kleidung zu tragen, bestimmte soziale Normen (z. B. immer freundlich sein zu müssen) nicht einzuhalten usw.
- Häufig leben Menschen jahrelang in Zuständen, die ihnen nicht guttun, sind jedoch nicht in der Lage und nicht bereit, diese zu verändern, (z. B. sich von einem Partner zu trennen oder einen neuen Beruf anzustreben) aus Angst vor noch unbekannten und negativeren Folgen. Dabei wird resignativ lieber das gewohnte Verhalten beibehalten als nach neuen Verhaltensweisen gesucht. Bei der Suche nach Alternativen und problemlösenden Verhaltensweisen darf die Beziehung zwischen dem eigenen Verhalten, den durch das Verhalten hergestellten Bedingungen und den daraus folgenden Reaktionen mit positiven oder negativen Folgen nie außer acht gelassen werden.
  Der Mensch muß nun wie ein Architekt versuchen, neue Zusammenhänge herzustellen und dabei die Erfahrung machen, daß er durch eigenes Verhalten maßgeblich Bedingungen herstellen kann, auf die positive oder negative Reaktionen folgen. Dabei wird der Mensch Experte für sich selbst, was wesentlich klüger ist, als sich an fremden Normen und Meinungen zu orientieren.
- Die menschliche Überzeugung und der Glaube an die Wirksamkeit bestimmter Zusammenhänge steuert das Verhalten maßgeblich. In der Vorstellung kann ein Mensch ganze Abläufe vorwegnehmen (z. B. das Bild, wie man gleich in Ohnmacht fällt aufgrund großer Hitze). Vorweggenommene Abläufe und vorgestellte Bilder können das Verhal-

ten und unterschiedliche Reaktionen beeinflussen (um bei unserem Beispiel zu bleiben: es wird einem Menschen tatsächlich in der Hitze schlecht – ohne physiologischen Grund).

Viele Angstsymptome basieren unter anderem auf vorweggenommenen Annahmen und Vorstellungen. Störende und symptomerzeugende Gedanken sind zwar fehlerlernt, sie treten jedoch keineswegs unabhängig von den Bedingungen auf, die der Mensch selbst herstellt. Zum Beispiel werden Gedanken und Vermutungen, die Todesangst auslösen – in harmlosen Situationen – von Bedingungen angeregt, die im Körper eine Übererregung hervorrufen. Dies kann geschehen durch übermäßigen Kaffeekonsum, Nichtbeachtung von psychophysischer Erschöpfung usw. Wenn der Mensch das Entwickeln von Aktivitäten erlernt, die ihm guttun sowie die Herstellung wohltuender Bedingungen, dann ändern sich automatisch auch die Annahmen und Glaubenssätze.

Der Mensch begegnet seiner Umwelt grundsätzlich und alltäglich in drei unterschiedlichen inneren Verfassungen:

- im Zustand der inneren Übererregung und Überreizung
- im Zustand der inneren Hemmung, Depression und Lähmung
- im Zustand des inneren Gleichgewichts mit dem Gefühl von Wohlbefinden (angenehm angeregt).

Durch sein aktives Verhalten kann der Mensch viel dazu beitragen, anhaltendes inneres Gleichgewicht zu erreichen und seine Hemmungen und seine Übererregung abzubauen. Auch hier gilt der Grundsatz: Durch Selbstbeobachtung ist herauszufinden, welche Verhaltensweisen Bedingungen schaffen, auf die mit Hemmung oder Übererregung und in Folge mit Angst, Unwohlsein oder Depression reagiert wird und welche Verhaltensweisen Bedingungen schaffen, auf die inneres Gleichgewicht und Wohlbefinden folgen.

Nun müssen Verhaltensweisen, die zu innerer Übererregung oder Hemmung führen, verringert oder aufgegeben werden, und Verhaltensweisen, welche zu Wohlbefinden und Gleichgewicht führen, intensiviert werden.

– Jeder Mensch hat einen angeborenen Lebensdrang (Lebenswillen). Bei einigen Menschen ist dieser Drang extrem stark ausgebildet, während sich bei anderen Menschen eher Resignation einstellt, so daß der Lebenswille geschwächt ist und sie lieber sterben als leben wollen. Wenn sich bei einem Menschen mit starkem Lebenswillen ein Zustand der inneren Übererregung einstellt, kann sich starke Angst um die eigene Gesundheit entwickeln. Wenn eine resignierte Person den Lebenswillen aufgibt, kann dies den bereits schlechten Zustand noch verschlimmern. Es ist wichtig zu wissen, daß auch ein gehemmter Lebenswille und Lebensdrang maßgeblich von der selbst hergestellten Situation bestimmt ist. Ändert ein Mensch die Situation, die bei ihm Resignation und Hoffnungslosigkeit hervorruft, – beispielsweise indem er seine Annahmen und Bewertungen ändert und andere Aktivitäten entwickelt – so daß neue, bedürfnisbefriedigende Reaktionen ausgelöst werden, dann kommt es automatisch zur Stimulierung des Lebensdranges.

– Angst ist ein zentrales Signal dafür, daß der Mensch Bedingungen herstellt, auf die er nicht mit innerem Gleichgewicht reagiert. Häufig sind psychosomatische Symptome die Folge eines erfolglosen Umganges mit der Angst, der bis zur psychophysischen Erschöpfung führen kann, weil man ihr hilflos ausgeliefert ist oder sie mit Gewalt unterdrückt.

Auch Streß ist weitgehend eine psychophysische Auswirkung der Angst. Es gibt Menschen, die unter akuten Angstzuständen leiden, aber auch über Mechanismen verfügen, welche die Angst wieder beseitigen können. Andere Menschen sind der Angst über lange Perioden hilflos ausgeliefert und verfügen über keine „Abschaltmechanismen".

Es gibt auch Menschen, die eine derartige „Angst vor der Angst" haben, daß sie auf Kosten der eigenen Bedürfnisbefriedigung alles tun, um diese Angst nicht zu spüren und nicht wahrnehmen zu müssen, z. B. mit Hilfe extremer Selbstzurückstellung oder starker Ausrichtung an einer anderen Person. Fragt man solche Menschen, ob sie individuelle Ängste haben (z. B. Angst vor dem Sterben), dann berichten sie, daß ihnen ein solches Gefühl unbekannt ist. Ohne Frage haben sie große Angst, eine wichtige Person durch Tod oder Trennung zu verlieren. Tritt ein solches Ereignis ein, stellt sich häufig Depression, innere Lähmung und ein verringerter Lebensdrang ein, die eigene Angst wird jedoch immer noch nicht wahrgenommen. Wie kann der Mensch nun mit seiner Angst umgehen?

- Durch Selbstbeobachtung werden die angstbesetzten Situationen und Inhalte der Angst festgestellt.
- Durch Veränderung des Verhaltens werden neue Bedingungen hergestellt, die nicht mehr angstauslösend sind.
- Wenn Angst auftaucht, müssen Verhaltensweisen gesucht werden, die Bedingungen herbeiführen, welche die Angst unterbrechen und sie kurzfristig – jedoch nicht langfristig -wirken lassen.
- Es müssen Verhaltensweisen gesucht und intensiviert werden, die vermehrt das Gegenteil von Angst auslösen, also Entspannung, Wohlbefinden und inneres Gleichgewicht.

Da Angst ein existentielles menschliches Problem ist, wäre es vermessen anzunehmen, sie ließe sich in allen Lebensbereichen vollkommen vermeiden oder dies bei einem Menschen mit ausgeprägten Angstsymptomen erreichen zu können. Die hier vorgeschlagenen Verhaltensänderungen können aber einen positiven Beitrag zur Reduzierung der Angst leisten.

11.14.3 Grundbedingungen für die Streßbewältigung durch Selbstregulation

Streß ist jede funktionelle Störung in den soziopsychobiologischen Regulationsmechanismen des Individuums, im Sinne einer Überforderung oder Unterforderung des Anpassungsverhaltens, die im Reizreaktionsverhältnis entsteht und bestimmte Symptome hervorruft (z. B. Angst, Reizbarkeit, Anspannung usw.).

Streß entsteht also immer dann, wenn bestimmte Reize (Bedingungen) im Körper oder aus der Umwelt die menschlichen Reaktionen derart überfordern oder verhindern, daß die Anpassungsleistung des Verhaltens gestört wird, so daß die Regulationsmechanismen (z. B. die Selbstregulation) verhindert werden und bestimmte Symptome entstehen.

Selbstregulation ist die individuelle Fähigkeit durch das eigene Verhalten im Körper und der Umwelt Bedingungen (Reize) herzustellen, auf die bedürfnisbefriedigende Reaktionen folgen und die die Anpassungsfähigkeit verbessern und somit Wohlbefinden erzeugen und Symptome abbauen. Eine optimale Selbstregulation bedeutet immer die Herstellung von Reizen (Bedingungen), die das Nervensystem harmonisieren und somit Wohlbefinden erzeugen.

Um eine gute individuelle Selbstregulation als Grundlage für Streßbewältigung und Streßprävention zu erreichen, werden sowohl objektive (überindividuelle) und subjektive (individuell spezifische) Bedingungen benötigt. Die objektiven Bedingungen sind beispielsweise gesunde Ernährung, mäßige und regelmäßige Bewegung, Verzicht auf Zigarettenrauchen, Alkohol und andere Abhängigkeiten von Substanzen, eine gute Schlafstätte, keine übermäßigen Abhängigkeiten von bestimmten Personen, Gruppen, Zielen und Wünschen. Ebenso benötigt der Mensch ein Gefühl der sozialen Zugehörigkeit und der Integration in mindestens eine soziale Gruppe.

Eine Person, die stark raucht, erhebliche Mengen Alkohol konsumiert, abhängig ist von Substanzen und bestimmten Personen, sich ungesund ernährt und sich so wenig bewegt, daß sie ohne körperliche Kondition ist, ist mit Sicherheit auch extrem streßgefährdet. Ohne objektive, d. h. für alle Menschen gültige Regeln, gibt es keine Streßbewältigung.

Trotz dieser Tatsache spielen die menschliche Individualität, also die subjektiven Bedürfnisse, die erlernten Bewertungen, die spezifischen Reaktionen und Verhaltensweisen des Menschen eine sehr große Rolle. Es ist nicht nur wichtig, daß sich ein Mensch regelmäßig bewegt, sich gesund ernährt, sich autonom von Abhängigkeiten selbst geistig reguliert, sondern auch, daß er die unterschiedlichen Tätigkeiten in seinen individuellen Rhythmus unter Berücksichtigung seiner Eigenart integriert.

So kann eine Person, die sich am Nachmittag müde fühlt, das Bedürfnis entwickeln, sich auszuruhen, während sich eine andere Person sportlich betätigen will. Der Indikator, ob Selbstregulation und Streßbewältigung gelungen sind, ist das erlebte Wohlbefinden. Wenn unterschiedliche Aktivitäten den Menschen unter der Berücksichtigung seiner Individualität erfolgreich und streßbewältigend verbunden wurden, entsteht automatisch Wohlbefinden.

Wenn eine Person unter starken Streß steht und die Selbstregulation nicht mehr streßbewältigend ist, dann kann ungesundes Verhalten (z. B. große Mengen an Süßigkeiten, Alkoholkonsum, Zigarettenrauchen usw.) zwar eine kurzfristige kompensatorische Funktion übernehmen und das Lustzentrum im Hirn kurzfristig anregen, allerdings auf Kosten der langfristigen Gesundheit. Eine gute und erfolgreiche Selbstregulation benötigt in der Regel keine Hilfsmittel um das Lustzentrum im Hirn optimal anzuregen. Personen mit einer sehr guten Selbstregulation empfinden eine natürliche Abneigung gegen Alkoholkonsum, ungesunde Ernährung, Zigarettenrauchen und haben ein Bedürfnis zur regelmäßigen Ernährung. Bei Personen, die eine blockierte Selbstregulation aufweisen und Streßreaktionen mit massiven Symptomen entwikkeln, hilft allerdings auch ein gesundes Leben nichts. Im Gegenteil diese Gruppe von Menschen lebt kürzer und mit viel geringerer Lebensqualität als Personen, die dann ihr Lustzentrum zumindest teilweise durch ungesundes Verhalten anregen.

Im Prozeß der Streßentstehung und Streßbewältigung spielt die subjektive Seite aus folgendem Grund eine große Rolle: Viele Informationen aus der Umwelt (z. B. ob man von einer Person geliebt oder gehaßt wird) werden subjektiv aufgenommen. Wenn ein Mensch an bestimmte Informationen ohne Gegenargumente glaubt, entwickelt er auf diese bestimmte Reaktionen und Verhaltensweisen. So kann ein Mensch, der beispielsweise vom größten Teil der Mitmenschen geachtet wird, einen Komplex entwickeln, von allen Menschen abgewiesen zu werden. Aus der Selbstbeobachtung und Selbsterfahrung erlebt der Mensch von sich ein bestimmtes Bild (z. B. der abgewiesene Mensch, der das eigene Leben nicht lebt, der gehetzte und überforderte Mensch, der Lust und Wohlbefinden suchende, erfolgreiche Mensch). Ein solches erlebtes Selbstbild (das dynamische Bild) kann bestimmte Streßreaktionen aufrechterhalten oder Streßbewältigungsmechanismen anregen. Selbstverständlich entsteht das individuelle Selbstbild in der Auseinandersetzung mit der Umwelt und den Erfahrungen.

Wer dem Streß vorbeugen und erfolgreiche Strategien der Streßbewältigung entwickeln will, ist gut beraten, wenn er sowohl die objektiven überindividuellen Bedingungen herstellt, als auch seine subjektive Seite soweit beeinflußt, so daß sich in Wechselwirkung mit ihr Wohlbefinden einstellt.

11.15 Wie bewältige ich meinen Streß?

11.15.1 Streßbewältigung durch Selbstregulation

Hier möchte ich Ihnen grundlegende Modelle vermitteln, wie Sie Ihren Streß analysieren und bewältigen können.

Der erste Schritt ist die *Selbstbeobachtung*. Beobachten Sie sich selbst, um herauszufinden, welche Umstände und Zustände bei Ihnen zum Streß führen. In welchen Bereichen tritt bei Ihnen Streß auf und wie kombinieren sich unterschiedliche Streßarten? Greifen sie möglicherweise ineinander? Je genauer Ihre Selbstbeobachtung ist, desto größer ist die Wahrscheinlichkeit, daß Sie die spezifische Streßursache später auch abschaffen können. Die Selbstbeobachtung ist nicht eine für alle Zeiten erlernte Fähigkeit, sondern will trainiert werden. Fangen Sie mit der Selbstbeobachtung in dem Bereich an, der Ihnen am leichtesten zugänglich ist und weiten Sie die Selbstbeobachtung dann auf andere Bereiche aus, in denen Sie ein Problem vermuten.

Eine Person kann sich z. B. selbst beobachten in Hinblick auf ihre Eßgewohnheiten, um festzustellen, daß sie andauernd abends zu viel ißt und deswegen nachts schlecht schläft. Eine andere Person kann bei sich entdecken, daß sie ein sehr geringes Selbstwertgefühl besitzt mit der gleichzeitigen Tendenz, den Partner sehr hoch zu bewerten und ihn zu idealisieren. Eine dritte Person kann bei sich beobachten, daß sie ihre Ziele nicht konsequent verfolgt oder daß sie die Welt nur negativ sieht und die Ursache für das eigene Versagen anderen Personen zuschreibt. Daß alle die oben erwähnten Beobachtungen zu Streß führen, liegt auf der Hand. Eine weitere Person beobachtet trotz größter Selbstkritik, daß die Streßursache von außen kommt, z. B. daß ihre Berufsabsichten von außen verhindert werden aufgrund einer spezifischen Konkurrenzsituation.

Nach erfolgter Selbstbeobachtung müssen aktive Schritte unternommen werden, den beobachteten Streß zu bewältigen.

Zunächst kann folgendes Konzept nützlich für die allgemeine Orientierung sein:

Der Mensch entwickelt aufgrund seiner spezifischen Bedürfnisse und Bewertungen bestimmte Verhaltensweisen und Aktivitäten in bezug auf sich selbst und die Umwelt. Durch diese schafft er bestimmte Zustände und Bedingungen. Diese werden auch von außen mitgestaltet, z. B. durch bestimmte Verhaltensweisen der Mitmenschen. Auf die Bedingungen, die in der Regel aus den Wechselwirkungen des eigenen Verhaltens und der Aktivität der Umwelt entstehen, reagiert der Mensch automatisch positiv, d. h. mit Bedürfnisbefriedigung und Wohlbefinden, oder negativ. Wenn die Reaktion negativ ist, also streßerzeugend und unbefriedigend, dann müssen neue alternative Aktivitäten entwickelt werden, um solche Zustände zu erreichen, auf die Befriedigung erfolgt, d. h. die Selbstregulation muß verbessert werden. Viele Menschen sind trotz negativer Reaktionen über Jahre hinweg nicht in der Lage, ihr Verhalten bedürfnisbefriedigend zu verändern.

Sie haben grundsätzlich drei Möglichkeiten, Ihr Verhalten so zu ändern, daß Befriedigung, Gleichgewicht und Wohlbefinden entstehen:

1. Sie entziehen sich einer Person oder einem Zustand oder nehmen Abstand von einer ihrer Gewohnheiten.

Beispiel: Eine Person stellt an ihren Partner übermäßige, ihn überfordernde Ansprüche. Wenn diese nicht erfüllt werden, macht sie ihm Schuldgefühle. Nun nimmt die Person Abstand von derartigen Verhaltensweisen mit dem Effekt, daß sich der Partner weniger bedrängt fühlt und auf die Person positiver reagiert.

Eine andere Person fühlt sich vom Chef unterdrückt und als Projektionsfläche für dessen negative Gefühle mißbraucht. Dabei zeigt sie sichtlich ihre Betroffenheit. Im alternativen Verhalten entzieht sie sich der Kommunikation mit dem Hinweis, nicht mehr bereit zu sein als Objekt zu dienen, an dem der Chef seine schlechte Laune auslassen kann. Dabei ist zwar ein Konfliktpotential eröffnet, möglicherweise aber die Streßursache z.T. entkräftet worden.

2. Sie agieren in einer anderen als der gewohnten Weise aktiv auf ihre Umwelt.

Der Mensch erschafft durch seine eigene Aktivität einen großen Teil der äußeren und inneren Bedingungen, in denen er lebt. Der Mensch ist eher aktiv in bezug auf seine Umwelt, als daß er auf diese nur passiv reagiert. Durch häufig nur geringe Variationen in der Eigenart der Aktivitäten, können große Veränderungen in den hergestellten Ausgangszuständen erzielt werden.

Beispiel: Eine Person ist isoliert und leidet darunter, nicht die entsprechenden und erwünschten Menschen zu kennen. In der Isolation kommen Minderwertigkeitsgefühle zum Vorschein, sowie Depressionen und Sinnverlust. Die Person begegnet zwar für sie interessante Personen, z. B. am Arbeitsplatz, auf der Straße, in Lokalen, traut sich aber nicht zu, mit diesen in Kontakt zu treten. Nun erlernt und erprobt sie das alternative Verhalten nach dem Prinzip „Versuch und Irrtum". Dabei geht sie aktiv auf Leute zu, schneidet unterschiedliche Themen an und macht somit die Erfahrung, bei welchen Menschen sie positiv ankommt und von welchen sie abgelehnt wird. Dabei verändert sie immer wieder das Verhalten und wählt für sich die erfolgreichste Strategie. Nachdem sie eine vielseitige Aktivität entwickelt hat, trifft sie eine geringe Anzahl von Menschen, die ihr sympathisch sind und mit denen sie Beziehungen eingeht und sich wohl fühlt.

Eine andere Person leidet, weil sie sich in ihrem Beruf mißverstanden fühlt, obwohl sie enorm viel arbeitet. Im alternativen Verhalten geht sie offen auf die Kritiker zu und lernt so, daß es zum Teil zu Verbesserungen der Beziehungen kommt, während sie zum anderen Teil die Motive ihrer Kritiker kennenlernt und somit eine neue Basis für alternatives Verhalten erfährt.

Das aktive Verhalten, das immer wieder im Körper und in der Umwelt neue Bedingungen herstellt ist für das Überleben nicht nur wichtig, sondern unentbehrlich. Wenn eine Person den Versuch aufgibt, durch eigenes Verhalten die Bedingungen zu ändern und die negativen Bedingungen auf sich wirken läßt, dann ist dies eine ganz wichtige Streßursache.

3. Sie verändern Ihre Annahmen, Bewertungen und Interpretationen.

Das menschliche Gehirn ist kein Computer, daß nur objektive Daten aus der Umwelt oder aus dem Körper erfaßt und objektiv, z. B. nach einer mathematischen Formel, verarbeitet. In diesem Fall würde der Mensch einem Flugzeug oder einer komplizierten Maschine ähneln. Der Mensch bewertet die Reize und Zustände subjektiv nach seinen erlernten Maßstäben. Wenn er an bestimmte Annahmen und Bewertungen ohne

Zweifel glaubt, dann kann ein solcher Glaube sein Verhalten steuern und seine Reaktionen auf diese Zustände mitbestimmen. Wenn der Mensch sich selbst beobachtet, dann bemerkt er, wie seine Bewertungen, Annahmen und Interpretationen im Hinblick auf bestimmte Themen aussehen und in welchem Zusammenhang sie mit dem Streß stehen.

Eine Umbewertung kann in bestimmten Situationen bei der Streßbewältigung sehr hilfreich sein. Menschen verhalten sich auch nach bestimmten Programmen, also nach „wenn – dann" Bewertungsregeln, in denen Bewertungen und Gefühle aufs Engste verknüpft sind. Zum Beispiel: „Wenn mich mein Partner entwertet oder mit Trennung droht, dann reagiere ich aggressiv und extrem abweisend".

Hier sollen einige Beispiele angeführt werden, die aufzeigen, wie Streß durch die Veränderung der Bewertungen reduziert werden kann .

Herr M. leidet seit Jahren unter der Trennung von seiner Ehefrau und ist nicht in der Lage, diese zu überwinden, weil er sie noch immer mehr als alle anderen Personen auf der Welt liebt. Sie ist die Quelle seiner stärksten emotionalen und sexuellen Erregungen und er empfindet im Vergleich zu ihr starke Minderwertigkeitsgefühle. Er erinnert sich, daß ihn die Ehefrau über Jahre sehr geliebt hat und daß er sie so angeregt hat, daß sie von ihm immer wieder begeistert war. In der Selbstbeobachtung kommt Herr M. zum Schluß, daß er sich im Hinblick auf die Beziehung zu seiner früheren Ehefrau permanent niedrig und bedeutungslos interpretiert und die Ehefrau idealisiert und ihr eine Omnipotenz zuschreibt. Nun unternimmt er eine Umbewertung der Beziehung in folgender Richtung: Beide Partner sind wertvoll, mächtig und potent, und er ist für sie ebenso wichtig wie sie für ihn. Die erfolgte Umbewertung steuerte ein anderes Verhalten, z. B. mehr Stolz, Abstand bei gelegentlichen Treffen. Diese Veränderung wurde bei der früheren Ehefrau positiv angenommen und ihre Gefühle zum Ehemann verstärkten sich.

Ein Manager konzentriert sich in seinem Bewertungs- und Interpretationssystem systematisch auf die Kritiker und vernachlässigt seine Mitarbeiter und Gleichgesinnten. Die dauernde Beschäftigung mit den Kritikern ruft bei ihm negative Gefühle und Streßreaktionen hervor, die ihn in seiner Kreativität zunehmend lähmen und Arbeitsstörungen hervorrufen. Im alternativen Verhalten beschäftigt er sich mit den Kritikern nur soweit, bis er ihre Argumente kennt, um sie dann so effektiv wie möglich zu entwerten. Er wendet sich mit positiven Interpretationen seiner eigenen Arbeit und seinen Mitarbeitern zu. Es kommt zu einer Reduktion des Stresses und zu kreativer Arbeit.

Eine dritte Person hat in ihrem Bewertungs- und Interpretationssystem keinen Platz für eigene Ziele und Visionen. Sie interpretiert sich selbst eher negativ und entwickelt Neid und Aggressivität gegenüber Personen, die Ziele und Visionen verfolgen. Obwohl die Person durch opportunistisches Verhalten einen relativ hohen gesellschaftlichen Aufstieg erreicht hat, ist sie depressiv und unzufrieden. Nun kommt es zur Uminterpretation des eigenen Selbst. Die Person stellt einen Katalog von Eigenschaften auf, die sie bei sich selbst positiv findet und formuliert neue Ziele und Verhaltensweisen, die eine positive Selbstinterpretation ermöglichen. Diese Uminterpretation führt zu neuen Kontakten mit Personen, die früher bei ihr Neid hervorgerufen haben und zur gegenseitigen Anerkennung und Förderung. Die emotionale Stimmung verbessert sich und die Person kommt in die Lage, ihre verdeckte Kreativität anzuerkennen.

Eine weitere Person fühlte sich von einem Elternteil derart abgewiesen, daß sie in der Partnerbeziehung immer wieder neue Abweisungen arrangiert und nach Trennungen derart leidet, daß es zu anhaltenden Depressionen und zu einem Gefühl des Sinnverlustes kommt. Dabei macht sie dem abweisenden Elternteil große Vorwürfe und distanziert sich von diesem. Die Person erkennt, daß hinter dem beschriebenen Modell ein inadäquates Bewertungs- und Interpretationssystem steckt, das mit fehlerlernten Gefühlen zusammenhing und zusammenhängt. Sie unternimmt eine Uminterpretation wie folgt: „Das Elternteil hat mich geliebt, doch habe ich in einer bestimmten Situation Gefühle von höchster Intensität empfunden, die damals nicht befriedigt wurden. Dieser Umstand ist kein Grund, mir in der Gegenwart alle Beziehungen zu verderben. Ich kann sowohl die begrenzte Enttäuschung in der Kindheit wahrnehmen und erleben als auch meine Sympathie zu den Eltern und dem Partner. Der Partner soll nicht mißbraucht werden für meine Bedürfnisse aus der Kindheit." Nach der erfolgte Umorientierung stellt sich ein besseres Verhältnis zu den Eltern ein und der negative Wiederholungszwang in der Herstellung abweisender Situationen verringert sich deutlich. Damit ist nicht gesagt, daß das unbefriedigte Bedürfnis aus der Kindheit aufgelöst wird und in der Partnerbeziehung nicht mehr fortwirkt. Es kommt aber zur positiveren und bedürfnisbefriedigenderen Verbindung zwischen Vergangenheit und Gegenwart, z. B. einer bewußteren und differenzierteren Beziehung. So kann man zwar im Partner Elemente der Eltern erkennen, was aber nicht zur Negation, sondern zu einer noch größeren Sensibilisierung für dessen Eigenarten führen kann.

Die drei erwähnten Methoden Entzug, aktives Einwirken und Uminterpretation gehen Hand in Hand, wobei ein Faktor den anderen zur Veränderung anregt. Wenn z. B. durch ein neues Verhalten auf die Umwelt günstige Bedingungen und Reaktionen entstehen (z. B. eine befriedigende Arbeitsstelle, eine anregende Partnerbeziehung), dann verbessert sich die Chance für eine erfolgreiche Uminterpretation. Eine Uminterpretation kann aber auch wieder Anregung für neues Verhalten sein.

Es ist sehr wichtig für Ihre individuelle Streßbewältigung, zu wissen, daß in der Methode „Versuch und Irrtum“ einerseits viel mehr Chancen liegen, als wenn man sich ein rigides Programm vornimmt, daß aber auch häufig der Erfolg vom Zufall abhängt (ob Sie z. B. durch Ihre Eigenaktivität einen faszinierenden Partner finden oder einen Weg für die Ausheilung einer Erkrankung finden). Dabei ist der Umgang mit dem Mißerfolg sehr wichtig. Den Mißerfolg sollten Sie nicht fürchten, sondern nur als Hinweis deuten, daß immer neue und alternative Verhaltensweisen erprobt werden sollen.

Sie sollen auch wissen, daß der Mensch ein sehr komplexes System ist, aus vielen Bereichen besteht und in unterschiedlichen Bereichen Streß entstehen kann. Die Streßbewältigung ist also nicht ein Schritt, der ein für alle mal getan wird, um für immer Wohlbefinden zu erlangen, sondern der täglich in unterschiedlichen Bereichen unternommen werden muß. Je flexibler Ihr Verhalten, desto größer ist Ihre Chance auf Erfolg.

Wenn Sie sich täglich beobachten und durch Versuch und Irrtum wohltuende Verhaltensweisen finden, dann tun Sie für sich nicht nur im Hier und Jetzt etwas Vorteilhaftes, sondern leiten auch langfristige Lernprozesse ein. Sie werden lernen, Verhaltensweisen aus unterschiedliche Bereiche Ihres Lebens zu entwickeln und untereinander zu verbinden, so daß Sie zukünftigen Problemen erfolgreicher begegnen können. Sie werden z. B. lernen, welche Verhaltensweisen Ihnen auf lange Sicht nicht guttun und welche Verhaltensweisen von Ihrer Intuition und Ihrem Unbewußten unterstützt werden. Das Training zur Anregung der Selbstregulation kann Ihnen zwar wertvolle Anregungen und Trainingsmethoden anbieten und mit allgemeinen Orientierungen helfen, Sie müssen aber letztlich als einmaliger Mensch die Wege und Verhaltensweisen, die Ihnen guttun, selbst herausfinden, denn niemand kennt Sie so gut wie Sie sich selbst.

Bestimmte Situationen, in die sich die Menschen häufig selbst bringen, sind starke Streßerzeuger (hier denken wir in Wirklichkeit an den sog. Disstreß, d. h. an Herausforderungen, für die die betroffene Person keine Bewältigungsstrategien zur Verfügung hat, so daß sie nicht in der Lage ist, die Überforderung zu beseitigen). Alternative Verhaltensweisen sind gut geeignet, Streß zu bewältigen und somit inneres Gleichgewicht und Wohlbefinden zu erreichen.

Zunächst sollen hier einige von vielen möglichen streßerzeugende Situationen und Verhaltensweisen illustrativ angeführt werden. Zugleich sollen Verhaltensweisen erwähnt werden, die zur Streßbewältigung beitragen.

Wiederholt erlebte Abweisungen

Wenn sich Menschen mehrfach abgewiesen fühlen, z. B. in der Kindheit, von einem Partner oder am Arbeitsplatz, können Symptome wie Depressionen, Hoffnungslosigkeit, innere Verzweiflung und Verlust des Selbstwertgefühls entstehen.

Zur Streßbewältigung ist es hier nützlich, neue Aktivitäten zu entwickeln, die neue und bestätigenden Erlebnisse ermöglichen und die Abweisungserlebnisse, wenn möglich z. B. durch die Entwicklung einer neuen Sichtweise zu entwerten und entkräften. Dasselbe gilt auch für wiederholte Verlusterlebnisse.

Loyalitätskonflikte

Eine Person kann zwei Menschen gegenüber gleichzeitig loyal sein, obwohl sich deren Erwartungshaltungen an die betreffende Person gegenseitig ausschließen. Wenn dieser Zustand lange anhält, können sich Erschöpfung und innere Verzweiflung einstellen.

Hier ist es wichtig, sobald wie möglich die Loyalitätsverpflichtung gegenüber einer der beiden oder gegenüber beiden Personen aufzukündigen.

Erwartungsdruck und Schikanen am Arbeitsplatz

Ein Mensch kann durch unerfüllbaren Erwartungsdruck am Arbeitsplatz und durch Schikanen (z. B. vom Vorgesetzten) in schwere und anhaltende Streßzustände geraten. Er kann einerseits eine Anpassungstendenz entwickeln und andererseits die inneren Verletzungen nicht wahrnehmen. So hat sich beispielsweise ein junger Arzt emotional stark an seinen Chefarzt gebunden und wollte diesem permanent zeigen, wie loyal und fähig er ist. Der Vorgesetzte entwickelte ihm gegenüber Aggressionen und führte ihn vor versammelter Ärzteschaft regelmäßig als unfähigen Versager vor. Auf solche Erlebnisse reagierte der Arzt mit ausgeprägter Depression und zunehmender Hoffnungslosigkeit. Drei Jahre danach starb er an Magenkrebs (er war zusätzlich erblich belastet und konsumierte regelmäßig Alkohol, Kaffee und Zigaretten).

In solchen Situationen kann sich die betroffene Person entweder bemühen, durch aktives Verhalten neue Bedingungen herzustellen, in denen sie nicht mehr, wie gewohnt, mit Streß reagiert. Eine solche Bedingung wäre z. B., die Äußerung des Chefs umzuinterpretieren, ins Humorhafte umzuwandeln oder ihn mit seinem Verhalten direkt zu konfrontieren. Wenn das alles nicht möglich ist, ist es noch immer besser zu kündigen als diese Streßsituation passiv zu ertragen.

Disharmonie zwischen Vernunft und Gefühl

Es gibt Personen, die äußerst vernunftbetont sind und ihre Gefühle nicht zulassen, und Personen, die sich extrem von Gefühlen leiten lassen und sich dabei völlig irrational verhalten. Beide Verhaltensweisen können anhaltenden Streß erzeugen.

Ein Mittel zur Versöhnung von Vernunft und Gefühl ist die in diesem Buch beschriebene Methode der Zulassung von positiven und negativen Gefühlen.

Irrationale Hoffnung auf Lust und Erfüllung

Bestimmte Menschen binden sich zu sehr an Illusionen (z. B. einen Elternteil für sich zu gewinnen oder einen getrennten Partner zurückzugewinnen) und sind dabei nicht in der Lage, im Hier und Jetzt zu leben.

Auch zur Überwindung dieses Stresses ist es nützlich, die positiven und negativen Erwartungen und Gefühle auf sich gefühlsmäßig wirken zu lassen.

Langfristiges Erdulden negativer Zustände

Wenn das aktive Verhalten nicht mehr in der Lage ist, neue und bedürfnisbefriedigende Bedingungen und Anregungen herzustellen, dann wirken die negativen Bedingungen streßerzeugend.

Zur Überwindung dieses Zustandes ist es notwendig, anhand von Selbstbeobachtung herauszufinden, neue Aktivitäten zu entwickeln, die die Situation verändern.

Mangelnde Anregung, Reizlosigkeit und Monotonie

Wenn eine Person nicht in der Lage ist, die Anregungen und Bedingungen herzustellen, die für ihre Bedürfnisbefriedigung wichtig sind, dann stellen sich Streßzustände ein, die unter anderem zur Sucht motivieren.

Zur Bewältigung dieser Zustände muß sich diese Person fragen, durch welche Aktivitäten sie anregende Bedingungen herstellen kann.

Weitere Streßsituationen sind z. B.: seelisch-körperliche Erschöpfung, Neigung zur Überforderung (z. B. durch Nichtbeachtung von Müdigkeit oder von Krankheitssymptomen), wiederholte Verlusterlebnisse, Verlust der Selbständigkeit bei überstarker Bindung an eine andere Person, negativ erlebter Ausschluß aus einer wichtigen Gruppe, Verlust des sozialen Zugehörigkeitsgefühls, anhaltender Schmerz durch nicht überwundene Trennungserlebnisse, anhaltende Hemmungen in der beruflichen Zielverwirklichung, hilflose Aufregung über behindernde Zustände und Personen etc.

In all den hier angeführten Streßsituationen kann der Mensch durch sein eigenes Verhalten einen entscheidenden Beitrag zur Streßbewältigung leisten, indem er sein Verhalten und seine Bewertung der Streßsituation verändert. Dieses Ziel wird er um so eher verwirklichen, je mehr er innerlich flexibler wird und kreative, neue Bedingungen herstellen kann (auf die dann veränderte Reaktionen folgen). Je rigider ein Mensch am streßerzeugenden Verhalten festhält, z. B. an der Überzeugung, daß alles von außen bestimmt sei, und daß er demzufolge persönlich nichts zur Streßbewältigung tun könne, desto schwieriger wird ihm die Streßbewältigung erscheinen.

11.15.2 Mein persönliches Autonomietraining

Lieber Leser, liebe Leserin

in diesem Buch haben Sie viel über Selbstregulation und unterschiedlichen Methoden zur Anregung der Selbstregulation erfahren. Sie haben sich sicherlich über viele Bedingungen Gedanken gemacht. Letztlich fragen Sie sich aber mit Sicherheit: Wie kann ich das Autonomietraining für mich und meine Probleme ganz persönlich nutzen? Was muß ich dabei berücksichtigen? Gibt es ein bestimmtes grundlegendes Vorgehen, dessen Regeln ich kennen muß usw.? Was ist mein bester Zugang zu mir selbst und unter welchen Bedingungen kann ich vom Autonomietraining am besten profitieren?

Ich möchte Ihnen hier einige Anregungen zur Stimulierung Ihrer Selbstregulation geben:

Beobachten Sie bei sich selbst so ausführlich wie möglich, wie Sie auf unterschiedliche Bedingungen und Zustände in Ihrem Leben (z. B. bestimmte Beziehungen, Ihre Ernährungs-, Bewegungs- und Schlafgewohnheiten usw.) reagieren. Registrieren Sie, wie wohl oder unwohl Sie sich in dem Bereich jeweils fühlen. Versuchen Sie sich in Ihrem Leben an Situationen zu erinnern, in denen Sie sich sehr wohl gefühlt haben. Dies ist deswegen wichtig, weil unterschiedliche Menschen zu ihrem Wohlbefinden verschiedene Situationen und Anregungen benötigen.

Versuchen Sie, wenn möglich, den Unterschied zwischen den Situationen, in denen Sie sich sehr wohl fühlten/fühlen, und den Situationen, in denen Sie sich weniger wohl fühlten/fühlen, zu erkennen.

Viele Menschen fühlen sich wohl bei einem ritualisierten Verhalten, daß sie immer wiederholen, z. B. eine bestimmte Sportart auszuüben, zu meditieren, bestimmte Arten von Beziehungen aufzubauen usw. In Situationen, in denen Sie sich in der Vergangenheit sehr wohl gefühlt haben, waren Sie in der Lage, Anregungen herzustellen oder zu erfahren, die Ihren Bedürfnissen gut entsprachen. Stellen Sie sich nun die Frage, ob Sie jetzt in der Lage sind, durch Ihr Verhalten wieder ähnliche Bedingungen herzustellen.

Falls Sie aufgrund der Selbstbeobachtung zu dem Schluß kommen, daß Sie sich in Ihrem Leben nie oder nur sehr selten wohl fühlten, dann stellen Sie sich die Frage, was Sie innerlich und äußerlich benötigen, um Ihr Wohlbefinden zu verbessern, z. B. ein verändertes Verhalten Ihrer Umwelt gegenüber, einen anderen Zugang zur eigenen Person?

Wenn Sie mit einem Problem kämpfen, das Ihnen übermächtig und schwer lösbar erscheint (z. B. eine Eß- oder Alkoholsucht, die Unfähigkeit, eine traumatische Trennung zu überwinden oder ein äußerst geringes Selbstvertrauen), dann ist der erste Schritt, aufgrund der erlebten Unlösbarkeit der Problematik, die eigene Person nicht zu entwerten und nicht negativ zu sehen.

Nehmen Sie sich innerlich so an, wie Sie sind, und gestehen Sie sich ein, daß Sie zunächst noch nicht in der Lage sind, Ihr Ziel zu erreichen und Ihr Problem zu lösen. Im Anschluß daran, versuchen Sie, sich selbst gründlich zu beobachten und Ihr wirkliches Problem zu erkennen: Was erstreben Sie wirklich? Sie müssen immer wissen, daß es für kein psychologisches oder psychosomatisches Problem eine Patentlösung gibt. Sie sind wie jeder Mensch ein viel zu kompliziertes System, um einfache und auf den ersten Schritt schon befriedigende Lösungen finden zu können. Häufig kann man nur nach dem Prinzip „Versuch und Irrtum" erkennen, welche Anregungen und Zustände Ihnen gut tun.

Die Lösung schwer lösbarer Probleme kann grundsätzlich in drei Richtungen versucht werden:

a) Ich versuche, meine Gefühle, Wünsche, Bedürfnisse und Verhaltenstendenzen, die ich aus irgend einem Grund von mir fernhalten möchte, innerlich anzuerkennen und als Teil meiner Person zu erleben. Danach kann ich die Erfahrung machen, daß ich mich innerlich wohler fühle, selbstsicherer werde und in meiner Person reifer geworden bin.

   Wenn ich mich z. B. von einem Elternteil oder einem Partner, der für mich sehr wichtig ist, immer wieder abgewiesen fühle, dann können solche Erlebnisse für mich derart unangenehm werden, daß ich sie bewußt nicht wahrnehmen möchte. Trotzdem wirken diese Gefühle weiterhin und können mich negativ beeinflussen. Nun versuche ich, diese Gefühle auf mich in ehrlicher Weise wirken zu lassen, z. B. indem ich mir eingestehe, daß ich einen abweisenden Partner oder Elternteil sehr gerne habe und sehr traurig bin, daß dieser auf mich nicht so eingeht, wie ich es gerne hätte. Wenn Sie vor sich selbst ehrlich Ihre positiven und negativen Gefühle in bezug auf die eigene Person oder andere Menschen zugeben, dann werden Sie in der Regel die Erfahrung machen, daß es Ihnen danach besser geht und daß Sie sich selbst viel mehr anerkennen werden. Sie werden dabei Ihre Vernunft mit Ihren Gefühlen versöhnen und die Erfahrung machen können, daß Ihre Vernunft bereit ist, Sie in Ihren Gefühlen anzunehmen, und sie die frühere Kluft zwischen Gefühl und Vernunft überbrücken können.

b) Ich versuche, durch mein eigenes Verhalten neue Bedingungen und Anregungen herzustellen, von denen ich aufgrund meiner Annahmen und Phantasien mehr Wohlbefinden und innere Sicherheit erwarten kann. Dabei entwickle ich unterschiedliche kreative und spontane Ansätze und Verhaltensweisen. Auch wenn ich vor neuen Aktivitäten (z. B. Menschen anzurufen oder anzusprechen) zunächst Angst habe, stürze ich mich in das Leben, solange, bis ich fühle, daß es mir gut geht.

c) Ich versuche, die Zusammenhänge in immer neuem Licht zu sehen, und unternehme den Versuch, die optimale und mich anregende Erklärung für mein Leben und meine Beziehungen zu anderen Menschen zu finden. So kann ich beispielsweise ein „Entweder-oder-Verhalten" durch ein flexibleres „Sowohl-als-auch-Verhalten". Ich kann die negative Bewertung von bestimmten Menschen oder Verhaltensweisen aufgeben und neue Wege der Kommunikation suchen.

Vier wichtige Aspekte in meinem persönlichen Autonomietraining sind:

- Ich suche die für mich wichtigste Anregung, die bei mir zu optimalem Wohlbefinden führt.
- Ich verhalte mich aktiv in Richtung von mehr Wohlbefinden.
- Ich suche immer Erklärungen und Interpretationen, die für mich vorteilhaft sind.
- Ich verhalte mich nach dem Prinzip „Versuch und Irrtum" spontan und flexibel, und weiß, daß es im Leben keine Patentrezepte gibt.

In meinem persönlichen Autonomietraining ist es immer gut zu wissen, daß ich in der Erreichung eines Zieles oder der Verwirklichung eines erwünschten Verhaltens, z. B. Umstellung der Ernährung, Verbesserung meiner Schlafgewohnheiten, Annahme meiner eigenen Person, Überwindung einer Erkrankung, Verringerung von Abhängigkeiten usw., nur dann erfolgreich werde, wenn ich durch mein neues (alternatives) Verhalten mehr Wohlbefinden, Lust und innere Sicherheit erlebe als durch das alte und unerwünschte Verhalten. Ich bin nun mal wie ein jeder andere Mensch auch, ein Lust, Wohlbefinden und Sicherheit suchendes Wesen und erstrebe eine Wiederholung und Intensivierung dieser Gefühle. Der Asket sucht Wohlbefinden in der Askese, der Meditierende in der Beziehung zum Gott, der Masochist im Leiden, der Sadist im Angriff, ein anderer Mensch in der Harmonie usw. Natürlich ist es mein Ziel, Wohlbefinden und Lust im sozial angepaßten Rahmen zu erleben, indem ich andere Menschen achte, unterstütze und nicht verletze.

Mein persönliches Autonomietraining verfolgt kurzfristige und langfristige Ziele, und ich bin mir immer bewußt, daß es keinen einfachen, geradlinigen und unumkehrbaren Erfolg in der Verwirklichung meiner Ziel geben kann. Ich bin ein zu kompliziertes System, in dem es keine einfache und für alle Zeiten erfolgreichen Lösungsschritte geben kann. Es ist unmöglich, daß mit einem Handgriff ein Problem für alle Zeiten gelöst wird oder daß ein positiver Zustand, den ich durch meine Eigenaktivität erreiche, immer anhält oder mit derselben Methode immer wiederholbar ist. Ich kann trotzdem versuchen, in unterschiedlichen Bereichen meines Lebens mit unterschiedlichen Aktivitäten relativ anhaltendes Wohlbefinden zu erreichen. Je mehr Aktivitäten und Fertigkeiten ich entwickle, die zu Wohlbefinden führen, desto wahrscheinlicher ist es, daß ich diese Gefühle auch in Zukunft aufrechterhalten kann.

Da der Mensch nicht immer Wohlbefinden erreichen kann, und in vielen Bereichen Ängste und Schwächen zeigt, ist es für mich wichtig, die Fähigkeit zu entwickeln, zu mir auch dann positiv zu stehen, wenn ich schwach und hilfebedürftig bin. Ich kann sowohl meine Schwächen als auch meine Stärken Mitmenschen gegenüber zeigen, ohne Angst zu haben, abgewiesen oder entwertet zu werden.

Auch meine Analyse und Schlußfolgerungen über mich aufgrund meiner Selbstbeobachtung sind mal scharf, mal unscharf, mal einleuchtend, mal nicht einleuchtend. Einmal denke ich, ich habe den Stein der Weisen gefunden und weiß genau, was bei mir Unwohlsein hervorruft und durch welches Verhalten ich Lust und Wohlbefinden hervorrufen kann, ein anderes mal zeigen sich andere Aspekte als wichtiger, und die ersten Erkenntnisse erscheinen als Fata Morgana. Trotzdem werde ich durch Selbstbeobachtung und Eigenaktivierung nicht unfähiger und ärmer, sondern im Gegenteil flexibler und innerlich reicher.

Eine Erkenntnis, die mir im Autonomietraining immer weiter helfen kann, ist, daß ich in allen Situationen meines Lebens durch Eigenaktivität fähiger werde, meine Ziele und mein Wohlbefinden zu erreichen, als wenn ich meine Eigenaktivität aufgebe und der Welt in Resignation und Passivität begegne.

Je schärfer ich mich selbst beobachte, desto größer ist die Chance, Verhaltensweisen zu finden, die mir helfen, mein Problem zu überwinden und anhaltendes Wohlbefinden zu erreichen. Durch Selbstbeobachtung kann ich sowohl erfahren, welche Umstände anhaltendes Unwohlsein hervorrufen, als auch welche Bedingungen ich für mein Wohlbefinden erstrebe. Wenn ich weiß, was ich will, dann kann ich mein Ziel auf unterschiedlichen Wegen erreichen. Ich kann ein persönliches Trainingsprogramm für mich entwickeln und ausprobieren. Da ich ein einmaliger Mensch bin, muß mein Trainingsprogramm auch meinen Bedürfnissen entsprechen. Trotzdem kann ich einige allgemeine Methoden anwenden, die ich meiner Situation anpasse.

Dabei sind drei Methoden von allergrößter Bedeutung:

1. Ich stelle mir die Frage: welche Bedingungen sind für mich optimal? und versuche diese durch eigenes Verhalten zu verwirklichen.
2. Ich akzeptiere die Gefühle, die ich früher von mir abgewiesen habe, lasse diese zu in dem Wissen, daß ich dabei gestärkt werde. Wenn ich z. B. eine Person mag, von der ich mich enttäuscht fühle, dann kann ich trotzdem die positiven Gefühle zulassen, weil ich danach eher loslassen kann und innerlich frei werde.
3. Ich verbessere die Beziehung zwischen meinem Unbewußten und meinem Bewußtsein. Ich stelle mir die Frage, was mein Unbewußtes will, am besten in Situationen, in denen ich mich wohl fühle und entspannt bin. Dabei verstärkt sich meine Intuition und meine gefühlsgesteuerte Intelligenz. Wenn ich merke, daß mein Unbewußtes keine klaren Aufgaben verfolgt und etwas verworren ist, dann verhalte ich mich in einer Art und Weise, daß sich das Unbewußte dabei wieder voll positiv engagieren kann. Wenn ich beispielsweise kein Berufsziel mehr äußere, oder keine Entscheidung treffe, aus der Isolation einen Partner zu suchen, dann kann ich auch nicht erwarten, daß sich das Unbewußte für die Realisierung solcher Ziele engagiert. Aus diesem Grund formuliere ich Ziele und Aktivitäten und erstrebe die Neugestaltung von unterschiedlichen Situationen, in denen sich auch mein Unbewußtes voll für die Verwirklichung einsetzen kann. Ich versuche mich aktiv so zu verhalten, daß mein Unbewußtes, also meine Gefühle und meine Intuition, mitmachen, gebe aber durch die bewußte Zielsetzung meinem Unbewußten auch Aufgaben.

11.15.3 Warum ist das Autonomietraining wirksam?

Der Leser des Buches kann sich die Frage stellen, wie es zu erklären ist, daß das Autonomietraining so schnell und häufig nachhaltig wirken kann. Es ist doch bekannt, daß der Mensch sich schwer ändert und, daß ein Mensch häufig über viele Jahre hinweg nicht in der Lage ist, einfache schädliche Verhaltensweisen zu ändern, obwohl er sich dabei alle Mühe gibt.

Das Autonomietraining ist im Durchschnitt in circa 40% aller Behandlungen nachhaltig wirksam. Um die Frage über die besondere Wirksamkeit des Autonomietrainings zu beantworten, möchte ich hier zum Schluß noch einige Aspekte beschreiben.

Das Autonomietraining konzentriert sich in der Analyse und Intervention auf die aktuellen Bedürfnisse, Konflikte und Ziele im hier und jetzt. Der Mensch lebt in immer neuen Zuständen und Bedürfnissen. Wenn die Person im Autonomietraining über sich spricht, ist sie von der gegenwärtigen Situation bestimmt und motiviert. Das Autonomietraining greift die aktuelle Situation auf und stimuliert Verhaltensweisen, die die Kompetenz, die Kontrollfähigkeit verbessern, neue Motive anregen und neue Selbstkonzepte gestalten. Die Behandlung erfolgt im Autonomietraining in dem Moment, in dem Bedürfnisse und Gefühle angeregt sind.

Die Intervention im Autonomietraining dauert nur einige Stunden. Dabei ist es unmöglich eine völlige Umprogrammierung der Persönlichkeit zu erreichen und somit den Reifeprozeß, der häufig viele Jahre benötigt, zu verkürzen. Im Autonomietraining kann aber eine andere Weichenstellung gelegt werden, z. B. eine andere Verhaltenssteuerung, die dann langfristige Verhaltensprozesse beeinflußt. Häufig können zum Anschein banale Informationen oder Interventionen, die Verhaltenssteuerung so grundlegend verändern, daß über Jahre neue Entwicklungsprozesse angeregt werden. Die Bedingung ist, daß die Intervention in die aktuelle Bedürfnisstruktur und Problemlage optimal paßt und in dieser wirksam wird. Hier soll ein Beispiel gegeben werden, wie eine einfache Information einem jungen Mann geholfen hat.

Herr H. war 25 Jahre alt, beendete gerade sein Mathematikstudium in Heidelberg und berichtete mir von seinem Problem. Obwohl er gut aussieht und leicht mit Frauen den ersten Kontakt schafft, fühlt er sich von Frauen zutiefst abgewiesen und mißachtet. In der letzten Zeit denkt er häufig an Selbstmord. Sein Problem mit Frauen schildert er wie folgt: Wenn ich Frauen kennenlerne, sind sie schnell bereit mit mir ins Café zu gehen und sich mit mir zu unterhalten. Zunächst sind sie alle sehr freundlich und ich habe den Eindruck, daß sie mich anerkennen und sogar von mir begeistert sind. Ich bin ein sehr temperamentvoller und begeisterungsfähiger Mensch. Nach circa einer Stunde begeistere ich mich für die Frauen derart, daß ich ins Schwärmen gerate. Dabei erzähle ich den Frauen, wie toll sie sind, wie sie mir gefallen und gebe zu erkennen, daß ich mich gerne mit ihnen anfreunden wolle und sogar heiraten und Kinder kriegen möchte. Während meiner Erzählung bemerke ich zunächst, daß die Frauen einen skeptischen Blick entwikkeln, danach wird die Mimik giftig und versteinert sich regelmäßig in ein absolutes Unverständnis. Einige wollen sofort gehen, andere meinen, ich sei ganz nett, wollen aber klare Verhältnisse schaffen, daß intim nichts laufen wird. Wenn ich dann sehe, daß andere Männer Freundinnen und Ehefrauen haben, nehme ich logischerweise an, daß diese Männer Anerkennung und Liebe bekommen, und daß ich irgendwie minderwertig sein muß.

Auf die Ausführungen bekam er vom Trainer eine Information: So wie es in der Mathematik Gesetze gibt, gibt es auch in der Psychologie Gesetze, die zwar nicht absolut, aber mit großer Wahrscheinlichkeit gelten. Wenn tausend Männer sich tausend Frauen gegenüber, wie Sie es beschrieben haben, verhalten würden, käme in 999 Fällen eine Abweisung. Da solche Reaktionen unnatürlich sind, erschrecken die Frauen und sind geradezu beleidigt. Nach einigen weiteren Informationen fragte Herr H., ob das hieße, daß er nicht ablehnungswürdig sei, sondern daß es nur an seinen falschen Verhaltensweisen läge. Wenn das so wäre, würde ihn das überglücklich machen. Darauf bat er mich eine erfolgsversprechende Verhaltensweise zu erklären. Nachdem dies geschah, übernahm er das Modell, entwikkelte mehrere Freundschaften, heiratete mit 30, war mit 50 noch glücklich verheiratet mit drei Kindern. Als er mich vor einigen Jahren sah, stellte er mich seiner Frau vor, mit den Worten, das sei der Freund und Fachmann, der ihn nach dem Abschluß seines Studiums vor dem Selbstmord gerettet habe.

Anderen Personen hilft das Autonomietraining mit anderen Informationen, Handlungsanweisungen oder spezifischen Trainingsmethoden. Eine Person sagte, sie wisse viel über sich, sie hätte jedoch die Bitte um den Befehl, daß sie das erstrebte Verhalten auch wirklich ausführen dürfe. Die Person litt an dem Konflikt zwischen sexuellen Phantasien und auferlegten Hemmungen, diese in der Praxis zu verwirklichen. Als die Erlaubnis erteilt wurde, konnte die Person Verhaltensweisen entwickeln, die sie glücklich machten.

Die Kunst des Autonomietrainings ist es, im richtigen Augenblick die richtige Intervention zu finden, die nachhaltige Veränderungen hervorruft.

Der zentrale Wirkungsfaktor im Autonomietraining ist die Tatsache, daß in jedem Menschen das Bedürfnis nach Wohlbefinden, Lust, Zufriedenheit, Sicherheit und innerem Gleichgewicht genetisch angelegt ist. Somit trifft ein Verhaltensmodell, das im Training zu vermitteln ist, und sich auf die Mehrung von schuld- und konfliktfreiem Wohlbefinden sowie auf die Verringerung von Unlustquellen konzentriert, auf die wichtigste individuelle Motivation. Normalerweise müßten gut regulierte Menschen anhaltend Verhaltensweisen entwickeln, die zu Wohlbefinden führen, so daß wahrlich selbstregulative Prozesse in Gang kommen. Das Verhalten der Menschen in unserer Zivilisation zeugt vom Gegenteil: Abhängigkeiten, Informationsmangel, fehlerlernte Verhaltensweisen und Interpretationen verhindern die Selbstregulation. Viele Menschen legen sich ein kognitiv-emotionales Korsett an, in dem sie sowohl fern vom erreichbaren Wohlbefinden leben als auch unter selbstkreierten Quellen der Unlust leiden. Im Autonomietraining wird der betroffenen Person schon zu Beginn klar, daß die Analyse und Intervention auf die Mehrung des Wohlbefindens und Abbau der Unlust abzielt. Unabhängig davon, wie leicht oder schwer das Ziel bei der konkreten Person zu erreichen ist, wird eine zentrale Motivation zur Mehrung des Wohlbefindens angeregt. Dabei werden neue Selbstanalysen angestellt, die Selbstbeobachtung wird angeregt, die Verhaltensweisen werden auf ihre Effekte, d. h. inwieweit sie Wohlbefinden oder Unwohlsein auslösen, überprüft, es werden neue alternative Verhaltensweisen phantasiert oder ausprobiert. Dabei wird das Wohlbefinden Quellen des Unwohlseins gegenübergestellt, so daß sich resultierende Verhaltensweisen abzeichnen. Die Suche nach Wohlbefinden ist ein starkes Motiv, neue Verhaltensweisen auszuprobieren. Wenn sich in bestimmten Bereichen Wohlbefinden einstellt, besteht die Tendenz nach Wiederholung und Ausstrahlung in andere Bereiche. In diesem Prozeß lernt der Mensch, sich so zu nehmen, wie er ist, auch vorläufigen Mißerfolg in kauf zu nehmen und zwar in dem Wissen, daß sein Ziel stimmt. Ein Mensch, der nach Lust und Wohlbefinden sucht, wird auch seinen Mitmenschen gegenüber toleranter und humaner, weil er auch diesen Wohlbefinden gönnt.

Eine so motivierte Person, die schon am vermittelten Modell lernt, wird selbstverständlich auch hochmotiviert sein, mit dem Trainer bestimmte therapeutische Methoden zu entwickeln, die ihr helfen, ihre Ziele zu erreichen. Dabei erfährt die Person, daß sie als einmaliges Individuum aufgefaßt wird und daß es um ihre einmaligen Konflikte, Ängste, Schwächen, aber auch Vorteile und Stärken geht. Auf dem therapeutischen Wege zum Ziel der Mehrung des Wohlbefindens werden die vorhandenen Ressourcen des Individuums benutzt, so daß dieses sich kompetent und befähigt fühlt, sein Ziel zu erreichen. Selbstverständlich liegen die Ziele von Mensch zu Mensch in vollkommen unterschiedlichen Bereichen. Eine Person ißt zuviel und schläft schlecht, eine andere Person hat ein Problem mit einem sie negierenden und abweisenden Chef am Arbeitsplatz, wieder eine andere leidet unter Konflikten mit dem Partner etc. Allen Personen ist jedoch gemeinsam, daß sie verlorenes Wohlbefinden suchen. Die Person, die zuviel ißt, kann das erreichen, indem sie Lust daran findet, weniger zu essen. Diejenige, die unter ihrem Chef leidet, würde sich vielleicht wohler fühlen, wenn sie sich von diesem trennen und sich einen neuen Arbeitsplatz suchen würde, an dem ihre Fähigkeiten mehr berücksichtigt würden. Eine Person mit Partnerkonflikten ist letztlich ebenfalls bemüht, ihr Wohlbefinden zu verbessern, einerlei ob sie zum Partner auf Distanz geht oder neue Konflikte produziert, in denen es plötzlich zur lustvollen Befriedigung kommt.

Es gibt Personen, die in einem selbstgebauten Gefängnis von Unlust, Unwohlsein und Leid leben. Auf den ersten Blick sind diese Menschen von sich derart entfremdet, daß sie keinen Bezug mehr zu Wohlbefinden aufweisen und sogar vor möglichen Lustquellen eine panische Angst entwickeln. Auf den zweiten Blick allerdings zeigt die Analyse häufig, daß solche Personen gerade durch ihr Verhalten auf eine pervertierte Art Wohlbefinden erstreben und Bedrohungen ausweichen wollen. Eine Person, die beispielsweise auf ein Elternteil extrem fixiert ist und Angst hat, sich anderen Menschen zu widmen, kann Nähe zu diesen als Bedrohung empfinden und hat gleichzeitig das Bedürfnis, sich selbst permanent zu bestrafen und abzulehnen. Im Autonomietraining wird auch solchen Personen bewußt, daß sie sich in ihrer Lage richtig verhalten, weil sie, wenn auch über Umwege, letztlich nach Wohlbefinden streben und den Unlustquellen ausweichen wollen. Wenn solche Personen im Autonomietraining erfahren, daß sie Wohlbefinden erstreben, dann wird ihr genetisches Potential in Form eines Bedürfnisses nach Wohlbefinden derart angeregt, daß es sich in andere Bereiche ausbreitet.

Ein Beispiel aus der Therapie:

Frau L. ist 35 Jahre und lebt noch immer mit ihrer Mutter im gemeinsamen Haushalt. Die Mutter vermittelt ihr das Bild einer feindlichen Außenwelt und daß es Lust und Wohlbefinden nur im Zusammenleben mit der Mutter gibt. Wenn Frau L. von Männern angesprochen wird, bekommt sie panische Angst und schreit laut: „Lassen Sie mich in Ruhe." Frau L. ist extrem fleißig, hat zwei Universitätsstudien absolviert, leidet jedoch immer unter unterschiedlichen Infektionen wie Grippe, Bronchitis, Nierenbeckenentzündung etc. Wenn sie krank ist, gönnt sie sich keine Ruhe, überfordert sich, schläft schlecht und nimmt Schlaf- und Beruhigungsmittel ein. Ihr Leben sei ein einziges Leiden und Unwohlsein, berichtete sie. Sie sehe vor sich keine Zukunft, leide unter Angstgefühlen und sei ihrer Mutter gegenüber hochambivalent. Mal hasse sie sie, mal idealisiere sie sie. Sie bittet den Trainer, ihr eine Erklärung ihrer Lage zu geben, mit dem Ziel, daß sie ihr Leben in der Zukunft besser gestalten könne. Der Trainer geht auf die Bitte ein, fordert sie jedoch auf, zu beschreiben, wie sie auf die Interpretation reagiert:

„In Ihrem gesamten Verhalten suchen Sie nach Wohlbefinden und Lust. Da Sie eine Mutter haben, die auf Sie zum Teil sehr positiv wirkt, waren Sie über Jahre bestrebt, das Wohlbefinden im engen Zusammensein mit Ihrer Mutter zu verwirklichen. Deshalb wiesen Sie alles ab, was Sie von Ihrer Mutter fern halten könnte. Auch dabei strebten Sie nach Wohlbefinden und Sicherheit. Dann kamen Sie in Konflikt mit Ihrer Mutter und wurden ambivalent, vielleicht weil Sie sich Wohlbefinden auch im Kontakt mit anderen Menschen erwartet haben. Auch dieser Schritt ist vernünftig, weil Sie sich dadurch mehr Chancen für Ihr Wohlbefinden eröffnen. Lange Zeit litten Sie, vielleicht weil Sie auf Außenkontakte verzichtet haben. Vielleicht hat Ihnen dieser Verzicht aber auch ein gewisses Wohlbefinden und eine gewisse Sicherheit gebracht. Viele Menschen suchen Wohlbefinden auch im Leid und Schmerz. Aufgrund Ihres bisherigen Lebens halte ich Sie für kompetent, auch in anderen Bereichen Ihres Lebens, z. B. im Kontakt mit anderen Menschen, im Berufsleben, in der Ernährung usw., nach Wohlbefinden zu streben. Ich halte Sie auch für kompetent, also befähigt, dort auf erstrebtes Wohlbefinden kurzfristig zu verzichten, wo noch Hemmungen oder Angst auftreten, um dann in anderen Bereichen wieder nach Wohlbefinden zu suchen."

Frau L. reagiert auf die Interpretation strahlend mit folgenden Worten:

„Zunächst bin ich erfreut, daß Sie mein Leben nicht als verfehlt ansehen und mir zutrauen, daß ich nach Wohlbefinden suche und dieses auch finden kann. Das gibt mir viel Mut für die Zukunft. Ich war ein halbes Jahr in der Psychoanalyse und hatte dort den Eindruck, daß man mich als schwer beziehungsgestört und total mutterfixiert erlebt. Ich mußte die Therapie verlassen, weil ich keine Verhaltensalternative für mich erkennen konnte und nicht bereit war, meine Vergangenheit und mein Verhältnis zu meiner Mutter in ewigen Sitzungen rückwirkend zu verarbeiten. Ich finde die Suche nach schuldfreiem Wohlbefinden einen tollen Ansatz und glaube, daß sich Ihre Interpretation in meinem Kopf als sehr glaubwürdig festgesetzt hat."

11.16 Welche Eigenschaften muß eine Person haben, die ein guter Autonomietrainer sein will?

Sie muß vor allem eine erhebliche Empathie besitzen, also großes Einfühlungsvermögen in die individuelle Einmaligkeit des Menschen, dessen Probleme sie nicht nur verstehen, sondern auch mitempfinden kann. Sie muß motiviert sein, Lust und Wohlbefinden nicht nur bei sich, sondern auch bei anderen verwirklichen zu wollen. Es ist besser, wenn sie in ihrem Denken flexibel und nicht rigide ist, und wenn sie bereit ist, die menschliche Komplexität zu berücksichtigen, und nicht an vorgefaßten Zusammenhängen festhält.

Sie muß ein Gespür haben, das Wesentliche vom Unwesentlichen zu unterscheiden und die Lösung nach bestimmten Interventionen nicht stur erwarten. Wenn keine Lösung eintritt, dann wird die behandelte Person so akzeptiert, wie sie ist, ohne Erfolgszwang. Wenn eine Lösung stattfindet, findet Freude, aber auch Staunen statt.

An dieser Stelle kann sich der Leser die Frage stellen, wie es möglich sein kann, innerhalb einiger Stunden die Ursache für ein Fehlverhalten zu erkennen und dann auch noch eine erfolgreiche Therapie durchzuführen. Die so gestellte Frage ist eine Denkfalle, weil es *die* einzelne Ursache für ein Verhaltensproblem nur selten gibt. Meistens ist ein Problem durch ein Wechselspiel von mehreren Faktoren mitbestimmt. Im Autonomietraining kann ein Problem von unterschiedlichen Seiten her angegangen werden, indem ein relevanter Faktor beeinflußt wird, in der Hoffnung, daß ein veränderter Faktor auch Veränderungen in anderen Bereichen mit sich zieht. Es kommt zu dem sog. *Schleppnetz-Effekt*. Wenn jemand beispielsweise unter starken und irrationalen Angstgefühlen und panikartigen Angstattacken leidet und gleichzeitig hohe Dosen Kaffee konsumiert und in seinem eindeutigen Verhalten in Richtung Bedürfnisbefriedigung durch Ambivalenz oder Entzug einer wichtigen Person blockiert ist, dann kann sich ein therapeutischer Erfolg sowohl dann einstellen, wenn diese Person radikal ihren Kaffeekonsum aufgibt als auch, wenn sie Verhaltensweisen erlernt, die ihre Bedürfnisse befriedigen. Im ersten Fall wird das zentrale Nervensystem durch Wegfallen eines Stimulators weniger erregt, im zweiten Fall wird sich innere Zufriedenheit durch Eigenaktivität entwickeln, so daß die Stimulierung des Nervensystems durch Kaffee nicht mehr angsterzeugend wirkt.

Die zweite Frage, die sich der therapeutisch interessierte Leser stellen kann, ist: Wie kann ich das Autonomietraining erlernen? Benötige ich dazu ein exaktes Kochrezept, da ich möglicherweise in bestimmten Bereichen noch nicht die Fertigkeiten des Autors dieses Buches besitze? Auch in dieser Fragestellung befindet sich eine Denkfalle. Das Autonomietraining liefert zwar viele Regeln und Gesetzmäßigkeiten, die Anwendung ist aber äußerst flexibel und individuumsbezogen. Im Autonomietraining bringt der jeweilige Therapeut, Berater oder Trainer seine eigene Individualität mit ein. Es müssen nur einige generelle Regeln eingehalten werden, z. B. „Interpretiere die Person nicht zu früh" und „Glaube nicht, daß Du aufgrund Deiner Erfahrungen und theoretischen Annahmen von vornherein weißt, was die Person benötigt".

Im Autonomietraining läßt der Trainer zunächst die Dynamik der Person auf sich wirken, z. B. ihre befriedigten und unbefriedigten Bedürfnisse, Erwartungen und Wünsche, Verhaltensweisen, Verhaltensstrategien, erlebte Folgen etc. und konzentriert das Gespräch auf die individuell wichtigsten Bedürfnisse, Gefühle und Ziele. Im Einklang mit der individuellen Dynamik sowie dem intuitiven und fachlichen Wissen des Trainers werden alternative Verhaltensweisen entworfen, aber sofort die Rückmeldung der Person erstrebt.

Wenn die Person ihr Problem vorträgt, dann werden im Autonomietraining Analysen auf mehreren Ebenen durchgeführt, die sich am Inhalt des Problems ausrichten, z. B. *die Reiz-Reaktions-Analyse*. Hier wird der Zusammenhang zwischen bestimmten Reizen, Bedingungen, Zuständen und dadurch ausgelösten Reaktionen (z. B. Gefühle, bestimmte Verhaltensweisen) beobachtet. Viele Reaktionen des Menschen werden durch bestimmte äußere oder innere Bedingungen ausgelöst, häufig automatisch. Nur wenn das Reiz-Reaktions-Verhältnis bekannt ist, können die Reaktionen durch Veränderung der Bedingungen, die sie auslösen, verändert werden. Ein Beispiel wurde oben genannt, die Angstauslösung durch Kaffeekonsum. In dem o.g. Beispiel wurde aber schon deutlich, daß die Auslösung der Reaktionen nicht nur von einfachen Bedingungen abhängt, weil die jeweiligen Bedingungen auch in einen bestimmten Kontext eingebunden sind, so daß diese häufig komplex definiert werden müssen.

Wie relevant die Bedingungen für die Auslösung bestimmter Reaktionen, auch solche von entscheidender Bedeutung für die Aufrechterhaltung der Gesundheit, sein können, soll hier mit einem Beispiel aus der Heidelberger Studie dargestellt werden:

Ein 55jähriges Ehepaar wünscht sich nach der Befragung, getrennt mit dem Interviewer zu sprechen. Zunächst sprach die Ehefrau unter vier Augen mit dem Interviewer. Sie betonte, daß sie ihren Mann sehr liebe, aber seit dreißig Jahren ein Problem mit sich herumtrage, daß bei ihr zu anhaltender völliger Erschöpfung geführt habe: „Mein Mann schnarcht und schläft äußerst unruhig, und ich habe einen sehr empfindlichen Schlaf. Sobald ich einschlafe, weckt er mich, so daß ich in der Regel über viele Stunden wach bleibe und morgens unausgeschlafen bin. Ich bringe es nicht fertig, meinem Mann zu sagen, daß ich gerne in einem anderen Zimmer schlafen würde. Obwohl wir ein großes Haus haben, fühle ich, daß er das nicht ertragen würde, weil er es als persönliche Abweisung auffassen würde."

Nun sprach der Ehemann unter vier Augen mit dem Interviewer. Er betonte auch gleich, daß er seine Frau sehr liebe und sich mit ihr im Grunde sehr wohl fühle, bis auf ein kleines Problem. Sie störe ihn seit dreißig Jahren im Schlaf, weil sie auf seinen unruhigen Schlaf mit Schweißausbrüchen und Schlaflosigkeit reagiere. Wenn er fühle, daß sie wach werde, werde er noch nervöser und drehe sich im Bett herum. Obwohl sie ein großes Haus mit vielen Räumen hätten, fühle er sich außerstande, in ein anderes Zimmer zu gehen, weil er wisse, daß sie diesen Schritt als Abweisung deuten würde. Aufgrund dieses Problems sei er seit Jahren erschöpft und nicht ausgeruht.

Ein leichtes Spiel für das Autonomietraining. Beiden Partnern wurde gleichzeitig mitgeteilt, daß es durchaus gesund sei, nach langjähriger Ehe mal in getrennten Zimmern zu schlafen und daß ein solcher Schritt die gegenseitige Sympathie nicht verringert, sondern im Gegenteil verbessert. Wenn sie eine solche Alternative für sich als passend empfinden würden, dann sollten sie die Hand als Zeichen der Zustimmung heben. Zögernd, aber gleichzeitig, erhoben beide die Hand. Das Gespräch und die Intervention wurden 1973 durchgeführt. Zwanzig Jahre danach, also 1993, wurde eine Nachuntersuchung durchgeführt. Beide Ehepartner erlebten das 75. Lebensjahr in Gesundheit und Wohlbefinden. Auf die Frage, ob sie getrennt oder in demselben Schlafzimmer schliefen, betonten beide gleichzeitig „getrennt", was aber nicht heißen solle, daß sie sich nicht außerordentlich gut verstünden. Auf die Frage, wie lange sie getrennt schliefen, antworteten sie: „Seit ca. 20 Jahren." Wie sie zu diesem Entschluß kamen, hatten sie vergessen, betonten aber, daß beides Vor- und Nachteile habe. Es zeigte sich im Vergleich zur Erstbefragung, daß die Ehefrau ihren erheblichen Schlaftablettenkonsum völlig aufgab, der Mann seinen täglichen Alkoholkonsum wesentlich reduzierte und beide ihre Bewegung intensivierten. Der Wegfall einer störenden Bedingung hatte also nach dem *Schleppnetz-Effekt* viele positive Effekte in unterschiedlichen Bereichen mit sich gebracht.

In der Reiz-Reaktions-Analyse können sowohl innere Bedingungen (z. B. das Verhältnis von Alkoholkonsum zu nächtlichen Atemstörungen im Schlaf) als auch physische und soziale Bedingungen in bezug auf ausgelöste Reaktionen beobachtet werden. So kann beispielsweise eine Person übermäßig und ungesund essen, wenn sie abgewiesen wird und sich von ihrem Partner verlassen fühlt. Eine andere Person kann in diesem Zustand nur sehr wenig essen und magert extrem ab. Sie entwickelt aber übermäßiges Essen im Zustand des harmonischen Zusammenlebens und im Gefühl vom Partner angenommen zu werden. Dieser scheinbare Widerspruch läßt sich gut erklären. Überindividuell herrscht das Gesetz, daß bei einer starken gefühlsmäßigen Anregung das Essen weniger wichtig wird und der Grundumsatz sich erhöht. Bei einer Person ist die gefühlsmäßige Anregung intensiv ausgeprägt, wenn sie mit dem Partner in Harmonie lebt und sie wird passiv und depressiv ohne den Partner. Bei der anderen Person ist eine beständige Partnerbeziehung eher mit einer geringeren Anregung verbunden, während die Trennung für sie eine intensivere Aktivität und stärkere Anregung bedeutet. Beide Personen in unserem Beispiel essen also mehr in Situationen, in denen sie sich wenig angeregt fühlen.

Im Verhältnis physische Umwelt und ausgelöste Reaktion kann die Reiz-Reaktions-Analyse in vielen Bereichen eingesetzt werden. So kann z. B. eine durchhängende Matratze in Beziehung zu Rückenschmerzen gebracht werden oder das Ab- oder Einsetzen eines Medikamentes in Beziehung zum Verschwinden eines langanhaltenden und störenden Symptoms.

Nach der Reiz-Reaktions-Analyse bemüht sich der Autonomietrainer zusammen mit der Person um neue Reizherstellungen bzw. um die Konstruktion neuer Bedingungen, die in der Regel durch alternative Verhaltensweisen zustande kommen.

Andere Analysen im Autonomietraining beziehen sich beispielsweise auf die individuelle Konfliktverarbeitung, auf Hemmungen der Bedürfnisäußerung und berücksichtigen dabei unterschiedliche Faktoren, z. B. das Zusammenspiel von Gefühlen und Vernunft. Solche Analysen und Therapien werden ebenfalls in diesem Buch vorgestellt.

Obwohl das Autonomietraining extrem auf die einmalige Individualität des Menschen eingeht, gibt es auch bestimmte Regeln und Gesetzmäßigkeiten, die der Trainer berücksichtigen muß, weil sie sich immer wieder bestätigt haben. Hier sollen einige angeführt werden: Wenn der Mensch ein Verhalten aufgeben will, das er nicht aufgeben kann, obwohl es zu negativen Folgen führt (z. B. übermäßiges Essen, erheblicher Alkoholkonsum), dann kann sich das alternative Verhalten nur dann durchsetzen, wenn es zu mehr Wohlbefinden und Lust führt als das problematische Verhalten und wenn das problematische Verhalten eine äußerst negative, aversive Wirkung erreicht. Im Rahmen dieser Aussage gibt es große individuelle Unterschiede in bezug auf die Intensität des Wohlbefindens und der Aversion. Einige Personen geben sehr früh problematische Verhaltensweisen auf, während andere Personen ihr Verhalten erst dann ändern, wenn es zu massivsten Schädigungen kommt.

Im Rahmen der Analyse und des Autonomietrainings spielt auch die Interpretation und die subjektive Bewertung eine sehr große Rolle. Wenn sich beispielsweise eine Person von ihrem Partner trennen muß, dann kann sie entweder nur die traumatischen Seiten der Trennung wahrnehmen oder auch die neuen Chancen aufgrund der Trennung erkennen. Je nach Sichtweise entstehen andere Verhaltensweisen und Folgen.

Im Autonomietraining ist die Analyse und Beeinflussung von zentralen Steuerungsfaktoren von allergrößter Bedeutung. Menschen können durch unterschiedliche Faktoren in ihrem Verhalten gesteuert, geführt oder beeinflußt werden, z. B. durch einen ausgeprägten Willen zum Leben, durch Lustsuche in der Sexualität, durch ein berufliches Ziel oder ein Motiv, elterliche Aufträge und Erwartungen zu verwirklichen. Es gibt auch negative Steuerungsfaktoren, wie den Wunsch zu sterben oder unterschiedliche Symptome, die Depressionen oder Angst hervorrufen. Das Ziel des Autonomietrainings ist es, negative Steuerungsfaktoren ab- und positive aufzubauen, immer mit dem Ziel, Wohlbefinden, Lust und das Sicherheitsgefühl zu stärken. Dabei wird immer im Einklang mit der Person gehandelt, z. B. mit ihrenLebensplänen, Zielen, Ansichten usw.

Das Autonomietraining versucht nicht, einen neuen Menschen aus dem alten zu kreieren, vielmehr dem Menschen zu helfen, seine eigenen Bedürfnisse, Wünsche und Ziele zu verwirklichen. Das vorliegende Buch ist dieser Zielsetzung verpflichtet.

11.17 Leitfaden für den Therapeuten – Orientierungspunkte zur Erlernung des Autonomietrainings

Das Autonomietraining ist letztlich ein Lebensberatungstraining mit dem Ziel das Wohlbefinden und die Problemlösungsfähigkeit in Richtung mehr Selbstregulation zu verbessern und nicht eine Behandlungsmethode krankhafter seelischer und körperlicher Zustände. Es hat aber den ausgeprägten Nebeneffekt, daß Krankheiten nach dem Autonomietraining seltener auftreten und besser verlaufen. Aus diesem Grund kann von einer indirekten Therapie gesprochen werden.

Hier sollen die wichtigsten Orientierungspunkte in Form eines Leitfadens für die Erlernung und Durchführung des Autonomietrainings angeführt werden:

1. Das Autonomietraining konzentriert sich nicht auf die Heilung krankhafter Symptome, sondern auf die Anregung der Eigenaktivität mit dem Ziel das Wohlbefinden, die Lust und Sicherheit in den Bereichen anzuregen, in denen das System kompetent ist (kompetentes Wohlbefinden).
2. Die Person bestimmt selbst das Thema, über das sie reden will und die Antworten, die sie geben will.
3. Die Analyse und Interpretation orientiert sich am Ziel des Trainings, also kompetentes Wohlbefinden zu erreichen.
4. Es werden keine vorgefaßten Methoden der Intervention angewandt, d. h. für jedes Individuum wird eine spezifische Trainingsmethode entwikkelt.
5. Die angewandten Trainingsmethoden sind auf das tägliche Verhalten in konkreten Situationen bezogen.
6. Die Interventionen beeinflussen sowohl die rational verstandenen Verhaltens- und Bewertungsprogramme, als auch das emotionale Erleben, so daß neue, angenehme Synthesen, Integrationen von neuen Bewertungen, positiven Emotionen und neuen Verhaltensperspektiven möglich sind.
7. Es wird eine emotionale Anerkennung der Person in Bereichen, die für sie von existentieller Bedeutung sind, verbunden, mit der Mitteilung eines analytischen Ergebnisses und dem Entwurf eines neuen alternativen Verhaltensmodells.
8. Das individuelle Verhaltens-, Gefühls- und Bewertungssystem wird in seiner Wechselwirkung als einmalig betrachtet. Aus diesem Grund wird den individuellen Ausführungen aufmerksam zugehört. Das Individuum wird als der kompetente Experte für sich selbst angesehen. Es wird also immer die Frage gestellt: Wie kommt mein Erklärungsversuch bei Ihnen an, welche Erklärung haben Sie, usw..
9. Wissenschaftliche Ergebnisse, Lebenserfahrungen des Trainers und die Lebens- und Beratungserfahrungen des Trainers fließen in die Kommunikation mit der Person mit ein, aber nie in Form eines Ratgebers, sondern einfach als Fragen an das kompetente individuelle System.
10. Jeder Autonomietrainer orientiert sich am eigenen Wissen und den eigenen Erfahrungen, aber immer unter strikter Einhaltung der Richtlinien für das Autonomietraining (wobei die wichtigste Richtlinie immer die ist, daß das Individuum als ein für sich kompetentes System angesehen wird und keine Methode, Ratschlag oder analytische Mitteilung in autoritärer Form entwickelt wird).
11. Während die Person frei oder auf Fragen erzählt, bildet der Trainer in der Analyse Hypothesen (z. B. über Ursachen des Unwohlsein, über erstrebtes Verhalten, über Bedürfnisse von höchster gefühlsmäßiger Bedeutung, über Ursachen von Hemmungen, Übererregung, usw.). Die Hypothesen formuliert er als Fragen an das kompetente Individuum. Nur die Hypothesen bekommen im Trainingssystem Relevanz, die vom kompetenten Individuum widerspruchsfrei angenommen und akzeptiert werden.

12. Die Hypothesen beziehen sich sowohl auf die Analyse von Ursachen als auch auf problemlösende Verhaltensschritte und sind immer an dem Ziel orientiert, für das Individuum Verhaltensweisen zu formulieren, die ihm mehr Wohlbefinden, Lust und Sicherheit bringen.
13. Der Person wird im Autonomietraining die Möglichkeit gegeben, kompetent die vom Trainer entwickelten Hypothesen anzunehmen, sie zu modifizieren oder ganz abzulehnen. Bei Ablehnung werden neue Hypothesen im weiteren Gespräch aufgestellt. Die Hypothesen werden in einer nicht suggestiven Art in Form von Fragen an das kompetente Individuum gestellt.
14. Die Hypothesenbildung verfolgt folgende Ziele:
    a) Eine Annahme über die Ursachen von hemmenden, störenden Faktoren.
    b) Eine implizit oder explizit formulierte, für das Individuum erlebbare Anerkennung, die im Zusammenhang mit seinen Bedürfnissen von höchster gefühlsmäßiger Bedeutung steht.
    c) Keine Hypothesen und keine Vermittlung von Hypothesen, die negative, pessimistische, traumatisierende Reaktionen hervorrufen.
    d) Eine Verknüpfung von Ursachen, Analysen über das Fehlverhalten mit dem problemlösenden Alternativverhalten.
    e) Eine Integration von positiv erlebten Emotionen, neuen Bewertungssystemen, mit den in Zukunft zu erwartenden positiven Effekten.
    f) Die Hypothesenbildung orientiert sich an den Ausführungen der Person, wobei die Formulierung von der Person im Kontext ihrer Ausführungen vollkommen verstanden werden muß.
15. Wenn die Hypothesen des Trainers sowohl rational, emotional als auch visionär, positiv angenommen werden, ist eine hohe Motivation erreicht. Dieses Verhalten nennen wir Knackpunkt.
16. Im Knackpunkt ist für die Person sowohl eine langfristige emotionale als auch eine rational verstandene neue und angenehme Perspektive erkennbar.
17. Das Autonomietraining ist um so erfolgreicher, je deutlicher die Motivation für ein alternatives Verhalten besteht (aber in der Realisierung blockiert ist), je besser sich das Individuum rational und emotional alternative Verhaltensweisen vorstellen kann, und je geringer sie zu Objekten in ausgeprägtem Loyalitätsverhältnis steht, die der individuellen Ausführung, mit Androhung von Sanktionen, im Wege stehen.
18. Das Autonomietraining ist ein offenes, kreatives und nicht dogmatisches System, d. h. die Lösungen, die für das Individuum wohltuend sind und langfristig positive Effekte haben, können in den unterschiedlichsten Bereichen und mit unterschiedlichsten Methoden gefunden werden (z. B. in einer Neubewertung von Zusammenhängen, in der Veränderung von Annahmen, in der Herstellung neuer bedürfnisbefriedigender Bedingungen oder im Entzug von bestimmten Objekten, usw.).
19. Das Autonomietraining konzentriert sich nicht nur auf psychische Prozesse und seelisches Verhalten, sondern auf jede Reizveränderung, die zu bedürfnisbefriedigenden Reaktionen führt. (Dies kann beispielsweise bei Anregung der Körperbewegung, Umstellen der Ernährung, ebenso geschehen, wie bei der Veränderung von Interpretationen und Annahmen, die zu mehr Flexibilität und Wohlbefinden führen).
20. Wenn ausnahmsweise kein rationaler Zugang zum Individuum möglich ist (weil es z. B. an einer irrationalen Interpretation festhält), können paradoxe Methoden angewandt werden, wobei sich aber auch diese Methode sowohl am angenommenen Bedürfnissystem ausrichtet als auch soviel wie möglich Rückmeldungen wahrnimmt (und nur dann die Beratung durchführt, wenn offensichtliches Wohlbefinden mit einer Motivation neues Verhalten auszuüben und die irrationalen Annahmen aufzugeben, verbunden sind).
21. Das Autonomietraining erstrebt nicht ein von allen Objekten unabhängiges Individuum (was absurd wäre), sondern ein Individuum, das unabhängig wird von Objekten und Interpretationen, die zu erlebten und langfristig negativen Folgen führen. Es erstrebt ein individuelles Verhalten, das aufgrund der eigenen Bewertungen und Erlebnisse in der Lage ist, in unterschiedlichen Situationen durch flexibles Verhalten, Wohlbefinden zu erreichen (z. B. indem es eindeutiges Verhalten entwickeln kann, lähmende Ambivalenzen überwindet und das Verhalten in Richtung emotionaler Befriedigung und rationaler Zielsetzung ausrichtet). Aber wie gesagt, nicht der Therapeut bestimmt die Zielsetzung für das Individuum,

sondern das kompetente Individuum läßt sich im Autonomietraining beraten und anregen.

22. Bei erfolgreich durchgeführtem Autonomietraining werden langfristig erlebte und positiv wahrgenommene Veränderungen sichtbar. Dabei werden die Anstöße, die im Autonomietraining erlebt wurden, vom Individuum immer neu angepaßt, modifiziert, so daß eine langfristige, dialektische Entwicklung angeregt wird.

Charakteristika des Autonomietrainings, die es von anderen Therapie- und Beratungsmethoden unterscheiden

Das Autonomietraining unterscheidet sich in vielen wesentliche Punkten von allen anderen psychotherapeutischen Methoden und Beratungssystemen. Eine gründliche Auseinandersetzung mit jeder einzelnen Methode würde den Umfang dieses Buches sprengen. Aus diesem Grund sollen hier nur einige markante Unterscheidungspunkte angeführt werden, die sowohl den Kern des Autonomietrainings charakterisieren als auch den Unterschied zu anderen Methoden unterstreichen (obwohl es auch viele Gemeinsamkeiten zwischen unterschiedlichen Schulen gibt, z. B. daß alle guten psychotherapeutischen Methoden die individuelle Autonomie erstreben und krankmachende Abhängigkeiten abzubauen versuchen).

1. Das Autonomietraining orientiert sich in seiner Zielsetzung immer an der Optimierung des Wohlbefinden, der kompetenten Lustfähigkeit sowie der inneren und äußeren Sicherheit durch Befriedigung von individuell-spezifischen Bedürfnissen (besonders solche, die für das Individuum von großer gefühlsmäßiger Bedeutung sind). Keine andere psychotherapeutische Methode und kein anderes Beratungssystem richtet seine Zielsetzung in der Intervention so eindeutig und konsistent an der Erreichung des Wohlbefindens aus, wie das Autonomietraining. So sind beispielsweise unterschiedliche Schulen auf die Auflösung innerer, aus der Kindheit stammender Konflikte konzentriert, andere auf Unterstützung der sozialen Kompetenz, Angstreduktion u.s.w..

2. Das Autonomietraining orientiert sich sowohl in seiner Zielsetzung als auch in der Überprüfung seiner Effizienz an wissenschaftlichen Ergebnissen. Dies geschieht in sog. prospektiven Interventionsstudien. Dabei werden durch die Intervention nur solche Faktoren in ihrem Inhalt therapeutisch beeinflußt, die sich in Längsschnittstudien als Risikofaktoren herausstellen.

3. Trotz Ausrichtung an wissenschaftlichen Ergebnissen wird das Individuum in der Analyse und in der Intervention als ein einmaliges und offenes System betrachtet, in dem sich unterschiedliche Bedürfnisse, Steuerungs-, Bewertungs- und Verhaltenssysteme ausbilden und das sehr unterschiedliche Interventionen für seine Zielerreichung benötigt. Aus diesem Grund wird für jedes Individuum eine einmalige Intervention entwickelt. Dies geschieht aus der Überzeugung und wissenschaftlichen Erfahrung heraus, daß vorgefaßte therapeutische Methoden und analytische Vorgehensweisen nicht unbedingt auf das einmalige Individuum passen. So gut wie alle therapeutischen Ausrichtungen und Beratungssysteme wenden vorgefaßte Methoden an, einerlei, ob es sich um langfristige psychoanalytische Verfahrensweisen handelt oder um unterschiedliche Methoden der Verhaltenstherapie (in der z. B. ein Angstpatient routinemäßig mit der angstauslösenden Situation konfrontiert wird).

4. Das Autonomietraining ist als ein offenes System in allen Lebensbereichen konzentriert auf die Optimierung des Wohlbefindens im Lust-/Unlust-Management und ist somit nicht wie andere Methoden auf ein Thema oder einen Sachverhalt spezialisiert (z. B. Angstreduktion, Auflösung neurotischer Konflikte etc.). Als offenes System stimuliert es die Bereiche, die für das einmalige Individuum von Bedeutung sind. Das kann von der Ernährung und Bewegung bis hin zur Analyse von Konflikten im Elternhaus reichen.

Obwohl sich das Autonomietraining von anderen Schulen und Beratungssystemen wesentlich unterscheidet, kann es als Schule und therapeutische Haltung nahtlos in andere Systeme integriert werden und zwar dort, wo die Systeme implizit ähnlich denken und vorgehen, aber auch dort, wo sie in Teilaspekten zur Selbstkorrektur bereit sind, in der Hoffnung, dadurch ihre Effizienz zu erhöhen.

Um das Vorgehen im Autonomietraining zu illustrieren, sollen hier **zwei Beispiele** angeführt werden.

1. Frau F., 43 Jahre, Unternehmensberaterin.

Trainer: Können Sie mir Ihr Problem schildern?

Frau F.: Meine Mutter hat mich, als ich sieben Monate alt war, zur Adoption an Pflegeeltern abgegeben. Das erfuhr ich von meinen Eltern erst als ich vierzehn Jahre alt war. Meine Mutter hatte immer Angst, ich würde meine echte Mutter kennenlernen. Als ich mit vierzehn meine Mutter suchen wollte, tat sie alles, damit ich sie nicht finden konnte. Ihr zuliebe hörte ich auf, weiter zu suchen, obwohl das für mich sehr schmerzlich war. Ich hatte immer das Gefühl, ich muß mich für Liebe und Zuwendung vollkommen anpassen und auf meine Bedürfnisse verzichten. Ich glaube, ich habe die Trennung von meiner leiblichen Mutter im Unbewußten nicht verarbeitet und erstrebe deswegen zu Menschen, besonders zu unterschiedlichen Partnern immer wieder eine Enge und Nähe, wobei ich mich mit der Zeit in der Nähe sehr unwohl fühle. Ich schaffe es in der Regel auch meinen Partner extrem zu binden, so daß diese sehr geschockt sind und sogar krank werden, wenn ich mich von ihnen trenne. Nach der Trennung fühle ich mich fürchterlich einsam und spüre, daß mir etwas fehlt. Dann gehe ich wieder in die erdrückende Nähe und passe mich, manchmal über mehrere Jahre, an den Partner derart an, daß ich innerlich derart verzweifle und mein Leben nicht mehr lebe. Ich glaube, ich tue zwar alles um die Liebe und Zuneigung nicht zu verlieren, fühle aber dabei, daß der Preis viel zu hoch ist, und daß ich einen derartigen Altruismus nicht wünsche. Ich denke immer in ausschließlichen Kategorien, d. h. entweder ich habe eine enge Beziehung und gebe mich vollkommen auf, oder ich distanziere mich von der Beziehung absolut, z. B. weil ich es nicht ertragen kann, daß andere Personen wegen mir leiden. In beiden Situationen bin ich nicht glücklich.

Trainer: Sie haben Ihre Situation sehr schön beschrieben und Sie unternehmen unterschiedliche Versuche, Ihre Probleme zu lösen. Ich möchte Ihr System gerne fragen, was Sie wirklich erstreben.

Frau F.: Ich möchte in allen Situationen meines Lebens glücklich sein und nicht die Hälfte meines Lebens an Schuldgefühlen leiden und die andere Hälfte in lustloser Überanpassung leben.

Trainer: Was werden Sie tun, um Ihr Ziel zu erreichen?

Frau F.: Wenn ich das wüßte, wäre ich nicht hier.

Trainer: Haben Sie Lust, daß wir gemeinsam zunächst nach möglichen Ursachen für Ihr Verhalten suchen und dann zum problemlösenden Verhalten kommen, oder sollen wir uns gleich auf das von Ihnen erstrebte Verhalten konzentrieren?

Frau F.: Ich habe ja schon viel über mich nachgedacht und denke es wäre besser, zunächst über die Ursachen im klaren zu werden. Ich war mehrere Jahre in der Psychoanalyse, blicke aber bis heute nicht so ganz durch.

Trainer: Ich werde an Ihr System Fragen stellen, mit der Bitte, daß Sie antworten, ob Sie glauben, daß meine Hypothesen stimmen oder nicht stimmen. Wenn sie nicht stimmen, werden wir sie immer wieder modifizieren. Kann es sein, daß der Schmerz nach der Trennung von Ihrer Mutter so nachwirkt, daß Sie immer wieder Personen suchen, zu denen Sie eine absolute Nähe herstellen wollen. Wenn Sie die Nähe hergestellt haben, fühlen Sie sich unwohl, weil Sie glauben, sich die Liebe erkauft zu haben. Wenn Sie den Partner wegschicken, bekommen Sie Schuldgefühle, weil Sie sich in diesem Moment mit Ihrer Mutter identifizieren und sich in Gestalt des Partners empfinden.

Frau F.: Das stimmt alles absolut. Ich habe immer gedacht, jetzt schicke ich den Partner weg, wie meine Eltern mich weggeschickt haben.

Trainer: Sie schildern Ihr Verhalten als sehr problematisch. Bei mir kommt es aber auch als sehr flexibel und positiv an. Es gibt Menschen, die ein Leben lang in der unerträglichen Nähe bleiben bis sie schwer krank werden. Und es gibt Menschen, die sich aus der schwer erträglichen Distanz eine Nähe ersehnen, die sie nie erreichen können. Sie gehen doch aus einem Zustand in den anderen, immer dann, wenn der eine Zustand schwer erträglich wird. Was sagen Sie dazu?

Frau F.: Das stimmt schon, und daß es so ist, verdanke ich meiner psychotherapeutischen Behandlung. Früher war ich in vollkommen selbstaufopfernder Weise über Jahre an meinem Partner ausgerichtet und lebte immer in der größten Angst, ihn zu verlieren. Dann habe ich gelernt, daß ich auch abspringen kann, leider macht mich auch dieser Zustand nicht glücklich. Entweder ich gehe in die Symbiose und bin unglücklich oder ich isoliere mich und bin erneut unglücklich.

Trainer: Was erstreben Sie wirklich?

Frau F.: Wenn Sie mich immer wieder so fragen, dann muß ich wohl antworten. Ich erstrebe eigentlich das Unmögliche und das heißt *alles*. Ich möchte sowohl autonom sein, mich und meine Gefühle selbst bestimmen, die erstrebte Nähe zum Partner genießen, aber mich auch schuldfrei distanzieren können. Ich möchte gehen und kommen, so wie es mir Spaß macht. Vor allem möchte ich auch Zeit und Aufmerksamkeit für mich selbst haben und lernen, daß ich nicht nur von anderen Menschen abhängig bin.

Trainer: Könnte es sein, daß Ihr Hauptproblem in einem falschen Denkstil liegt? Korrigieren Sie mich, wenn ich hier eine Interpretation gebe, gegen die sich Ihr System weigert, weil sie unrichtig ist. Denken Sie vielleicht in sich ausschließenden Entweder-Oder-Kategorien, wobei das problemlösende Denken in Ihrem Falle das Sowohl-als-auch-Denkmodell sein könnte. Sie denken z. B., daß Sie eine ganz enge Beziehung benötigen oder auf völlige Distanz gehen müssen. Im Sowohl-als-auch-Denken kann sowohl eine enge lustvolle Beziehung erstrebt werden, als auch eine schuldfreie Distanzierung, wenn dies den Bedürfnissen entspricht. In beiden Situationen können bestimmte Bedürfnisse befriedigt werden. In der Nähe kann der Wunsch nach Symbiose ausgelebt werden, in der Distanzierung der Wunsch nach Freiheit und Selbstbestimmung. In diesem Zustand kann sich die Person mehr sich selbst zuwenden und die Erfahrung machen, daß sie gar nicht so abhängig ist von anderen Personen, wie sie es in der Symbiose annimmt. Im Zustand der glücklichen Einsamkeit kann wieder eine Motivation für eine neue oder Auffrischung der alten Bindung entstehen.

Frau F. (lächelt): Dieser überraschenden Lösung, die Sie mir vorschlagen, kann ich aus dem tiefsten Inneren zustimmen. Während Sie sprachen, konnte ich mir lebhaft Situationen vorstellen, in denen ich mich genauso wie Sie es beschreiben, verhalte. Dabei fühlte ich mich so wohl, daß bei mir ganz starke positive Gefühle ausgelöst wurden. Es tut mir so gut, daß es schon fast schmerzt vor Freude. Ich glaube, daß mein Hauptproblem in dem Ausschließlichkeitsdenken lag, und fühle, daß meinem System viel besser das Sowohl-als-auch-Denkmodell entspricht. Ich glaube, daß ich mir auch der Konsequenzen des neuen Verhaltens bewußt bin und d. h. ich muß mir entweder innerlich freie Menschen suchen, die so denken wie ich, oder die Partner von vornherein aufklären. *Steht spontan auf.* Ich danke Ihnen.

Die Nachuntersuchung nach mehreren Jahren zeigt, daß Frau F. ihr alternatives Verhalten stabilisieren konnte und ihr Wohlbefinden und ihre innere Sicherheit immer wieder flexibel in unterschiedlichen Situationen hergestellt hat. Sie hob ihr Sowohl-als-auch-Verhalten immer wieder positiv vom früheren Entweder-Oder-Verhalten ab.

Kommentar: Das Beispiel zeigt, daß im Autonomietraining und ihrer Bedürfnisstruktur ein adäquates, problemlösendes und bedürfnisbefriedigendes Verhalten gefunden werden konnte, und zwar in einem Gespräch, das 31 Minuten dauerte. Das heißt keineswegs, daß das neu gefundene Verhaltensmuster auch für eine andere Person gut wäre, oder ideologisch wünschenswert. Das Autonomietraining sucht nur nach der optimalen Anregung und Verhaltensstruktur für das einmalige Individuum. Natürlich in sozial akzeptablen Grenzen.

2. Herr A., 44 Jahre, Vertreter.

Trainer: Was ist Ihr Problem, Herr A.?

Herr A.: Ich leide an einer sehr schweren Psoriasis. Die Ärzte sagen, es sei genetisch bedingt, ich glaube aber, meine Krankheit könnte auch seelische Ursachen haben. Außerdem bin ich ein absolut harmoniesuchender Mensch. Und wenn ich nur im geringsten glaube, nicht in der Lage zu sein, eine harmonische Situation herzustellen, bin ich aufs Äußerste erschüttert. Ich bin besonders bemüht, Harmonie zwischen Menschen, die im Streit sind herzustellen, also so eine Art Schlichterrolle.

Trainer: Können Sie mir etwas über Ihre Kindheit erzählen?

Herr A.: Meine Eltern haben sich getrennt als ich drei Jahre alt war. Mein Vater wohnte drei Straßen weiter, immer wenn sie sich gesehen haben, stritten sie fürchterlich. Meine Mutter hat mich immer zum Vater geschickt, um Geld zu holen, und mir vorher mitgeteilt wie böse er doch sei, und daß ich in einigen Verhaltensweisen sie an ihn erinnere. Mein Vater schimpfte in meiner Gegenwart immer auf die Mutter und hat bei mir immer nach Verhaltensweisen oder Äußerungen gesucht, die ihn negativ an meine Mutter erinnern. Ich hatte immer das Gefühl, daß ich nicht zur eigenen Identität finden kann, wenn sich meine Eltern streiten und war zunehmend bereit, mir selbst die Schuld für den Streit der Eltern zuzuschreiben. Mein größter Wunsch war es, die Eltern zu versöhnen in der Hoffnung, daß ich dann von beiden anerkannt würde. Ein einziges mal ist mir das gelungen, ich war circa 8 Jahre, wir waren dann zu dritt in einer Eisdiele. Ich versuche am Arbeitsplatz, bei Freunden permanent zu schlichten. Auch in meiner Ehe und mit meinen Kindern erstrebe ich derartige Harmonie, daß ich in deren Augen manchmal lächerlich wirke. Mir ist es dabei aber nicht zu lachen, weil die Angst vor Disharmonie zu tief in den Knochen sitzt.

Trainer: Welche Verhaltensweisen möchten Sie in Zukunft entwickeln um Ihr Problem zu lösen, so daß Sie mehr Wohlbefinden und Sicherheit als bisher erleben?

Herr A.: Einerseits möchte ich soviel Harmonie wie möglich erreichen, andererseits möchte ich aber auch in disharmonischen Situationen so leiden und mich erschüttert fühlen wie bisher. Können Sie mir in dieser Hinsicht helfen?

Trainer: Ich werde versuchen, Ihnen meine Annahmen mitzuteilen mit der Bitte, mich zu korrigieren, wenn sich in Ihnen etwas sträubt. Sie erstreben mit Recht sowohl Harmonie als auch Wohlbefinden in disharmonischen Situationen. Ich erlebe dies als einen reifen und gutdurchdachten Schritt. Könnten Sie sich vorstellen, daß sie ein alternatives Verhalten entwickeln, indem Sie sich einerseits bemühen, harmonische Verhältnisse aufrechtzuerhalten, und bei Zustandekommen dieser die positiven Gefühle genießen, aber auch gleichzeitig Disharmonien genießen, weil sie wissen, daß sie disharmonische Zustände wieder zu Harmonie motivieren. Außerdem dürfen Sie in disharmonischen Situationen mehr als je die eigene Person akzeptieren und sich selbst leben, da sie die Harmonie ja immer für die Eltern und andere Personen, nicht aber für sich selbst anstreben.

Herr A.: Das kommt bei mir sehr gut an. Damit kann ich etwas anfangen. Diese neue Sicht und Verhaltensweise erweckt bei mir äußerst positive Gefühle. Sie erlaubt mir das, was ich mir schon immer gewünscht habe, daß ich mein Selbst akzeptieren und leben kann und nicht nur von der Harmonie der anderen abhängig bin. Wenn ich die erstrebte Harmonie nicht erreichen kann, gehe ich von diesen Personen bewußt auf Distanz, lebe aber dabei um so mehr die eigene Person. In dieser Situation bekomme ich möglicherweise wieder ein Bedürfnis nach Harmonie und engagiere mich dabei für andere. Sie haben mir gerade einen mich selbst heilenden und dialektisch fortentwickelnden Verhaltenszyklus vorgeschlagen, der mich glücklich stimmt. Ich glaube das ist die Lösung, das mein System sehr gut annehmen kann. Und zwar nicht als Fremdkörper, sondern als ureigenes Bedürfnis. Ich danke Ihnen.

Kommentar: Das Beispiel zeigt, daß ein rational neu erkanntes Verhalten positive Gefühle weckt, so daß es zu einer Neuorganisation zwischen emotionalen und rationalen Strukturen kommt. Das alternative Verhalten hat nur dann Chancen sich zu stabilisieren, wenn es vom eigenen System widerspruchsfrei angenommen wird.

11.18 Zur Philosophie des Autonomietrainings

11.18.1 Biographische Einflüsse und Motive

Wenn ein komplexes analytisches Interventionsprogramm entwickelt wird, muß sich die Frage sowohl nach dem philosophischen Hintergrund des Systems als auch nach den persönlichen Motiven und biographischen Einflüssen des Autors stellen. Zunächst soll der zweite Punkt erörtert werden.

Das wichtigste Grundprinzip für die Systematik der Erkenntnis und die Begründung von Interventionsmaßnahmen ist die ausgeprägte Neigung des Autors zur empirischen Beobachtung. Zusammenhänge müssen zunächst so deutlich wie möglich beobachtet werden, ehe die Frage nach der Verallgemeinerungsfähigkeit des Beobachteten gestellt wird. Mein wissenschaftliches Prinzip war und ist: keine Aussage ohne ein Beobachtungsergebnis, einerlei ob es sich dabei um objektiv oder subjektiv erlebte Zusammenhänge handelt. Diese Methode hat sich über viele Jahre gut bewährt, so daß die theoretischen Grundlagen meiner Arbeit nicht wesentlich verändert werden mußten. Aufgrund der empirischen Erfahrung konnte ich immer sehen, daß der Mensch ein einmaliges System ist, in dem sich unterschiedliche Bedürfnisse manifestieren, die auf unterschiedlichen Wegen befriedigt oder blockiert werden. Ebenfalls erkannte ich, daß viele Subsysteme in gegenseitiger Abhängigkeit stehen und daß sich ihre Wechselwirkung am besten gestaltet, wenn die Subsysteme trotz gegenseitiger Abhängigkeit soweit wie möglich autonom funktionieren.

In meiner biographischen Entwicklung, die einen wesentlichen Einfluß auf die spätere philosophische Ausrichtung, besonders meine Beschäftigung mit Hegel hatte, spielten religiöse Einflüsse schon seit der Kindheit eine große Rolle. Während Hegel vom pietistischen Protestantismus in seiner Philosophie stark beeinflußt war, kam ich aus einer anderen, äußerst ungewöhnlichen Richtung, die ich als hedonistischen Protestantismus bezeichnen würde. Selbstverständlich gibt es den hedonistischen Protestantismus in keiner theologischen oder philosophischen Richtung. Er wurde mir von meiner Großmutter vermittelt. Ihre Grundannahme lautete: Nur ein glücklicher, gesunder und lustbetonter Mensch kann eine lustbetonte und erfüllende Gottesbeziehung erleben. Ein Mensch, der von seinen Bedürfnissen Abstand nimmt und glaubt, ewig leiden zu müssen, kann nie voller Freude mit Gott sprechen und ihn voller Begeisterung erleben. Auch umgekehrt gilt: Ein Mensch, der eine echte Gottesbeziehung hat, ist im Alltag motiviert, Wohlbefinden zu erreichen, seine Gesundheit aufrechtzuerhalten und Lust am Genuß, z. B. in der Sexualität, zu suchen.

Ich stellte mir schon sehr früh, spätestens zwei Jahre vor dem Abitur, die Frage nach der optimalen Energie, die den Menschen und die Gesellschaft anregen und motivieren, bestimmte Ziele zu erreichen. Ebenfalls stellte ich mir die Frage, warum Menschen und bestimmte Gesellschaftsordnungen häufig in völlige Lethargie und Energielosigkeit geraten. Selbstverständlich sind bei solchen Fragestellungen kognitiv-emotionale Steuerungsfaktoren und soziale Interaktionsformen von großer Bedeutung. Obwohl ich solche Prozesse im Verlauf meiner wissenschaftlichen Arbeit gründlich analysiert habe, stellte ich mir immer wieder die Frage, ob die systemischen Einflüsse, die den Menschen und die Gesellschaft motivieren, auf die materielle und soziale Umwelt und das Individuum reduziert werden können.

In meinem Fragen- und Denksystem war ich aufgrund meiner Erziehung und jugendlichen Eigenaktivität früh an religiösen Erfahrungen orientiert und besonders an der Aussage Jesu *Du sollst Gott lieben und Deinen Nächsten wie Dich selbst.* Damit formulierte er eine Vorstellung von einer freizirkulierenden Liebesenergie, für deren Verwirklichung es selbstverständlich einer erfahrbaren und erlebbaren Energiequelle bedarf.

Die frühe religiöse Ausrichtung, die in keinem Widerspruch zur hedonistischen Haltung im Alltag stand, motivierte mich zur Auseinandersetzung mit der Hegelschen Philosophie, besonders mit seiner Dialektik. Die Dialektik von Hegel beruht auf rein rationalen Vorstellungen (z. B. These/Tag, Antithese/Nacht, Synthese/Zeit). Somit kann jeder x-beliebige Faktor zu These, Antithese oder Synthese werden. Mein Versuch war, die Hegelsche Dialektik psychologisch, also anhand erlebter Erfahrungen und Einsichten und Beobachtungen über Zusammenhänge zu objektivieren. Somit werden die These, Antithese oder Synthese in der persönlichen Lebensgeschichte oder im Verlauf von Gesellschaftsentwicklungen beobachtbar und erfahrbar.

Es würde hier restlos den Rahmen sprengen, weitere philosophische Grundlagen zur erörtern. Aus diesem Grund möchte ich nur einige Thesen vorstellen, die aufgrund von Überlegungen und Analysen zustande kamen:

1. Für die Entwicklung und das Wohlbefinden des Menschen sind nicht nur die Befriedigung individueller Bedürfnisse wichtig, sondern auch die allgemeine individuelle und soziale Geisteshaltung.
2. Sowohl der Mensch als auch die Gesellschaft befinden sich in permanenter dialektischer Entwicklung, die sich in zwei unterschiedliche Richtungen bewegt, wobei die Elemente der unterschiedlichen Richtungen immer wieder in dialektische Interak-

tion treten und von einander nicht völlig isoliert sind.

Die eine Richtung ist die Entwicklung zum absoluten Geist hin, also in Richtung Integration mit Gott. Die andere Richtung ist die Entwicklung in Richtung absoluter Ungeist, die durch konsequente Antithese dem Aufbau einer Gottesbeziehung entgegenwirkt.

Beide Haltungen korrelieren mit einer großen Anzahl unterschiedlicher Verhaltensweisen und Zustände. Die dialektische Entwicklung in Richtung Integration und Beziehung zum absoluten Geist hängt mit folgenden Eigenschaften zusammen:

1. Erlebte freizirkulierende Liebesenergie zu Gott, den Mitmenschen und zu sich selbst.
2. Hohe Motivation, individuelle und soziale Probleme konstruktiv und kreativ zu lösen.
3. Ausgeprägte Tendenz nach individueller und sozialer Autonomie und Selbstregulation.
4. Ausgeprägtes Bedürfnis nach Wohlbefinden, mit der Fähigkeit langfristig positive Folgen des Verhaltens zu entwickeln und Verhaltensweisen mit kurzfristig positiven, aber langfristig negativen Folgen zu vermeiden.
5. Ausgeprägte Fähigkeit, Probleme durch Eigenaktivität zu lösen.
6. Ausgeprägte Fähigkeit, Systeme zu analysieren, zusammen mit einem Bedürfnis nach Gerechtigkeit.
7. Individuell erlebter Energiezuwachs im Laufe der Zeit.
8. Gedankliche Flexibilität, erhöhte Toleranz usw.
9. Zunehmende materielle Unabhängigkeit (z. B. keine ausgeprägte Sucht).
10. Zunehmende soziale Unabhängigkeit (z. B. von bestimmten Mitmenschen, Beruf, Status etc.).
11. Ausgeprägte Selbstsicherheit und ausgeprägtes Selbstvertrauen.
12. Subjektives Gefühl, Sinnzusammenhänge im Laufe der Zeit immer besser zu erkennen.
13. Ausgeprägtes, inneres Gleichgewicht (relative Abwesenheit von Hemmung und Übererregung und anderen negativen Gefühlen, z. B. Ekel).
14. Geringe Streßanfälligkeit, z. B. nicht nachtragend.

Unserer Erfahrung nach sind 0,5% der Bürger in einer ausgeprägten Entwicklung in der oben beschriebenen Richtung. Ca. 35% bemühen sich, eine erfüllende Gottesbeziehung aufzubauen. Es gibt zwar viele Atheisten, die eine große Anzahl der oben beschriebenen Eigenschaften aufweisen, jedoch an unterschiedlichen Punkten eher einbrechen, z. B. indem sie eher suchtabhängig werden oder in energielose Depressionen verfallen.

Die dialektische Entwicklung zum absoluten Ungeist zeigt in der Regel die entgegengesetzten Eigenschaften:

1. Die freizirkulierende Liebesenergie zu Gott, den Mitmenschen und sich selbst ist an unterschiedlichen Stellen blockiert (die Person ist z. B. im Beruf aufopfernd, kann sich aber selbst nicht akzeptieren oder sie stellt sich selbst in den Vordergrund und lehnt die Mitmenschen extrem ab). Selbst wenn eine Person sich und ihre Mitmenschen liebt und akzeptiert, kann bei fehlender Gottesliebe die notwendige Energie für die Aufrechterhaltung der Selbst- und Fremdliebe fehlen.
2. Die Abhängigkeit von materiellen und sozialen Faktoren verstärkt sich im Laufe der Zeit immer mehr, bis hin zu Krisensituationen (z. B. die Neigung zur Sucht in unterschiedlichen Lebensbereichen).
3. Es kommt zu zunehmendem Energieabfall.
4. Die Neigung zur Selbst- und Fremddestruktion steigt (z. B. die Anfälligkeit für sich gegenseitig potenzierende Entwertungen und Haßgefühle).
5. Es kommt leichter zu gedanklicher Verwirrung und zu Schwierigkeiten in der Erkenntnis von Sinnzusammenhängen.
6. Es kommt zu Hemmungen im Bereich der kreativen Problemlösung und zu einer ausgeprägten Tendenz zu routinemäßigen Tätigkeiten.

Viele pseudoreligiöse Verhaltensweisen, die nicht auf die Integration von Gottes-, Selbst- und Fremdliebe abzielen, zeigen eine Entwicklung in Richtung absoluter Ungeist. So haben beispielsweise die kommunistischen Gesellschaftsformen die Religion ausgeschlossen und die Möglichkeit zur Selbst- und Fremdliebe vom ideologischen Wohlverhalten abhängig gemacht. Damit war die Entwicklung in Richtung Energiezerfall, Motivationslosigkeit, Selbst- und Fremddestruktion und übertriebene materielle Abhängigkeit (z. B. von Alkohol und Geld) immer stärker ausgeprägt.

In der Regel befinden sich relativ wenig Menschen und Gesellschaftsformen in einer gradlinigen Entwicklung in Richtung absoluter Geist oder absoluter

Ungeist. Das erste ist beispielsweise der Fall bei einer Person, die zunehmend stärker in der Lage ist, durch eine Gottesbeziehung Lust, Wohlbefinden, Selbst- und Fremdliebe zu entwickeln. Das zweite ist z. B. der Fall bei einer Person, die polytoxisch abhängig ist (Drogen, Alkohol, Medikament), alle sozialen Beziehungen aufgibt und nur noch das Ziel verfolgt, Mittel für die Sucht zu beschaffen. Bei einer solchen Person stellt sich zunehmende Energielosigkeit, eine ausgeprägte Gedankenverwirrung, ausgeprägtes inneres Ungleichgewicht etc. ein, in der Regel mit einem ausgeprägten Bedürfnis nach Fremd- und Selbstdestruktion. Die meisten Menschen befinden sich in einem permanenten dialektischen Prozeß, in dem Elemente aus beiden Bereichen zusammenwirken, wobei sich häufig resultierende Entwicklungen mehr in die eine oder die andere Richtung ergeben.

Dialektische Entwicklungen in komplexen Systemen – wie in Individuen und Gesellschaften – geschehen in permanentem Zusammentreffen von Thesen (wie sie z. B. in Aktionen, Verhaltensweisen, Denkmustern, Handlungsweisen usw. beinhaltet sind) und Antithesen, die in der Regel eine Negation oder das Gegenteil von der These beinhalten. Thesen und Antithesen können über Zeiträume parallele verlaufen; es kann aber auch zu Synthesen kommen. Synthesen beinhalten in sich immer eine Tendenz nach Integration und Weiterentwicklung (z. B. die Verbesserung einer Problemlösung, einer sozialen Beziehung, Festigung der individuellen Gesundheit usw.). Wenn Synthesen zu erlebten oder beobachtbaren positiven Folgen führen und wenn das System in bestimmten Zeiträumen keine hemmende Antithese aufbaut, dann sprechen wir von Entwicklung. Die Entwicklung kann zur Konstruktion, Systemintegration, aber auch in Richtung Destruktion und Systemdesintegration tendieren. Häufig kommt es dazu, daß auf eine konstruktive Synthese destruktive Antithesen folgen, so daß konstruktive und destruktive Entwicklungen aufeinanderfolgen (*Beispiel:* Ein Alkoholiker, der gleichzeitig drogenabhängig ist, nimmt eine religiöse Antithese an und fühlt sich fähig, auf Drogen und Alkoholkonsum zu verzichten. Dabei steigt sein Selbstwertgefühl. Dann erlebt er eine schmerzliche Abweisung als Antithese zum Selbstwertgefühl. Er greift wieder zu Alkohol und Drogen und fällt tief in Prozesse der Selbst- und Fremddestruktion.).

Alle lebenden, individuellen und sozialen Systeme tendieren zu dialektischer Entwicklung in Richtung mehr Sicherheit, Wohlbefinden, bessere Problemlösungsfähigkeit und in Richtung Abbau von Quellen des Unwohlseins, der Unsicherheit und Hemmung der Problemlösungsfähigkeit. In komplexen Systemen kommt es zu dialektischen Interaktionen zwischen Faktoren aus unterschiedlichen Bereichen (z. B. im zwischenmenschlichen Verhalten, in der Entwicklung individueller Denkweisen und Erkenntnisse, im Verhältnis Mensch zum erlebten Gott oder im Verhältnis der Gesellschaft zu ihrem Gottesbild). Dabei bedeutet dialektische Entwicklung nicht nur die Verbesserung der Problemlösungsfähigkeit in einem bestimmten Bereich (z. B. mit sich selbst leichter ins Reine zu kommen oder die Verbesserung der technischen Problemlösungsfähigkeit), sondern auch und vor allem die dialektische Fähigkeit, wahrgenommene Wirkungen aus unterschiedlichen Bereichen besser zu integrieren, so daß eine komplexe Selbstorganisation entstehen kann. Unsere systemische Auffassung schließt also aus, daß ein isolierter Faktor rein wirkt und als solcher erkannt werden kann, da er immer in eine dialektische Beziehung mit anderen Faktoren eintritt. So werden auch das Gotteserlebnis, die menschliche Sehnsucht nach Gott und die eigene Entwicklung in Richtung Integrationstendenz mit dem absoluten Geist erst im dialektischen Zusammenwirken mit anderen Faktoren erfahren.

Ein Beispiel:

These – der Mensch ist krank, fühlt sich hilflos und hoffnungslos. Antithese – eine Person vermittelt dem Patienten, daß er Heilung erfahren kann, wenn er zu Gott betet. Synthese – die Person betet zu Gott und verringert ihre Hoffnungslosigkeit. Sie wird gesund. Antithese zur Synthese – nun nimmt die Person jedoch an, daß sie auch ohne Gott bzw. das Gebet geheilt worden wäre. Nach einigen Jahren erkrankt sie erneut. Sie entwickelt erneut zur Hoffnungslosigkeit die gottbezogene Antithese. Ihre Erkrankung wird erneut gelindert. In der Synthese festigt sich der Glaube an Gott mit einem neu entstandenen Bedürfnis, das im Gebet erfahrene Wohlbefinden auszuweiten und auch als gesunde Person beten zu wollen. Dies geschieht eine zeitlang ohne erlebte Antithese. In dieser Zeit wird sie relativ unabhängig von früheren Objektabhängigkeiten und sie fühlt, daß sich ihre Kreativität im Berufsleben stark verbessert. Im Laufe der Zeit fühlt sie sich jedoch sexuell unterstimuliert und ungenügend angeregt. Es entsteht zur entwicklungsfördernden Synthese eine neue Antithese, die lautet: Ich benötige mehrere Sexualpartner. Es kommt tatsächlich zu sexueller Befriedigung, wobei die Erfahrungen der Person neue Erkenntnisse ermöglichen. Gleichzeitig kommt es aber zu einem Energieabfall (Angst, Depressionen, erhöhter Alkohol- und Zigarettenkonsum). Dieser Zustand ruft erneut eine Antithese hervor, die wieder zu verstärkter Gottesbeziehung tendiert. Dabei kommt es zu einer derartigen Bedürfnisbefriedigung und inneren Sicherheit mit erlebtem Energiezuwachs, daß die Person, jetzt schon in fortgeschrittenem Alter, zunehmend weniger sexuelle Bedürfnisse aufweist. In diesem Zustand kommt es erneut zu Entwicklungen der Erkenntnis und des Wohlbefindens ohne verhaltensdeterminierende Antithese.

Empirische Beobachtungen aus unseren Studien zeigen folgendes:
Personen, die sich dialektisch in Richtung absoluter Geist entwickeln, erkranken bedeutend seltener an chronischen Erkrankungen und überwinden chronische Erkrankungen besser als Personen, die sich resultierend in Richtung absoluter Ungeist entwickeln.

Eine Antithese zu unserer These kann lauten: Alles Placebo, nicht die Gottesbeziehung, sondern die Einbildungs- und Glaubensfähigkeit sind der wirksame Faktor. Wir haben Personen, die als Sportfans einen starken Glauben an und eine starke Begeisterungsfähigkeit für ihre Fußballmannschaft aufwiesen als Vergleichsgruppen zu Personen mit ausgeprägter Gottesbeziehung untersucht. Eine zweite Vergleichsgruppe bestand aus Personen, die stark an ihre beruflich Mission glaubten und sich stark mit ihrer Firma identifizierten. Diese Personen zeigten trotz ihres Glaubens und ihrer Begeisterungsfähigkeit bedeutend weniger Elemente, die mit der Entwicklung in Richtung absoluter Geist zusammenhängen. Sie erkrankten häufiger als Personen, die ihre Begeisterung im Gotteserlebnis erfahren.

Unser systemischer Ansatz nimmt an, daß sich selbstregulierende Systeme in Wechselwirkung mit anderen Systemen treten. Die Philosophie des Autonomietrainings ist keine materialistische Konstruktion, die glaubt, daß Bedürfnisbefriedigung nur auf materiellem Wege zustande kommt. Das Autonomietraining geht auf die Probleme und Bedürfnisse des Individuums ein, die dieses selbst formuliert. Somit ist die Methode keine theologische. Nur wenn die Person im Autonomietraining selber religiöse Bedürfnisse äußert und nach Erklärungen sucht, gehört dies zum Thema des Autonomietrainings. Die Grossarthsche Form des Autonomietrainings nimmt allerdings an, daß ein guter Therapeut eine Energie aus der Gottesbeziehung benötigt, er aber nie zum religiösen Dogmatiker werden darf, weil er kein Recht hat, sich in die dialektische Dynamik der sich selbst organisierenden Systeme manipulativ einzumischen.

11.18.2 Zur Sinnfrage

Der Mensch ist im Sinne des Autonomietrainings ein Wohlbefinden, Lust und Sicherheit suchendes System, aber auch und vor allem ein Sinnerlebnis (sinngebende Erlebnisse) suchendes Wesen. Der Mensch ist auch ein zutiefst soziales Wesen, d. h. er lernt nicht nur an sich selbst und seinen Erfahrungen, sondern auch durch andere Menschen, ihre Einstellungen und Schicksale.

Im Autonomietraining wird der Versuch unternommen das Individuum von seinen störenden Annahmen und Erfahrungen (z. B. generalisierte Übererregung und Aufregung durch negativ erlebte Objekte), soweit er dies selbst wünscht, zu befreien, so daß sich eine wohltuende Selbstregulation einstellt. Die individuelle und soziale Selbstregulation stehen in engster Wechselwirkung. Für die menschliche Selbstregulation und Eigenaktivität ist Energie nötig, d. h. ein Mensch ist nicht in der Lage, alleine durch sich oder durch bestimmte Ideologien sein selbstregulatorisches System aufrecht zu erhalten. Für eine langanhaltende und energiereiche Selbstregulation scheint eine frei zirkulierende Liebesenergie zwischen Gottes-, Fremd- und Selbstliebe eine wichtige Voraussetzung zu sein. Der Mensch ist in der Regel aber ein sehr störanfälliges, in sich widersprüchliches System, das in sich leicht überfordert werden kann. Diesen Tatbestand berücksichtigt das Autonomietraining. Die Deutung der sinnstiftenden Erlebnisse durch das Individuum selbst und deren moderate Stimulierung durch das Autonomietraining ist ein wichtiger Aspekt. Denn die Reifung des Individuums ist ohne Sinndeutungen und Sinnerlebnisse nicht vorstellbar.

Im Autonomietraining wird das große Ziel in kleinen Schritten erstrebt, und zwar, die Integration von persönlichem Wohlbefinden durch Selbstregulation mit der sozialen Integration im Rahmen einer sinnerkannten Gottesbeziehung. (Denn die totalitären Systeme und andere materialistische Konzeptionen haben zur Genüge die geist- und energielosen Sackgasse demonstriert).

11.19 Ausblick: das Autonomietraining in der Zukunft

Wir beabsichtigen, ein interdisziplinäres Forschungs- und Interventionsprogramm, systemische Interventionen und interaktive Problemlösungen in der Medizin, Wirtschaft, Politik und Sport zu etablieren. Interaktive Problemlösung heißt, daß zwischenmenschliche Anstrengungen zur Problemlösung, unter besonderer Berücksichtigung der Eigenaktivierung organisiert und koordiniert werden. Schließlich sollen die Forschungs- und Interventionsergebnisse in die Praxis umgesetzt werden, z. B. indem Arbeitsämter unterrichtet werden, wie sie Menschen anregen können, eigene Berufsbilder und Berufsaktivitäten zu kreieren. Fast in allen Bereichen der menschlichen Tätigkeiten können Menschen voneinander lernen und ihr Wissen koordiniert und effektiver einsetzen. So weiß beispielsweise ein hochspezialisierter Facharzt möglicherweise wenig darüber, wie er seinen Patienten seelisch zur Genesung motivieren kann, oder ein Fußballtrainer ist in der mentalen Betreuung seiner Mannschaft überfordert.

Die moderne Wissenschaft und die praktischen Maßnahmen zur Stimulierung von Problemlösungen stehen vor einem notwendigen Paradigmawechsel. Die meisten Problemanalysen und Interventionen beruhen auf monokausalen Auffassungen, werden monodisziplinär, also mit dem Instrumentarium einer Disziplin, durchgeführt, und sind monozentrisch (aus einem Institut, einem Unternehmen, usw.) lokalisiert.

Unser Ansatz versucht systemische Ursachenanalysen durchzuführen (also die Ursachen durch die Qualität von Wechselwirkungen von unterschiedlichen Faktoren aus unterschiedlichen Bereichen zu erklären), und dies im interdisziplinären Rahmen (indem Faktoren und Fragestellungen aus unterschiedlichen Disziplinen zusammengebracht werden), sowie mit multizentrischer Organisation (z. B. indem unterschiedliche Forschungszentren, Personen und Institute zusammenarbeiten).

Sowohl bei Problemen in der Universitätspraxis, in der Unternehmenspraxis, im Gesundheitssystem, in der Arbeitsmarktpolitik, als auch bei Problemen, die sich in Sportmannschaften ergeben oder bei der Bekämpfung der Arbeitslosigkeit, zeigt sich zunehmend, daß diese nicht monodisziplinär und aus einem Interventionszentrum ausreichend gelöst werden können (z. B. durch den Fußballtrainer, der die Psychologie nicht beherrscht, durch den praktischen Arzt, der ungenügend Zeit für Forschung hat, durch Forschungsinstitute, die sich vom praktischen Bedarf der medizinischen Behandlung entfernt haben, durch den ökonomisch und statistisch ausgebildeten Arbeitsmarktforscher, der die psychologische Motivierung zur Kreation neuer Berufsbilder nicht kennt, usw.).

Unser Forschungsprogramm soll unterschiedliche Disziplinen in einen systemischen Zusammenhang bringen und dabei neue Kommunikationsmodelle für die Problemlösung entwickeln und zwar derart, daß Grundlagenforschung und praktische Anwendung in ein enges Interaktionsnetz gebracht werden.

Im folgenden soll ein Programm zur Erforschung und Anregung problemlösender Eigenaktivität in der Medizin, Wirtschaft und Sport dargestellt werden, und zwar in der Überzeugung, daß die menschliche Eigenaktivität, Selbstregulation und Selbstorganisation von allergrößter individueller und sozialer Bedeutung ist. Der Mensch wird nicht nur durch soziale Umweltbedingungen und Determinanten in seinem Körper beeinflußt, er wirkt auch auf diese durch sein Verhalten aktiv ein und kreiert somit selbst Bedingungen, die für ihn wiederum positive oder negative Konsequenzen haben. Der Mensch ist auch zutiefst ein soziales Wesen, so daß seine Problemlösung in der Regel ein sozial interaktives Phänomen ist. Der Mensch lebt auch in komplexen sozio-psycho-biologischen und physischen Systemen, in denen er auch aktiv mitgestaltend wirkt. Auch die Systeme in denen der Mensch agiert haben ihre eigenen Gesetzmäßigkeiten. Wir versuchen Interaktionen in komplexen Systemen durch systemische Analysen zu erforschen, Entwicklungen vorherzusagen und präventive Interventionen zur Anregung problemlösender Eigenaktivität zu stimulieren. Vorhersagen in komplexen Systemen sind äußerst schwierig und können nur dann gelingen, wenn sehr relevante Faktoren und Determinanten erfaßt werden und zwar unter Berücksichtigung ihrer Wechselwirkung. Wenn die Vielfalt von Faktoren in komplexen Systemen rein zufällige Kombinationen eingehen würde, wären Vorhersagen der Entwicklung unmöglich und präventive Interventionen sinnlos. Es scheint aber so, daß die Verhaltensweisen und Entwicklungen in komplexen Systemen (z. B. das menschliche Gesundheitsverhalten, usw.) gesteuert sind (z. B. durch die kognitiv emotionalen Programme und die Wahrnehmung eingetretener Folgen). Wenn die Art der Steuerung bekannt ist und die Interaktion der Steuerung mit physischen und sozialen Faktoren, dann können Entwicklungen in komplexen Systemen zum Teil begriffen und beeinflußt werden. Die subjektive Wahrnehmung und die kognitiv emotionalen Programme, sowie die Mechanismen der individuellen und sozialen Selbstregulation spielen in unserer Systemanalyse eine zentrale Rolle, sowohl in der Forschung als auch für die Entwicklung effizienter Intervention.

Das Forschungsprogramm verfolgt die generelle Zielsetzung, Zusammenhänge zwischen der Anregung der individuellen Eigenaktivität und der individuellen und gesellschaftlichen Problemlösungsfähigkeit aufzuzeigen, und dies in unterschiedlichen Bereichen wie Medizin, Wirtschaft, Politik und Sport. Dabei sind zwei Begriffe von zentraler Bedeutung: die individuelle und soziale Selbstregulation. Unter individueller Selbstregulation verstehen wir jede Eigenaktivität, die im Körper, der sozialen und physischen Umwelt Bedingungen und Zustände herstellt, die zu Wohlbefinden, Sicherheit und Anregung der Problemlösungsfähigkeit führen. Unter sozialer Selbstregulation verstehen wir jede Aktivität von Gruppen und Organisationen und jede individuelle Aktivität, die auf die Beeinflussung von sozialen Gruppen und Organisationen abzielt und in der Lage ist die soziale Problemlösungsfähigkeit anzuregen. Es gibt eine enge Wechselwirkung zwischen individueller und sozialer Selbstregulation, weil eine gute individuelle Selbstregulation die Voraussetzung bildet für erfolgreiches Funktionen sozialer Organisationen und diese wiederum einen Einfluß auf die individuelle Selbstregulation ausüben. Trotzdem gibt es Eigenschaften in beiden Regulationsformen, die relativ unabhängig voneinander funktionieren (z. B. die genetische Disposition, ökonomische Interessen, usw.).

Das Ziel des Forschungsprogramms ist es, Prozesse der Selbstregulation wissenschaftlich zu erforschen, Methoden zur Stimulierung der Selbstregulation zu entwickeln und die Effekte der Interventionen wissenschaftlich zu belegen. Dabei wird das individuelle und soziale System in seiner Einmaligkeit und inneren Dynamik berücksichtigt und nur das erstrebt, was die Systeme selbst wollen, aber noch mit Hemmungen belastet sind.

Im Forschungsprogramm wurde und wird die Methode der prospektiven Interventionsstudien in der wissenschaftlichen Beweisführung angewandt. Die Faktoren werden in Längsschnittstudien erfaßt, wobei die Risikofaktoren durch gezielte Interventionen verändert werden. Wenn Risikofaktoren im Training verändert werden und wenn dabei die Mortalität oder Krankheitsrate signifikant sinkt, dann kann ein mitursächlicher Zusammenhang angenommen werden.

Unser Forschungsprogramm verfolgt einen systemischen Ansatz, der von Wechselwirkungen in komplexen Systemen ausgeht. Dabei wird angenommen, daß alle Wirkungsfaktoren kontextabhängig sind, d. h. von der Wechselwirkung mit anderen Faktoren in ihrer Wirkung mitbestimmt werden. So konnten wir beispielsweise in der bisher ausgewerteten prospektiven Interventionsstudie nachweisen, daß Personen mit einer guten Selbstregulation auch weniger physische Risikofaktoren aufweisen, und daß eine schlechte Selbstregulation nicht nur mit mehr physischen Risikofaktoren zusammenhängt, sondern daß diese auch noch die krankheitserzeugenden Wirkungen der physischen Risikofaktoren um ein mehrfaches potenziert. Wenn in dieser Kurzdarstellung unseres Forschungsprogramms zur Bedeutung der Selbstregulation hier nur dieser Verhaltenskomplex (der schon aus der Interaktion von unterschiedlichen Faktoren aus unterschiedlichen Bereichen entsteht) zunächst relativ isoliert von physischen Faktoren dargestellt wird, dann geschieht das aber im Wissen, daß auch die Selbstregulation mit anderen Faktoren interagiert. Trotzdem ist es interessant zu wissen, welchen prädiktiven Wert die Selbstregulationsfähigkeit gemessen mit unseren Meßinstrumenten aufweist. Wechselwirkung zwischen der Selbstregulation und physischen Risikofaktoren wurden ausführlich im Buch *Systemische Epidemiologie und präventive Verhaltensmedizin chronischer Erkrankungen,* Walter de Gruyter, Berlin, New York, 1999, beschrieben.

Im folgenden wird die Auswertung der noch laufenden und die Darstellung für neu geplante Projekte beschrieben. An mehreren Beispielen aus unterschiedlichen Bereichen soll die enorme Bedeutung der individuellen und sozialen Selbstregulation für die Problemlösung in der Medizin, in Wirtschaft, Politik und Sport aufgezeigt werden. Für die Intervention in unterschiedlichen Bereichen soll eine große Anzahl von Trainern ausgebildet werden, die im Rahmen des Programms unter der Supervision von Grossarth-Maticek arbeiten sollen.

11.19.1 Laufende und neugeplante Forschungsprojekte

a) Laufende Projekte, für die es noch einer Endauswertung bedarf

1. Effekte der medizinischen Behandlung und der Selbstregulation auf den Krankheitsverlauf bei Krebspatienten

Von 1971 bis 1988 wurden über 10000 Krebspatienten befragt und medizinisch dokumentiert. Ziel der Studie ist es, die Frage zu beantworten warum eine derartig große Variabilität im Krankheitsverlauf von Krebspatienten besteht, die eine vergleichbare medizinische Ausgangsposition haben. Spielt dabei die individuelle Selbstregulationsfähigkeit eine Rolle? Die zweite Frage ist, wie unterschiedliche Behandlungsmethoden auf den Krankheitsverlauf wirken und ob der medizinische Behandlungserfolg auch vom Grad der Selbstregulationsfähigkeit abhängig ist. Um diese Fragen zu beantworten wurden zu unterschiedlichen Fragestellungen matching pairs Vergleichsgruppen gebildet (in der Regel vergleichbar in Alter, Geschlecht, Tumorart, Tumorausbreitung und Behandlung). Der Unterschied zwischen Vergleichsgruppen war nur der, daß eine Gruppe zusätzlich die zu erforschende Eigenschaft besitzt, die der anderen Gruppe fehlt.

Im zweiten Schritt wurden experimentelle Interventionen durchgeführt in per Zufall ausgewählten Gruppen.

Im Projekt können unterschiedliche Fragen beantwortet werden, z. B. welchen Effekt zeigt die Chemotherapie oder Bestrahlung im Vergleich zu Verweigerern dieser Behandlungsmethoden, welche Effekte zeigen Zusatzbehandlungen oder unterschiedliche therapeutische Methoden? Welche Rolle kann das Autonomietraining in der Verbesserung der Lebensqualität, Metastasenverhinderung und Lebensverlängerung spielen.

Die Studie wird publiziert in mehreren wissenschaftlichen Fachjournalen und einem Buch mit dem Titel: Prospektive Interventionsepidemiologie der Krebserkrankungen – Selbstregulation und Krankheitsverlauf.

Die Veröffentlichungen können als wissenschaftliche Grundlage für psychologische Interventionen bei Krebspatienten dienen, aber auch als Anregung zur weiteren systemischen Erforschung des Krankheitsverlaufes bei Krebspatienten.

2. Die Bedeutung der Selbstregulation für erfolgreiches und gesundes Altern

Im Rahmen der Heidelberger prospektiven Interventionsstudie wurden 10841 Personen zur Hälfte Männer, zur Hälfte Frauen, der Geburtsjahrgänge 1905 bis 1911 im Zeitraum von 1973 bis 1978 untersucht. Dabei wurde bei allen Personen der Grad der Selbstregulation erfaßt. Personen, die eine sehr schlechte Selbstregulation aufwiesen, wurden per Zufall in zwei Gruppen eingeteilt, wobei eine Gruppe das Autonomietraining zur Anregung der Selbstregulation erhält. Im Jahre 2000 sollen die Personen nach den Kriterien Mortalität / Chronische Erkrankungen / Gesund geblieben recherchiert werden. Dabei sollen unter anderem zwei Fragen beantwortet werden: a) Kann mit dem Grad der Selbstregulation Gesundheit bis ins hohe Alter vorhergesagt werden? b) Leben die trainierten Personen mit schlechter Selbstregulation und anschließender Verbesserung der Selbstregulation länger als die untrainierten Personen?

Bei den noch lebenden und gesund gebliebenen Greisen wird wieder in einer per Zufall ausgewähltenGruppe nach Bedarf das Autonomietraining eingesetzt mit der anschließenden Frage, ob in dieser Gruppe mehr Hundertjährige noch in Gesundheit leben werden.

Die Forschungsergebnisse können eine Anregung und Orientierung für therapeutische Einrichtungen sein, die sich zum Ziele setzen Personen bis ins hohe Alter gesund und aktiv zu erhalten. Da unsere Gesellschaft immer älter wird ist es von besonderem Interesse, daß die älteren Mitbürger bis ins hohe Alter relativ gesund bleiben. Andere Forschungszentren, wie z. B. das Deutsche Institut für Altersforschung, haben bisher keine präventive Therapien eingesetzt oder erprobt. Somit sind die Erfahrungen der experimentellen Anregung der Selbstregulation in bezug auf die Aufrechterhaltung von Gesundheit von besonderer Bedeutung.

b) Neugeplante Forschungsprojekte

1. Selbstregulation und Krankheitsverlauf bei Brustkrebspatientinnen – Ein Forschungsprojekt in der Kooperation mit und in der Universitätsfrauenklinik Heidelberg

Die eigenen und internationalen Forschungsarbeiten konnten einen Zusammenhang zwischen dem Krankheitsverlauf bei Brustkrebs und dem psychosozialen Verhalten andeuten. Dieser Zusammenhang soll einerseits in der Universitäts-Frauenklinik noch intensiver wissenschaftlich erforscht werden, und andererseits soll schon ein Betreuungssystem für Brustkrebs-Patientinnen zur Anregung der Selbstregulation ausgebaut und angewandt werden. Dabei sollen Ärzte, Krankenschwestern, Psychologen und Sozialarbeiter von Professor Grossarth zunächst ausgebildet werden und dann im praktischen Einsatz (z. B. am Krankenbett nach der Operation, in der Nachsorge oder der Vorbereitung zur Chemotherapie, usw. eingesetzt werden. Die Forschungsarbeit bezieht sich einerseits auf die epidemiologische Auswertung der Bedeutung der Selbstregulation, andererseits auf die experimentelle Erforschung der Beeinflussung der Selbstregulation im Krankheitsverlauf.

In der epidemiologischen Auswertung sollen circa 4000 Patientinnen mit Brustkrebs innerhalb von zwei Jahren in bezug auf ihre Selbstregulationsfähigkeit untersucht werden. Dabei soll festgestellt werden, ob der Grad der Selbstregulation den Krankheitsverlauf verbessert, z. B. die Überlebenszeit oder die Metastasenprophylaxe.

Im Trainingsexperiment soll ebenfalls erforscht werden, ob das Autonomietraining einen positiven Einfluß auf die Überlebenszeit und Metastasenprophylaxe hat. Gleichzeitig sollen physiologische Parameter erfaßt werden, z. B. der Immunstatus durch Wissenschaftler im Deutschen Krebsforschungszentrum und Messung der Streßhormone durch Prof. G. Hüther, Neurobiologisches Labor, Psychiatrische Universitätsklinik Göttingen.

Wenn das Autonomietraining in der Praxis der Universitäts-Frauenklinik Heidelberg erfolgreich angewandt wird, dann kann im Rahmen dieser Klinik ein Schulungs- und Ausbildungszentrum für andere Gynäkologische Kliniken und Praxen entstehen.

3. Anregung der individuellen Selbstregulation und Reduktion der Dauerarbeitslosigkeit bei Personen zwischen 25 und 40 Jahren

Die wissenschaftliche und praktische Fragestellung lautet, spielt die individuelle Selbstregulation eine Rolle bei der Reduktion der Langzeitarbeitslosigkeit (länger als drei Jahre)? Die Annahme dabei ist, daß Personen, die in der Lage sind ihre Fähigkeiten und Visionen in bezug auf die Ausübung eines Berufes anzuregen, eher in der Lage sind eine berufliche Fähigkeit zu finden oder zu kreieren als Personen, die aus inneren oder äußeren Gründen gehemmt sind Eigenaktivitäten zu entwickeln, die eigene berufliche Interessen, Fähigkeiten und Visionen anregen. Die ersten Experimente und Erfahrungen zeigen, daß Personen nach dem Autonomietraining signifikant häufiger einen Beruf nach langanhaltender Arbeitslosigkeit gefunden oder kreiert haben. (Die Ergebnisse dieser Experimente sind im Buch Autonomietraining beschrieben).

Zur erneuten Überprüfung mit praktischer Relevanz werden folgende Schritte unternommen:

3000 Dauerarbeitslose werden untersucht, sowohl in bezug auf den Grad der Selbstregulation als auch in bezug auf ihre beruflichen Visionen und selbsterfahrenen Fähigkeiten. Im zweiten Schritt werden 200 Personen ins Autonomietraining durch fünf im Autonomietraining geschulte Trainer in Wochenendkurse und individuelle Beratung genommen. 200 per Zufall ausgewählte Kontrollpersonen bleiben ohne Autonomietraining. In der Auswertung der Befragung von 3000 Dauerarbeitslosen wird ein Hinweis auf die

Motivation zur Kreation neuer Berufe, die im Autonomietraining angeregt werden können, erwartet. Im Beratungsexperiment wird die These überprüft wieviel Prozent der arbeitslosen Jugendlichen nach dem Training einen Beruf finden.

4. Stimulierung der individuellen und sozialen Selbstregulation zur Steigerung des Erfolges bei Fußballmannschaften

Der Erfolg von Fußballmannschaften ist nicht nur von der Kondition, dem technischen Können und der vom Trainer entworfenen Spieltaktik abhängig, sondern auch von mentalen Faktoren, die im wesentlichen von der individuellen Selbstregulation und sozialen Regulation innerhalb der Mannschaft abhängig sind. Wir konnten in jahrelanger Arbeit zeigen, daß Fußballmannschaften, die sich gut regulieren, bessere Erfolge aufweisen als Mannschaften, bei denen die individuelle und soziale Selbstregulation gehemmt ist *(Grossarth-Maticek, R.; Eysenck, H. J; Rieder, H., Rakic, L. (1980). Psychological Factors as Determinants of Success in Football and Boxing: The Effects of Behaviour Therapy. International Journal of Sport Psychology, Vol. 21, No. 3, pp. 237-255.).*

Für die Zukunft ist es geplant mehrere Fußballtrainer und Fußballmannschaften im Selbstregulationstraining zu unterrichten und anzuregen mit der Behauptung, daß diese Mannschaften im Vergleich zu den Mannschaften, die einen Platz oberhalb oder unterhalb der trainierten Mannschaft stehen, nach einem Jahr einen bedeutend höheren Stellenwert in der Tabelle erzielen werden. In den nächsten fünf Jahren sollen pro Jahr zwei Mannschaften betreut werden. Gleichzeitig sollen Trainer im Autonomietraining ausgebildet werden und zwar pro Jahr 15 bis 20 in unterschiedlichen Spielklassen. Dabei wird behauptet, daß die Mannschaften, die von ausgebildeten Trainern betreut werden, einen bedeutend höheren Tabellenplatz erzielen werden als die nicht unterrichteten Trainer, die vor Beginn des Unterrichts einen Platz höher oder tiefer als die betreuten Trainer lagen. Die trainierten Trainer können dann wieder als Ausbilder für weitere Trainer fungieren.

Die Trainerausbildung im Autonomietraining ist nicht nur von wissenschaftlicher Bedeutung, sondern sie kann auch einen Beitrag leisten zur Verbesserung der Qualität im Fußballsport, die sowohl dem Zuschauer als auch den Mannschaften zugute kommt. Und kann sowohl kleinen als auch großen Mannschaften dienen.

5. Entwicklung und Fertigstellung eines computergestützten Experten-Systems mit dem Titel: Selbstregulation, Wohlbefinden und Gesundheit – Anregung der problemlösenden Eigenaktivität

Im Forschungsprogramm *Systemische und Präventive Verhaltensmedizin chronischer Erkrankungen*, auch bekannt unter dem Titel *Heidelberger Prospektive Interventionsstudie*, konnten viele Erkenntnisse zum Zusammenhang zwischen Selbstregulation, Wohlbefinden und Gesundheit ermittelt werden und wertvolle therapeutische Erfahrungen gesammelt werden. Einige Ergebnisse sind schon publiziert, z. B. *Systemische Epidemiologie und präventive Verhaltensmedizin chronischer Erkrankungen,* Walter de Gruyter, Berlin, New York, 1999. Aufgrund der Ergebnisse und Erfahrungen soll ein computergestütztes Expertensystem entwickelt werden, durch das sich die Person selbst testen kann und in die Lage kommt Anregungen zur Verbesserung der Selbstregulation im interaktiven Prozeß mit dem Computer zu bekommen. Die Voraussetzung für die Entwicklung des Expertensystems ist die unter 2. beschriebene Studie (Die Bedeutung der Selbstregulation für erfolgreiches und gesundes Altern). Wenn wir die Regulationsmechanismen kennen, die Gesundheit bis ins hohe Alter aufrecht erhalten, dann kommen wir in die Lage noch mehr Informationen zur Anregung der Selbstregulation zu haben.

Ein entwickeltes Expertensystem zur Anregung der individuellen Selbstregulation kann vielen Menschen helfen, die ihre Selbstregulation gerne anregen würden, aber nicht bereit sind zum Psychotherapeuten zu gehen. Die Anregung der Selbstregulation durch das Expertensystem kann einen Beitrag zur Prävention chronischer Erkrankungen und möglicherweise zur Senkung der Kosten im Gesundheitswesen beitragen. Wenn das Expertensystem anläuft werden laufend Begleituntersuchungen durchgeführt um die subjektiven und objektiven Auswirkungen zu erforschen.

6. Selbstregulation und Anregung der problemlösenden Eigenaktivität in der Forschung und Entwicklung – Eine Analyse und ein Trainingsprogramm zur Anregung der kreativen Problemlösung in Unternehmen

Die Innovation und kreative Problemlösung sind sowohl im Rahmen von Unternehmen als auch von Universitäten und Forschungseinrichtungen für jeden Industriestaat von großer Bedeutung. Bisher konnten wir in unterschiedlichen Experimenten zeigen, daß die kreative Problemlösung bei wissenschaftlichen Fragestellungen und in ganzen Abteilungen, die in Forschung und Entwicklung arbeiten, ansteigt, wenn die Personen in individuellen und/oder sozialen Selbstregulationen trainiert werden.

Diese Tätigkeit soll im Rahmen des Programms zur Erforschung und Anregung problemlösender Eigenaktivität weiter verfolgt werden. Es sollen Wissenschaftler z. B. aus der Universität Heidelberg und Unternehmen, die Forschung und Entwicklung betreiben, die Möglichkeit bekommen ein problemorientiertes Autonomietraining zu absolvieren. Monate und Jahre nach dem Training werden die Teilnehmer mehrfach aufgefordert zu berichten, ob sich nach dem Training ihre kreative Problemlösungsfähigkeit verbessert hat, mit der Bitte um exakte fachliche Begründung.

Das Trainingsprogramm soll zunächst auf fünf Jahre experimentell aufgebaut werden. Wenn die Ergebnisse ermutigend sind, soll ein ständiges Beratungszentrum für die deutsche Industrie, Forschung und Wissenschaft aufgebaut werden.

7. Individuelle und soziale Selbstregulation in der Verbesserung der betrieblichen Leistungsfähigkeit und Problemlösung, z. B. im Projektmanagement, in der Unternehmensführung, in der Zusammenarbeit von Abteilungen

Unterschiedliche Problemfelder in Unternehmen können analysiert und verbessert werden durch Stimulierung der individuellen und sozialen Selbstregulation. Zunächst berichten Vorstände und Abteilungsleiter über die Problemfelder, z. B. zu hohe Fehlzeiten, Kommunikationsprobleme innerhalb oder zwischen den Abteilungen, usw.. In individuellen und Gruppengesprächen werden Problemlösungen durch Stimulierung der Selbstregulation angestrebt. Im wissenschaftlichen Teil sollen typische Probleme im Unternehmen erforscht werden, die mit Verbesserung der Selbstregulation überwunden werden können. Im Trainingsteil werden Methoden entwickelt, deren Effektivität wissenschaftlich nachweisbar ist. Wenn eine hohe Funktionsfähigkeit des Selbstregulationstrainings nachgewiesen werden kann, dann kann sich ein Beratungszentrum für betriebliche Selbstregulation im Rahmen unseres Programms etablieren.

Einige weitere Forschungsintentionen

8. Organisation eines kommunikativen Systems zwischen Universitätseinrichtungen, der Grundlagen- und angewandten Forschung und der Wirtschaft

In die Analyse und Organisation sollen zunächst Einrichtungen der Universität Heidelberg einbezogen werden, z. B. im Rahmen der medizinischen Forschung. Es soll ein Kommunikationsnetz aufgebaut werden, in dem sich unterschiedliche Disziplinen begegnen und die Möglichkeiten einer Wechselwirkungsforschung erörtern.

Unterschiedliche Disziplinen werden auch mit der Wirtschaft und der praktischen Medizin zusammengebracht. Beim gegenseitigen Austausch besteht die Hoffnung, daß sich innovative Ideen und Kooperationen ergeben.

Nach Bedarf werden einige an der Problemlösung interessierte Personen in das Autonomietraining einbezogen, in der Hoffnung, daß die kreative Energie dabei stimuliert wird.

12 Anhang

12.1 Ausgewählte Ergebnisse zum Autonomietraining

In diesem Kapitel sollen einige weitere Ergebnisse des Autonomietrainings im Zusammenhang mit der Methode der *Prospektiven Interventionsstudie* vorgestellt und diskutiert werden.

In Prospektiven Interventionsstudien wird der Versuch unternommen, bestimmte Risikofaktoren oder auch Positivfaktoren (Faktoren, die die Gesundheit aufrechterhalten) zu identifizieren. Wenn bestimmte Faktoren der Krankheit oder Gesundheit vorausgehen, dann kann vermutet werden, daß diese eine mitursächliche Funktion haben. Der Beweis dafür kann aber erst dann erbracht werden, wenn die Risikofaktoren durch Intervention verändert wurden und wenn in den Gruppen, in denen die Intervention erfolgreich (Reduktion der Risikofaktoren) war, weniger Krankheit und mehr Gesundheit auftritt.

Zum Nachweis von Therapieeffekten ist die Kombination von prospektiven Studien mit therapeutischen Studien wichtig und zwar, weil in prospektiven Studien relevante Risikofaktoren ermittelt werden, und im therapeutischen Experiment der Nachweis erbracht wird, daß die Veränderung von Risikofaktoren mit Krankheit und Gesundheit zusammenhängt. Würde nur ein therapeutisches Experiment durchgeführt, wüßte man nicht, ob bedeutende oder unbedeutende Faktoren in der Therapie verändert werden. Würde man nur prospektive Studien durchführen, wüßte man nicht, ob die gemessenen Faktoren wirklich mitursächlich wirken (da es sich ja um Scheinkorrelationen handeln kann).

Es wurden weitere Experimente mit dem Autonomietraining durchgeführt, abschließend sollen hier noch zwei Ergebnisse erwähnt werden:

Im Bereich der Sportpsychologie konnte gezeigt werden, daß Boxer und Fußballmannschaften, die ein Autonomietraining bekamen, weitaus bessere Ergebnisse erzielten als Sportler ohne Autonomietraining.

Personen, die in unterschiedlichen Firmen in Forschung und Entwicklung tätig waren, entwickelten eine weitaus bessere und effektivere Problemlösungsfähigkeit, als Personen ohne Autonomietraining.

In diesem Buch wurden unterschiedliche Aspekte angesprochen, die alle einen Mosaikstein im Thema der Selbstregulation bilden. Der aufmerksame Leser konnte feststellen, daß es keine einfachen Ratschläge geben kann. Trotzdem möchte ich zum Schluß einige Überzeugungen äußern, die aufgrund langjähriger Beobachtung und Erfahrung entstanden sind. Vielleicht helfen sie dem einen oder anderen Leser, sich grundsätzlich zu orientieren mit dem Ziel, die Selbstregulation zu verbessern.

Der Mensch ist ein äußerst komplexes System, in dem viele Faktoren zusammenwirken. Einerseits reagiert er häufig emotional einseitig, destruktiv und ist unfähig, vernünftige Lösungen zuzulassen. In solchen Situationen entsteht der Eindruck, daß der Mensch von seinen Gefühlen im limbischen System vollkommen beherrscht wird und daß die Vernunft, die in der Hirnrinde lokalisiert ist, keine Chance hat. Menschen können allerdings von unterschiedlichen Emotionen beherrscht werden. Wenn die Gefühle Haß und den Wunsch nach Destruktion ausdrücken, dann wird die menschliche Vernunft von negativen Gefühlen beauftragt, Gründe und Ideologien zu erfinden, die das Ausleben solcher Gefühle ermöglichen. Dabei bleiben in der Regel die Wahrheitssuche und die Kreativität auf der Strecke, und es breitet sich Mißtrauen zwischen den Menschen aus.

Solche Verhaltensweisen werden in der Regel durch bestimmte Annahmen und emotionale Erfahrungen gesteuert, z. B. der Illusion, daß das Leben ohne einen verstorbenen Elternteil nicht mehr lebenswert ist. Die menschlichen Gefühle können aber auch von dem Drang nach Wohlbefinden, Lust, Liebe zu sich selbst und anderen erfüllt sein. Solche Personen haben ein Bedürfnis zur Wahrheitssuche und eine Neigung zur schöpferischen Kreativität. Selbstverständlich gibt es keine reinen Typen, d. h. Personen, die nur von negativen Gefühlen oder Personen, die nur von positiven Gefühlen beherrscht sind. Die Frage ist nur, ob eine Person *resultierend* auf die Verwirklichung von Haß und Destruktion ausgerichtet ist oder konzentriert ist auf die Äußerung und Verwirklichung von positiven Gefühlen wie Liebe, Konstruktivität usw.

Personen, die sich emotional eher an positiven Gefühlen ausrichten, haben auch einen stärkeren Zugang zum kreativen Unbewußten, so daß diese Instanz auf konstruktive Problemlösung ausgerichtet ist. Diese Menschen haben meistens von der emotionalen und unbewußten Seite her einen liebevollen und vertraulichen Zugang zum Göttlichen, der sich u. a. in der Qualität der bewußten Erkenntnis äußert. Personen, die sich an negativen und destruktiven Emotionen ausrichten, engagieren ihr Unbewußtes für die Begründung destruktiver Verhaltensweisen. Sie setzten auch ihre „Gottesbeziehung" zur Rechtfertigung von Haß, Destruktion und Macht ein. Aus diesem Konglomerat kommt in der Regel wenig Kreativität und ein Chaos von negativen Reaktionen hervor, auch dann, wenn die Verhaltensweisen kurzfristig positive Folgen versprechen.

Der Mensch hat aufgrund seiner Funktionen und Struktur letztlich keine Alternative zur positiven Verhaltenstendenz, weil die destruktiven Verhaltensweisen durch den angerichteten Schaden an der Gesundheit des Menschen und der Gesellschaft selbstkorrigierend wirken. Damit deuten sich Elemente einer *geistigen Evolution* an.

Wie ausgeprägt die angedeuteten Verhaltenszüge auf die Gesundheit wirken, soll hier anhand unserer Untersuchungen illustriert werden:

1. Im Rahmen der Heidelberger Studien waren in einer Subgruppe von 620 Personen 83 Personen emotional positiv auf Liebe, Akzeptanz der Mitmenschen, Wohlbefinden und Bedürfnisbefriedigung ausgerichtet. Sie hatten gleichzeitig einen Drang, nach Wahrheit zu suchen und waren wenig bereit, sich opportunistisch an gängigen Meinungen auszurichten (z. B. in der Hoffnung, dafür belohnt zu werden). Sie waren kreativ, intuitiv und positiv, liebevoll religiös. Sie wurden von ihnen ähnlichen Menschen unterstützt. Die Personen wurden 1973 untersucht und 1998 nachuntersucht. Das erreichte Durchschnittsalter dieser Personen war 84,6 Jahre (noch lebende und verstorbene Personen zusammen genommen).
2. Eine zweite Gruppe von 132 Personen war ebenfalls so strukturiert wie die erste Gruppe, nur mit dem Unterschied, daß die gefühlsmäßig wichtigen Mitmenschen der Person äußert negativ, verletzend und destruktiv eingestellt waren. Das erreichte Durchschnittsalter dieser Personengruppe war 80,5 Jahre.
3. Eine dritte Gruppe von Personen war an destruktiven und negativen Emotionen ausgerichtet, wenig kreativ, ohne das Gefühl, zum Unbewußten einen Zugang zu haben und mit atheistischer Einstellung. Die emotional wichtigsten Bezugspersonen waren aber positiv, akzeptierend und tolerant. 204 Personen waren so strukturiert. 1998 war ihr erreichtes Durchschnittsalter 72,5 Jahre.
4. Eine vierte Gruppe war sowohl an negativen und destruktiven Emotionen ausgerichtet, wobei die wichtigsten Mitmenschen ebenfalls negativ ihnen gegenüber waren. Die Gruppe bestand aus 201 Personen; ihr Durchschnittsalter 1998 war 68,2 Jahre.

Zum Zeitpunkt der Befragung waren alle Personen durchschnittlich gleich alt, d. h. daß die Gruppen unterschiedlich früh bzw. spät verstorben sind.

Personen, die eher negativ zur eigenen Person eingestellt waren und von der Umwelt zusätzlich verletzende Abweisungen erlebt hatten, erkrankten bedeutend mehr an Krebs, während Personen, die überwiegend zur Umwelt und den Mitmenschen destruktiv eingestellt waren und von der Umwelt destruktive Abweisungen erhielten, eher an Herz-Kreislauf-Erkrankungen erkrankten.

Die angeführten Ergebnisse zeigen, daß Gesundheit bis ins hohe Alter nur dann erreichbar ist, wenn Verhaltensweisen vorherrschen, die der menschlichen Natur entsprechen.

Der einzige Sinn von Destruktion, Haß und negativen Gefühlen scheint darin zu liegen, daß die Unsinnigkeit und Unnutzbarkeit solcher destruktiver Ausrichtungen erkannt werden. Wenn der Mensch schon als Sklave seiner Gefühle aufzufassen ist, und wenn die Vernunft häufig nur von den Gefühlen einen Auftrag erhält, diese zu rechtfertigen, dann ist es für den Menschen und die Gesellschaft allemal besser, sich an positiven, angenehmen und das Wohlbefinden suchenden Gefühlen auszurichten, als an Haß, Rache und Destruktion.

Menschen, die an einer positiven Gottesbeziehung ausgerichtet sind, haben eine bessere Selbstregulation und leben länger. Die atheistische Einstellung ist am ausgeprägtesten beim sogenannten „rational-antiemotionalen Verhaltensmuster", also bei Personen, die ihre Gefühle in unnatürlicher Weise durch ein pseudorationales Verhalten unterdrücken, was ihnen selbstverständlich nicht gelingt.

Selbstverständlich kann es trotz solcher allgemeinen Orientierungen, die hier angeführt sind, keine dogmatischen Anweisungen für Wohlbefinden und Glück geben. Der Mensch ist ein dialektisch gesteuertes Wesen, in dem These und Antithese, positive und negative Gefühle aufeinanderprallen, wobei Entwicklung und Erkenntnis nur dann möglich sind, wenn der Kampf der Gegensätze zur resultierenden Synthese führt.

Tabelle 12.1 Zusammenhang zwischen Grad der Selbstregulation, Mortalität und Gesundheit (1973–1998)

	Insgesamt	0–1*	1–2	2–3	3–3,5	3,5–4	4–5	5–6	6–7
N	7400	305	695	1092	1721	1021	1380	869	316
Karzinom	818 11,1%	67 22,0%	131 18,8%	213 19,5%	184 10,7%	106 10,4%	93 2,8%	19 2,2%	5 1,6%
Herz-Kreislauf-Krankheiten	1071 14,5%	83 27,2%	162 23,3%	257 23,5%	280 16,3%	131 12,8%	123 8,9%	27 3,1%	8 2,5%
andere Todesursachen	1359 18,4%	102 33,4%	191 27,5%	346 31,7%	372 21,6%	181 17,7%	113 8,2%	24 2,8%	30 9,5%
lebt gesund	2105 28,4%	14 4,6%	31 4,5%	86 7,9%	302 17,5%	302 29,5%	581 42,1%	602 69,3%	187 59,2%
lebt krank	2047 26,3%	39 12,8%	180 25,9%	190 17,4%	583 33,9%	302 29,5%	470 34%	197 22,7%	86 27,2%

Alle Gruppen sind in Alter und Geschlecht vergleichbar.
* Punkte auf dem Fragebogen zur Selbstregulation

Tabelle 12.1 zeigt, daß ein niedriger Grad an Selbstregulation mit erhöhter Mortalität an unterschiedlichen Erkrankungen zusammenhängt. Je höher der Grad der Selbstregulation (gemessen 1973), desto höher ist der Prozentsatz der Gesundgebliebenen über einen Zeitraum von mehr als 25 Jahren.

Tabelle 12.2 Zusammenhang zwischen der Veränderung der Selbstregulation und Gesundheit bei Personen mit ursprünglich extrem schlechter Selbstregulation mit und ohne Autonomietraining *(Heidelberger Prospektive Interventionsstudie 1977-98)*

Therapiegruppe			Kontrollgruppe	
N	*lebt gesund*	Veränderung der Selbstregulation	*N*	*lebt gesund*
25	17 68,0%	*extreme Verbesserung der Selbstregulation* 1,9/2,9–4,5/6	6	4 66,7%
42	21 50,0%	*starke Verbesserung der Selbstregulation* 1,9/2,9–3,6/4,5	8	3 37,5%
50	6 12,0%	*schwache Verbesserung d. Selbstregulation* 1,9/2,9–3,0/3,6	32	2 6,3%
53	2 3,8%	*Selbstregulation unverändert* 1,9/2,9–1,9/2,9	99	1 1,0%
68	0	*Selbstregulation verschlechtert* 1,9/2,9–unter 1,9	93	1 1,1%
238	46 19,3%	*Insgesamt*	238	11 4,6%

Alter 1977 zwischen 40 und 55 Jahre, Durchschnittsalter Kontrollgruppe 50,9 Jahre, Therapiegruppe 51,1 Jahre. Beide Gruppen bestehen zur Hälfte aus Männern, zur Hälfte aus Frauen.

Tabelle 12.2 zeigt die Ergebnisse eines therapeutischen Experimentes bei Personen, die von 1973 bis 1977 aufgrund einer dreifachen Messung eine sehr schlechte Selbstregulation aufwiesen. Eine Gruppe von 238 Personen, die per Zufall ausgewählt wurde, bekam in einem zwei bis vierstündigen Gespräch Informationen zur Verbesserung der Selbstregulation durch Eigenaktivität. Die Ergebnisse zeigen, daß die Personen, die in der zweiten Messung circa 1 Monat nach dem Gespräch ihre Selbstregulation verbesserten, den größten Prozentsatz an Gesundgebliebenen in einem Zeitraum von 20 Jahren aufwiesen. Auch in der unbehandelten Kontrollgruppe haben sich einige Personen spontan in der Selbstregulation verbessert, allerdings ereignete sich eine starke Verbesserung der Selbstregulation in dieser Gruppe dreimal seltener als in der Therapiegruppe (obwohl in der therapierten Gruppe auch nur 28% eine extreme oder starke Verbesserung der Selbstregulation erreichten).

Tabelle 12.3 zeigt ebenfalls die Effekte des Autonomietrainings bei Personen mit schwach ausgeprägter Selbstregulation. Hier wurde kein direktes Beratungsgespräch geführt, sondern die Intervention bestand in einer Kombination von fünffacher Vorlage des Fragebogens zur Selbstregulation in zweimonatigen Abständen mit jeweils anschließender Kurzinformation zum Begriff der Selbstregulation, und wie man diese durch Eigenaktivität verbessern kann.

Die Ergebnisse zeigen, daß der Prozentsatz der gesund gebliebenen in der Interventionsgruppe um ein Vielfaches höher ist als in der nicht trainierten Kontrollgruppe, bei der der Fragebogen nur einmal eingesetzt wurde. Die Ergebnisse zeigen, daß nicht nur eine Kurztherapie, die auf die individuelle Problematik eingeht, einen präventiven Effekt haben kann, sondern auch ein Beratungsgespräch, in dem ein Verhaltensmodell nach dem Prinzip des Modellernens vermittelt wird. Bei mehrfacher Beantwortung des Fragebogens ahnt die Person, welches Verhalten gesundheitsfördernd ist und welche Verhaltensweisen gesundheitliche Probleme hervorrufen. Im anschließenden Informationsgespräch wird der Person das Modell weiter verdeutlicht, z. B. „Selbstregulation ist jede Aktivität des Menschen, die im Körper, der Umwelt und

Tabelle 12.3 Gesundheitseffekte nach fünffacher Vorlage des Fragebogens zur Selbstregulation im Abstand von zwei Monaten mit anschließender Information zur Selbstregulation (1975–1998)

		lebt gesund		lebt krank		verstorben	
Therapiegruppe	N = 115	31	26,9%	29	25,2%	55	47,8%
Veränderung der Selbstregulation bei fünffacher Messung in der Therapiegruppe:							
1. Messung		3,3		3,2		3,4	
2. Messung		3,6		3,1		3,3	
3. Messung		3,9		3,3		3,1	
4. Messung		4,3		3,2		2,8	
5. Messung		4,8		3,0		2,7	
Kontrollgruppe*	N =115	17	14,8%	15	13,0%	83	72,2%
einmalige Messung		3,4		3,1		3,5	

* einmalige Messung, ohne Vorlage der Information zur Selbstregulation
beide Gruppen sind in Alter und Geschlecht vergleichbar.

den zwischenmenschlichen Beziehungen Bedingungen herstellt, die zu Wohlbefinden, Lust, Sicherheit und Sinnerfüllung führen. Durch Selbstbeobachtung können negativen und positive Faktoren erkannt werden. Durch Eigenaktivität können negative Faktoren zum Positiven verändert werden. Der Mensch kann selbst herausfinden, mit welchen Methoden er zum Ziel kommen kann. So probieren einige Menschen durch Versuch und Irrtum zum Ziel zu kommen, indem sie unterschiedliche Verhaltensweisen ausprobieren. Jede Eigenaktivität ist immer besser als das passive Hinnehmen von unguten Bedingungen."

Tabelle 12.4 Selbstregulation und Krankheitsverlauf bei HIV (Prospektive Studie 1986-1993)

	Grad der Selbstregulation					
	1–2 Punkte	2–3 Punkte	3–3,5 Punkte	3,5–4 Punkte	4–5 Punkte	5–6 Punkte
Symptomfrei N = 25		0	1 4,0%	9 36,0%	8 32,0%	7 29,3%
mittelmäßig ausgeprägte Symptome N = 10	0	3 30,0%	5 50,0%	2 20,0%	0	0
stark ausgeprägte Symptome N = 15	1 6,7%	5 33,3%	7 46,7%	1 6,7%	1 6,7%	0
verstorben N = 13	1 7,7%	7 53,8%	4 30,8%	1 7,7%	0	0

Tabelle 12.4 zeigt den Zusammenhang zwischen dem Grad der Selbstregulation und der Symptomentwicklung bei HIV-infizierten Personen. Je höher der Grad der Selbstregulation, desto weniger treten stark ausgeprägte Krankheitssymptome auf und desto geringer ist auch die Sterblichkeitsrate. Die Auswahl von 63 Probanden wurde nicht aus der Heidelberger Prospektiven Interventionsstudie getroffen, sondern in Zusammenarbeit mit unterschiedlichen Betroffenengruppen in Deutschland

Tabelle 12.5 Prospektive Therapiestudie an HIV-infizierten Personen

	Autonomietraining	N = 51	Kontrollgruppe	N = 51
Symptomfrei	39	76,5%	20	39,2%
sehr starke Symptome	3	5,9%	8	15,7%
mittelmäßige Symptome	6	11,8%	8	15,7%
verstorben	3	5,9%	15	29,4%
noch lebend	48	94,1%	36	70,6%

Tabelle 12.5
51 HIV-infizierte Personen wurden im Jahre 1986 in ein fünf- bis zehnstündiges Beratungsgespräch zum Thema „Eigenaktivierung durch das Autonomietraining" einbezogen. Die Tabelle zeigt, daß die trainierte Gruppe im Vergleich zur nicht behandelten Kontrollgruppe länger symptomfrei bleibt, länger lebt und weniger ausgeprägte Symptome aufweist. Dies bezieht sich auf einen Beobachtungszeitraum von sieben Jahren.

Die **Tabellen 12.6 und 12.7** verdeutlichen den Zusammenhang zwischen sozioökonomischen Faktoren und der Selbstregulation. Die Frage kann beantwortet werden, ob eine schlechte sozioökonomische Lage und soziale Isolation eine schlechte Selbstregulation hervorrufen oder ob es umgekehrt ist, d. h. daß eine schlechte Selbstregulation schlechte sozioökonomische Bedingungen erzeugt.

Tabelle 12.6 zeigt, daß alle drei erfaßten Faktoren (sozioökonomische Verunsicherung, soziale Isolation, schlechte Selbstregulation) den Prozentsatz der gesund gebliebenen in einem Beobachtungszeitraum von 15 Jahren deutlich verringern. Die Kombination von allen drei Faktoren ist besonders krankheitserzeugend; sie erhöht die Mortalität im Vergleich zu Personen, die keinen der drei Faktoren haben, um ein Vielfaches.

Tabelle 12.7 zeigt ein klärendes Therapieexperiment. Personen, die alle drei Faktoren aufwiesen, wurden in ein Autonomietraining aufgenommen mit dem Ziel, die Selbstregulation zu verbessern. Es wurde eine in Alter und Geschlecht vergleichbare Kontrollgruppe ohne Behandlung gebildet. 19 Jahre nach dem Autonomietraining (das aus 5 individuellen und 5 Gruppensitzungen bestand) zeigte sich, daß sich bei etwa der Hälfte der trainierten Personen die Selbstregulation deutlich verbessert hat. In dieser Gruppe wurde die soziale Isolation weitgehend aufgehoben, indem ein soziales Zugehörigkeitsgefühl aufgebaut wurde; z. T. hat sich in dieser Gruppe auch die sozioökonomische Verunsicherung gemindert, indem z. B. neue Berufsaktivitäten entfaltet wurden. Die Mortalität in der trainierten Gruppe war um fast die Hälfte geringer und der Prozentsatz der gesund gebliebenen um die Hälfte höher.

Die Ergebnisse der beiden Tabellen legen die Schlußfolgerung nahe, daß die individuelle Eigenaktivität, also die Selbstregulation, nicht nur eine wichtiger Gesundheitsfaktor ist, sondern ein Faktor, der eher den sozialökonomischen Faktor bestimmt, als daß er durch diesen bestimmt wird.

Tabelle 12.6 Sozioökonomische Verunsicherung, soziale Isolation, Selbstregulation und Mortalität (Heidelberger Prospektive Studie 1973–1995)

	N	Mortalität	lebt gesund	Alter 1973
sozioökonomische Verunsicherung und gute Selbstregulation (keine soziale Isolation)	193	20 10,4%	53 27,5%	45,7 Jahre
soziale Isolation bei guter Selbstregulation (keine sozioökonomische Verunsicherung)	201	23 11,4%	43 21,4%	43,6 Jahre
nur schlechte Selbstregulation (keine sozioökonomische Verunsicherung, keine soziale Isolation)	315	70 22,2%	73 23,2%	44,6 Jahre
sozioökonomische Verunsicherung, soziale Isolation und gute Selbstregulation	180	24 13,3%	32 17,8%	44,2 Jahre
soziale Isolation und schlechte Selbstregulation (keine sozioökonomische Verunsicherung)	258	101 39,1%	42 16,3%	44,5 Jahre
sozioökonomische Verunsicherung bei schlechter Selbstregulation (keine soziale Isolation)	173	40 23,1%	40 23,1%	43,7 Jahre
sozioökonomische Verunsicherung, soziale Isolation und schlechte Selbstregulation	168	149 88,7%	19 11,3%	45,4 Jahre
nur gute Selbstregulation (keine sozioökonomische Verunsicherung, keine soziale Isolation)	4648	468 10,1%	2977 64,0%	45,3 Jahre

Tabelle 12.7 Therapieexperiment bei Personen mit sozioökonomischer Verunsicherung, sozialer Isolation und schlechter Selbstregulation
(Heidelberger Prospektive Studie 1975–1994)

	Therapiegruppe (mit Autonomietraining)		Kontrollgruppe	
N	49		49	
Mortalität	18	36,7%	35	71,4%
sozioökonomische Verunsicherung behoben	19	38,8%	2	4,1%
verbessertes soziales Zugehörigkeitsgefühl	25	51,0%	3	6,1%
verbesserte Selbstregulation (über 3,5 Punkte)	26	53,1%	3	6,1%
alle drei Faktoren verbessert	16	32,6%	1	2,0%

Therapie- und Kontrollgruppe sind in Alter und Geschlecht vergleichbar.

Tabelle 12.8 Zusammenhang zwischen dem individuellen Motiv, die eigenen Fähigkeiten mit beruflichen Anforderungen zu verbinden (berufliche Ziele werden an die individuellen Fähigkeiten und Interessen angepaßt) und der Dauerarbeitslosigkeit
Männer u. Frauen (Population aus der Tabelle 13.10 I. u. II)
Heidelberger Prospektive Interventionsstudie 1977/78–88

Auspräg. des individuellen Berufsmotivs	0–1	1–2	2–3	3–3,5	3,5–4	4–5	5–6	6–7	insgesamt
N	128	259	399	1430	1546	1723	1018	767	7056
Dauerarbeitslos im	32	42	51	109	18	6	4	2	264
Zeitraum von 78–88	25%	16,2%	12,8%	7,6%	1,2%	0,3%	0,4%	0,3%	3,7%

Die Ergebnisse zeigen, daß Personen, die den Versuch unternehmen ihre persönlichen Fähigkeiten mit beruflichen Anforderungen zu verbinden und sich dabei überwiegend an persönlichen Fähigkeiten ausrichten, weitgehend seltener arbeitslos werden als Personen, die sich extravertiert an den beruflichen Anforderungen orientieren und dabei die eigenen Fähigkeiten unberücksichtigt lassen.

Das hier berichtete Ergebnis suggeriert eine Erweiterung der Arbeitsmarktpolitik und der Berufsberatung, indem eine größere Konzentration auf die individuellen Fähigkeiten und Interessen des Bewerbers gelegt wird.

Frage zur Feststellung des Grades der Verbindung der eigenen Fähigkeiten mit beruflichen Anforderungen:

1. *Ich verbinde, verknüpfe meine eigenen Fähigkeiten mit den beruflichen Anforderungen.*
   Wie stark ist diese Verknüpfung ausgeprägt?

   0 = überhaupt nicht, 1 = sehr schwach, 2 = schwach, 3 = mittelmäßig, eher schwach, 4 = mittelmäßig, eher stark, 5 = stark, 6 = sehr stark, 7 = absolut

Alle Personen waren 1978 zwischen 35 und 55 Jahre alt und zum Zeitpunkt der Befragung nicht arbeitslos. Wenn sie bis 1988 mindestens drei Jahre arbeitslos waren, wurden sie in die Gruppe „dauerarbeitslos" aufgenommen.

Tabelle 13.9 Zusammenhang zwischen dem Grad der Selbstregulation und Dauerarbeitslosigkeit
Heidelberger Prospektive Interventionsstudie 1977/78–88

Grad d. Selbstregulation	0–1	1–2	2–3	3–3,5	3,5–4	4–5	5–6	6–7	insgesamt
I. Männer									
N	99	206	269	851	980	718	705	431	4259
	2,3%	4,8%	6,3%	20%	23%	16,8%	16,5%	10,1%	
Dauerarbeitslos im	34	36	33	66	29	15	11	6	230
Zeitraum von 78–88	34,3%	17,5%	12,3%	7,8%	3%	2,1%	1,6%	1,4%	5,4%
II. Frauen									
N	34	38	151	353	409	591	593	628	2797
	1,2%	1,3%	5,4%	12,6%	14,6%	21,1%	21,2%	22,4%	
Dauerarbeitslos im	17	14	62	55	22	7	6	3	186
Zeitraum von 78–88	50%	36,8%	41%	15,6%	5,4%	1,2%	1%	0,5%	6,6%

Alle Subgruppen, die unterschiedliche Grade der Selbstregulation darstellen, sind in Alter, Beruf und Ausbildung relativ vergleichbar. Die Ergebnisse zeigen einen deutlichen Zusammenhang zwischen dem Grad der Selbstregulation und der Dauerarbeitslosigkeit. Zum Zeitpunkt der Befragung waren alle Personen berufstätig (die damals Arbeitslosen wurden in die Befragung nicht einbezogen). Somit handelt es sich um eine prospektive Auswertung.

Alle Personen waren 1978 zwischen 35 und 55 Jahre alt und zum Zeitpunkt der Befragung nicht arbeitslos. Wenn sie bis 1988 mindestens drei Jahre arbeitslos waren, wurden sie in die Gruppe „dauerarbeitslos" aufgenommen.

Tabelle 13.10 Arbeitsperspektiven bei Langzeitarbeitslosen, Hemmungen und Barrieren bei der Verwirklichung der Arbeitsziele

I. Arbeitsperspektiven

	hat Vision für eine berufliche Aktivität	davon Vision für kreative, eigenständige Arbeit	davon Vision für alltägliche, nichteigenständige Arbeit	keine Vision einer Aktivität
Männer N = 635	194 30,6%	77 39,7%	117 60,3%	441 69,4%
Frauen N = 824	286 34,7%	155 54,2%	131 45,8%	538 65,3%

Alle Personen sind zwischen 4 und 7 Jahren arbeitslos (Altersspanne: 1978: 35–55 Jahre)

Die Tabelle zeigt, daß ca. 30% eine Vision für eine berufliche Aktivität haben, z.T. für eine eigenständige, z.T. für eine nicht eigenständige Arbeit

II. Hemmungen und Barrieren in der Verwirklichung der Berufsvision (bei den Personen aus Tabelle 13.9 mit beruflicher Vision)

	Innere Hemmungen in der Verwirklichung	soziale Barrieren in der Verwirklichung	soziale Barrieren und innere Hemmungen
Männer N = 194	24 12,4%	28 14,4%	142 73,2%
Frauen N = 286	29 10,1%	88 29,0%	174 60,8%

Die Tabelle zeigt, daß Arbeitslose mit beruflicher Vision zum größten Teil in ihrer Verwirklichung durch soziale Barrieren als auch durch innere Hemmungen in der Realisierung ihrer beruflichen Visionen verhindert sind.

Fortsetzung Tabelle 13.10

III. a) Interventionsexperiment mit Personen mit sozialen Barrieren und inneren Hemmungen für die Verwirklichung der beruflichen Vision bei Personen mit abgeschlossener beruflicher Ausbildung
(Trainingsexperiment 1975, Nachuntersuchung 1985)

	Erreichen einer unternehmerischen Tätigkeit mind. über 5 Jahre	Erreichen einer angestellten Arbeit mind. über 5 Jahre	weiterhin arbeitslos mind. über 8 Jahre
Autonomietraining N= 31	12* 38,7%	13 41,9%	6 19,3%
Kontrollgruppe N = 31	1 3,2%	8 25,8%	22 71,0%

* Diese Gruppe hat im Rahmen der unternehmerischen Tätigkeit weitere 39 Personen angestellt. Während die nicht trainierte Kontrollgruppe keine Person angestellt hat.

Die Tabelle zeigt, daß arbeitslose Personen mit abgeschlossener Berufsausbildung nach dem Autonomietraining bedeutend erfolgreicher bei der Entwicklung unternehmerischer Fähigkeiten sind und häufiger eine angestellte Tätigkeit fanden als die nicht trainierte Kontrollgruppe.

III. b) Interventionsexperiment bei Personen mit sozialen Barrieren und inneren Hemmungen für die Verwirklichung der beruflichen Vision bei Personen ohne abgeschlossene berufliche Ausbildung
(Trainingsexperiment 1975, Nachuntersuchung 1985)

	Erreichen einer unternehmerischen Tätigkeit mind. über 5 Jahre	Erreichen einer angestellten Arbeit mind. über 5 Jahre	weiterhin arbeitslos mind. über 8 Jahre
Autonomietraining N= 59	6* 10,2%	16 27,1%	37 62,7%
Kontrollgruppe N = 59	1 1,7%	4 6,8%	54 91,5%

* Diese Gruppe hat im Rahmen der unternehmerischen Tätigkeit weitere 15 Personen angestellt. Während die nicht trainierte Kontrollgruppe zwei Personen angestellt hat.

Die Tabelle zeigt, daß arbeitslose Personen ohne abgeschlossene Berufsausbildung nach dem Autonomietraining bedeutend erfolgreicher bei der Entwicklung unternehmerischer Fähigkeiten sind und häufiger eine angestellte Tätigkeit fanden als die nicht-trainierte Kontrollgruppe.

12.2 Effekte des Autonomietrainings

Ein System verändert sich

In der folgenden Tabelle werden 784 Personen, die von 1973 bis 1982 im Autonomietraining waren, verglichen mit einer ebenso großen, in Alter, Geschlecht, der Selbstregulationsfähigkeit und medizinischen Risikofaktoren vergleichbaren Kontrollgruppe. Beide Gruppen wurden vor dem Autonomietraining befragt und fünf Jahre nach dem Autonomietraining. Die Ergebnisse zeigen, daß sich aufgrund des Autonomietrainings Faktoren in unterschiedlichen Bereichen verändern. Dabei wird die Wirkung des Autonomietrainings im Hinblick auf präventive Effekte verständlich.

Tabelle 12.11 Effekte des Autonomietrainings

Veränderte Faktoren im Beobachtungszeitraum von fünf Jahren	Autonomietraining N = 784		Kontrollgruppe N = 784	
Krebs-Mortalität	17	2,5%	26	4,0%
andere Todesursachen	52	7,6%	83	12,7%
diagnostizierte chronische Erkrankungen	117	17,1%	193	29,6%
Pflegefälle	62	9,1%	114	17,5%
Reduktion des Krankenhausaufenthaltes um mind. die Hälfte*	133	19,5%	21	3,2%
Reduktion des Zigarettenkonsums um mind. die Hälfte*	105	15,4%	44	6,7%
Reduktion des Alkoholkonsums um mind. die Hälfte*	121	17,7%	24	3,7%
Intensivierung einer wohltuenden körperlichen Bewegung	88	12,9%	16	2,4%
wesentliche Verbesserung der Schlafqualität	145	21,2%	23	3,5%
wesentliche Verbesserung der Erholungsfähigkeit	203	29,7%	60	9,2%
wesentliche Verbesserung der sozialen Beziehungen	195	28,5%	44	6,7%
mehr Autonomie – größere Unabhängigkeit von Verhaltensweisen und Objekten mit negativen Folgen	375	54,9%	38	5,8%
besserer beruflicher Erfolg	119	17,4%	51	7,8%
Reduktion der Einnahme von Antibiotika um mind. die Hälfte*	128	18,7%	15	2,3%
Reduktion der nicht steroidhaltigen Antirheumatika um mind. die Hälfte*	73	10,7%	11	1,7%
Reduktion von Schlaf-, Beruhigungs- u. Schmerzmitteln um mind. die Hälfte*	82	12,0%	14	2,1%
wesentliche Verbesserung des Wohlbefindens u. der Genußfähigkeit im Hier und Jetzt	249	36,4%	30	4,6%
verstärkte Hoffnung in die Zukunft	221	32,3%	35	5,4%
Neigung zur gesünderen Ernährung (mehr frisches Obst, Gemüse u. Vollkornprodukte)	109	15,9%	25	3,8%
gesteigertes Interesse an der primären Prävention	85	12,4%	13	2,0%
größere Sensibilität für Umweltschutz	204	29,9%	63	9,7%
mehr Sensibilität für Gefühle u. zirkulierende Liebesenergie	136	19,9%	41	6,3%
mehr spontane Religiosität	83	12,1%	2	0,3%

Tabelle 12.11 Effekte des Autonomietrainings (Forts.)

Veränderte Faktoren im Beobachtungszeitraum von fünf Jahren	Autonomietraining N = 784		Kontrollgruppe N = 784	
stärkeres Gefühl für körperliche Überforderungen – mehr Selbstschutz	114	16,7%	25	3,8%
mehr Kreativität und bessere Problemlösung	71	10,4%	5	0,8%
Reduktion des Übergewichts	62	9,0%	32	4,9%
Verbesserung des Krankheitsverlaufes bei chronischen Erkrankungen	104	15,2%	25	3,8%
wesentlich verbessertes inneres Gleichgewicht und Harmonisierung des ZNS durch weglassen oder Einnahme stimulierender oder dämpfender Substanzen (z.B. Kaffee, Antidepressiva, angstlösende Mittel, usw.)	84	12,3%	35	5,4%
bessere Regulation von Nähe und Distanz zu nahestehenden Personen	196	28,7%	30	4,6%
erfolgreiche Reduktion von psychischen Symptomen	107	15,7%	15	2,3%
Reduktion von körperlichen Symptomen	88	12,9%	55	8,4%
Verringerung von Übererregung und/oder Hemmung in Richtung inneres Gleichgewicht durch Verhaltensänderung	218	31,9%	61	9,4%
gesteigerte Tendenz zur Selbstmedikation (z.B. Eunova forte)	102	14,9%	38	5,8%
negative Gefühle oder Symptome, die auf das Autonomietraining zurückgeführt werden	0			
Überzeugung, daß das Autonomietraining wesentliche nachhaltige und für den Menschen zentral wichtige Veränderungen erzielt hat	304	44,5%		
von den 784 wurden jeweils nachuntersucht	N = 683		N = 651	

* im Vergleich zu fünf Jahren vor der Behandlung

Im Autonomietraining wird der Versuch unternommen, alternative Verhaltensweisen, die zu mehr Wohlbefinden, Lust und Sicherheit führen, anzuregen und Verhaltensweisen abzubauen, die zu Unsicherheit, Unwohlsein und Unlust führen. Dabei werden Alternativen angeregt, die meistens schon latent vorhanden sind, aber noch keinen Weg gefunden haben, sich zu verwirklichen. Wenn sich Wohlbefinden, Lust und Sicherheit in einem Bereich einstellen, kann sich das erlernte Verhalten auch auf andere Bereiche, z. B. die Krankheitsbewältigung oder berufliche Motivation ausbreiten. Das Autonomietraining ist insofern mehr eine Lebensberatungsmethode als ein psychotherapeutischer Ansatz, weil in ihm Aktivitäten angesprochen werden, die grundlegend für das menschliche Leben sind und die tagtäglich von jeder Person ausgeübt werden. Das Problem ist nur, daß sich viele Menschen häufig verstricken und somit Verhaltensweisen und Zustände mit negativen Folgen hervorrufen.

Das Ergebnis über die Effektivität des Autonomietrainings zeigt eindeutig, daß das eingeschlagene Modelllernen „Eigenaktivität und Autonomie" mit dem Ziel das Wohlbefinden zu optimieren, auf unterschiedliche Lebensbereiche Auswirkungen hat.

Wenn der Arzt das Autonomietraining erlernt und anwendet, kann er in die Lage kommen, durch seine Aktivität primäre und sekundäre Verhaltensprävention zu leisten, die auch geeignet ist, die Effektivität anderer medizinischer Maßnahmen zu verbessern und die Kosten im Gesundheitssystem zu senken.

12.3 Schlafqualität und Gesundheit

Die Schlafqualität ist ein Gesundheitsfaktor erster Ordnung, der leider noch in internationalen epidemiologischen und psychosomatischen Studien völlig unberücksichtigt blieb. Es gibt so gut wie keine großangelegte epidemiologische Studie, in der die Schlafqualität als Risikofaktor einbezogen wurde. In einem guten Schlaf erreicht die Person eine Erholung von seelisch-körperlicher Erschöpfung und es kommt zu einer systematischen seelisch-körperlichen Regeneration. Außerdem ist das Unbewußte in der Lage, anstehende Alltagsprobleme im Schlaf zu lösen und sie der Person beim Aufwachen hilfreich zu präsentieren.

Wenn chronische Schlafstörungen auftreten, ist nicht nur die Regeneration und die unbewußte Problemlösung gehemmt, sondern auch die Voraussetzung für eine wesentliche Verstärkung der seelisch-körperlichen Erschöpfung geschaffen.

Eine schlechte Schlafqualität korreliert streng mit einer schlechten Selbstregulation, wobei sich beide Aspekte gegenseitig verstärken.

Es konnte experimentell gezeigt werden, daß sich im Autonomietraining die Schlafqualität signifikant verbessert. Die folgenden zwei Tabellen zeigen den Zusammenhang zwischen Schlafqualität und Gesundheit, bzw. dem Auftreten chronischer Erkrankungen. Auch dieses Ergebnis ist nicht monokausal aufzufassen, da eine schlechte Schlafqualität mit einer großen Anzahl psychischer und physischer Risikofaktoren korreliert und nur ein wichtiges Bindeglied im systemischen Geschehen ist.

12.3.1 Fragebogen zur Schlafqualität

1. *Mein Schlaf ist in der Regel tief und erholsam.*
   Wie stark trifft diese Aussage auf Sie zu?

   0 = überhaupt nicht, 1 = sehr schwach, 2 = schwach, 3 = mittelmäßig, eher in Richtung schwach, 4 = mittelmäßig, eher in Richtung stark, 5 = stark, 6 = sehr stark, 7= absolut

2. *Mein Schlaf erzeugt in der Regel bei mir Wohlbefinden und Lust.*
   Wie stark trifft diese Aussage auf Sie zu?

   0 = überhaupt nicht, 1 = sehr schwach, 2 = schwach, 3 = mittelmäßig, eher in Richtung schwach, 4 = mittelmäßig, eher in Richtung stark, 5 = stark, 6 = sehr stark, 7= absolut

3. *Ich löse im Schlaf meine Alltagsprobleme (z. B. habe beim Aufwachen klare Gedanken und Problemlösungen vor Augen).*
   Wie stark trifft diese Aussage auf Sie zu?

   0 = überhaupt nicht, 1 = sehr schwach, 2 = schwach, 3 = mittelmäßig, eher in Richtung schwach, 4 = mittelmäßig, eher in Richtung stark, 5 = stark, 6 = sehr stark, 7= absolut

4. *Ich gehe in der Regel im rechten Augenblick schlafen (z. B. wenn ich dazu ein echtes Bedürfnis verspüre).*
   Wie stark trifft diese Aussage auf Sie zu?

   0 = überhaupt nicht, 1 = sehr schwach, 2 = schwach, 3 = mittelmäßig, eher in Richtung schwach, 4 = mittelmäßig, eher in Richtung stark, 5 = stark, 6 = sehr stark, 7= absolut

5. *Ich schlafe störungsfrei von Ermüdung bis zu völliger Erholung durch.*
   Wie stark trifft diese Aussage auf Sie zu?

   0 = überhaupt nicht, 1 = sehr schwach, 2 = schwach, 3 = mittelmäßig, eher in Richtung schwach, 4 = mittelmäßig, eher in Richtung stark, 5 = stark, 6 = sehr stark, 7= absolut

6. *Ich erlebe das Verhältnis zwischen der Anregung im Alltag und dem erholsamen Schlaf als anregend und ausgeglichen.*
   Wie stark trifft diese Aussage auf Sie zu?

   0 = überhaupt nicht, 1 = sehr schwach, 2 = schwach, 3 = mittelmäßig, eher in Richtung schwach, 4 = mittelmäßig, eher in Richtung stark, 5 = stark, 6 = sehr stark, 7= absolut

7. *In der Regel bin ich beim Aufwachen noch mehr müde, zermürbt und erschöpft als beim Einschlafen.*
   Wie stark trifft diese Aussage auf Sie zu?

   7 = überhaupt nicht, 6 = sehr schwach, 5 = schwach, 4 = mittelmäßig, eher in Richtung schwach, 3 = mittelmäßig, eher in Richtung stark, 2 = stark, 1 = sehr stark, 0 = absolut

8. *Meine Träume sind für mich angenehm und anregend.*
Wie stark trifft diese Aussage auf Sie zu?

7 = überhaupt nicht, 6 = sehr schwach, 5 = schwach, 4 = mittelmäßig, eher in Richtung schwach, 3 = mittelmäßig, eher in Richtung stark, 2 = stark, 1 = sehr stark, 0 = absolut

9. *Meine Träume sind für mich in der Regel unangenehm, mich erschütternd und erschöpfend.*
Wie stark trifft diese Aussage auf Sie zu?

7 = überhaupt nicht, 6 = sehr schwach, 5 = schwach, 4 = mittelmäßig, eher in Richtung schwach, 3 = mittelmäßig, eher in Richtung stark, 2 = stark, 1 = sehr stark, 0 = absolut

10. *In der Regel schlafe ich so gut durch, daß ich meine Träume nur am Rande wahrnehme.*
Wie stark trifft diese Aussage auf Sie zu?

0 = überhaupt nicht, 1 = sehr schwach, 2 = schwach, 3 = mittelmäßig, eher in Richtung schwach, 4 = mittelmäßig, eher in Richtung stark, 5 = stark, 6 = sehr stark, 7= absolut

11. *In der Regel schlafe ich so schlecht, daß ich mich an meine Träume nicht erinnere.*
Wie stark trifft diese Aussage auf Sie zu?

7 = überhaupt nicht, 6 = sehr schwach, 5 = schwach, 4 = mittelmäßig, eher in Richtung schwach, 3 = mittelmäßig, eher in Richtung stark, 2 = stark, 1 = sehr stark, 0 = absolut

Auswertungsschlüssel

Die Punkte der 11 Fragen werden addiert und durch 11 dividiert. Je höher die Punktzahl, desto besser die Schlafqualität.

Tabelle 12.12 Schlafqualität und Gesundheit
Heidelberger Prospektive Interventionsstudie 1973/78–1997/98

Ausprägung der Schlafqualität	0–2	2–3	3–3,5	3,5–4	4–5	5–6	6–7	N
Krebsmortalität	325 23,5%	315 20%	291 15,5%	141 7%	97 6,3%	72 5,8%	61 5,2%	1302 12%
Herzinfarkt / Mortalität	173 12,5%	233 14,8%	262 13,9%	166 8,2%	103 6,7%	62 4,8%	30 2,5%	1029 9,4%
andere Todesursachen	612 44,2%	655 41,5%	516 27,4%	502 24,9%	319 20,8%	76 5,8%	50 4,2%	2730 25,1%
lebt chronisch krank	205 14,8%	296 18,8%	668 35,6%	799 39,7%	404 26,4%	185 13,2%	171 14,4%	2728 25%
lebt gesund	69 5%	78 4,9%	142 7,5%	405 20,1%	608 39,7%	903 69,6%	875 73,7%	3080 28,3%
insgesamt	1384 12,7%	1577 14,5%	1879 17,3%	2013 18,5%	1531 14%	1298 11,9%	1187 10,9%	10869 100%
Grad d. Selbstregulation	2,1	2,7	3,2	4,1	5,0	5,8	5,9	
Grad d. seelisch-körperlichen Erschöpfung	6,5	5,9	4,8	3,7	3,0	1,9	1,7	

Alle Gruppen sind in Alter und Geschlecht vergleichbar.

Die Ergebnisse zeigen, daß mit dem Grad der Schlafstörung alle Todesursachen zunehmen und der Prozentsatz der Gesundgebliebenen abnimmt. Je ausgeprägter die Schlafstörung, desto geringer der Grad der Selbstregulation und desto ausgeprägter die seelisch-körperliche Erschöpfung.

12.4 Die Bedeutung der Selbstregulation für gesundes und hohes Altern

Unserer Auffassung nach gibt es drei grundlegende Faktoren, die für das hohe Altern relevant sind: 1. Der familiär-genetische Faktor (alle Familienmitglieder in gerader Linie erreichen ein hohes Alter in Gesundheit). 2. Abwesenheit von physischen Risikofaktoren – gesundes Leben (kein Zigaretten-, Alkohol-, Medikamenten- oder Drogenkonsum, gesunde Ernährung und regelmäßige Bewegung). 3. Eine ausgeprägte Selbstregulationsfähigkeit (z. B. von 5 bis 7 Punkte auf dem Fragebogen der Selbstregulation).

Für die Forschung ist es extrem wichtig zu wissen, welchen Anteil für hohes und gesundes Altern jeder der einzelnen Faktoren hat und welche Bedeutung die Wechselwirkung der erwähnten Faktoren. Zur Klärung dieser Fragen soll hier zum Schluß ein Ergebnis aus der Heidelberger Prospektiven Interventionsstudie vorgestellt werden.

Tabelle 12.13 Zusammenhang zwischen gesundem und hohem Alter, der familiär-genetischen Disposition, einem gesundem Lebensstil und guter Selbstregulation
Heidelberger Prospektive Interventionsstudie 1973/78 bis 1998

	N	gesund bis 1998		Durchschnittsalter 1998
1. gute familiär-genetische Voraussetzung*	197	3	1,5%	85,3
2. keine physischen Risikofaktoren, gesundes Leben	298	3	1,0%	84,7
3. gute Selbstregulation (3 bis 5 Punkte)	277	36	13,0%	85,4
1. + 2.	195	5	2,6%	83,9
1. + 3.	184	45	24,5%	86,2
2. + 3.	307	137	44,6%	84,9
1. + 2. + 3.	143	98	68,5%	85,3
kein Positivfaktor	421	1	0,2%	85,2
insgesamt	2022	328	16,2%	

* alle Familienmitglieder in gerade Linie mindestens bis zum 75. Lebensjahr gesund (ohne schwere chronische Erkrankungen)

Die sieben Gruppen sind in Alter und Geschlecht streng vergleichbar.

Die Ergebnisse zeigen die große Bedeutung der Selbstregulationsfähigkeit für die Aufrechterhaltung der Gesundheit bis ins hohe Alter. Sie ist vielfach bedeutender als die familien-genetischen Voraussetzungen oder die Abwesenheit physischer Risikofaktoren (obwohl die familien-genetische Voraussetzung und die Abwesenheit physischer Risikofaktoren auch für sich eine Bedeutung haben, was aus dem Vergleich mit der Gruppe ohne jeglichen Positivfaktor ablesbar ist). Besonders interessant ist die Wechselwirkung der drei Faktoren. Während die Wechselwirkung zwischen gesundem Leben und guter familien-genetischer Voraussetzung nur additive Effekte aufweist, zeigt eine gute Selbstregulation mit jedem einzelnen Faktor und besonders mit beiden Faktoren zusammen bedeutende Synergieeffekte auf. Daraus ist folgender Schluß zu ziehen: Die Bedeutung der Selbstregulation ist unter allen Umständen für die Aufrechterhaltung der Gesundheit extrem wichtig.

Tabelle 12.14 Das Interventionsergebnis bei Personen mit sehr schlechter Selbstregulation (bis zu 2,5 Punkte), familiär-genetische Belastung (Durchschnittsalter der sechs Familienmitglieder in gerader Linie 61 Jahre) und ungesundem Lebensstil (Konsum von Zigaretten, Alkohol, Bewegungsmangel und Fehlernährung)
Heidelberger Prospektive Interventionsstudie 1976 bis 1998

	N	lebt gesund bis 1998		Durchschnittsalter 1998
Autonomietraining	167	39	23,3%	86,4
Kontrollgruppe	167	1	0,6%	86,5

Die Ergebnisse des randomisierten Therapieexperiments zeigen, daß Personen, die gelernt haben ihre Selbstregulation im Autonomietraining anzuregen, 38,8mal häufiger Gesundheit bis ins hohe Alter erreichen.

Das Experiment ermutigt zur Durchführung präventiv-therapeutischer Maßnahmen zur Verbesserung der Selbstregulation.

12.5 Ergebnisse zur Grossarthschen Verhaltenstypologie

12.5.1 Zentrale Aspekte der Grossarthschen Verhaltenstypologie

Ich habe die Grossarthsche Verhaltenstypologie nicht nur aufgrund der Beobachtung, daß es unterschiedliche Verhaltens- und Reaktionstypen gibt, entworfen, sondern auch aufgrund der Annahme, daß ein gehemmter funktionaler Zustand des Nervensystems eher mit der Krebsausbreitung verbunden ist, während ein überregtes Nervensystem eher mit Herz-Kreislauf-Erkrankungen Hand in Hand einher geht. Dem entgegen ist ein funktional ausgeglichenes Nervensystem, in dem die Funktionen harmonisiert sind, ein Charakteristikum für Gesundheit. Es wäre sehr leicht, eine Verhaltenstypologie zu entwickeln, die beispielsweise zwischen 4 Kategorien unterscheidet (gehemmt, übererregt, ausgeglichen, instabil durch kurzfristige Wechsel zwischen Hemmung, Übererregung und Gleichgewicht), wenn die Funktionen im zentralen Nervensystem nicht von sehr komplexen psychodynamischen, aber auch physischen und physiologischen Reizen abhängig wären. Weil das so ist, sind bei der Analyse und Einordnung in die Grossarthsche Verhaltenstypologie sehr präzise Definitionen und erhebliche Differenzierungen notwendig. Die Einordnung in die Grossarthschen Typologie ist weitgehend psychodynamisch begründet. Aus diesem Grund ist eine präzise Vorstellung über die Verhaltensdynamik der einzelnen Typen von zentraler Bedeutung, und zwar sowohl für den Wissenschaftler, als auch für den Interviewer, als auch den Befragten. Wenn der Befragte z. B. nicht begreift, welche dynamischen Prozesse, Verhaltensweisen und Bewußtseinszustände in Bezug auf seine Person untersucht werden, dann können seine Antworten schnell chaotisch und mißverständlich sein. Da wir in unserem Forschungsdesign den Versuch unternehmen, den ideographischen Ansatz (Einzelfallanalyse) mit dem nomothetischen (also der statistischen Auswertung großer Stichproben) zu verbinden, ist auch für die statistische Auswertung eine Datenerfassung, die der Psychodynamik gerecht wird, notwendig.

Bei der Einordnung in die Grossarthsche Typologie ist es nicht nur zentral wichtig, die jeweilige Psychodynamik zu begreifen, sondern auch ein Verständnis dafür zu entwickeln, wenn bei mehreren Typen ein ähnliches Verhalten vorkommt, da dieses unterschiedlich motiviert ist und eine unterschiedliche, kontextabhängige Wirkung aufweist (dies trifft z. B. zu bei der Bewertung der hilflosen Übererregung, die sowohl beim Typ 1 als auch beim Typ 2 auftritt).

Je nach spezifischer Psychodynamik und physiologischer Reizung entstehen im zentralen Nervensystem unterschiedliche Neuroimpulse, die sowohl auf das hormonelle und immunologische System wirken, als auch möglicherweise einen direkten Einfluß auf das Krebswachstum haben könnten. Ebenso scheinen spezifische Neuroimpulse mit der Entwicklung anderer Erkrankungen, wie z. B. Arteriosklerose in Zusammenhang zu stehen. Wenn Hemmungsprozesse dominant vorherrschen, aber auch immer wieder gekoppelt sind mit starker Übererregung, oder wenn Übererregung mit starker Hemmung im Hintergrund gekoppelt ist und wenn sich nur selten funktionales Gleichgewicht im zentralen Nervensystem herstellen läßt, dann können sich krankheitserzeugende Hemmungs- und Überregungsimpulse etablieren.

Bei der Einordnung in die Grossarthsche Verhaltenstypologie ist es besonders wichtig, die Dynamik von Hemmung und Übererregung zu verstehen. Bei dem in diesem Buch beschriebenen Typ-1-Verhalten, das wir auch dominante Hemmung bei blockierter Bedürfnisbefriedigung mit der Tendenz zur harmonischen und altruistischen Anpassung nennen könnten, kommt ähnlich wie beim Typ 2 auch immer wieder hilflose Übererregung auf.

Beim Typ 2, den wir auch mit anhaltender Neigung zur hilflosen Übererregung und Aufregung beschreiben können, kommt nicht nur die Aufregung, sondern auch massiv die Hemmung im Hintergrund vor. Aus diesem Grund ist es nicht verwunderlich, daß Typ 1- und Typ 2-Verhalten stark miteinander korrelieren, da die Hemmung und Übererregung ein Charakteristikum für beide Verhaltenstypen sind (Amelang, M., Schmidt-Rathiens, C., & Matthews, G. (1996). Personality, cancer and coronary heart disease: Further evidence on a controversial issue. British Journal of Health Psychology, 1, 191–205.). Trotzdem hat die Überregung und die Hemmung bei beiden Typen eine unterschiedliche psychodynamische Bedeutung. Die Überregung beim Typ 1 ist eine Reaktion auf Frustrationen, Enttäuschung und Barrieren, die intensiv und explosiv ausfallen kann, und in einer erstrebten und positiv formulierten Zielverwirklichung auftritt (z. B. wenn sich eine Person um viel Nähe zu einem wichtigen Mitmenschen bemüht und dann immer wieder abgewiesen und ungerecht behandelt wird, dann wird sie überregt; sobald die Bedingungen und erlebte Ursachen für die Übererregung aufhören, ist die Person friedlich, harmoniesuchend und altruistisch. Die Person ist dominant-gehemmt, das heißt, die Hemmung in der erstrebten Zielverwirklichung und Bedürfnisäußerung sowie in der Äußerung ichbezogener Wünsche ist eher ein Charakteristikum des Typ-1-Verhaltens als die immer wieder auftretende hilflose Übererregung.)

Beim Typ 2 ist das Verhältnis zwischen Überregung und Hemmung umgekehrt, obwohl auch hier beide Elemente stark vertreten sind. Zunächst ist auch der Typ 2 gehemmt, bestimmte erstrebte Zustände zu erreichen oder Ängste und Befürchtungen zu erkennen und zuzulassen. Um dies zu überdecken, entwickelt die Person eine Verhaltensstrategie, in der sie Bedingungen, Zustände, Ursachen, die zu Übererregung führen, aktiv herbeiführt und aufrechterhält. Somit scheint die Übererregung nicht nur eine direkte Reaktion auf eine Frustration zu sein (z. B. Denunziation, Entwertung, Angriff usw.), sondern ein aktiv herbeigeführter und über lange Zeiträume aufrecht erhaltener Zustand. Solche Motivationen verlaufen meistens unbewußt, sie können aber auch bewußt und vorbewußt sein. So kann beispielsweise eine Person des Typus 2 ihre verhaltensblockierende Ambivalenz zum Partner und zu einem Elternteil überspielen, indem sie negativ bewertete Quellen ausmacht, auf die sie stellvertretend mit Aufregung und Überregung und Objektnegation reagiert. Selbstverständlich müssen solche Prozesse und Differenzierungen in der Schulung der Interviewer zur Sprache gebracht werden, ebenso in der Erklärung der Fragen bei standardisierten Fragebögen. Aus diesem Grund haben wir in unseren Studien großen Wert auf die Methode der Datenerfassung gelegt (Grossarth-Maticek, R., Eysenck, H. J., & Boyle, G. J. (1995). Method of test administration as a factor in test validity: the use of a personality questionnaire in the prediction of cancer and coronary heart disease. Behavioural Research Therapy, 33, 705-710).

Es kommt nicht nur auf die Frage an, ob Hemmung oder Übererregung ausgeprägt sind, sehr wichtig ist die funktionale Interaktion von Hemmung und Überregung zur Herstellung des inneren Gleichgewichtes. Eine starke Hemmung kann eine ausgleichende Überregung hervorrufen, wobei sich dann inneres Gleichgewicht einstellen kann (dies ist der Fall bei Typ 3 und Typ 4, wobei sich beim Typ 4 schon bei geringer Hemmung oder Überregung ein kompensatorisches Gleichgewicht einstellt). Beim Typ 1 ist meistens die Hemmung dominant, wobei die immer wieder erzeugte innere Übererregung nicht etwa kompensatorisch zum Gleichgewicht führt, sondern eher die Hemmungsprozesse noch verstärkt. Auch beim Typ 2 verstärkt eine erlebte Hemmung häufig explosiv die Übererregung, so daß es auch hier zu keinem inneren Gleichgewicht kommt. Auch die interaktiven Prozesse zwischen Hemmung und Überregung werden in der Grossarthschen Typologie berücksichtigt. So braucht beispielsweise der ich-bezogene Typ 3 extrem ausgeprägte und kurzfristig anhaltende Hemmungs- und Übererregungs-Zustände als Bedingung für ein interaktives Gleichgewicht. Auch der Typ 4 bringt kompensatorisch Erregung und Hemmung immer wieder ins Gleichgewicht, er benötigt im Unterschied zu Typ 3 jedoch keine derart intensiven und extrem ausgeprägten Ausschläge von Hemmung und Erregung.

Schon der russische Physiologe Pawlov konnte zeigen, daß es drei funktionale Zustände im ZNS gibt: Hemmung, Übererregung und Gleichgewicht. Grossarth-Maticek geht von der Annahme aus, daß sich bestimmte Annahmen, Verhaltensmuster, Sinnerlebnisse, Lebensereignisse auf den funktionalen Zustand des zentralen und peripheren Nervensystems auswirken, und zwar in Richtung Hemmung, Übererregung oder Gleichgewicht. Auf dieser Basis ist die Grossarthsche Verhaltenstypologie entstanden (anhaltend dominante Hemmung, anhaltend dominante Übererregung, anhaltend dominantes Gleichgewicht, kurzfristiger Wechsel zwischen Hemmung, Übererregung und Gleichgewicht). In der Grossarthschen Verhaltenstypologie handelt es sich um einen funktionalen Zustand des ZNS, der durch unterschiedliche Faktoren entstehen kann und therapeutisch relativ leicht veränderbar ist. Der funktionale Zustand des ZNS wirkt mit unterschiedlichen physischen Risikofaktoren interaktiv, wobei komplexe psycho-physische Interaktionssysteme Risikofaktoren für bestimmte Erkrankungen oder Positivfaktoren für die Aufrechterhaltung der Gesundheit darstellen. Ein gehemmtes Nervensystem hängt mit anderen Krankheiten zusammen als ein übererregtes.

Hier werden vier grundlegende Verhaltensmuster beschrieben, die sich von einander zum Teil unterscheiden, zum Teil aber miteinander in Zusammenhang stehen. Es wurden mehrere Charakteristika des jeweiligen Verhaltensmusters beschrieben (z. B. eine Person, die sich für andere altruistisch aufopfert und dabei die ich-bezogene Selbstregulation vernachlässigt, eine Person, die auf Dauer in einer negativ empfundenen und sie verhindernden Welt lebt, eine Person, die auf egozentrischer Sicht die Umwelt bewertet und immer ambivalent ist und eine Person, die sich selbst zum Wohlbefinden reguliert und andere sozial in die Kommunikation einbezieht).

Typ I: Hemmung in der ich-bezogenen Bedürfnisbefriedigung, Zielerreichung und Expression – angepaßte Hemmung

Die Person ist dauerhaft einer sie beherrschenden, durch innere und/oder äußere Ursachen hervorgerufene Hemmung ausgesetzt, die sie verhindert, ihre gefühlsmäßig wichtigen Wünsche, Ziele zu erreichen und Bedürfnisse zu befriedigen (z. B. nach mehr Anerkennung, Nähe zu einer Person, Verwirklichung eines beruflichen Zieles, Erreichung von Erholung und Entspannung, sich der Kontrolle und Bevormundung einer Person zu entziehen usw.). Dabei richtet die Person ihr Verhalten nicht eindeutig gegen die erlebten Hemmungsursachen aus (z. B. durch Aggression, radikale Distanzierung, negative Bewertung usw.) und hält die Hemmung somit durch die eigene Einstellung noch eher aufrecht (z. B. in der Hoffnung, daß ein protestloses Hinnehmen von hemmenden Verhaltensweisen bestimmter Mitmenschen für die ersehnte Objektnähe hilfreich ist oder durch die rein rationale Einsicht in die Hoffnungslosigkeit einer Situation). Die Person ist also sowohl direkt der Hemmungswirkung als auch den negativen Gefühlen, die durch die gehemmte Zielverwirklichung und Bedürfnisbefriedigung entstehen, ausgesetzt (z. B. Isolationserlebnissen). Die Person versucht mit großem Energieaufwand, die negativen Erlebnisse und erlebten Hemmungen zu verdecken und zu überspielen, z. B. durch optimistisches, altruistisches und harmoniesuchendes Verhalten.

Die Person ist anhaltend inneren und/oder äußeren Hemmungen in ihrer Zielverwirklichung ausgesetzt (z. B. bei der Erreichung einer erstrebten Nähe zu gefühlsmäßig wichtigen Personen; bei der Verwirklichung eines beruflichen Zieles; erfahrene Hemmung durch bestimmte Mitmenschen, oder ungünstige Lebensereignisse; usw.) *und ist nicht in der Lage, Verhaltensweisen zu entwickeln, die der Hemmungsursache entgegenwirken und diese aufzuheben.*

Die Person ist anhaltend einer direkt wirkenden Hemmung ausgesetzt (z. B. in der Äußerung ihrer Wünsche,

Bedürfnisse und Erwartungen oder in der erstrebten Bedürfnisbefriedigung) *ohne Fähigkeit, dieser entgegenzuwirken.*

Wenn hilflose Überregung auftritt, dann tritt sie eher als eine Folge der Verhinderung positiv formulierter Ziele auf und ist weniger eine aktiv herbeigeführte Verhaltensstrategie (z. B. mit dem Ziel bestimmte Abhängigkeiten zu verdecken oder die eigene Ambivalenz in den Griff zu bekommen).

Die Person arrangiert sich mit der Hemmungsursache, nimmt diese als unabdingbar an, zeigt keine Reaktion gegen die erlebte Hemmungsursache, leidet an ihr ohne sie radikal verändern zu können. Dabei breitet sich die Hemmungsursache auf die Behinderung der gesamten ich-bezogenen Selbstregulation aus (also auf die Fähigkeit durch Eigenaktivität Bedingungen herzustellen, die zu Wohlbefinden und innerer Sicherheit führen). Somit ist die Person der Hemmungsursache direkt und hilflos ausgesetzt (obwohl sie diesen Zustand durch unterschiedliche Verhaltensweisen zu überdecken versucht, ihn aber auch häufig schmerzlich und direkt erlebt).

Dabei kann die Ursache der Hemmung in äußerst unterschiedlichen Bereichen liegen, z. B.

- Ein schockierendes, über Jahre nicht verarbeitetes Erlebnis, das die individuelle Eigenaktivität in Richtung Bedürfnisäußerung blockiert
- Erlernte Tendenz, alles in sich reinzuschlucken
- Neigung zur völligen Selbstzurückstellung hinter wichtige Objekte
- Erlernte Unfähigkeit positive, aber vor allem negative Gefühle zu äußern
- Ausschließliche Orientierung an rationalen, vernünftigen und normalen Grundsätzen
- Isolation von ersehnten und erstrebten Personen, Zuständen und Zielen
- Nachhaltige Abweisungs- oder Trennungserlebnisse
- Hemmung in dem Versuch, verhinderte Liebesbekundungen einem Elternteil oder Partner gegenüber zu verwirklichen
- Blockade einer Sehnsucht
- Hemmung durch extremes Harmoniestreben
- Hemmung durch die soziale Rolle, nach außen strahlenden Optimismus zeigen zu müssen
- Hemmung durch Monotonie und Fehlen ersehnter Anregungen
- Hemmung durch negatives Selbstwertgefühl
- Hemmung beim Versuch, sich zu entspannen und zu erholen
- Hemmung in der Äußerung und erstrebten Befriedigung von Bedürfnissen von größter gefühlsmäßiger Bedeutung
- Hemmung, negative seelische Zustände (z. B. Isolationserlebnisse) und negative Beziehungen durch ich-bezogenes Verhalten zu überwinden
- Hemmung, sich einengenden Erwartungen von nahestehenden Personen zu widersetzen, usw.

Einige Beispiele zur Identifikation der dominanten Hemmung

Die Person ist eher auf positiv bewertete Objekte (Personen, Ziele, usw.) extrem ausgerichtet (sucht z. B. Nähe, Symbiose, Aufopferung für andere) und es fällt ihr schwer, ich-bezogene Ansprüche zu stellen.

Die Person ist anhaltend gehemmt in ihrer ich-bezogenen Expression (z. B. für sich Ansprüche zu stellen, die eigenen Wünsche, Bedürfnisse und Erwartungen zu äußern, für sich und die eigene Zielerreichung zu beten, leben in einer ich-gehemmten, altruistischen Abhängigkeit, Aufgabe der Ich-Grenzen für eine erstrebte Harmonie, Zielerreichung oder Symbiose, gehemmte Tendenz sich zu schonen, Neigung, das eigene Ich/Selbst nicht zu beachten, sich zu überfordern, nicht zu schützen, usw.) *und übt Verhaltensweisen aus, die die ich-bezogene Hemmung aufrechterhalten,* (z. B. Neigung zu Altruismus in symbiotischen Abhängigkeiten, Selbstzurückstellung aus Angst vor Zurückweisung und Abweisung, depressive, apathische Reaktionen nach Verlusterlebnissen, keine Tendenz zur ich-bezogenen Konfliktlösung, Neigung zu Objektidealisierung mit Selbstentwertung, Annahmen, daß die Objekte wichtiger als das eigene Selbst sind, usw.).

Die Person leidet dauerhaft (manifest oder latent) an einer nicht überwundenen und auf Dauer verhinderten Sehnsucht nach einem sich ihr entziehenden, erstrebten, benötigten Objekt (z. B. Person, Gruppe, Ziel, Zustand), ist aber gehemmt diesen Zustand zu verändern.

Die Person ist eher dauerhaft von positiv bewerteten, erstrebten Objekten abhängig und durch innere oder äußere Hemmungen verhindert, die erstrebte Nähe zu erreichen.

Die Person ist dauerhaft unterstimuliert, d. h. ihr fehlt die ersehnte positive Anregung, (obwohl sie diese häufig mit hohem Einsatz erstrebt, dabei aber erfolglos bleibt, zum Beispiel durch ineffektive, nicht zum Ziel führende Aktivitäten; die Person für ein nicht mehr zu erreichendes Ziel über Jahre hinweg kämpft, Harmonie in Bereichen sucht, in denen sie nicht zu verwirklichen ist, usw.).

Die Person lebt in einem der drei Zustände, die alle letztlich eine Hemmung in der erstrebten Zielverwirklichung bedeuten (z. B. in der Äußerung und Befriedigung von Bedürfnissen, die für sie von allergrößter gefühlsmäßiger Bedeutung sind):

a) Die Person ist für ein nahestehendes Objekt (Person, Gruppe, Zustand, Ziel, Organisation, usw.) pausenlos im Einsatz und überspielt dabei Anzeichen von seelisch-körperlicher Erschöpfung und Überforderung (z. B. indem sie nach außen den Eindruck erweckt, eine nicht zu erschöpfende Energiequelle zu sein und häufig strahlenden Optimismus und Altruismus zeigt). Dabei ist die ich-bezogene Selbstregulation gehemmt.

b) Die Person ist nach Verlust von hoch bewerteten Objekten (z. B. plötzliche oder schleichende Trennung von einer emotional nahestehenden Person, Tod, Kündigung, Verlust einer Position, usw.) auf lange Sicht innerlich erschüttert, verzweifelt, erschöpft, apathisch und nur formal ansprechbar (und erscheint dabei höflich und angepaßt).

c) Die Person ist anhaltend sozial isoliert und lebt in einer inneren Monotonie, ist also nicht im Kontakt mit Objekten, die sie positiv anregen.

Die Person erlebt auf Dauer die Hauptursache für ihr persönliches Unglück in sich ihr entziehenden, hoch bewerteten Objekten und fühlt sich dabei innerlich oder von außen in der erstrebten Zielverwirklichung gehemmt.

Die Person ist auf Dauer von positiv bewerteten, sich ihr entziehenden Objekten innerlich abhängig und gehemmt, die ersehnte Nähe zu diesen Objekten zu erreichen.

Zusammenfassung des Typus I-Verhaltens – das zu Krebs disponierende Verhaltensmuster nach Grossarth

Personen, die Krebs bekommen, leiden vor dem Ausbruch in der Regel längere Zeiträume an hilfloser Aufregung, Übererregung (z. B. Wut, Enttäuschung, innere Verzweiflung, kocht innerlich), die sie nicht ausagieren, in sich reinschlucken, nicht austragen und mit einer intensiv und dominant einsetzenden Hemmung überdecken (z. B. durch Selbstzurückstellung, Harmoniesuche, Konfliktschlichtung, Überanpassung, vernunftgeleitetes Verhalten, usw.). Dabei entwickeln sie ein für die Problemlösung und Zielerreichung (z. B. Aufhebung eines chronischen Konfliktes) inadäquates, die innere Aufregung und die überdeckende Hemmung noch verstärkendes Verhalten (z. B. durch Selbstzurückstellung). Die Person ist in ihrer Zielerreichung sowohl durch innere als auch durch äußere, z. B. soziale Faktoren, gehemmt (z. B. in der Äußerung ich-bezogener Ansprüche). Die inadäquate und nicht problemlösende Aktivität führt in der Regel zur anhaltenden seelisch-körperlichen Erschöpfung. Trotzdem erholt sich die Person über lange Zeiträume nicht und reagiert mit Härte gegen sich selbst (z. B. durch pausenlose Arbeit, wenig Erholungspausen, Nichtachten von Erschöpfungssymptomen, usw.).

Personen des Typus-I-Verhaltens halten durch ihre Eigenaktivität die Ursachen für ihre Hemmung aufrecht. Es bildet sich ein Wirkungskonglomerat von erlebter Aufregung und dominanter Hemmung, das von der Eigenaktivität abgespalten wird, weil diese nicht in der Lage ist, den Grundkonflikt und die deregulativen Steuerungsmechanismen aufzulösen.

Typ II: Hilflose Übererregung durch negativ erlebte Objekte

Die Person ist einer sie beherrschenden, dauerhaften Aufregung, Übererregung und inneren Anspannung ausgesetzt durch negativ erlebte und bewertete, sie verhindernde und störende Objekte (z. B. Personen, Gruppen, Zustände, Teile des eigenen Verhaltens etc.). Dabei ist die Person nicht in der Lage, sich von den erlebte Ursachen für die Aufregung zu distanzieren und hält die Bedingungen für die Aufregung eher noch aufrecht (z. B. indem immer wieder Themen angesprochen werden, bei denen sie sich ungerecht behandelt fühlt usw.). Die Person leidet eher an den anhaltenden negativen Folgen der Aufregung und Übererregung. Die Person reagiert auf besondere, sie aufregende und behindernde Objekte mit anhaltender Überregung, so daß sie nur schwer innerliches Gleichgewicht erreicht.

Die Person reagiert auf erlebte Hemmungen, Hindernisse und Hemmungsursachen mit emotional heftiger Gegenwehr, bleibt aber in ihrer Zielverwirklichung, die Hemmungsursache zu beseitigen, auf lange Sicht erfolglos. Die Gegenreaktion auf die erlebte Hemmungsursache ist in der Regel eine negative Interpretation, ausgeprägte Aufregung, Übererregung mit Mobilisierung aggressiver Verhaltenstendenzen, Aktivierung von Aversion, usw. Die dabei entstandene Übererregung, innere Anspannung, negative Reizüberflutung und das Gefühl, den aufregenden Bedingungen hilflos ausgeliefert zu sein, stellen die eigentliche Überforderung dar (und nicht die direkte Wirkung der Hemmung in der erstrebten Zielverwirklichung wie bei Typ I).

Die Ursachen für die hilflose Übererregung durch negativ erlebte Objekte kann in sehr unterschiedlichen Bereichen liegen, wie z. B.:

- dem Gefühl, im Berufsleben ungerecht behandelt oder nicht anerkannt zu werden
- dem Gefühl, von einem emotional bedeutenden Menschen negativ interpretiert zu werden
- dem Gefühl, daß ein Elternteil besser ist als der Ehegatte
- dem Gefühl, daß gesellschaftliche oder politische Repräsentanten ungerecht handeln
- dem Gefühl, daß die eigene Person in bestimmten Bereichen verachtungswürdig ist (z. B. aufgrund von Alkohol- oder Zigarettenkonsum, der nicht aufgegeben werden kann)
- permanenter, sich immer wiederholender Angstgefühle
- schockierender und bedrohlicher Verhaltensweisen vom Partner, usw.

Die Person ist in Gedanken und Gefühlen permanent mit negativ bewerteten, sie störenden und verhindernden Objekten beschäftigt.

Die Person fühlt sich anhaltend durch bestimmte sie störende, verhindernde und von ihr äußerst negativ bewerteten Objekten, (z. B. Personen, Gruppen, Zuständen) *bedroht, negiert und dabei hilflos übererregt, aufgeregt* (d. h. sie ist weder in der Lage, die erlebten Störungen wunschgemäß zu verändern noch sich von diesen zu distanzieren und fühlt sich diesen hilflos ausgeliefert), *und hält durch das eigene Verhalten die Bedingungen für die eigene Aufregung aufrecht,* (z. B. indem sie sich von der Störquelle nicht distanziert, immer bestimmte Themen, die zu Übererregung führen, anspricht; Annahmen, daß die Entfaltung und das Glück der eigenen Person durch böse und negative Objekte verhindert wird, usw.).

Die Person ist besonders überfordert bei Ereignissen und Zuständen, die die Quellen für hilflose Aufregung verstärken (z. B. wenn eine Person den Beweis liefert, daß sie noch negativer ist als angenommen).

Die Person sieht dauerhaft die Hauptursache für ihr persönliches Unglück in negativen, sie störenden und verhindernden Objekten.

Die Person ist eher von negativ bewerteten und erlebten Objekten abhängig und es gelingt ihr nicht, von diesen auf Distanz zu gehen. Dabei ist sie negativ überstimuliert, d. h. bis zur Erschöpfung von negativen, bedrohlichen, zu Anspannung führenden und keine Ruhe mehr gebenden Zuständen überflutet.

Die Person ist mehr mit negativen Erlebnissen beschäftigt, als daß sie positive Ziele formuliert und durchsetzt.

Typ III: Kurzfristiges Auftreten von Hemmung, Übererregung und innerem Gleichgewicht

Die Person befindet sich in permanentem Wechsel von kurzfristig anhaltender Hemmung in der Zielverwirklichung und Bedürfnisbefriedigung, kurzfristig anhaltender Übererregung auf sie störende Objekte und kurzfristig anhaltendem inneren Gleichgewicht. Dabei beeinflussen sich die drei Zustände gegenseitig, sie benötigen sich sogar für die Bedürfnisbefriedigung und die erstrebte optimale Anregung. So kommt es beispielsweise nach einer Hemmungen verursachenden Abweisung zum starken Bedürfnis nach Nähe, nach deren Realisierung setzt allerdings Übererregung ein, wobei sich Gleichgewicht eher nach der Distanzierung einstellt.

Die Person zeigt eine interaktive, in Wechselwirkung stehende, kurzfristig anhaltende Abwechslung von Hemmung, Übererregung und Gleichgewicht, d. h. wenn eine innere oder äußere Hemmung auf die Person direkt wirkt, dann setzen entgegengesetzte Verhaltensweisen ein, die wieder zu Gleichgewicht oder Übererregung führen (und umgekehrt). Die Person ist nicht in der Lage lang anhaltendes Gleichgewicht zu sichern, ist aber auch nicht langfristig der immer wiederkehrenden Hemmung und Übererregung ausgesetzt, scheint aber Zustände von extremer Hemmung, extremer Übererregung für den anschließenden Gleichgewichtszustand zu benötigen.

Einige Beispiele

- Die Person kann Harmonie in der Partnerbeziehung erst nach Konflikten und Abweisungserlebnissen erreichen.
- Die Person kann berufliche Aktivität und kreative Arbeit erst nach massiven Angriffen und Entwertungen in Gange setzen.
- Die Person kann auf lange Sicht nicht inneres Gleichgewicht ertragen und kreiert soziale Konflikte, die das Gleichgewicht erschüttern.

Die Person ist permanent mit der eigenen Person beschäftigt und erwartet von ihrer Umwelt, daß sich diese an ihr vollkommen ausrichtet.

Die Person lebt aufgrund einer extremen Ausrichtung an der eigenen Person (den eigenen Wünschen, Bedürfnissen, Erwartungen, Konflikten, Symptomen, usw.) in permanentem Wechsel von kurzfristig anhaltender Übererregung, Hemmung und innerem Gleichgewicht, wobei sie regulatorische Verhaltensweisen entwickelt, die eine Übererregung oder Hemmung schnell wieder ins Gleichgewicht bringen, aber auch umgekehrt das Gleichgewicht schnell in Richtung Hemmung und Übererregung umwandeln.

Die Person ist besonders überfordert bei anhaltender Verhinderung der egozentrischen Bedürfnisbefriedigung.

Die Person ist mal kurzfristig und extrem von positiv bewerteten und sich ihr entziehenden Objekten abhängig, zu denen sie große Nähe ohne Aufschub erstrebt. Dann ist sie kurzfristig von negativ bewerteten Objekten abhängig (denen sie beispielsweise mit viel Energie die eigene Wertigkeit beweisen will) und dann erreicht sie wieder kurzfristig eine große innere Autonomie.

Die Person ist abwechselnd und kurzfristig mal überstimuliert, mal unterstimuliert und mal innerlich ausgeglichen.

Typ IV: Inneres Gleichgewicht durch flexibles, sich selbst regulierendes Verhalten

Die Person erreicht anhaltendes inneres Gleichgewicht aufgrund einer Eigenaktivität, die sowohl im eigenen Körper, als auch in der sozialen und physischen Umwelt Bedingungen herstellt, die zu Wohlbefinden führen; z. B. in der Regulation von Nähe zu ersehnten und Distanz zu störenden Objekten. Die anregenden und zu Wohlbefinden führenden Bedingungen können sowohl durch Verzicht, als auch durch Neugestaltung oder Umbewertung eines angenommenen Sachverhaltes entstehen. Die Person ist innerlich autonom, sie unternimmt Aktivitäten, durch die sie Wohlbefinden erreicht, versucht aber auch dort, wo es möglich ist, die Bedürfnisse der Mitmenschen zu berücksichtigen.

Die Person erreicht im täglichen Verhalten immer wieder eine Überwindung von drohender Übererregung oder Hemmung und stellt Bedingungen her, die zu anhaltendem inneren Gleichgewicht, Wohlbefinden und Sicherheit führen.

Die Bereiche, in denen die Person langanhaltendes inneren Gleichgewicht durch Eigenaktivität erreicht sind sehr unterschiedlich, z. B.

- Inneres Gleichgewicht durch ausgewogene, am Ziel und Bedürfnis ausgerichteter Bewegung
- Effektive Erholungsfähigkeit
- Gesunde und wohltuende Ernährung
- Techniken und Verhaltensweisen, die Schutz gegen Hemmung oder Übererregung geben
- Herstellung von Bedingungen, die zu emotionaler Begeisterung und Wohlbefinden führen, usw.

In der Regel liegen die individuell hergestellten Bedingungen, die zu Gleichgewicht führen, in kleinen, nicht dramatischen und bescheidenen Alltagsaktivitäten.

Die Person ist sowohl am eigenen Selbst- und Wohlbefinden als auch am Wohlbefinden und der Sicherheit ihr wichtigen Mitmenschen ausgerichtet.

Die Person lebt meistens in innerem Gleichgewicht (Wohlbefinden, angenehme Anregung, Sicherheit) und hält diesen Zustand durch das eigene Verhalten über lange Zeiträume aufrecht, (z. B. durch ein harmonisch ausgewogenes Verhältnis zwischen ich-bezogener Expression und einer gefühlsmäßig positiven Bezogenheit auf wichtige Mitmenschen, Gott, Natur und Tätig-

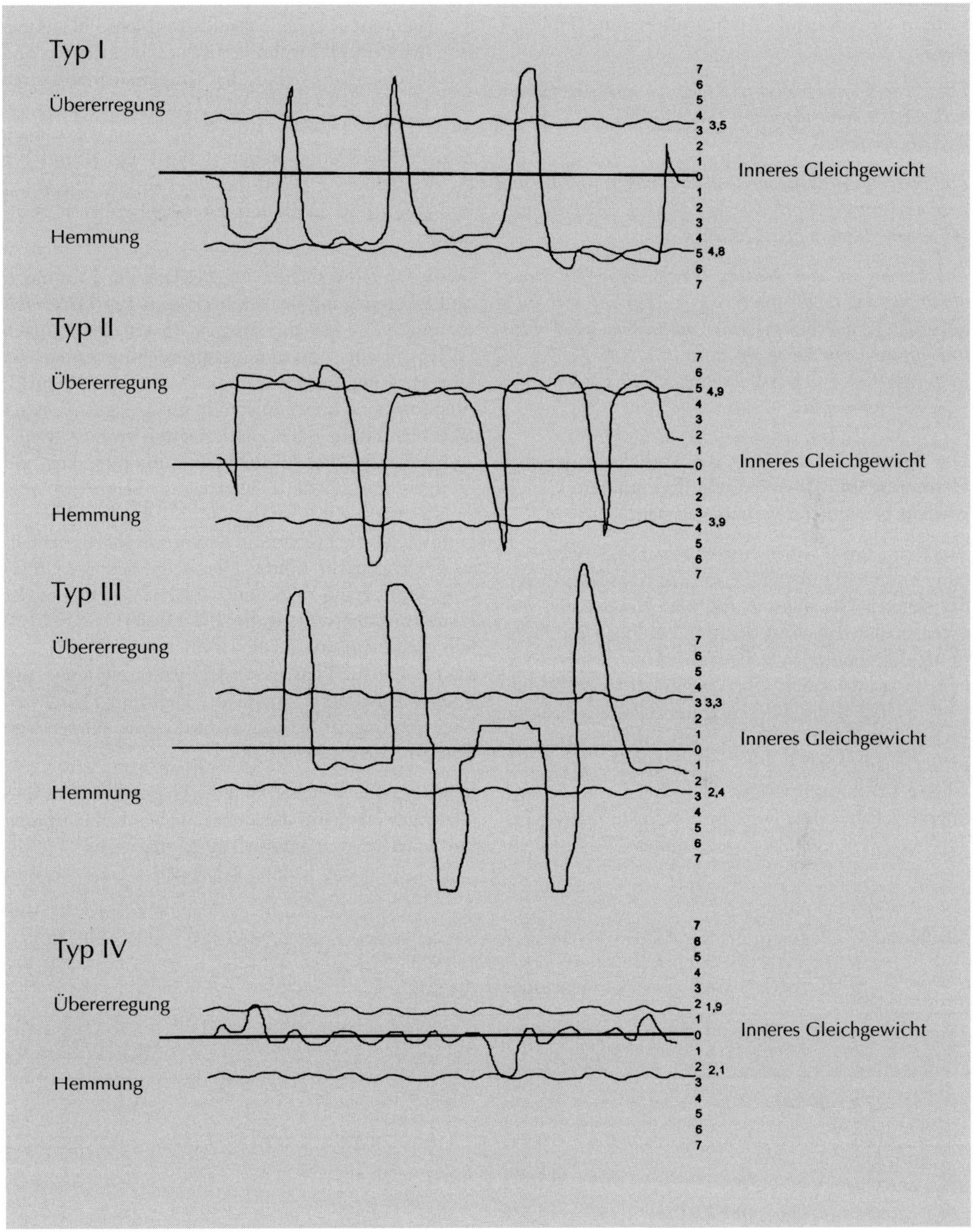

Graphische Darstellung des Zusammenhangs von Erregung, Hemmung und Gleichgewicht in der Grossarthschen Verhaltenstypologie

keiten, wie erfüllende Arbeit, lustbetonte Hobbies, usw.).

Die Person ist nur schwer und selten seelisch überfordert, z. B. weil sie keine negativen Lebensereignisse überbetont und überbewertet.

Die Person genießt die meisten Situationen im hier und jetzt und erzeugt durch eigenes Verhalten dazu die nötigen inneren und äußeren Bedingungen.

Die Person ist von keinem Objekt innerlich derart abhängig, daß sie die ich-bezogene Aktivität und Suche nach der Verwirklichung einer optimalen, zu Wohlbefinden führenden Anregung außer acht läßt, gleichzeitig ist sie aber auch liebevoll und sozial mit ihr wichtigen Objekten verbunden.

Die Graphik S. 263 zeigt das Verhältnis zwischen Hemmung und Übererregung und innerem Gleichgewicht bei den vier Verhaltenstypen.

Typ I und Typ II haben eine konstant hohe Übererregung und Hemmung und erreichen nur selten Phasen des inneren Gleichgewichtes. Der Unterschied zwischen beiden Typen ist der, daß bei Typ I die Hemmung dominanter ist (z. B. angepaßtes, positives Verhalten), die die innere Übererregung überspielt, während bei Typ II die Aufregung und Übererregung die Person manifest beherrscht, wobei die Hemmungsprozesse ausgeprägt, aber etwas aufgelockert sind. Unsere Erhebungen zeigen, daß Typ I und II hoch interkorrelieren. Die hohe Interkorrelation zwischen Typ I und II konnten auch viele andere Wissenschaftler nachweisen (z. B. Schmidt-Rathjens, C., Amelang, M. (1993). Psychometrische Gütekriterien und Persönlichkeits-Korrelate der Krankheitsprädiktoren von Grossarth-Maticek und Eysenck. Diagnostica, 39, 281–298. Dieselbe Autorin findet auch eine hoch negative Korrelation zwischen Typ I und II und Typ IV. Auch dieses Ergebnis bestätigt unsere Ergebnisse und eine große Zahl internationaler Replikationsstudien).

Beim Typ-III-Verhalten ist ebenfalls die Hemmung und Übererregung im Vergleich zum Typ-IV-Verhalten erhöht, er hat aber längere Phasen des relativen Gleichgewichts und eine geringere Ausprägung von Übererregung und Hemmung als die Typen I und II. Allerdings sind kurz anhaltende Ausschläge von extremer Hemmung oder Übererregung immer wieder ausgeprägt, wobei aber die Hemmung interaktiv und kompensatorisch die Übererregung hervorruft oder zu Gleichgewicht führt oder äquivalent die Übererregung direkt die Hemmung hervorruft (oder ebenfalls zu Gleichgewicht führt). Dies zeigt sich im Unterschied zum Typ-I-Verhalten, das lange Zeit Phasen der Hemmung aufweist, wobei die Übererregung ebenfalls die Hemmung verstärkt. Auch beim Typ-II-Verhalten sind die Phasen von Übererregung lange und intensiv ausgeprägt, wobei die Hemmung direkt zu Übererregung führt und es nur kleine Phasen von innerem Gleichgewicht gibt.

Beim Typ-IV-Verhalten sind die Phasen von relativem Gleichgewicht lange anhaltend, wobei die Hemmung und Übererregung schwach ausgeprägt sind.

Tabelle 12.15 Zusammenhang zwischen der Grossarthschen Verhaltenstypologie, Mortalität und Gesundheit
Heidelberger Prospektive Interventionsstudie 1973/77 bis 1998
Längsschnittsergebnisse der Angehörigenbefragung

Typ	Krebs		Herzinfarkt/ Hirnschlag		andere Todesursachen		lebt chronisch krank		lebt gesund		insgesamt	
I	372	27,6%	154	11,4%	316	23,4%	402	29,8%	103	7,6%	1347	27,2%
II	170	11,6%	449	30,7%	306	20,9%	418	28,5%	120	8,5%	1462	29,5%
III	21	3%	48	6,8%	105	14,8%	203	28,8%	328	47%	705	14,2%
IV	68	4,7%	100	6,9%	253	17,5%	262	18,2%	758	52,6%	1441	29%
insges.	631	12,7%	751	15,2%	980	19,8%	1284	25,9%	1309	26,4%	4955	100%

Alle vier Gruppen sind in Alter, Geschlecht vergleichbar. Die Ergebnisse zeigen, daß bei Typ I die Mortalität an Krebs bedeutend erhöht ist, während bei Typ II Herzinfarkt und Hirnschlag erhöht sind. Die Typen III und IV „konkurrieren" in Hinblick auf Aufrechterhaltung der Gesundheit, wobei beim Typ IV der Prozentsatz der Gesundgebliebenen etwas häufiger ist. Bei Typ III und IV ist die Mortalität an Herzinfarkt, Krebs und anderen Todesursachen bedeutend geringer als bei Typ I und II (siehe Beobachtungs- und Recherchenkatalog am Ende des Kapitels).

Die Daten wurden durch Angehörigen- oder Bekanntenbefragung durchgeführt unter der Voraussetzung, daß diese länger als zehn Jahre intensiv zusammengelebt haben. Die Befragung der Angehörigen wurde von 1973 bis 1977 durchgeführt, zu einem Zeitpunkt, an dem die zu beurteilenden Personen noch nicht schwer erkrankt waren. Die Erfassung der Mortalität und Recherchen der Gesundgebliebenen wurde auf das Stichjahr 1998 unternommen.

Tabelle 12.16 Ergebnisse des Autonomietrainings bei Personen mit ausgeprägtem Typ I- und Typ II-Verhalten
Heidelberger Prospektive Interventionsstudie 1975/76 bis 1998

Typ	Krebs	Herzinfarkt/ Hirnschlag	andere Todesursachen	lebt chronisch krank	lebt gesund	insgesamt	
I trainierte Gruppe	20 11,9%	12 7,1%	19 11,3%	41 24,4%	76 45,2%	168	Ausprägung Typ I vor und nach dem Training: 6,1–3,3
I Kontrollgruppe	49 29,2%	16 9,5%	29 17,3%	50 29,8%	14 8,3%	168	Ausprägung Typ I vor und nach dem Training: 6,1–6,3
II trainierte Gruppe	16 9%	25 14,2%	21 11,9%	25 14,2%	89 50,6%	176 0	Ausprägung Typ II vor und nach dem Training: 6,2–3,4
II Kontrollgruppe	24 13,6%	70 39,8%	38 21,6%	31 17,6%	13 7,4%	176	Ausprägung Typ II vor und nach dem Training: 6,2–6,4

Alle vier Gruppen sind in Alter, Geschlecht, Alkoholkonsum, Anzahl der gerauchten Zigaretten, familiärer Belastung, Blutdruck, Ernährung, Körpergewicht und Bewegung vergleichbar.

Die Ergebnisse deuten an, daß die Stimulierungslage des ZNS eine große Bedeutung für die Entstehung chronischer Erkrankungen und zwar sowohl von unterschiedlichen Krebsarten als auch bei Herzinfarkt spielt. Die Annahme liegt nahe, daß Impulse aus dem ZNS genetische Programme auslösen können, z. B. solche, die den Zelltod bei Krebszellen verhindern. Eine der aufregendsten Forschungszweige im 21. Jahrhundert wird notgedrungen die Interaktion von Impulsen aus dem ZNS als Auslöser von genetischen Programmen mit der genetischen Struktur, die immer präziser durch die moderne Genforschung entschlüsselt wird.

Tabelle 12.17 Zusammenhang zwischen dem Ausprägungsgrad des Typus I Verhalten und Mortalität durch Krebs und andere Todesursachen. *Heidelberger Prospektive Interventionsstudien 1973/77–1998.*

Punktzahl für Typ I Verhalten	0–1	1–2	2–3,5	3,5–4	4–5	5–6	6–7
Krebs N= 1668 24%	71 19,2%	68 4,2%	101 5,2%	210 6,1%	372 12,6%	426 23,3%	401 25,3%
Herzinfarkt u. Hirnschlag N=1468 20,1%	137 16,7%	156 9,3%	161 10,6%	155 11%	274 10,5%	289 18,7%	296 19,7%
andere Todesursachen N= 2971 18,7%	330 34,2%	362 11,1%	330 12,2%	491 11,1%	487 16,2%	415 16,4%	556 14%
lebt chronisch krank N=1451 14,5%	98 16,7%	131 6,7%	186 9%	254 12,7%	305 17,5%	267 21%	210 18,4%
lebt gesund N= 1138 2,7%	361 13%	353 31,7%	198 31%	84 17,4%	62 8,6%	49 5,4%	31 4,3%
Insgesamt N= 8696	997	1088	977	1194	1500	1446	1494
(Frauen)	11,5%	12,5%	11,2%	13,7%	17,2%	16,6%	17,2%

Die Ergebnisse zeigen folgendes:

1. Die Krebsmortalität steigt mit dem Ausprägungsgrad des Typus-I-Verhaltens geradlinig an (von 4,2% bei der geringsten Ausprägung auf 24% bei der stärksten Ausprägung, also etwa auf das Sechsfache.) Auch bei Herzinfarkt, Hirnschlag und anderen Todesursachen zeigt sich eine ähnliche, aber erheblich schwächer ausgeprägte Tendenz.

2. Umgekehrt ist das Verhältnis bei Personen, die sich bis 1998 wohl fühlen und bei denen keine diagnostizierte chronische Erkrankung vorliegt.

12.6 Beobachtungen und Recherchenkatalog zur Einordnung in die Grossarthsche Verhaltenstypologie.

Hier wird eine Version zur Einordnung in die Grossarthsche Typologie vorgestellt, die geeignet ist zur Einordnung durch Angehörige oder für die wissenschaftliche Forschung ohne vorherige Schulung und auf die sich die Ergebnisse in der Tabelle 12.15 beziehen. Diese Ergebnisse waren Ausgangspunkt für die Einordnung und Durchführung der Intervention (Tabelle 12.16).

Typ I: dominante Hemmung mit Überanpassung

Die Person ist durch innere und/oder äußere Einflüsse in ihrer wichtigsten Zielsetzung und erstrebten Bedürfnisbefriedigung sowie der Äußerung ich-bezogener Ansprüche anhaltend gehemmt.

Wenn eine positiv erstrebte Veränderung nicht erreicht wird, kann es zur hilflosen Übererregung, Aufregung,

Erschütterung kommen, die nicht ausagiert wird und die durch eine dominant einsetzende Hemmung unterdrückt, überschattet wird.

Da die Person in der Äußerung der ich-bezogenen Ansprüche, Wünsche und Bedürfnisse gehemmt ist, überspielt sie negativ erlebte seelische Zustände (Leid, Hoffnungslosigkeit, Versagensängste, Isolationsgefühle, Abweisungsängste, Übererregungen usw.) nach außen z. B. mit Härte gegen sich selbst, Altruismus, strahlendem Optimismus, Vorspielen einer unerschöpflichen Arbeitsenergie usw.

Auch wenn Übererregung als Reaktion auf verhinderte Zielverwirklichung auftritt, dominiert die Hemmung, die z. B. durch extreme Selbstzurückstellung und Harmoniesuche in Konfliktsituationen zum Ausdruck kommt.

Die Person wirkt nach außen eher ruhig, besonnen, defensiv, im Hintergrund stehend, stark selbstkontrolliert und mehr beherrscht als unruhig, leicht explodierbar, offensiv, konfliktherstellend, sich schwer kontrollierend von emotionalen Ausbrüchen, leicht aus der Ruhe zu bringen.

1. Wie stark ist das gesamte Verhaltensmuster bei der Person ausgeprägt?

   0 = überhaupt nicht, 1 = sehr schwach, 2 = schwach, 3 = mittelmäßig, eher in Richtung schwach, 4 = mittelmäßig, eher in Richtung stark, 5 = stark, 6 = sehr stark, 7= absolut

2. Wie stark ist die Person durch innere und/oder äußere Einflüsse in der Äußerung persönlicher Ansprüche und der Erreichung von Zielen, die für sie von großer Bedeutung sind, gehemmt?

   0 = überhaupt nicht, 1 = sehr schwach, 2 = schwach, 3 = mittelmäßig, eher in Richtung schwach, 4 = mittelmäßig, eher in Richtung stark, 5 = stark, 6 = sehr stark, 7= absolut

3. Wie stark reagiert die Person innerlich auf sie abweisende oder sie verletzende Einflüsse hilflos, aufgeregt, übererregt (weil sie diese nicht ausagieren kann und mit neuen Hemmungen überdeckt, z. B. indem sie alles in sich hinein schluckt)?

   0 = überhaupt nicht, 1 = sehr schwach, 2 = schwach, 3 = mittelmäßig, eher in Richtung schwach, 4 = mittelmäßig, eher in Richtung stark, 5 = stark, 6 = sehr stark, 7= absolut

4. Wie persönlich wichtig ist die Verwirklichung eines auf lange Sicht gehemmten, verhinderten Zieles für die Person?

   0 = überhaupt nicht, 1 = sehr schwach, 2 = schwach, 3 = mittelmäßig, eher in Richtung schwach, 4 = mittelmäßig, eher in Richtung stark, 5 = stark, 6 = sehr stark, 7= absolut

5. Wie stark überspielt, verdeckt die Person nach außen ihre negativen Gefühle (z. B. Schwächen, Abweisungsängste, Befürchtungen usw.), z. B. mit Härte gegen sich selbst oder Selbstzurückstellung für das erstrebte Wohl anderer Personen?

   0 = überhaupt nicht, 1 = sehr schwach, 2 = schwach, 3 = mittelmäßig, eher in Richtung schwach, 4 = mittelmäßig, eher in Richtung stark, 5 = stark, 6 = sehr stark, 7= absolut

6. Die Person wirkt nach außen eher ruhig, besonnen, defensiv, im Hintergrund stehend, stark selbstkontrolliert und eher beherrscht als unruhig, leicht explodierbar, offensiv, konfliktherstellend, sich schwer kontrollierend bei emotionalen Ausbrüchen, leicht aus der Ruhe zu bringen.
   Wie stark trifft diese Aussage auf Sie zu?

   0 = überhaupt nicht, 1 = sehr schwach, 2 = schwach, 3 = mittelmäßig, eher in Richtung schwach, 4 = mittelmäßig, eher in Richtung stark, 5 = stark, 6 = sehr stark, 7= absolut

Typ 2: dominante Übererregung

Die Person agiert und reagiert auf erlebte Hindernisse, Barrieren, Hemmungen mit anhaltender Übererregung, Aufregung und negativer Objektbewertung, die weit über die adäquate Aufregung (z. B. als Reaktion auf eine Abweisung) hinausgeht. Die aktive Herstellung von Bedingungen und Zuständen, die zu anhaltenden Aufregungen führen, ist ein wesentlicher und charakteristischer Teil der immer wiederkehrenden Verhaltensweisen der Person. Die Person wird aber durch die negativen Folgen der Aufregung beherrscht, so daß sie nicht mehr in der Lage ist, sich von den negativ erlebten Objekten (Personen, Zuständen) zu distanzieren und fühlt sich ihnen hilflos ausgeliefert.

Trotz bestehender Hemmung und Verhinderung in der Zielerreichung wird die Person durch anhaltende und stark ausgeprägte Übererregung beherrscht (indem sie die

Ursachen für ihre Erregung durch ihr aktives Verhalten immer wieder herstellt).

Die Person wirkt nach außen eher unruhig, angespannt, überreizt, leicht explodierbar, Spannungen und Konflikte herstellend, sich schwer kontrollierend bei emotionalen Ausbrüchen, leichter aus der Ruhe zu bringen als ruhig, besonnen, defensiv, im Hintergrund stehend, stark selbstkontrolliert und beherrscht.

1. Wie stark ist das gesamte Verhaltensmuster bei der Person ausgeprägt?

   0 = überhaupt nicht, 1 = sehr schwach, 2 = schwach, 3 = mittelmäßig, eher in Richtung schwach, 4 = mittelmäßig, eher in Richtung stark, 5 = stark, 6 = sehr stark, 7= absolut

2. Wie konstant anhaltend ist die Neigung zu Aufregung und Übererregung bei der Person ausgeprägt?

   0 = überhaupt nicht, 1 = sehr schwach, 2 = schwach, 3 = mittelmäßig, eher in Richtung schwach, 4 = mittelmäßig, eher in Richtung stark, 5 = stark, 6 = sehr stark, 7= absolut

3. Wie stark ausgeprägt (intensiv) wird die Person von anhaltender Übererregung und Aufregung beherrscht?

   0 = überhaupt nicht, 1 = sehr schwach, 2 = schwach, 3 = mittelmäßig, eher in Richtung schwach, 4 = mittelmäßig, eher in Richtung stark, 5 = stark, 6 = sehr stark, 7= absolut

4. Wie unfähig ist die Person, sich von sie aufregenden Objekten zu distanzieren?

   0 = überhaupt nicht, 1 = sehr schwach, 2 = schwach, 3 = mittelmäßig, eher in Richtung schwach, 4 = mittelmäßig, eher in Richtung stark, 5 = stark, 6 = sehr stark, 7= absolut

5. Die Person wirkt nach außen eher unruhig, angespannt, überreizt, leicht explodierbar, Spannungen und Konflikte herstellend, sich schwer kontrollierend bei emotionalen Ausbrüchen, leichter aus der Ruhe zu bringen als ruhig, besonnen, defensiv, im Hintergrund stehend, stark selbstkontrolliert und beherrscht.
   Wie stark trifft diese Aussage auf Sie zu?

   0 = überhaupt nicht, 1 = sehr schwach, 2 = schwach, 3 = mittelmäßig, eher in Richtung schwach, 4 = mittelmäßig, eher in Richtung stark, 5 = stark, 6 = sehr stark, 7= absolut

Typ 3: kurzfristige Wechsel von Hemmung, Übererregung und Gleichgewicht

Die Person erreicht kurzfristig anhaltendes inneres Gleichgewicht nach vorausgehender intensiver Aufregung und/oder intensiver und kurzfristig anhaltender Hemmung. Es entsteht der Eindruck, daß die Person zur Erreichung eines inneren Gleichgewichtes und von Lust und Wohlbefinden die vorherige Phase von Übererregung und Hemmung benötigt und aktiv herstellt (z. B. indem eine künstliche Trennungssituation hergestellt wird).

Die Person manipuliert durch ihr aktives Verhalten Zustände, z. B. in der Partnerbeziehung, am Arbeitsplatz, die sie zu ihrer Bedürfnisbefriedigung benötigt, die aber meistens außerhalb geltender Normen liegen. Die Person ist extrem egozentrisch, also primär auf die Befriedigung eigener Bedürfnisse ausgerichtet. Bei erhoffter Bedürfnisbefriedigung erstrebt sie erdrückende Nähe zu Objekten, während sie sich nach kleinster Enttäuschung abrupt von den Objekten abwendet.

Wie stark ist das Verhaltensmuster bei der Person ausgeprägt?

0 = überhaupt nicht, 1 = sehr schwach, 2 = schwach, 3 = mittelmäßig, eher in Richtung schwach, 4 = mittelmäßig, eher in Richtung stark, 5 = stark, 6 = sehr stark, 7= absolut

Typ 4: anhaltendes inneres Gleichgewicht

Die Person stellt durch ihre Eigenaktivität Bedingungen und Zustände her, die zu anhaltendem inneren Gleichgewicht und immer wiederkehrendem Wohlbefinden und Zufriedenheit führen (z. B. indem sie ein Gleichgewicht aus Nähe und Distanz zu gefühlsmäßig wichtigen Personen herstellt und Bedingungen, die ihr guttun, erhält und sich von Bedingungen, die ihr nicht guttun, distanziert).

Die Person ist innerlich selbständig, d. h. von keinem Objekt (Person, Ziel, Zustand) zu eigenen Ungunsten abhängig.

Die Person kann die hergestellten, zu Wohlbefinden führenden Bedingungen langfristig genießen und wirken lassen. Sie verbindet Ihre ich-bezogene Bedürfnisbefrie-

digung langfristig und eindeutig auch mit den Bedürfnissen der für Sie emotional bedeutenden Personen.

Wie stark ist das Verhaltensmuster bei der Person ausgeprägt?

0 = überhaupt nicht, 1 = sehr schwach, 2 = schwach, 3 = mittelmäßig, eher in Richtung schwach, 4 = mittelmäßig, eher in Richtung stark, 5 = stark, 6 = sehr stark, 7= absolut

Auswertungsschlüssel

Beim Typ 1 und 2 werden sie Punkte auf allen Kriterien addiert und durch die Anzahl der Fragen dividiert. Somit bekommt man einen Durchschnittswert.

Die Person gehört zu dem Typ, auf dem sie die höchste Punktzahl hat. Wenn sie auf 2 oder 3 Typen dieselbe Punktzahl hat, gehört sie zu einem Mischtyp.

12.6.1 Fragebogen zur Identifikation des Typus-I-Verhaltens

1. *Erleben Sie regelmäßig eine innere Aufregung, Übererregung (z. B. Wut, Enttäuschung, Verzweiflung über Ungerechtigkeiten usw.) der Sie sich hilflos ausgeliefert fühlen (z. B. weil Sie einen Zustand in der Arbeitswelt oder das Verhalten einer Person Ihnen gegenüber nicht wunschgemäß positiv verändern können)?*
   Wie stark trifft diese Aussage auf Sie zu?

   0 = überhaupt nicht, 1 = sehr schwach, 2 = schwach, 3 = mittelmäßig, eher in Richtung schwach, 4 = mittelmäßig, eher in Richtung stark, 5 = stark, 6 = sehr stark, 7= absolut

2. *Wenn ich innerlich koche und mich aufgeregt fühle, bin ich nicht in der Lage, meine Aufregung raus zu lassen, auszuleben und schlucke in der Regel meinen Ärger in mich hinein (häufig derart, daß meine Übererregung nach außen von anderen nicht mehr erkennbar wird).*
   Wie stark trifft diese Aussage auf Sie zu?

   0 = überhaupt nicht, 1 = sehr schwach, 2 = schwach, 3 = mittelmäßig, eher in Richtung schwach, 4 = mittelmäßig, eher in Richtung stark, 5 = stark, 6 = sehr stark, 7= absolut

3. *In der Regel überspiele, überdecke ich meinen inneren Ärger, meine Aufregung nach außen, indem ich mich z. B. stark selbst beherrsche, selbst zurückstelle, Verständnis für andere entwickle, so daß ich mich dabei komplett hemme (z. B. in der Äußerung von Aggressivität oder bei konflikthaften Auseinandersetzung oder in der Äußerung ichbezogener Ansprüche).*
   Wie stark trifft diese Aussage auf Sie zu?

   0 = überhaupt nicht, 1 = sehr schwach, 2 = schwach, 3 = mittelmäßig, eher in Richtung schwach, 4 = mittelmäßig, eher in Richtung stark, 5 = stark, 6 = sehr stark, 7= absolut

4. *Ich bin in meiner täglichen Tätigkeit (z. B. Arbeit, Hobbys) sehr aktiv, habe aber trotzdem den Eindruck, dadurch meine langfristigen Probleme und Konflikte, die bei mir negative Gefühle hervorrufen, nicht auflösen zu können.*
   Wie stark trifft diese Aussage auf Sie zu?

   0 = überhaupt nicht, 1 = sehr schwach, 2 = schwach, 3 = mittelmäßig, eher in Richtung schwach, 4 = mittelmäßig, eher in Richtung stark, 5 = stark, 6 = sehr stark, 7= absolut

5. *Ich bin in der Äußerung ichbezogener Ansprüche (z. B. für meine Person und mein Wohlbefinden Forderungen zu stellen) innerlich gehemmt.*
   Wie stark trifft diese Aussage auf Sie zu?

   0 = überhaupt nicht, 1 = sehr schwach, 2 = schwach, 3 = mittelmäßig, eher in Richtung schwach, 4 = mittelmäßig, eher in Richtung stark, 5 = stark, 6 = sehr stark, 7= absolut

6. *Ich fühle mich in der Verwirklichung meiner wichtigsten Zielsetzungen (z. B. nach einer guten Arbeitsatmosphäre, mehr Nähe zu bestimmten Personen, usw.) gehemmt, verhindert.*
   Wie stark trifft diese Aussage auf Sie zu?

   0 = überhaupt nicht, 1 = sehr schwach, 2 = schwach, 3 = mittelmäßig, eher in Richtung schwach, 4 = mittelmäßig, eher in Richtung stark, 5 = stark, 6 = sehr stark, 7= absolut

7. *Ich fühle häufig viel Unwohlsein, Unlust und Sinnlosigkeit in meinem Leben, so daß ich denke, es wäre besser, tot zu sein.*
   Wie stark trifft diese Aussage auf Sie zu?

0 = überhaupt nicht, 1 = sehr schwach, 2 = schwach, 3 = mittelmäßig, eher in Richtung schwach, 4 = mittelmäßig, eher in Richtung stark, 5 = stark, 6 = sehr stark, 7= absolut

8. *Ich fühle mich immer wieder anhaltend seelisch-körperlich erschöpft (z. B. innerlich völlig kraftlos und überfordert).*
Wie stark trifft diese Aussage auf Sie zu?

0 = überhaupt nicht, 1 = sehr schwach, 2 = schwach, 3 = mittelmäßig, eher in Richtung schwach, 4 = mittelmäßig, eher in Richtung stark, 5 = stark, 6 = sehr stark, 7= absolut

9. *In meinem Leben strebe ich nach Harmonie, Nähe zu wichtigen Mitmenschen und positiver Zielverwirklichung im Berufsleben, wobei ich für diese Ideale bereit bin, mich selbst zurückzustellen.*
Wie stark trifft diese Aussage auf Sie zu?

0 = überhaupt nicht, 1 = sehr schwach, 2 = schwach, 3 = mittelmäßig, eher in Richtung schwach, 4 = mittelmäßig, eher in Richtung stark, 5 = stark, 6 = sehr stark, 7= absolut

10. *Ich bin auf lange Sicht nicht in der Lage, innere Übererregung, die durch angepaßtes Verhalten nach außen überspielt wird, durch mein Verhalten zu überwinden.*
Wie stark trifft diese Aussage auf Sie zu?

0 = überhaupt nicht, 1 = sehr schwach, 2 = schwach, 3 = mittelmäßig, eher in Richtung schwach, 4 = mittelmäßig, eher in Richtung stark, 5 = stark, 6 = sehr stark, 7= absolut

11. *Durch mein Verhalten erreiche ich regelmäßig solche Zustände und Situationen, die mich positiv anregen und für das Leben motivieren.*
Wie stark ist diese Fähigkeit bei Ihnen ausgeprägt?

7 = überhaupt nicht, 6 = sehr schwach, 5 = schwach, 4 = mittelmäßig, eher in Richtung schwach, 3 = mittelmäßig, eher in Richtung stark, 2 = stark, 1 = sehr stark, 0= absolut

12. *Ich verstehe es immer wieder meine gefühlsmäßig wichtigsten Wünsche zu verwirklichen und meine bedeutendsten Bedürfnisse zu befriedigen.*
Wie stark ist diese Fähigkeit bei Ihnen ausgeprägt?

7 = überhaupt nicht, 6 = sehr schwach, 5 = schwach, 4 = mittelmäßig, eher in Richtung schwach, 3 = mittelmäßig, eher in Richtung stark, 2 = stark, 1 = sehr stark, 0 = absolut

13. *Wenn ich mich mal nicht wohl fühle, verstehe ich es immer durch mein Verhalten für mich positive Situationen und Zustände zu erreichen, die mein Wohlbefinden wieder herstellen.*
Wie stark ist diese Fähigkeit bei Ihnen ausgeprägt?

7 = überhaupt nicht, 6 = sehr schwach, 5 = schwach, 4 = mittelmäßig, eher in Richtung schwach, 3 = mittelmäßig, eher in Richtung stark, 2 = stark, 1 = sehr stark, 0 = absolut

14. *Durch mein Verhalten erreiche ich immer wieder Situationen und Zustände, die meine ganz persönlichen Wünsche und Bedürfnisse optimal anregen und befriedigen, so daß Zufriedenheit und Wohlbefinden entstehen.*
Wie stark trifft diese Aussage auf Sie zu?

7 = überhaupt nicht, 6 = sehr schwach, 5 = schwach, 4 = mittelmäßig, eher in Richtung schwach, 3 = mittelmäßig, eher in Richtung stark, 2 = stark, 1 = sehr stark, 0 = absolut

15. *Wenn mein Verhalten zu einem Mißerfolg führt, ist dies nie ein Grund zur Resignation, sondern Anlaß zur Verhaltensänderung.*
Wie stark richten Sie Ihr Verhalten an dieser Annahme aus?

7 = überhaupt nicht, 6 = sehr schwach, 5 = schwach, 4 = mittelmäßig, eher in Richtung schwach, 3 = mittelmäßig, eher in Richtung stark, 2 = stark, 1 = sehr stark, 0= absolut

16. *Durch mein Verhalten erreiche ich zu wichtigen Bezugspersonen sowohl die gewünschte Nähe als auch den notwendigen Abstand.*
Wie stark ist diese Fähigkeit bei Ihnen ausgeprägt?

7 = überhaupt nicht, 6 = sehr schwach, 5 = schwach, 4 = mittelmäßig, eher in Richtung schwach, 3 = mittelmäßig, eher in Richtung stark, 2 = stark, 1 = sehr stark, 0= absolut

17. *Durch meine tägliche Aktivität löse ich bei mir immer wieder innere Zufriedenheit aus.*

Wie stark ist diese Fähigkeit bei Ihnen ausgeprägt?

7 = überhaupt nicht, 6 = sehr schwach, 5 = schwach, 4 = mittelmäßig, eher in Richtung schwach, 3 = mittelmäßig, eher in Richtung stark, 2 = stark, 1 = sehr stark, 0= absolut

Auswertung

Summieren Sie die Punkte und dividieren Sie durch 17. Je höher die Punktzahl, desto höher ausgeprägt ist das Typus I Verhalten.

12.7 Formen der Religiosität und Gesundheit – empirische Ergebnisse

Unterschiedliche internationale Studien, die sich mit dem Krebserkrankungen befassen, betonen immer wieder, daß Personen, die zu Gott für ihre Gesundheit beten, häufiger in der Gruppe der Spontanremissionen zu finden sind (C. Hirshberg, Gesund werden aus eigener Kraft – Spontanheilung bei Krebs; Knaur, 1995).

Auch in unseren systemischen Studien wurde immer wieder die Bedeutung der Religiosität für die primäre und sekundäre Prävention chronischer Erkrankungen erfaßt. Wir unterscheiden folgende Formen der Religiosität:

1. Atheistische Einstellung: Hier handelt es sich meistens um Personen, die eher rational und weniger emotional ausgerichtet sind und aus unterschiedlichen Gründen keine persönliche Gottesbeziehung aufbauen (z. B. weil es für sie keinen rationalen Beweis gibt etc.).

2. Neurotischer Atheismus: Unter den Atheisten gibt es eine Untergruppe, die täglich, obwohl sie an Gott nicht glaubt, auf Gott schimpft und flucht. Diese Gruppe ist in den westlichen Industriestaaten äußerst selten vertreten, im Gegensatz zu früheren Kommunistischen Ländern, z. B. Ex-Jugoslawien.

3. Konventionelle religiöse Einstellung: In diese Gruppe gehören Personen, die sich in der Regel an eine religiöse Gruppe oder Konfession gebunden fühlen, religiöse Normen einhalten, aber keine persönliche Gottesbeziehung aufbauen (z. B. im Gebet). So beten sie beispielsweise formal, in der Regel für das Heil von anderen, fühlen sich aber nicht persönlich und emotional in der Gott-Mensch Beziehung angesprochen.

4. Neurotisch verstrickte Religiöse: Unter den konventionell Religiösen gibt es eine Sondergruppe, die sich mit religiösen Themen, zum Beispiel mit Schuldgefühlen und Sündenvorwürfen neurotisch verstrickt.

5. Spontane, emotional erlebte Religiosität: In dieser Form fühlt die Person eine subjektiv angenehme, anregende und faszinierende Gottesbeziehung.

Uns haben besonders die gesundheitlichen Auswirkungen und die Krisenbewältigung der spontanen Religiosität interessiert. Bevor wir zur Kurzdarstellung einiger Ergebnisse kommen, soll hier ein Kurzfragebogen zur Erfassung des Grades der spontanen Religiosität dargestellt werden.

12.7.1 Fragebogen zur Erfassung von Formen der Religiosität

a) **spontane, emotional erlebte Religiosität**

1. *Aufgrund meiner persönlichen Beziehung zu Gott spüre ich immer wieder die heilende Wirkung auf meinen Körper und Geist.*
   Wie stark trifft diese Aussage auf Sie zu?

   0 = überhaupt nicht, 1 = sehr schwach, 2 = schwach, 3 = mittelmäßig, eher in Richtung schwach, 4 = mittelmäßig, eher in Richtung stark, 5 = stark, 6 = sehr stark, 7= absolut

2. *Im Gebet zu Gott spüre ich immer wieder eine beglückende, wohltuende und energiereiche Wirkung des Heiligen Geistes.*
   Wie stark trifft diese Aussage auf Sie zu?

   0 = überhaupt nicht, 1 = sehr schwach, 2 = schwach, 3 = mittelmäßig, eher in Richtung schwach, 4 = mittelmäßig, eher in Richtung stark, 5 = stark, 6 = sehr stark, 7= absolut

3. *Nach dem Gebet zu Gott spüre ich in der Regel einen ausgeprägten seelischen und körperlichen Energieüberschuß.*
   Wie stark trifft diese Aussage auf Sie zu?

0 = überhaupt nicht, 1 = sehr schwach, 2 = schwach, 3 = mittelmäßig, eher in Richtung schwach, 4 = mittelmäßig, eher in Richtung stark, 5 = stark, 6 = sehr stark, 7= absolut

4. *Nach dem Gebet spüre ich eine starke Liebesenergie, die sich mal auf Mitmenschen, mal auf Gott, mal auf die eigene Person richtet.*
Wie stark trifft diese Aussage auf Sie zu?

0 = überhaupt nicht, 1 = sehr schwach, 2 = schwach, 3 = mittelmäßig, eher in Richtung schwach, 4 = mittelmäßig, eher in Richtung stark, 5 = stark, 6 = sehr stark, 7= absolut

5. *Gott hat alle meine existentiell wichtigen Gebete angehört und erfüllt.*
Wie stark trifft diese Aussage auf Sie zu?

0 = überhaupt nicht, 1 = sehr schwach, 2 = schwach, 3 = mittelmäßig, eher in Richtung schwach, 4 = mittelmäßig, eher in Richtung stark, 5 = stark, 6 = sehr stark, 7= absolut

6. *Gott hat mich in meinem gesamten Leben geführt, geschützt und geliebt.*
Wie stark trifft diese Aussage auf Sie zu?

0 = überhaupt nicht, 1 = sehr schwach, 2 = schwach, 3 = mittelmäßig, eher in Richtung schwach, 4 = mittelmäßig, eher in Richtung stark, 5 = stark, 6 = sehr stark, 7= absolut

7. *Ich bete zu Gott auch im Zustand der Schwäche, Bedrohung und Krankheit und bekomme danach regelmäßig ein Gefühl von Sicherheit, innere und äußerer Stabilität.*
Wie stark trifft diese Aussage auf Sie zu?

0 = überhaupt nicht, 1 = sehr schwach, 2 = schwach, 3 = mittelmäßig, eher in Richtung schwach, 4 = mittelmäßig, eher in Richtung stark, 5 = stark, 6 = sehr stark, 7= absolut

8. *Nach dem Gebet zu Gott löse ich in der Regel meine persönlichen und beruflichen Probleme leicht und kreativ.*
Wie stark trifft diese Aussage auf Sie zu?

0 = überhaupt nicht, 1 = sehr schwach, 2 = schwach, 3 = mittelmäßig, eher in Richtung schwach, 4 = mittelmäßig, eher in Richtung stark, 5 = stark, 6 = sehr stark, 7= absolut

9. *Ich bin durch meine Gottesbeziehung innerlich selbständig und von niemandem zu meinem Ungunsten abhängig.*
Wie stark trifft diese Aussage auf Sie zu?

0 = überhaupt nicht, 1 = sehr schwach, 2 = schwach, 3 = mittelmäßig, eher in Richtung schwach, 4 = mittelmäßig, eher in Richtung stark, 5 = stark, 6 = sehr stark, 7= absolut

10. *Ich erlebe in meiner Gottesbeziehung starke positive Gefühle wie Begeisterung, Glücksgefühl, Liebesgefühle usw.*
Wie stark trifft diese Aussage auf Sie zu?

0 = überhaupt nicht, 1 = sehr schwach, 2 = schwach, 3 = mittelmäßig, eher in Richtung schwach, 4 = mittelmäßig, eher in Richtung stark, 5 = stark, 6 = sehr stark, 7= absolut

11. *Ich kann sowohl für andere Personen als auch für mich selbst beten.*
Wie stark trifft diese Aussage auf Sie zu?

0 = überhaupt nicht, 1 = sehr schwach, 2 = schwach, 3 = mittelmäßig, eher in Richtung schwach, 4 = mittelmäßig, eher in Richtung stark, 5 = stark, 6 = sehr stark, 7= absolut

12. *Bei dem kleinsten Anlaß, der mich an Gott erinnert, regen sich bei mir stärkste positive Gefühle an, z. B. Begeisterung, Liebe etc.*
Wie stark trifft diese Aussage auf Sie zu?

0 = überhaupt nicht, 1 = sehr schwach, 2 = schwach, 3 = mittelmäßig, eher in Richtung schwach, 4 = mittelmäßig, eher in Richtung stark, 5 = stark, 6 = sehr stark, 7= absolut

13. *Durch meinen Energieüberschuß aus der Gottesbeziehung bin ich immer wieder hochmotiviert, Wohlbefinden und Lust im Alltagleben zu suchen.*
Wie stark trifft diese Aussage auf Sie zu?

0 = überhaupt nicht, 1 = sehr schwach, 2 = schwach, 3 = mittelmäßig, eher in Richtung schwach, 4 = mittelmäßig, eher in Richtung stark, 5 = stark, 6 = sehr stark, 7= absolut

14. *Durch meinen erfüllenden Glauben an Gott bin ich relativ frei von Abhängigkeiten.*
Wie stark trifft diese Aussage auf Sie zu?

0 = überhaupt nicht, 1 = sehr schwach, 2 = schwach, 3 = mittelmäßig, eher in Richtung schwach, 4 = mittelmäßig, eher in Richtung stark, 5 = stark, 6 = sehr stark, 7= absolut

15. *Durch meine Gottesbeziehung erkenne ich immer wieder den Sinn meines Lebens.*
Wie stark trifft diese Aussage auf Sie zu?

0 = überhaupt nicht, 1 = sehr schwach, 2 = schwach, 3 = mittelmäßig, eher in Richtung schwach, 4 = mittelmäßig, eher in Richtung stark, 5 = stark, 6 = sehr stark, 7= absolut

16. *Ich fühle, daß der innerste Kern meiner Person mit Gott in positiver Beziehung steht.*
Wie stark trifft diese Aussage auf Sie zu?

0 = überhaupt nicht, 1 = sehr schwach, 2 = schwach, 3 = mittelmäßig, eher in Richtung schwach, 4 = mittelmäßig, eher in Richtung stark, 5 = stark, 6 = sehr stark, 7= absolut

Auswertung: Addieren Sie alle Punktzahlen und dividieren Sie durch 16. Die dann entstandene Punktzahl entspricht dem Ausprägungsgrad der spontanen emotionsbezogenen Religiosität.

b) Atheistische Einstellung

1. *Ich glaube nicht an Gott und habe dazu meine Begründung* (z. B. weil es keinen rationalen Beweis für die Existenz Gottes geben kann oder weil die Welt nicht so schlimm und ungerecht aussehen würde, wenn es einen gütigen Gott geben würde oder weil die Kirchen im Namen der Religion so viele Verbrechen auf sich geladen haben oder weil die religiösen Texte und Ansprüche in sich widersprüchlich sind und keiner kritischen Überprüfung Stand halten können).
Wie stark trifft diese Aussage auf Sie zu?

0 = überhaupt nicht, 1 = sehr schwach, 2 = schwach, 3 = mittelmäßig, eher in Richtung schwach, 4 = mittelmäßig, eher in Richtung stark, 5 = stark, 6 = sehr stark, 7= absolut

c) Neurotischer Atheismus

1. *Ich glaube, daß die echte Freiheit für den Menschen erst dann beginnen kann, wenn Gott in den Köpfen der Menschen ausgerottet und total vernichtet ist. Aus diesem Grund ist es nötig, das Bild und die Vorstellung von Gott in den Köpfen der Menschen mit allen Mitteln zu bekämpfen und zu vernichten, einerlei ob man auf Gott täglich schimpft und flucht oder ob man ihn auf geistiger Ebene bekämpft, z. B. wissenschaftlich, philosophisch oder in der Literatur.*
Wie stark trifft diese Einstellung auf Sie zu?

0 = überhaupt nicht, 1 = sehr schwach, 2 = schwach, 3 = mittelmäßig, eher in Richtung schwach, 4 = mittelmäßig, eher in Richtung stark, 5 = stark, 6 = sehr stark, 7= absolut

d) Neurotisch verstrickte Religiosität

1. *Ich bin sehr gläubig und leide stark an Schuldgefühlen und täglichen Selbstvorwürfen und zwar aus der Überzeugung und Befürchtung, daß ich meinen religiösen Idealen und Zielen nicht gerecht werde. Somit lebe ich in täglichen Angstgefühlen und Gewissensnöten.*
Wie stark trifft diese Aussage auf Sie zu?

0 = überhaupt nicht, 1 = sehr schwach, 2 = schwach, 3 = mittelmäßig, eher in Richtung schwach, 4 = mittelmäßig, eher in Richtung stark, 5 = stark, 6 = sehr stark, 7= absolut

e) Konventionell religiöse Einstellung

1. *Ich glaube an Gott und bin innerlich an eine religiöse Gruppe (z. B. die katholische oder evangelische Kirche) gebunden und fühle mich ihr zugehörig. Dabei fühle ich weniger eine direkte, persönliche und gefühlsbetonte Beziehung zu Gott. Ich bete auch zu Stellvertretern Gottes mit der Bitte, von Gott angehört zu werden. Wenn ich zu Gott direkt bete, bete ich eher für andere als für mich selbst.*
Wie stark trifft diese Aussage auf Sie zu?

0 = überhaupt nicht, 1 = sehr schwach, 2 = schwach, 3 = mittelmäßig, eher in Richtung schwach, 4 = mittelmäßig, eher in Richtung stark, 5 = stark, 6 = sehr stark, 7= absolut

Generelle Auswertung

Die Person gehört zu der Form der Religiosität, zu der sie die höchste Punktzahl hat.

Im Folgenden sollen einige Ergebnisse dargestellt werden.

Tabelle 12.18 Formen der Religiosität in der Heidelberger Prospektiven Studie, Datenerfassung 1973–78

	Gott negierender Atheismus		neurotisch fixierte Religiosität		konventionelle Religiosität		emotional spontane Religiosität		Atheismus		ins-gesamt
Männer	719	10,2%	181	2,6%	2305	32,8%	307	4,4%	3525	50,0%	7037
Frauen	94	1,7%	202	3,6%	2425	43,6%	409	7,3%	2436	43,8%	5566
Männer + Frauen	813	6,4%	383	3,0%	4730	37,5%	716	5,7%	5961	47,3%	12603

Tabelle 12.19 Formen der Religiosität in der Jugoslawischen prospektiven Studie Datenerfassung 1963-65

	Gott negierender Atheismus		neurotisch fixierte Religiosität		konventionelle Religiosität		emotional spontane Religiosität		Atheismus		insge-samt
Männer	340	32%	5	0,5%	188	17,8%	52	4,9%	476	44,9%	1061
Frauen	12	2,9%	5	1,2%	129	31,5%	37	9,0%	226	55,3%	409
Männer + Frauen	352	23,9%	10	0,7%	317	21,6%	89	6,0%	702	47,7%	1470

Die Ergebnisse zeigen:

1. Die überwiegende Mehrheit, sowohl in der jugoslawischen als auch in der Heidelberger Studie, sind Atheisten.
2. Die Gruppe, die Gott aktiv negiert (z. B. durch tägliches Fluchen oder philosophische Aktivitäten), ist in der jugoslawischen Bevölkerung um ein Vielfaches ausgeprägter.
3. Die Gruppe der neurotisch fixierten Religiosität ist in beiden Kulturen relativ gering, aber in der deutschen Bevölkerung um das dreifache erhöht.
4. Die spontan emotionale Religiosität ist in beiden Kulturen gering, aber vergleichbar stark ausgeprägt.
5. In beiden Kulturen gibt es einen deutlichen Unterschied zwischen Männern und Frauen. Dabei gehen die Einstellung in beiden Kulturen in dieselbe Richtung; so sind in beiden Kulturen Frauen häufiger spontan religiös, in geringerem Maße atheistisch und zeigen weitaus weniger aktive Einstellungen gegen Gott.
6. Zur Altersverteilung: in beiden Gruppen war die Bevölkerung relativ alt, in der Regel über 40–68 Jahre.

1. Sowohl in einer jugoslawischen prospektiven Studie, als auch in der Heidelberger Studie leben die Personen mit spontaner Religiosität im Vergleich zu anderen, oben genannten Formen der Religiosität sowohl signifikant länger, als auch länger ohne diagnostizierte chronische Erkrankungen. In Deutschland wird z. B. eine spontan religiöse Person männlichen Geschlechts 84,7 Jahre. Erst durchschnittlich im 71. Lebensjahr werden schwere chronische Erkrankungen diagnostiziert. Als Vergleich lebt der konventionell Religiöse durchschnittlich 72 Jahre, schwere chronische Erkrankungen werden durchschnittlich im 61. Lebensjahr diagnostiziert. Sehr ähnlich wie auch der Atheist, der im Durchschnitt 73 Jahre alt wird und im 64. Lebensjahr schwer chronisch krank wird. Sehr ähnliche Ergebnisse zeigt auch die jugoslawische Studie. Ergänzend dazu noch, daß die neurotischen Atheisten die schlechteste Prognose haben; sie sterben durchschnittlich im 63. Lebensjahr und werden schwer chronisch krank im 47. Lebensjahr. Dieses Ergebnis ist wiederum vergleichbar mit der neurotischen Verstrikkung in der konventionellen Religiosität (64 Jahre/52 Jahre bei der ersten chronischen Erkrankung).

2. Die spontane Religiosität ist auch ein hervorragender Prognosefaktor, der den Krankheitsverlauf bei Krebserkrankungen offensichtlich verbessert. Wir haben 153 Krebspatienten mit spontaner Religiosität mit einer ebenso großen Gruppe, vergleichbar in Alter, Geschlecht, Tumorart, Tumorausbreitung und medizinischer Behandlung auf Überlebenszeit ausgewertet. Die Gruppe mit spontaner Religiosität lebte durchschnittlich 14,8 Jahre von der Diagnosestellung bis zum Tode, während die Vergleichsgruppe, die sich aus unterschiedlichen anderen Formen der Religiosität zusammensetzt, durchschnittlich 7,9 Jahre lebt.

3. Der Wissenschaftler sucht selbstverständlich Gründe für die positive gesundheitliche Auswirkung der spontanen Religiosität. Wir nehmen an, daß die emotionale Begeisterung, die Bereitschaft, Wohlbefinden und Lust zu suchen, die innere Sicherheit und Stabilität, die angeregte Lebenstendenz, Zugehörigkeitsgefühl etc. alles Elemente einer guten Selbstregulation sind.

Um die gesundheitliche Auswirkung von Zugehörigkeitsgefühl, emotionaler Begeisterung, geäußerter Liebesgefühle etc. zu vergleichen mit der spontanen Religiosität, haben wir Personen, die mindestens über einen Zeitraum von 30 Jahren Fußball-begeistert sind und sich als Fans bezeichnen, einer in Alter, Geschlecht und mehreren medizinischen Daten vergleichbaren Kontrollgruppe von „Normalbürgern" gegenübergestellt. In beiden Gruppen befanden sich jeweils 115 Personen. Es gab keinen bedeutenden Unterschied, weder im Überleben, noch im Zeitpunkt des Entstehens chronischer Erkrankungen. Die Fußballfans lebten ca. 8 Monate kürzer und erkrankten ein Jahr früher.

Personen mit spontaner Religiosität zeigen im Unterschied zu Fußball-begeisterten Fans folgenden Unterschied: sie regulieren sich besser, sie rauchen weniger und trinken weniger Alkohol, sie haben einen niedrigeren Blutdruck, sind weniger übergewichtig, sind im Berufsleben kreativer, etc. Mit der spontanen Religiosität hängt also ein ganzes System von positiven Faktoren zusammen, die sich besonders in der Qualität der Streßbewältigung äußern. So sind die spontan Religiösen weniger nachtragend und weniger bereit, Abweisungen und Beleidigungen egozentrisch zu verarbeiten, weil in der Regel die Suche nach Wohlbefinden und Lust ausgeprägter ist, als unlust-betonte Verhaltensmuster zu praktizieren. Während in der konventionellen Religiosität, der Verhaltenstyp 1 und 2 überrepräsentiert ist und in der atheistischen Einstellung das rational-antiemotionale Muster (Typ 5) am häufigsten vorkommt, kommen bei der spontanen Religiosität am häufigsten die Typen 3 und 4 vor (narzißtische Ichbezogenheit und flexible Selbstregulation).

Auch andere psychologische Merkmale sind mit den unterschiedlichen Formen der Religiosität korreliert. So kommt beispielsweise der neurotische Atheismus signifikant bei Personen vor, die eine starke positive Mutterbindung haben, verbunden mit einer negativen Vaterbindung (sie empfinden den Vater als erdrückend, ungerecht und stellen sich die Welt lieber ohne den Vater vor).

Die konventionell Religiösen haben eher eine positive, respektvolle, aber sehr autoritär gebundene Vaterbeziehung und neigen eher dazu, die Mutter als schwach zu erleben.

12.8 Auswirkungen von psychotherapeutischen Interventionen auf den Krankheitsverlauf von Krebspatienten

Seit über 20 Jahren sind psycho-onkologische Gruppen betreuend bei Krebspatienten, sowohl im deutschsprachigen Raum als auch international tätig. Das psycho-onkologische Mekka ist die Einrichtung der Heidelberger Krebsnachsorge, die psychosoziale Nachsorgeeinrichtung und das Heidelberger Seminar für Psychosoziale Onkologie, die gerade in diesen Tagen ihr 20jähriges Bestehensjubiläum feiert. Will sich der Wissenschaftler über dort erfolgte Forschungsarbeiten informieren, die zu folgenden Themen durchgeführt wurden: a) die Effektivität der durchgeführten Betreuungsmaßnahmen auf die Überlebenszeit oder die Lebensqualität, b) psychosoziale Faktoren, die den Krankheitsverlauf positiv oder negativ beeinflussen, c) epidemiologische Daten über sonstige Faktoren, die einen Einfluß auf den Krankheitsverlauf haben, dann muß er eine herbe Enttäuschung erfahren. Durchgeführt wurde in dieser Institution an diesbezüglicher, für jede Intervention zentralen Fragestellung, überhaupt keine Forschungsarbeit. Somit bleibt es völlig im Unklaren, was die Therapien bewirken, ob sie indiziert oder kontraindiziert sind, ob sie helfen oder nicht.

Im Rahmen der Heidelberger prospektiven Interventionsstudie an Krebspatienten wurden einige Daten erfaßt mit dem Ziel, mindestens einige der oben genannten Fragen zu beantworten. Es wurden in Tumorart, Behandlung, Alter und Geschlecht zu unterschiedlichen psychologischen Interventionen Kontrollgruppen ohne psychologische Interventionen gebildet.

Eine Gruppe, die aus 201 Krebspatienten bestand, trainierte die Visualisierungsmethode (Krebs wird in der Vorstellung besiegt, das Immunsystem gestärkt usw.). Die trainierte Gruppe lebte 7,9 Jahre, die Vergleichsgruppe 7,2 Jahre. 58,7% in der trainierten Gruppe lebten länger, 41,3% kürzer. Die Methode zeigt also einen relativ geringen positiven Effekt.

Eine zweite Gruppe von 186 Personen befand sich in unterschiedlichen Einrichtungen in irgendeiner Form der auf dem psychotherapeutischen Markt gängigen Therapieformen (Verhaltenstherapie, Psychotherapie, Gesprächstherapie, etc.). Die psychotherapierte Gruppe lebte durchschnittlich 7,4 Jahre, die nicht therapierte Gruppe 7,1 Jahr. Auch hier zeigt sich ein sehr geringer, aber doch positiver Effekt.

Personen, die sich selbst oder durch Anleitung mit fernöstlicher Meditation beschäftigen, bestanden aus einer Gruppe von 230 Krebspatienten. Im Vergleich zu einer ebenso großen Kontrollgruppe leben sie ebenfalls 3 Monate länger (7,8 im Verglich zu 7,4 Jahren).

Krebspatienten, die selbst durch eigene Aktivität einen Faktor finden, auf den sie schwören und tief überzeugt sind, daß er ihnen geholfen hat, leben im Vergleich zu Krebspatienten, die einen solchen Faktor nicht erleben, noch am längsten (8,6 Jahre im Vergleich zu 7,9 Jahren).

Es wurden ebenfalls 2 Gruppen von Krebspatienten mit Fernmetastasen, also einer sehr schlechten Prognose, untersucht; jeweils 43 Patienten in jeder Gruppe. In der einen Gruppe, wurde die Mitteilung vom Arzt gegeben, daß die Lebenszeit nicht höher ist als höchstens ein halbes Jahr. Die zweite Gruppe wurde von einem charismatischen Arzt betreut, der zwar den schlechten medizinischen Zustand mitgeteilt hat, aber den Patienten aus unterschiedlichen Gründen große Hoffnungen machte. die erste Gruppe lebte im Durchschnitt 5,3 Monate, die zweite Gruppe 1,6 Jahre.

Krebspatienten, die behandelt wurden durch Autogenes Training oder hypnotische Entspannung oder Muskelentspannung nach Jakobson leben kürzer als Personen ohne Psychobehandlung. 73 Krebspatienten mit Entspannungstechniken wurden verglichen mit 73 Personen ohne psychologische Betreuung. Die erste Gruppe lebt durchschnittlich 6,1 Jahr, die nicht behandelte 7,7 Jahre.

Krebspatienten, die dauerhaft Schlaf-, Beruhigungs- oder Schmerzmittel nehmen (also das zentrale Nervensystem dämpfende Substanzen) leben bedeutend kürzer als Krebspatienten ohne dämpfende Substanzen (4, 3 Jahre im Vergleich zu 5,6 Jahren).

Krebspatienten, die dauerhaft das Nervensystem anregende Substanzen einnehmen, leben etwas länger als die Kontrollgruppen ohne stimulierende Psychopharmaka (7,3 Jahre im Vergleich zu 6,9 Jahre.)

Unterschiedliche Experimente mit dem Autonomietraining zeigen, daß bei allen Tumorstadien eine bedeutende Lebensverlängerung auftritt, im Schnitt 10, 8 Jahre im Vergleich zu 7,6 Jahren.

Personen, die eine optimale, zu Wohlbefinden, Sicherheit und innerer Kompetenz führende Verhaltensaktivität entwickeln, leben im Vergleich zu Personen, die sich nicht wohlfühlen und keine Kompetenz in der Krankheitsbewältigung haben, ebenfalls um ca. 1,5 Jahre länger (im Vergleich von 80 Krebspatienten in der ersten und 80 Krebspatienten in der zweiten Gruppe).

Personen, die extrem angepaßt und gehemmt sind in ihrer angestrebten Bedürfnisbefriedigung und ichbezogenen Bedürfnisäußerung, leben ebenfalls um 1,8 Jahre kürzer als Personen, die innerlich flexibel und ausgeglichen sind und positiv angeregt sind in der individuellen Bedürfnisäußerung und -befriedigung (in beiden Gruppen wurden 123 Krebspatienten verglichen).

Die hier angeführten Ergebnisse sind noch lange nicht das letzte Wort der systemischen psychoneurologischen Onkologie, sie geben aber interessante Hinweise, die zur allgemeinen Orientierung bei der Beurteilung psychotherapeutischer Interventionen dienen.

12.9 Sportliche Betätigung, Krebserkrankungen, Herzinfarkt und Gesundheit – Ergebnisse der Heidelberger Prospektiven Studie

Die sportliche Betätigung hat über Muskelrezeptoren einen wichtigen Einfluß auf die Funktion des zentralen Nervensystems. So kann Sport die Hirn-Funktionen harmonisieren, die sportliche Betätigung kann aber auch bei schon übererregten Personen die Übererregung verstärken oder bei gehemmten Funktionen des zentralen Nervensystems die Hemmung unterstützen. In Hinblick auf gesundheitliche Langzeiteffekte stellten wir folgende Hypothesen auf, die in der Heidelberger prospektiven Studie zum Teil bestätigt wurden (wie die folgende Tabelle zeigen wird).

1. Personen mit regelmäßiger sportlicher Betätigung bleiben über lange Beobachtungszeiträume gesünder als Personen ohne sportliche Betätigung.

2. Personen, die das zentrale Nervensystem intensiv stimulieren und in ihrer Sportart schnelle Reflexe trainieren (Ball-Auge Sport wie Fußball, Tischtennis, Tennis, Handball etc.), bekommen mehr Herz-Kreislauf-Erkrankungen, aber weniger Krebs.

3. Personen, die Sportarten ausüben, die relativ monoton verlaufen (z. B. Wandern, Schwimmen, Fahrradfahren, Gewichtheben usw.), bekommen mehr Krebs, aber weniger Herzinfarkt.

4. Personen, die Sportarten betreiben, die zwar eine intensive Reflexreaktion trainieren, aber auch monotone Abläufe beinhalten (z. B. Boxen, Ringen, Geräteturnen), bekommen etwas mehr Herzinfarkte als Krebs.

Tabelle12.20 Sportliche Betätigung, chronische Erkrankung und Gesundheit

	Ball-Auge Sport (extremer Reflexsport)		monotone Sportarten		Reflexsport mit monotonen Abläufen		kein Sport		insgesamt	
N	3815		3174		896		5366		12251	
Krebs	201	7,1%	633	19,9%	110	12,3%	1106	20,8%	2050	16,7%
Herzinfarkt	408	14,4%	296	9,3%	146	16,3%	901	16,8%	1751	14,3%
andere Todesursachen	1109	39,4%	975	30,7%	279	31,1%	1271	23,7%	3634	29,7%
lebt chronisch krank	880	31,6%	963	30,3%	260	29,0%	1087	20,3%	3190	26,0%
lebt gesund	217	7,7%	307	9,6%	101	11,3%	1001	18,6%	1626	13,3%

So wie alle Ergebnisse, die in diesem Buch referiert sind, ist auch das Sportergebnis nicht monokausal aufzufassen, z. B. im Sinne Ball-Auge Sport verhindert Krebs. Die einzelnen Faktoren sind systemisch mit einer großen Anzahl anderer Faktoren verbunden, über die hier aus Platzgründen nicht referiert werden kann. So zum Beispiel gehören Personen, die Ball-Auge Sport treiben, u. a. bedeutend mehr dem übererregten Typ 2 an, während der Typ 1 eher monotone Sportarten betreibt.

12.10 Schlußwort

Der Leser des Buches bekam unterschiedliche Aspekte, die aus unterschiedlichen Bereichen und Disziplinen stammen, meistens in ihrer Wechselwirkung vorgestellt. Dabei soll das systemische Denken des Lesers trainiert werden in der Hoffnung, daß er am Ende des Buches zu eigenen Schlüssen und Positionen kommt. Auch die menschlichen Motive und die Verhaltensursachen können unter unterschiedlichen Blickwinkeln betrachtet werden. So kann beispielsweise ein zentraler Beweggrund die freizirkulierende Liebesenergie zwischen Gott, Mensch, Mitmensch, Natur und Tier sein. Die Menschen haben nicht nur ein Bedürfnis, von anderen geliebt und anerkannt zu werden, sondern auch ihre Liebe anderen mitzuteilen und zu äußern. Dabei wird der Mensch häufig schon in der frühesten Kindheit in seinen Liebeserwartungen enttäuscht und er tritt gleichzeitig auch als Enttäuscher für andere Personen auf. Wenn Enttäuschungen und Zurückweisungen dramatisch erlebt wurden, versucht der Mensch ein Leben lang Situationen herzustellen, die ihn an die ursprüngliche Abweisungssituation erinnern in der Hoffnung, diesmal Liebe und Anerkennung zu bekommen. In solchen Situationen kann er ungewollt andere Mitmenschen verletzen, aber auch sich selbst seelisch-körperlich erschöpfen. Das Autonomietraining unternimmt den Versuch, dem Menschen in solchen Krisensituationen zu helfen und ihm sowohl den Zugang zum eigenen Ich und bedürfnisgerechten Verhalten zu ermöglichen als auch wieder an der freizirkulierenden Liebesenergie teilzunehmen. Das Autonomietraining versucht, seine Ziele nicht dogmatisch, sondern bezogen am Individuum und Konflikt zu verwirklichen. Dabei sind häufig minimale therapeutische Eingriffe von größter existentieller Bedeutung.

Der Leser dieses Buches ist auch in das systemische Denken und die Analyse komplexer Systeme eingeführt worden. Im System Mensch spielen sowohl eine große Anzahl von einzelnen Faktoren eine Rolle (und wenn ein einzelner Faktor nicht funktioniert, kann die Funktion des gesamten Systems bedroht sein) als auch die Wechselwirkung, das Zusammenspiel und vor allem die Steuerung der Wechselwirkungen (die über seelische und zentral-nervöse Impulse verlaufen). Aus diesem Grund sollte der Leser viele Prozesse, Zustände und Wechselwirkungen zur Kenntnis nehmen, immer im Bewußtsein, daß sich einmalige Systeme auch immer spezifisch regulieren, so daß der Wissenschaftler nur in der Lage ist, Indikatoren, also Anzeichen von komplexen Abläufen festzuhalten, die nie in die Lage kommen werden, die Realität voll abzubilden. So kann man beispielsweise sehen, daß Personen mit Typ-I-Verhalten circa zweimal so häufig Krebs bekommen wie Personen mit Typ-II-Verhalten. Wir konnten auch zeigen, daß Personen, die aus unterschiedlichen Gründen eher innerlich gehemmt sind, häufiger Krebs bekommen als die Personen, die permanent hilflos übererregt sind. Dieses Wissen ist aber lange noch nicht endgültig oder abgeschlossen. In der Zukunft wollen wir erforschen, ob bestimmte Qualitäten der Elektroimpulse vom Nervensystem auf das Gewebe (die möglicherweise mit unterschiedlichen psychischen Streßstrukturen zusammenhängen) eventuell mit der Stimulierung oder Hemmung des Krebswachstums zusammenhängen. Mit Sicherheit wird aber das Krebsproblem (wie die Entstehungsgeschichte anderer chronischer Erkrankungen) nicht nur mit einem Faktor, sondern mit der komplexen Wechselwirkung unterschiedlicher Faktoren zu verstehen sein. Deswegen hoffe ich, daß der Leser seine eigene Problematik nicht nur aus einem Faktor, den er in diesem Buch als beeindruckend erlebt, zu erklären sucht. Eine gute Selbstregulation setzt sich aus der Wechselwirkung unterschiedlicher Faktoren zusammen und ist mit Sicherheit für die Aufrechterhaltung der Gesundheit und Problemlösung von allergrößtem Nutzen.

Der Leser des Buches ist also gut beraten, wenn er alle Ergebnisse als vorläufig auffaßt, die ihm eine Anregung zur flexiblen Selbstbeobachtung und Selbstanregung geben können. Die Erkenntnisse in diesem Buch sollten mit der persönlichen, flexiblen Selbstanregung und Selbstbeobachtung verbunden werden. In diesem Sinne wünsche ich dem Leser des Buches viel Erfolg!

12.11 Abschließende Botschaft an den Leser

Liebe Leserinnen, liebe Leser,

Sie sind am Ende des Buches angekommen. Das Buch wurde bewußt so geschrieben, daß Ihr Mitdenken an jeder Stelle nötig war, aber auch mit dem Ziel, daß Sie am Ende der Lektüre zu einer eindeutigen Beurteilung kommen. Einerlei, ob Sie das Buch als Psychotherapeut, Arzt, Student oder lediglich aus persönlichem Interesse lesen, sollten Sie im Sinne des Autonomietrainings an folgendes denken:

1. Die zentrale Aufgabe des Autonomietrainings ist es, Wohlbefinden zu mehren und Unlust zu verringern. Der Mensch ist in dem Maße autonom, in dem er fähig ist, Wohlbefinden, Lust, Zufriedenheit und Sicherheit zu erreichen. Der Mensch ist in dem Maße abhängig und nicht autonom, in dem er sich durch Mitmenschen, Zustände, Ideologien und fehlerlernte Annahmen in seinem Wohlbefinden verhindern läßt.
2. In der Analyse des Autonomietrainings werden auch verfehlte und nicht realisierte Wege zum Wohlbefinden als positiver Versuch anerkannt. Der Person wird Kompetenz für zukünftiges Wohlbefinden zugeschrieben.
3. Es werden neue und alternative Verhaltensweisen entwickelt, die Bedingungen für mehr Wohlbefinden und weniger Unlust herstellen.

Sie befinden sich solange auf der Ebene des Autonomietrainings, solange Sie die Frage nach Wohlbefinden in den Vordergrund stellen und zwar sowohl auf der Ebene der Analyse, der Selbstanalyse als auch auf der Ebene des Entwurfs alternativer Verhaltensweisen.

Das Autonomietraining ist letztlich eine wissenschaftliche Analyse und Intervention in einem Bereich, der auch im Alltagsleben ein zentrales Motiv darstellt, nämlich die Suche nach Wohlbefinden. Dabei bleibt der Weg zur Selbstregulation jedoch stets ein individueller, den jeder Mensch unterschiedlich gehen muß.

Wäre der Mensch in seinem Verhalten einfach strukturiert, dann könnte er im Hier und Jetzt durch sein Verhalten ohne viel Anstrengung das bestmögliche Wohlbefinden erreichen. Man könnte auch leicht viele gut gemeinte, aber wissenschaftlich nicht haltbare Ratschläge verwirklichen wie z. B. „Lebe im Hier und Jetzt". Der Mensch lebt aber nicht im Hier und Jetzt, wenn er beispielsweise nach Lust und Wohlbefinden sucht. Er richtet sich automatisch sowohl an der Vergangenheit aus (z. B. an Situationen, in denen das Lusterleben intensiv war) als auch an der Zukunft und am Hier und Jetzt. Der Mensch hat einerseits höchst individuelle Bedürfnisse, andererseits ist sein Verhalten allgemeinen Gesetzmäßigkeiten unterworfen, die nicht weniger präzise formuliert werden können als ein physikalisches Gesetz. Diese Möglichkeit eröffnet der Analyse und Selbstanalyse des menschlichen Verhaltens neue Möglichkeiten mit vielen positiven praktischen Folgen.

Ich möchte hier zum Schluß drei gesetzmäßige Aussagen, die aus unserer Forschung resultieren, anführen, die Ihnen überall dort, wo menschliches Verhalten analysiert wird, hilfreich sein können:

1. Der Mensch strebt durch sein Verhalten permanent nach Wiederholung seiner intensivsten Lusterlebnisse, in dem er Zustände herzustellen versucht, die ihn an die ursprüngliche Lustquelle erinnern, in der Hoffnung, daß auch diese zur lustbetonten Bedürfnisbefriedigung führen. Wenn spontan Situationen auftreten, in denen sich die Person an die ursprüngliche Lustquelle erinnert fühlt, dann reagiert sie ausgesprochen emotional.

2. Der Mensch manipuliert durch sein aktives Verhalten täglich seine Mitmenschen und seine Lebensumstände mit dem Ziel, Situationen herzustellen, die intensives Wohlbefinden und Lust ermöglichen.

   Die aktive Manipulation in Richtung Lust verläuft nicht nur im sozial angepaßten Rahmen (z. B. indem eine Person ihren Partner so beeinflußt, daß ihm dieser intensive Zuneigung gibt), sondern auch häufig in einem sozial destruktiven und psychopathologischen Rahmen.

   So hat beispielsweise ein junger Mann in der Kindheit erlebt, daß sich die Mutter ihm nur dann zuwendete, wenn sie krank war und sich regelmäßig bei Gesundheit abwendete. Die Mutter starb als der Junge 17 Jahre war, nachdem er die letzten drei Jahre so häufig wie möglich am Krankenbett seiner Mutter war und sie rührend pflegte. Er fühlte sich immer besonders gut, wenn es ihr schlecht ging und sie keine Zeichen der Genesung aufwies.

Das Schicksal des jungen Mannes durfte ich bis zu seinem 47. Lebensjahr verfolgen. Er war viermal verheiratet, drei Frauen starben an Krebs. Die vierte Frau bekam ebenfalls Krebs und wurde von ihm rührend betreut. Ich sprach mit ihr und sie sagte, daß ihr Mann zu ihr besonders nett sei, wenn es ihr sehr schlecht ginge, aber bei ihr die geringste Regung nach Selbständigkeit und Genesung systematisch verhindere. Sie wisse genau, daß sein Verhalten bei den drei früheren Ehefrauen genauso gewesen sei. Die Frau berichtete auch von der Strategie des Ehemannes: In der ersten Phase der Bekanntschaft entwickelte er enorm viel Charme und erotische Zuwendung. Unbewußt wählte er sich Frauen aus, die in ihrer Familie stark abgewiesen wurden, so daß ihr Bedürfnis nach Zuneigung besonders ausgeprägt war und sie bereit waren, alles zu tun, um eine erneute Abweisung zu vermeiden. Sobald der Ehegatte fühlte, daß die Person von ihm abhängig war und keine Abweisung ertragen konnte, begann er systematisch auf jede geäußerte Selbständigkeit mit Abweisung zu reagieren und Abhängigkeit mit Zuneigung zu belohnen.

Der Alltag bietet zwar nicht immer derart krasse Beispiele, ist aber voll von manipulierten Situationen in der Erwartung nach Lust und Wohlbefinden. So bindet beispielsweise eine Mutter, die sich von ihrem Vater abgewiesen fühlte, ihren Sohn durch Manipulation und Interpretation, durch die er erlebt, daß es nirgends so gut und geschützt ist wie bei der Mutter. Auch ein Junge, der begeistert ist von seiner Mutter, kann diese manipulieren, sich nur ihm und nicht auch anderen Personen zuzuwenden. Die Manipulation des eigenen Verhaltens und des Verhaltens der Mitmenschen geschieht in der Regel nur dann, wenn von diesem eine lustvolle Bedürfnisbefriedigung erwartet oder phantasiert wird.

3. In Bereichen, in denen der Mensch intensive und für ihn stärkste Unlustquellen oder Behinderung der erstrebten Lust erlebt, entwickeln sich anhaltende Tendenzen, der Quelle der Unlust entweder auszuweichen oder sie zu vernichten. Solche Tendenzen setzen sich im Leben immer dann fort, wenn der Mensch mit Objekten oder Situationen konfrontiert wird, die ihn an die ursprüngliche Verhinderung erinnern und automatisch ein Gefühl der Unlust oder Bedrohung auslösen.

Wenn eine Person in ihrer Verhaltensstrategie Lust und Wohlbefinden auf Umwegen erwartet und glaubt, dafür den Preis von Schmerz, Leid, Selbstzurückstellung, hilfloser Übererregung, völligem Rückzug aus bestimmten Lebensbereichen zahlen zu müssen, dann tut sie das in der Regel häufig mit erstaunlicher Motivation. Wenn ein Mensch beispielsweise glaubt, daß er Anerkennung von sich und der Umwelt nur dann bekommt, wenn er seine starken Schmerzen nicht zeigt, dann kann er sich zum wahren Helden im Aushalten von Schmerzen entwickeln und genießt die Bewunderung seiner Umwelt, wenn diese sein Verhalten belohnt.

Flucht von oder Zerstörung einer unlusterzeugenden Quelle wird nur dann angestrebt, wenn die betreffende Person keine Kompetenz hat, die Unlustquelle in Lust umzuwandeln.

Der Mensch ist – wie in diesem Buch mehrfach betont – ein Wohlbefinden und Lust suchendes Wesen, aber nicht in einer einfachen und direkten Weise, sondern häufig auf derartigen Umwegen, daß dadurch verheerende Konsequenzen entstehen. So war z. B. für eine 30jährige Frau, die ihre höchste Lustquelle in der Anerkennung und liebevollen Zuwendung durch den Vater erlebte und die Wiederholung der Lustquelle durch das Verhalten des Ehemannes erstrebte, eine unerträgliche Situation entstanden, als sie von ihrem Ehemann radikal abgewiesen wurde, wie sie es schon beim Vater erlebt hatte. Sowohl der Vater als auch der Ehemann belohnten die junge Frau unbewußt, wenn sich diese selbst negierte und sogar mit Selbstmord drohte. In der Hoffnung, doch noch vom Ehemann anerkannt zu werden, verübte sie Selbstmord. Das Beispiel zeigt, daß die Suche nach lustvoller Anerkennung größer sein kann als das Bedürfnis, das physische Leben aufrechtzuerhalten.

Die Erkenntnis und Analyse des menschlichen Verhaltens, wie sie in diesem Buch dargestellt ist, hat mehrere positive soziale Konsequenzen: Zunächst ist die Selbsterkenntnis über die eigene Strategie zum Lust- und Wohlbefinden die Grundvoraussetzung für die Selbstachtung und die Selbstanerkennung. Wenn der Therapeut im Autonomietraining den individuell-spezifischen Weg zum Wohlbefinden bei der Person erkennt und anerkennt, dann vermittelt er ihr ein Kompetenzgefühl und erweitert die Selbsterkenntnis. Dieser Schritt ist notwendig, damit die Person aus der eingeengten Sicht- und Verhaltensweise ausbrechen kann und in Zukunft ihr Wohlbefinden mit mehr Flexibilität und Selbstvertrauen auch in anderen Bereichen suchen kann. Auch im kulturellen Bereich leistet das Autonomietraining einen Beitrag zur Toleranz und gegenseitigen Verständigung. Wenn Menschen wissen, daß ihre Mitmenschen ebenso wie sie selbst häufig über dramatische Abwege, aber auch unterschiedliche sozial angepaßte Wege letztlich mit hoher Motivation Wohlbefinden suchen, dann fühlen sie sich den anderen Menschen eher verbunden.

Das Autonomietraining kann Ihnen als Beratungssystem wesentlich helfen, wenn Sie folgende Punkte beherzigen:

1. Ich analysiere meine eigene Verhaltensweise und beantworte die Frage, auf welchem Wege ich Wohlbefinden und Lust erstrebe.
2. Ich akzeptiere und verstehe meine individuelle Einmaligkeit bei der Suche nach Wohlbefinden und Lust sowie die Einmaligkeit meiner Mitmenschen.
3. Ich versuche, meine Lustquellen auszuweiten und in Zukunft noch flexibler und erfolgreicher in der Befriedigung meiner Lust und Wohlbefinden erzeugenden Wünsche und Bedürfnisse zu werden. Um diese Ziele zu erreichen, frage ich mich bei jeder Aktivität, inwieweit mir diese Wohlbefinden und Lust bringt und inwieweit Ärger und Unlust.
4. Die Verhaltensweisen, die zu Ärger und Unlust geführt haben, waren Teil meiner Suche nach Lust und Wohlbefinden. Deswegen kann ich sie sowohl akzeptieren als auch in der Zukunft aufgeben.

Die wichtigsten Prinzipien des Autonomietrainings sind:

a) *Herstellung von Bedingungen, die zu bedürfnisbefriedigenden und die individuelle Entwicklung ermöglichenden Reaktionen führen. Wenn ich also nicht in der Lage bin, neue Reaktionen auslösende Bedingungen herzustellen, dann bleibe ich automatisch Sklave von alten und möglicherweise unerwünschten Reaktionen.*

b) *Manipulation des Verhaltens durch Eigenaktivität in Richtung Wohlbefinden, Lust und soziale Sicherheit sowie Abbau von Unwohlsein, Unlust und Unsicherheit. Dabei wird ein langfristiges Wohlbefinden, das in die einmalige Persönlichkeit integriert ist und zur Entwicklung der individuellen Identität und Selbstidentifikation führt, angestrebt. Das individuelle Wohlbefinden kann auch nur dann langfristig positive Konsequenzen haben, wenn es mindestens soweit sozial integriert ist, daß es zu gesellschaftlichen Normen und Vorstellungen nicht in krassen Widerspruch tritt. Asoziales Wohlbefinden und asoziale Lust sind in der Regel ein Symptom von psychischen Störungen und fehlgeleitetem Wohlbefinden mit langfristig negativen Folgen. Auch der Versuch, Lust ohne Kompetenz zu erleben, schlägt in der Regel fehl.*

Ich habe viele Menschen erlebt, die gerade dann erkrankt sind, als sie der Überzeugung waren, daß sie die größte Liebe ihres Lebens gefunden hatten und endlich alle Hemmungen überwinden könnten. Wenn erstrebte Lust nur die erlernten und dann nicht mehr beherrschbaren Hemmungen aktiviert, sprechen wir von unkontrollierbarer Lust. Ein großer Teil unserer Bürger hat allerdings chronisch die Sensibilität für das eigene Wohlbefinden verloren und paßt sich an Bedingungen an, die auf Dauer nicht gut sind.

Ein psychologisch und psychoanalytisch geschulter Leser wird die Frage stellen, warum sich das Autonomietraining so stark an der Eigenaktivität zur Herstellung von Wohlbefinden und zur Überwindung von Quellen des Unwohlseins ausrichtet und aus der Therapie so viele sozialpsychologisch relevante Einflüsse ausgeblendet werden, wie z. B. bestimmte familiendynamische Gesichtspunkte. Warum macht dies gerade ein Autor wie Grossarth-Maticek, der die komplexen Wechselwirkungen und systemischen Interaktionen in der Ursachenforschung sonst so betont?

Die Antwort auf diese Fragen lautet: Selbstverständlich analysiert auch das Autonomietraining bei der Symptomentstehung komplexe sozialpsychologische Wechselwirkungen und die Einmaligkeit individueller Verhaltensweisen. In der Analyse wird häufig eine Eltern-Kind-Pathologie deutlich, in der die Mutter beispielsweise für die Aufrechterhaltung einer Liebesbeziehung zum Kind leidenschaftlich und obsessiv kämpft und in der das Kind entweder angepaßt mitmacht oder sich bis zum Ekel wehrt. Wir sehen auch

Kinder, die leidenschaftlich auf ihre Eltern fixiert sind, wobei sich die Eltern wehren und belästigt fühlen. Wir sehen auch, wie am Arbeitsplatz kreative Ansätze durch systematisches Mobbing von unkreativen oder sadistischen Vorgesetzten verhindert werden. Dies kann sowohl in den Seelen der Menschen schwersten Schaden anrichten als auch sozialökonomische Auswirkungen nach sich ziehen (z. B. Auswirkungen auf den Krankenstand). Wir sehen auch Ehen und Partnerbeziehungen, in denen sich zwei Menschen rührend mögen und unterstützen, sich aber leider nicht die benötigte Anregung zum wirklichen Wohlbefinden geben können. Häufig sehen wir Verstrickungen von Menschen, die in Fehlkommunikationen geraten, weil sie fehlerlernte Erwartungen aus der Kindheit mit sich bringen. So erzählte mir eine vaterfixierte Ärztin, daß sie eine Checkliste von 18 Punkten der besten Eigenschaften ihres Vaters aufgestellt habe. Wenn ein Mann nicht mindestens 16 dieser Kriterien erfülle, sei er für sie uninteressant. Nur einmal im Leben habe sie einen Mann gefunden, der alle 18 Kriterien erfüllt habe und sich stark in ihn verliebt, wurde aber derart abhängig und unerträglich für den Partner, daß er sie verließ. Zunächst litt sie, am Ende war sie aber doch glücklich darüber, weil sie zu dem Schluß kam, daß er möglicherweise dem Vater doch nicht genügend ähnelte.

Ebenso beobachten wir, wie stark die Energie der Bindung zwischen Kindern und Eltern sein kann. Ein Elternteil, in der Regel die Mutter, ist für das Kleinkind die erste Quelle der Sicherheit, des Wohlbefindens und einer lustvollen Faszination. Der meistens auf die eigenen Eltern fixierte Elternteil, der sich ein Leben lang mit lustlosen Partnerbeziehungen herumquält, spürt die kindliche Faszination und bindet sich ebenfalls an das Kind. Wenn der Prozeß der Ablösung nicht gelingt, kommt es sowohl bei Kindern als auch bei Eltern häufig zu tragischen bis hin zu tragikomischen Fehlsteuerungen und Besitzansprüchen, in denen sich häufig obzessive Leidenschaften entwickeln, aber in der Regel ohne gegenseitige Befriedigung.

Gerade weil wir die unterschiedlichsten Facetten und Differenzierungen von Störungen und Behinderungen beobachten konnten, suchten wir im Autonomietraining nicht nach der spezifischen Therapie für ein spezifisches Problem (z. B. zur Therapie einer bestimmten Familienkonstellation oder einer bestimmten Angstform usw.), sondern nach dem Schlüssel zur Aufhebung unterschiedlicher Verstrickungen und Behinderungen. Dazu bedarf es eines Gegenentwurfes vom gesunden und zur Entwicklung fähigen Menschen im Rahmen einer gesunden und Sicherheit gebenden sozialen Kommunikation. Der Gegenentwurf, also das alternative Verhalten, muß nicht nur eine utopische Vorstellung eines idealen und bedürfnisbefriedigenden Verhaltens beinhalten. Er muß auch in der Lage sein, die bestehenden Konflikte in den unterschiedlichsten Bereichen zum Teil auflösen zu können, und er muß den genetisch angelegten Bedürfnissen des Menschen entsprechen (da sonst keine Chance für die Realisierung des alternativen Verhaltens besteht). Das im Autonomietraining angestrebte alternative Verhalten ist trotz aller individuellen Einmaligkeit des Menschen überindividuell und beinhaltet die Suche nach Wohlbefinden, Lust und Wohlbefinden erzeugender Sicherheit und das Bedürfnis, Unwohlsein, Unlust und Unsicherheit abzubauen. Um dieses Ziel zu erreichen, steht dem Menschen sein aktives Verhalten zur Verfügung, durch das er immer neue Bedingungen schafft, auf die neue Reaktionen folgen. Der Mensch kann sein Verhalten aus der Passivität und Resignation kreativ und flexibel umorientieren. Die Ausgangsposition ist natürlich die einmalige individuelle Situation, aus der er aber durch Eigenaktivität immer neue Bedingungen kreieren kann.

Der Mensch lebt im Hinblick auf Wohlbefinden und Unwohlsein permanent zwischen zwei Polen. Auf der einen Seite ist das gesuchte und akzeptierte Wohlbefinden, auf der anderen Seite das resignativ hingenommene Unwohlsein. Wenn der Mensch im Autonomietraining lernt, seine gesamte familiäre und berufliche Situation und sein individuelles Verhalten auf das Thema Wohlbefinden und Unwohlsein abzuchekken und bei sich das Bedürfnis nach Wohlbefinden aktiviert, dann tauchen in der Regel neue, kreative Problemlösungen auf, und es stellt sich eine humanere und echtere soziale Kommunikation ein, die in der Regel allen Beteiligten zugute kommt. Im Autonomietraining ist es auch wichtig, Rückschläge und Mißerfolge auf der Suche nach Wohlbefinden und Lust zu akzeptieren, so daß sich nicht Resignation, sondern erneute Motivation zur Eigenaktivität in der Suche nach neuen Quellen einstellt. Das Autonomietraining geht von der Annahme aus, daß sich Selbstsicherheit, kreative Arbeitsmotivation, Eigenidentität und persönliche Entwicklung nur dann einstellen und prozeßhaft in Gang kommen, wenn der Mensch in der Lage ist, elementare, Wohlbefinden erzeugende Bedingungen herzustellen.

Im Autonomietraining lernt der Mensch, die Welt mit anderen Augen zu sehen und alternative Fragen zu stellen, die in der Regel lauten: Welches Wohlbefinden, Lust und Sicherheit bringt mir eine Kommunikation und welche Quellen von Unlust, Unwohlsein und Unsicherheit? Die Beantwortung dieser Fragen bin ich bereit auch meinen Mitmenschen mitzuteilen, einerlei wie schmerzhaft die Erkenntnis ist. Nur ein Mensch, der nach individuellem Wohlbefinden strebt und Hoffnung hat, dieses zu verwirklichen, kann letztlich sozial sein und die Suche nach Wohlbefinden bei den Mitmenschen akzeptieren. Ein Mensch, der sich das eigene Wohlbefinden verwehrt, wird auch bestrebt sein, das Wohlbefinden anderer Menschen zu verhindern. Die individuelle Suche nach Wohlbefinden, Lust und Sicherheit ist die beste Korrektur und die höchste Motivation, sozialpathologische und Unwohlsein erzeugende Kommunikationsformen aufzusprengen.

Ich hoffe, daß einige der hier angeführten Argumente den Leser überzeugen, daß das Autonomietraining bei seiner Suche nach Stimulierung des kontrollierten Wohlbefindens richtig liegt und daß diese Motivation sowohl dem bewußten als auch dem unbewußten menschlichen Bedürfnis entspricht.

Ich wünsche Ihnen viel Erfolg, Kreativität und Geduld mit sich selbst auf der Suche nach Wohlbefinden und Lust!

Ihr Ronald Grossarth-Maticek

13 Fragebogen zur Selbstregulation

Dieser Fragebogen ermittelt Ihre Fähigkeit zur Selbstregulation sowie die Voraussetzungen und Folgen einer geglückten Selbstregulation. Konzentrieren Sie sich bitte bei der Beantwortung auf Ihr Gefühl und Ihre Erlebnisse, die bei der gestellten Frage auftauchen. Beantworten Sie die Fragen so ehrlich wie möglich. Einige Fragen wiederholen sich inhaltlich; dies ist beabsichtigt, weil sie zentral wichtige Bereiche der Selbstregulation erfassen. Wenn Sie ein bestimmtes Verhalten aus unterschiedlichen Blickwinkeln angehen, dann ist das Testergebnis genauer.

Im Fragebogen befinden sich sowohl positiv formulierte Verhaltensweisen als auch problematische Verhaltensweisen. Wenn Sie sich auf das positive und das negative Verhalten konzentrieren, dann erweitert sich Ihr intuitives Wissen mit dem Ergebnis, daß sich die Selbstregulation verbessert.

1. *Meine körperliche Bewegung erlebe ich als ausreichend und wohltuend.*
   Wie stark trifft diese Aussage auf Sie zu?
   0 = überhaupt nicht, 1 = sehr schwach, 2 = schwach, 3 = mittelmäßig, eher in Richtung schwach, 4 = mittelmäßig, eher in Richtung stark, 5 = stark, 6 = sehr stark, 7= absolut

2. *Meine Ernährung erlebe ich als gesund und wohltuend.*
   Wie stark trifft diese Aussage auf Sie zu?
   0 = überhaupt nicht, 1 = sehr schwach, 2 = schwach, 3 = mittelmäßig, eher in Richtung schwach, 4 = mittelmäßig, eher in Richtung stark, 5 = stark, 6 = sehr stark, 7= absolut

3. *Ich habe in der Regel einen erholsamen Schlaf.*
   Wie stark trifft diese Aussage auf Sie zu?
   0 = überhaupt nicht, 1 = sehr schwach, 2 = schwach, 3 = mittelmäßig, eher in Richtung schwach, 4 = mittelmäßig, eher in Richtung stark, 5 = stark, 6 = sehr stark, 7= absolut

4. *Ich habe in der Regel ein ausgeprägtes Wohlbefinden.*
   Wie stark trifft diese Aussage auf Sie zu?
   0 = überhaupt nicht, 1 = sehr schwach, 2 = schwach, 3 = mittelmäßig, eher in Richtung schwach, 4 = mittelmäßig, eher in Richtung stark, 5 = stark, 6 = sehr stark, 7= absolut

5. *Ich erlebe immer wieder Lustgefühle, also gesteigertes Wohlbefinden.*
   Wie stark trifft diese Aussage auf Sie zu?
   0 = überhaupt nicht, 1 = sehr schwach, 2 = schwach, 3 = mittelmäßig, eher in Richtung schwach, 4 = mittelmäßig, eher in Richtung stark, 5 = stark, 6 = sehr stark, 7= absolut

6. *Ich bin in der Regel fähig, mich gut zu erholen und auszuruhen.*
   Wie stark trifft diese Aussage auf Sie zu?
   0 = überhaupt nicht, 1 = sehr schwach, 2 = schwach, 3 = mittelmäßig, eher in Richtung schwach, 4 = mittelmäßig, eher in Richtung stark, 5 = stark, 6 = sehr stark, 7= absolut

7. *Durch mein Verhalten erreiche ich in der Regel für mich positive und wohltuende Zustände.*
   Wie stark trifft diese Aussage auf Sie zu?
   0 = überhaupt nicht, 1 = sehr schwach, 2 = schwach, 3 = mittelmäßig, eher in Richtung schwach, 4 = mittelmäßig, eher in Richtung stark, 5 = stark, 6 = sehr stark, 7= absolut

8. *Ich fühle mich mir wichtigen Personen zugehörig.*
   Wie stark trifft diese Aussage auf Sie zu?
   0 = überhaupt nicht, 1 = sehr schwach, 2 = schwach, 3 = mittelmäßig, eher in Richtung schwach, 4 = mittelmäßig, eher in Richtung stark, 5 = stark, 6 = sehr stark, 7= absolut

9. *Ich fühle mich mir wichtigen Gruppen zugehörig, z. B. Sportvereine, Parteien.*
   Wie stark trifft diese Aussage auf Sie zu?

0 = überhaupt nicht, 1 = sehr schwach, 2 = schwach, 3 = mittelmäßig, eher in Richtung schwach, 4 = mittelmäßig, eher in Richtung stark, 5 = stark, 6 = sehr stark, 7= absolut

10. *Ich fühle mich durch meine Mitmenschen positiv angeregt.*
Wie stark trifft diese Aussage auf Sie zu?
0 = überhaupt nicht, 1 = sehr schwach, 2 = schwach, 3 = mittelmäßig, eher in Richtung schwach, 4 = mittelmäßig, eher in Richtung stark, 5 = stark, 6 = sehr stark, 7= absolut

11. *Ich fühle mich von der Gesellschaft, in der ich lebe, positiv angeregt.*
Wie stark trifft diese Aussage auf Sie zu?
0 = überhaupt nicht, 1 = sehr schwach, 2 = schwach, 3 = mittelmäßig, eher in Richtung schwach, 4 = mittelmäßig, eher in Richtung stark, 5 = stark, 6 = sehr stark, 7= absolut

12. *Ich fühle mich von meiner physischen Umgebung (Wohnlage, Natur) positiv angeregt.*
Wie stark trifft diese Aussage auf Sie zu?
0 = überhaupt nicht, 1 = sehr schwach, 2 = schwach, 3 = mittelmäßig, eher in Richtung schwach, 4 = mittelmäßig, eher in Richtung stark, 5 = stark, 6 = sehr stark, 7= absolut

13. *Ich bin innerlich selbständig, d. h. von keiner Person, keiner Gruppe oder Substanz zu meinem Ungunsten abhängig.*
Wie stark trifft diese Aussage auf Sie zu?
0 = überhaupt nicht, 1 = sehr schwach, 2 = schwach, 3 = mittelmäßig, eher in Richtung schwach, 4 = mittelmäßig, eher in Richtung stark, 5 = stark, 6 = sehr stark, 7= absolut

14. *Ich habe einen starken Lebenswillen, d. h. mein Bedürfnis zu leben ist sehr ausgeprägt.*
Wie stark trifft diese Aussage auf Sie zu?
0 = überhaupt nicht, 1 = sehr schwach, 2 = schwach, 3 = mittelmäßig, eher in Richtung schwach, 4 = mittelmäßig, eher in Richtung stark, 5 = stark, 6 = sehr stark, 7= absolut

15. *Ich bete regelmäßig zu Gott für die Erhaltung meiner Gesundheit und meines Wohlbefindens.*
Wie stark trifft diese Aussage auf Sie zu?
0 = überhaupt nicht, 1 = sehr schwach, 2 = schwach, 3 = mittelmäßig, eher in Richtung schwach, 4 = mittelmäßig, eher in Richtung stark, 5 = stark, 6 = sehr stark, 7 = absolut

16. *Ich bete regelmäßig zu Gott für die Verwirklichung meiner beruflichen Ziele.*
Wie stark trifft diese Aussage auf Sie zu?
0 = überhaupt nicht, 1 = sehr schwach, 2 = schwach, 3 = mittelmäßig, eher in Richtung schwach, 4 = mittelmäßig, eher in Richtung stark, 5 = stark, 6 = sehr stark, 7 = absolut

17. *In meinem Verhalten bin ich stark auf die Verbesserung und Aufrechterhaltung meines Wohlbefindens ausgerichtet.*
Wie stark trifft diese Aussage auf Sie zu?
0 = überhaupt nicht, 1 = sehr schwach, 2 = schwach, 3 = mittelmäßig, eher in Richtung schwach, 4 = mittelmäßig, eher in Richtung stark, 5 = stark, 6 = sehr stark, 7 = absolut

18. *In meinem Verhalten bin ich auf meine persönliche Entwicklung konzentriert (z. B. Entwicklung von Erkenntnis, im Gefühlsleben).*
Wie stark trifft diese Aussage auf Sie zu?
0 = überhaupt nicht, 1 = sehr schwach, 2 = schwach, 3 = mittelmäßig, eher in Richtung schwach, 4 = mittelmäßig, eher in Richtung stark, 5 = stark, 6 = sehr stark, 7 = absolut

19. *Ich liebe meine Person und stehe zur mir in allen Situationen.*
Wie stark trifft diese Aussage auf Sie zu?
0 = überhaupt nicht, 1 = sehr schwach, 2 = schwach, 3 = mittelmäßig, eher in Richtung schwach, 4 = mittelmäßig, eher in Richtung stark, 5 = stark, 6 = sehr stark, 7 = absolut

20. *Ich suche immer nach Lust und Wohlbefinden, kann aber auch Grenzen setzen, so daß meine Lust bei Übertreibung nicht in Unlust umschlägt.*
Wie stark trifft diese Aussage auf Sie zu?
0 = überhaupt nicht, 1 = sehr schwach, 2 = schwach, 3 = mittelmäßig, eher in Richtung schwach, 4 = mittelmäßig, eher in Richtung stark, 5 = stark, 6 = sehr stark, 7 = absolut

21. *Ich bin mit mir selbst eins, d. h. das, was ich tue, und das, was ich will, stehen im Einklang.*
Wie stark trifft diese Aussage auf Sie zu?
0 = überhaupt nicht, 1 = sehr schwach, 2 = schwach, 3 = mittelmäßig, eher in Richtung schwach, 4 = mittel-

mäßig, eher in Richtung stark, 5 = stark, 6 = sehr stark, 7 = absolut

22. *Wenn bei mir persönliche, gesundheitliche oder berufliche Probleme auftauchen, dann bin ich in der Suche nach Lösungen innerlich beweglich und finde in der Regel effektive und originelle Wege zur Überwindung der Probleme.*
Wie stark trifft diese Aussage auf Sie zu?
0 = überhaupt nicht, 1 = sehr schwach, 2 = schwach, 3 = mittelmäßig, eher in Richtung schwach, 4 = mittelmäßig, eher in Richtung stark, 5 = stark, 6 = sehr stark, 7 = absolut

23. *Meine Gefühle, Intuition und Vernunft ergänzen sich gut, d. h. widersprechen sich nicht.*
Wie stark trifft diese Aussage auf Sie zu?
0 = überhaupt nicht, 1 = sehr schwach, 2 = schwach, 3 = mittelmäßig, eher in Richtung schwach, 4 = mittelmäßig, eher in Richtung stark, 5 = stark, 6 = sehr stark, 7 = absolut

24. *Ich bin immer wieder in der Lage, meine gefühlsmäßig wichtigsten Bedürfnisse zu befriedigen.*
Wie stark trifft diese Aussage auf Sie zu?
0 = überhaupt nicht, 1 = sehr schwach, 2 = schwach, 3 = mittelmäßig, eher in Richtung schwach, 4 = mittelmäßig, eher in Richtung stark, 5 = stark, 6 = sehr stark, 7 = absolut

25. *Ich bin immer wieder in der Lage, meine wichtigsten Ziele zu erreichen.*
Wie stark trifft diese Aussage auf Sie zu?
0 = überhaupt nicht, 1 = sehr schwach, 2 = schwach, 3 = mittelmäßig, eher in Richtung schwach, 4 = mittelmäßig, eher in Richtung stark, 5 = stark, 6 = sehr stark, 7 = absolut

26. *Ich habe eine positive Selbstachtung, d. h. ich achte und verteidige meine Person.*
Wie stark trifft diese Aussage auf Sie zu?
0 = überhaupt nicht, 1 = sehr schwach, 2 = schwach, 3 = mittelmäßig, eher in Richtung schwach, 4 = mittelmäßig, eher in Richtung stark, 5 = stark, 6 = sehr stark, 7 = absolut

27. *Wenn ich mit einem bestimmten Verhalten Probleme und Mißerfolg habe, dann kann ich mir gut und lebhaft andere Wege und Verhaltensweisen vorstellen.*
Wie stark trifft diese Aussage auf Sie zu?
0 = überhaupt nicht, 1 = sehr schwach, 2 = schwach, 3 = mittelmäßig, eher in Richtung schwach, 4 = mittelmäßig, eher in Richtung stark, 5 = stark, 6 = sehr stark, 7 = absolut

28. *Wenn bei mir körperliche und seelische Erschöpfung auftritt, dann bin ich in der Regel schnell fähig, mich wieder zu erholen.*
Wie stark trifft diese Aussage auf Sie zu?
0 = überhaupt nicht, 1 = sehr schwach, 2 = schwach, 3 = mittelmäßig, eher in Richtung schwach, 4 = mittelmäßig, eher in Richtung stark, 5 = stark, 6 = sehr stark, 7 = absolut

29. *Ich bin in der Regel ein innerlich ausgeglichener Mensch.*
Wie stark trifft diese Aussage auf Sie zu?
0 = überhaupt nicht, 1 = sehr schwach, 2 = schwach, 3 = mittelmäßig, eher in Richtung schwach, 4 = mittelmäßig, eher in Richtung stark, 5 = stark, 6 = sehr stark, 7 = absolut

30. *Wenn bei mir gesundheitliche Probleme auftauchen, dann bin ich in der Regel fähig, diese durch Einsatz erprobter Verhaltensweisen oder bestimmter Mittel zu überwinden.*
Wie stark trifft diese Aussage auf Sie zu?
0 = überhaupt nicht, 1 = sehr schwach, 2 = schwach, 3 = mittelmäßig, eher in Richtung schwach, 4 = mittelmäßig, eher in Richtung stark, 5 = stark, 6 = sehr stark, 7 = absolut

31. *Meine erlernten und angeborenen beruflichen Fähigkeiten und Interessen decken sich gut mit den beruflichen Anforderungen, die an mich gestellt werden.*
Wie stark trifft diese Aussage auf Sie zu?
0 = überhaupt nicht, 1 = sehr schwach, 2 = schwach, 3 = mittelmäßig, eher in Richtung schwach, 4 = mittelmäßig, eher in Richtung stark, 5 = stark, 6 = sehr stark, 7 = absolut

32. *Ich richte mein Verhalten an den eingetretenen Folgen aus, d. h. ich tue das, was mir gut tut und kann leicht Verhaltensweisen aufgeben, die zu Unwohlsein führen.*
Wie stark trifft diese Aussage auf Sie zu?
0 = überhaupt nicht, 1 = sehr schwach, 2 = schwach, 3 = mittelmäßig, eher in Richtung schwach, 4 = mittelmäßig, eher in Richtung stark, 5 = stark, 6 = sehr stark, 7 = absolut

33. *Ich bin stets fähig, unterschiedliche Bereiche meines Lebens (z. B. Bewegung, Ernährung, Arbeit, Sex, Partnerbeziehung, Religion usw.) so zu verbinden, daß daraus ein lang anhaltendes Wohlbefinden entsteht.*
Wie stark trifft diese Aussage auf Sie zu?
0 = überhaupt nicht, 1 = sehr schwach, 2 = schwach, 3 = mittelmäßig, eher in Richtung schwach, 4 = mittelmäßig, eher in Richtung stark, 5 = stark, 6 = sehr stark, 7 = absolut

34. *Durch meine Eigenaktivität gestalte ich Bedingungen und Zustände, die meinem persönlichen Wünschen und Bedürfnissen entsprechen.*
Wie stark trifft diese Aussage auf Sie zu?
0 = überhaupt nicht, 1 = sehr schwach, 2 = schwach, 3 = mittelmäßig, eher in Richtung schwach, 4 = mittelmäßig, eher in Richtung stark, 5 = stark, 6 = sehr stark, 7 = absolut

35. *Durch meine Eigenaktivität gestalte ich Bedingungen und Zustände, die meine geistige Entwicklung ermöglichen.*
Wie stark trifft diese Aussage auf Sie zu?
0 = überhaupt nicht, 1 = sehr schwach, 2 = schwach, 3 = mittelmäßig, eher in Richtung schwach, 4 = mittelmäßig, eher in Richtung stark, 5 = stark, 6 = sehr stark, 7 = absolut

36. *Ich fühle mich in meiner aktiven Gestaltung von positiven Zuständen und Bedingungen von außen derart behindert (z. B. durch unterschiedliche Personengruppen, Zustände in der Umwelt usw.), daß sich bei mir anhaltende Ohnmachtgefühle einstellen.*
Wie stark trifft diese Aussage auf Sie zu?
7 = überhaupt nicht, 6 = sehr schwach, 5 = schwach, 4 = mittelmäßig, eher in Richtung schwach, 3 = mittelmäßig, eher in Richtung stark, 2 = stark, 1 = sehr stark, 0 = absolut

37. *Ich stehe mir bei der Gestaltung für mich positiver und erstrebenswerter Bedingungen und Zustände selbst im Wege (z. B. durch bestimmte negative Annahmen, Hemmungen, bestimmte Aktivitäten zu unternehmen usw.).*
Wie stark trifft diese Aussage auf Sie zu?
7 = überhaupt nicht, 6 = sehr schwach, 5 = schwach, 4 = mittelmäßig, eher in Richtung schwach, 3 = mittelmäßig, eher in Richtung stark, 2 = stark, 1 = sehr stark, 0 = absolut

38. *Ich erlebe immer wieder lange anhaltende, starke und mich erschütternde Angstgefühle, die ich nicht bewältigen und überwinden kann.*
Wie stark trifft diese Aussage auf Sie zu?
7 = überhaupt nicht, 6 = sehr schwach, 5 = schwach, 4 = mittelmäßig, eher in Richtung schwach, 3 = mittelmäßig, eher in Richtung stark, 2 = stark, 1 = sehr stark, 0 = absolut

39. *Ich erlebe immer wieder lang anhaltende und mich beherrschende Depressionen, die ich nicht bewältigen und überwinden kann.*
Wie stark trifft diese Aussage auf Sie zu?
7 = überhaupt nicht, 6 = sehr schwach, 5 = schwach, 4 = mittelmäßig, eher in Richtung schwach, 3 = mittelmäßig, eher in Richtung stark, 2 = stark, 1 = sehr stark, 0 = absolut

40. *Ich erlebe immer wieder äußerst unangenehme und negative Gefühle, z. B. innere Verzweifelung, starke Übererregung, Gefühle der Sinnlosigkeit, der Schwäche, der Überforderung usw., die ich nicht überwinden kann.*
Wie stark trifft diese Aussage auf Sie zu?
7 = überhaupt nicht, 6 = sehr schwach, 5 = schwach, 4 = mittelmäßig, eher in Richtung schwach, 3 = mittelmäßig, eher in Richtung stark, 2 = stark, 1 = sehr stark, 0 = absolut

41. *Ich leide an starken Schmerzzuständen, die ich nicht bewältigen und überwinden kann.*
Wie stark trifft diese Aussage auf Sie zu?
7 = überhaupt nicht, 6 = sehr schwach, 5 = schwach, 4 = mittelmäßig, eher in Richtung schwach, 3 = mittelmäßig, eher in Richtung stark, 2 = stark, 1 = sehr stark, 0 = absolut

42. *Ich leide an immer wiederkehrender seelisch-körperlicher Erschöpfung, die ich nicht überwinden kann.*
Wie stark trifft diese Aussage auf Sie zu?
7 = überhaupt nicht, 6 = sehr schwach, 5 = schwach, 4 = mittelmäßig, eher in Richtung schwach, 3 = mittelmäßig, eher in Richtung stark , 2 = stark, 1 = sehr stark, 0 = absolut

43. *Negative Gefühle, Unlust und Unwohlsein sind bei mir erheblich stärker ausgeprägt als positive Gefühle, Wohlbefinden und Lust.*
Wie stark trifft diese Aussage auf Sie zu?
7 = überhaupt nicht, 6 = sehr schwach, 5 = schwach, 4 = mittelmäßig, eher in Richtung schwach, 3 = mittel-

mäßig, eher in Richtung stark, 2 = stark, 1 = sehr stark, 0 = absolut

44. *Ich bin in den wichtigsten Bereichen meines Lebens, z. B. Partnerbeziehung oder Beruf, auf lange Sicht nicht in der Lage, ein eindeutiges Verhalten zu entfalten, weil sich das Dafür und das Dagegen die Waage halten.*
Wie stark trifft diese Aussage auf Sie zu?
7 = überhaupt nicht, 6 = sehr schwach, 5 = schwach, 4 = mittelmäßig, eher in Richtung schwach, 3 = mittelmäßig, eher in Richtung stark, 2 = stark, 1 = sehr stark, 0 = absolut

45. *Ich bin auf lange Sicht nicht in der Lage, durch mein Verhalten solche Bedingungen und Zustände zu erreichen, die für mich positiv und anregend wären.*
Wie stark trifft diese Aussage auf Sie zu?
7 = überhaupt nicht, 6 = sehr schwach, 5 = schwach, 4 = mittelmäßig, eher in Richtung schwach, 3 = mittelmäßig, eher in Richtung stark, 2 = stark, 1 = sehr stark, 7 = absolut

46. *Seit Jahren ertrage ich Zustände, die mir nicht gut tun, ohne in der Lage zu sein, diese positiv zu verändern.*
Wie stark trifft diese Aussage auf Sie zu?
7 = überhaupt nicht, 6 = sehr schwach, 5 = schwach, 4 = mittelmäßig, eher in Richtung schwach, 3 = mittelmäßig, eher in Richtung stark , 2 = stark, 1 = sehr stark, 0 = absolut

47. *Ich bin davon überzeugt, daß die negativen Bedingungen, unter denen ich leide, von außen bestimmt sind, so daß ich diese durch mein persönliches Verhalten absolut nicht verändern kann.*
Wie stark trifft diese Aussage auf Sie zu?
7 = überhaupt nicht, 6 = sehr schwach, 5 = schwach, 4 = mittelmäßig, eher in Richtung schwach, 3 = mittelmäßig, eher in Richtung stark, 2 = stark, 1 = sehr stark, 0 = absolut

48. *Mein Selbstbild ist negativ, d. h. ich erlebe meine eigene Person eher in negativen Zügen (z. B. schwach, unfähig, abgewiesen, nicht geliebt) usw.*
Wie stark trifft diese Aussage auf Sie zu?
7 = überhaupt nicht, 6 = sehr schwach, 5 = schwach, 4 = mittelmäßig, eher in Richtung schwach, 3 = mittelmäßig, eher in Richtung stark, 2 = stark, 1 = sehr stark, 0 = absolut

49. *In Hinblick auf meine Zukunft erlebe ich mich als hoffnungslos und resigniert.*
Wie stark trifft diese Aussage auf Sie zu?
7 = überhaupt nicht, 6 = sehr schwach, 5 = schwach, 4 = mittelmäßig, eher in Richtung schwach, 3 = mittelmäßig, eher in Richtung stark, 2 = stark, 1 = sehr stark, 0 = absolut

50. *Ich möchte lieber sterben als weiterleben, d. h. ich ziehe den Tod dem Leben vor.*
Wie stark trifft diese Aussage auf Sie zu?
7 = überhaupt nicht, 6 = sehr schwach, 5 = schwach, 4 = mittelmäßig, eher in Richtung schwach, 3 = mittelmäßig, eher in Richtung stark, 2 = stark, 1 = sehr stark, 0 = absolut

51. *Ich erlebe negative Zustände, ohne in der Lage zu sein, andere und möglicherweise das Problem lösende Verhaltensweisen zu entwickeln.*
Wie stark trifft diese Aussage auf Sie zu?
7 = überhaupt nicht, 6 = sehr schwach, 5 = schwach, 4 = mittelmäßig, eher in Richtung schwach, 3 = mittelmäßig, eher in Richtung stark, 2 = stark, 1 = sehr stark, 0 = absolut

52. *Ich bin auf Dauer innerlich gehemmt, meine wichtigsten Gefühle und Wünsche zu äußern und Verhaltensweisen in Richtung Befriedigung zu entwickeln.*
Wie stark trifft diese Aussage auf Sie zu?
7 = überhaupt nicht, 6 = sehr schwach, 5 = schwach, 4 = mittelmäßig, eher in Richtung schwach, 3 = mittelmäßig, eher in Richtung stark, 2 = stark, 1 = sehr stark, 0 = absolut

53. *Ich erlebe mich als von meinen wichtigsten Mitmenschen isoliert (abgewiesen, ausgestoßen, ungeliebt).*
Wie stark trifft diese Aussage auf Sie zu?
7 = überhaupt nicht, 6 = sehr schwach, 5 = schwach, 4 = mittelmäßig, eher in Richtung schwach, 3 = mittelmäßig, eher in Richtung stark, 2 = stark, 1 = sehr stark, 0 = absolut

54. *Ich fühle mich in meiner persönlichen und beruflichen Entfaltung durch bestimmte Personen behindert – und zwar derart, daß ich deswegen nicht mehr in die Lage komme, meine Berufsziele noch wunschgemäß zu verwirklichen.*
Wie stark trifft diese Aussage auf Sie zu?
7 = überhaupt nicht, 6 = sehr schwach, 5 = schwach, 4 = mittelmäßig, eher in Richtung schwach, 3 = mittel-

mäßig, eher in Richtung stark, 2 = stark, 1 = sehr stark, 0 = absolut

55. *Auch wenn ich bestimmte Verhaltensweisen zur Überwindung meiner Probleme erkenne, bin ich unfähig, diese in die Praxis umzusetzen.*
Wie stark trifft diese Aussage auf Sie zu?
7 = überhaupt nicht, 6 = sehr schwach, 5 = schwach, 4 = mittelmäßig, eher in Richtung schwach, 3 = mittelmäßig, eher in Richtung stark, 2 = stark, 1 = sehr stark, 0 = absolut

56. *Ich kann meine Probleme oder negativen Gefühle nicht überwinden, weil mir die Anregung dazu fehlt.*
Wie stark trifft diese Aussage auf Sie zu?
7 = überhaupt nicht, 6 = sehr schwach, 5 = schwach, 4 = mittelmäßig, eher in Richtung schwach, 3 = mittelmäßig, eher in Richtung stark, 2 = stark, 1 = sehr stark, 0 = absolut

57. *Ich fühle mich unfähig, Wohlbefinden und Lust durch eigenes Verhalten zu erreichen, z. B. weil mir die Phantasie, die Erfahrung, die Fertigkeiten dazu fehlen.*
Wie stark trifft diese Aussage auf Sie zu?
7 = überhaupt nicht, 6 = sehr schwach, 5 = schwach, 4 = mittelmäßig, eher in Richtung schwach, 3 = mittelmäßig, eher in Richtung stark, 2 = stark, 1 = sehr stark, 0 = absolut

58. *Ich fühle mich zu keiner Person oder Gruppe zugehörig.*
Wie stark trifft diese Aussage auf Sie zu?
7 = überhaupt nicht, 6 = sehr schwach, 5 = schwach, 4 = mittelmäßig, eher in Richtung schwach, 3 = mittelmäßig, eher in Richtung stark, 2 = stark, 1 = sehr stark, 0 = absolut

59. *Ich fühle mich sozial unsicher (z. B. schlechte finanzielle Lage, keine berufliche Anerkennung usw.).*
Wie stark trifft diese Aussage auf Sie zu?
7 = überhaupt nicht, 6 = sehr schwach, 5 = schwach, 4 = mittelmäßig, eher in Richtung schwach, 3 = mittelmäßig, eher in Richtung stark, 2 = stark, 1 = sehr stark, 0 = absolut

60. *Ich erlebe meine Umwelt (z. B. Wohnlage, Arbeitsplatz usw.) als sehr unangenehm.*
Wie stark trifft diese Aussage auf Sie zu?
7 = überhaupt nicht, 6 = sehr schwach, 5 = schwach, 4 = mittelmäßig, eher in Richtung schwach, 3 = mittelmäßig, eher in Richtung stark, 2 = stark, 1 = sehr stark, 0 = absolut

61. *Wenn ich die letzten Jahre meines Lebens betrachte, dann muß ich eine große Eintönigkeit feststellen, d. h. mein Alltag verläuft ohne besondere Anregung und ohne gefühlsmäßige Höhen und Tiefen.*
Wie stark trifft diese Aussage auf Sie zu?
7 = überhaupt nicht, 6 = sehr schwach, 5 = schwach, 4 = mittelmäßig, eher in Richtung schwach, 3 = mittelmäßig, eher in Richtung stark, 2 = stark, 1 = sehr stark, 0 = absolut

62. *Wenn ich die letzten Jahre meines Lebens betrachte, dann habe ich das Gefühl, an meine gefühlsmäßig wichtigsten Wünsche und Bedürfnisse vorbeizuleben.*
Wie stark trifft diese Aussage auf Sie zu?
7 = überhaupt nicht, 6 = sehr schwach, 5 = schwach, 4 = mittelmäßig, eher in Richtung schwach, 3 = mittelmäßig, eher in Richtung stark, 2 = stark, 1 = sehr stark, 0 = absolut

63. *Wenn ich die letzten Jahre meines Lebens betrachte, dann muß ich feststellen, daß ich in der Vergangenheit meine wichtigsten Gefühle und Bedürfnisse besser äußern und befriedigen konnte als das in der letzten Zeit der Fall ist.*
Wie stark trifft diese Aussage auf Sie zu?
7 = überhaupt nicht, 6 = sehr schwach, 5 = schwach, 4 = mittelmäßig, eher in Richtung schwach, 3 = mittelmäßig, eher in Richtung stark, 2 = stark, 1 = sehr stark, 0 = absolut

64. *Wenn ich durch eine Person oder in einem bestimmten Zustand innerlich leide, dann tue ich nach außen meistens so, als wäre alles in Ordnung.*
Wie stark trifft diese Aussage auf Sie zu?
7 = überhaupt nicht, 6 = sehr schwach, 5 = schwach, 4 = mittelmäßig, eher in Richtung schwach, 3 = mittelmäßig, eher in Richtung stark, 2 = stark, 1 = sehr stark, 0 = absolut

65. *Bei zwischenmenschlichen Problemen achte und schütze ich mich selbst.*
Wie stark trifft diese Aussage auf Sie zu?
0 = überhaupt nicht, 1 = sehr schwach, 2 = schwach, 3 = mittelmäßig, eher in Richtung schwach, 4 = mittelmäßig, eher in Richtung stark, 5 = stark, 6 = sehr stark, 7 = absolut

66. *Wenn ich gesundheitliche Probleme habe, dann schütze ich mich soweit wie möglich selbst.*
Wie stark trifft diese Aussage auf Sie zu?
0 = überhaupt nicht, 1 = sehr schwach, 2 = schwach, 3 = mittelmäßig, eher in Richtung schwach, 4 = mittelmäßig, eher in Richtung stark, 5 = stark, 6 = sehr stark, 7 = absolut

67. *Ich liebe und schütze meine Person in allen Situationen.*
Wie stark trifft diese Aussage auf Sie zu?
0 = überhaupt nicht, 1 = sehr schwach, 2 = schwach, 3 = mittelmäßig, eher in Richtung schwach, 4 = mittelmäßig, eher in Richtung stark, 5 = stark, 6 = sehr stark, 7 = absolut

68. *Ich erreiche ein ausgeprägtes und anhaltendes Wohlbefinden durch positive (angenehme) Anregung in unterschiedlichen Lebensbereichen, die fließend ineinandergreifen und sich ergänzen (z. B. Bewegung, Ernährung, Ausruhen, Erholen, Aktivität, Arbeit, mitmenschliche Beziehungen, Gefühlsäußerung, Religion, sexuelle Erlebnisse usw.).*
Wie stark trifft diese Aussage auf Sie zu?
0 = überhaupt nicht, 1 = sehr schwach, 2 = schwach, 3 = mittelmäßig, eher in Richtung schwach, 4 = mittelmäßig, eher in Richtung stark, 5 = stark, 6 = sehr stark, 7 = absolut

69. *Ich erreiche in unterschiedlichen Bereichen meines Lebens immer wieder ausgeprägte Lustgefühle, z. B. durch Erholung, im Sex, Religion, Bewegung, Kontakt mit der Natur, im Kontakt mit bestimmten Mitmenschen usw.*
Wie stark trifft diese Aussage auf Sie zu?
0 = überhaupt nicht, 1 = sehr schwach, 2 = schwach, 3 = mittelmäßig, eher in Richtung schwach, 4 = mittelmäßig, eher in Richtung stark, 5 = stark, 6 = sehr stark, 7 = absolut

70. *Ich leide an anhaltendem Unwohlsein, das in unterschiedlichen Bereichen meines Lebens entsteht und sich gegenseitig verstärkt (z. B. durch falsche Ernährung, unzureichende Bewegung, schmerzhafte Abweisungserlebnisse, seelische Isolation usw.).*
Wie stark trifft diese Aussage auf Sie zu?
7 = überhaupt nicht, 6 = sehr schwach, 5 = schwach, 4 = mittelmäßig, eher in Richtung schwach, 3 = mittelmäßig, eher in Richtung stark, 2 = stark, 1 = sehr stark, 0 = absolut

71. *Ich fühle mich unfähig, die Quelle (die Ursache) für anhaltendes Unwohlsein durch mein eigenes Verhalten zu beseitigen, so daß ich diese zu meinem Nachteil hinnehmen muß.*
Wie stark trifft diese Aussage auf Sie zu?
7 = überhaupt nicht, 6 = sehr schwach, 5 = schwach, 4 = mittelmäßig, eher in Richtung schwach, 3 = mittelmäßig, eher in Richtung stark, 2 = stark, 1 = sehr stark, 0 = absolut

72. *Ich erlebe so gut wie nie ausgeprägte Lustgefühle (gesteigertes Wohlbefinden) und leide eher an ausgeprägter Unlust (gesteigertes Unwohlsein).*
Wie stark trifft diese Aussage auf Sie zu?
7 = überhaupt nicht, 6 = sehr schwach, 5 = schwach, 4 = mittelmäßig, eher in Richtung schwach, 3 = mittelmäßig, eher in Richtung stark, 2 = stark, 1 = sehr stark, 0 = absolut

73. *Im Gegensatz zu früheren Zeiten bin ich jetzt erheblich geringer positiv angeregt, so daß sich weniger Lust und Wohlbefinden einstellen.*
Wie stark trifft diese Aussage auf Sie zu?
7 = überhaupt nicht, 6 = sehr schwach, 5 = schwach, 4 = mittelmäßig, eher in Richtung schwach, 3 = mittelmäßig, eher in Richtung stark, 2 = stark, 1 = sehr stark, 0 = absolut

74. *Durch ein negatives Erlebnis bedingt (z. B. Trennung, Tod einer wichtigen Bezugsperson, Kündigung usw.) war ich länger als sechs Monate so gut wie gar nicht in der Lage, Wohlbefinden und Lust zu erreichen.*
Wie stark trifft diese Aussage auf Sie zu?
7 = überhaupt nicht, 6 = sehr schwach, 5 = schwach, 4 = mittelmäßig, eher in Richtung schwach, 3 = mittelmäßig, eher in Richtung stark, 2 = stark, 1 = sehr stark, 0 = absolut

75. *Ich spüre, daß mein Wunsch und mein Bedürfnis zu leben mit einer zunehmenden Lustlosigkeit und Verringerung des Wohlbefindens abnimmt.*
Wie stark trifft diese Aussage auf Sie zu?
7 = überhaupt nicht, 6 = sehr schwach, 5 = schwach, 4 = mittelmäßig, eher in Richtung schwach, 3 = mittelmäßig, eher in Richtung stark, 2 = stark, 1 = sehr stark, 0 = absolut

76. *Seit Jahren erlebe ich seelische Belastungen, die ich nicht zum Positiven hin wenden kann, so daß sich anhaltendes Unwohlsein einstellt.*

Wie stark trifft diese Aussage auf Sie zu?

7 = überhaupt nicht, 6 = sehr schwach, 5 = schwach, 4 = mittelmäßig, eher in Richtung schwach, 3 = mittelmäßig, eher in Richtung stark, 2 = stark, 1 = sehr stark, 0 = absolut

77. *Wenn ich seelischen Belastungen ausgesetzt bin, dann entwickle ich in der Regel Gegenkräfte und neue Verhaltensweisen, die es mir ermöglichen, diese positiv zu überwinden.*

Wie stark trifft diese Aussage auf Sie zu?

0 = überhaupt nicht, 1 = sehr schwach, 2 = schwach, 3 = mittelmäßig, eher in Richtung schwach, 4 = mittelmäßig, eher in Richtung stark, 5 = stark, 6 = sehr stark, 7 = absolut

78. *Ich erreiche auch dann Wohlbefinden und Lust, wenn ich Verzicht übe (z. B. auf Distanz gehe zu bestimmten mir wichtigen Personen, auf übermäßiges Essen oder Trinken verzichte usw.).*

Wie stark trifft diese Aussage auf Sie zu?

0 = überhaupt nicht, 1 = sehr schwach, 2 = schwach, 3 = mittelmäßig, eher in Richtung schwach, 4 = mittelmäßig, eher in Richtung stark, 5 = stark, 6 = sehr stark, 7 = absolut

79. *Ich kann auf ein bestimmtes Verhalten nicht verzichten, obwohl es meinem Wohlbefinden schadet (z. B. übermäßiges Essen, zuviel arbeiten usw.).*

Wie stark trifft diese Aussage auf Sie zu?

7 = überhaupt nicht, 6 = sehr schwach, 5 = schwach, 4 = mittelmäßig, eher in Richtung schwach, 3 = mittelmäßig, eher in Richtung stark, 2 = stark, 1 = sehr stark, 0 = absolut

80. *Gewöhnlich erreiche ich die Anregung, die ich für mein Wesen benötige.*

Wie stark trifft diese Aussage auf Sie zu?

0 = überhaupt nicht, 1 = sehr schwach, 2 = schwach, 3 = mittelmäßig, eher in Richtung schwach, 4 = mittelmäßig, eher in Richtung stark, 5 = stark, 6 = sehr stark, 7 = absolut

81. *Ich spreche über meine seelischen und persönlichen Probleme und Wünsche mit anderen.*

Wie häufig kommt dieses Verhalten bei Ihnen vor?

0 = nie, 1 = sehr selten, 2 = selten, 3 = mittelmäßig, eher in Richtung selten, 4 = mittelmäßig, eher in Richtung oft, 5 = oft, 6 = sehr oft, 7 = immer

82. *Ich bin in einer für mich angenehmen Art und Weise aktiv (z. B. sportlich, beruflich, in der Beziehung etc.).*

Wie oft erreichen Sie diesen Zustand?

0 = nie, 1 = sehr selten, 2 = selten, 3 = mittelmäßig, eher in Richtung selten, 4 = mittelmäßig, eher in Richtung oft, 5 = oft, 6 = sehr oft, 7 = immer

83. *Durch die Art und Weise meines Verhaltens zu gefühlsmäßig wichtigen Personen kann ich meine innere Selbständigkeit erhalten.*

Wie stark ist dieses Verhalten bei Ihnen ausgeprägt?

0 = gar nicht, 1 = sehr schwach, 2 = schwach, 3 = mittelmäßig, eher in Richtung schwach, 4 = mittelmäßig, eher in Richtung stark, 5 = stark, 6= sehr stark, 7 = absolut

84. *Im allgemeinen ist die Äußerung und Befriedigung meiner gefühlsmäßig wichtigsten Wünsche und Bedürfnisse wie folgt ausgeprägt:*

0 = gar nicht, 1 = sehr schwach, 2 = schwach, 3 = mittelmäßig, eher in Richtung schwach, 4 = mittelmäßig, eher in Richtung stark, 5 = stark, 6= sehr stark, 7 = absolut

85. *Wenn mein inneres Gleichgewicht gestört ist und mein Wohlbefinden gering, dann entwickle ich Aktivitäten, die mich wieder ins Gleichgewicht bringen und mein Wohlbefinden verbessern.*

Wie ausgeprägt ist dieses Verhalten bei Ihnen?

0 = gar nicht, 1 = sehr schwach, 2 = schwach, 3 = mittelmäßig, eher in Richtung schwach, 4 = mittelmäßig, eher in Richtung stark, 5 = stark, 6= sehr stark, 7 = absolut

86. *Wenn ich Probleme im zwischenmenschlichen Bereich habe, dann entwickle ich solange Aktivitäten, bis ich die Probleme in den Griff bekommen habe.*

Wie ausgeprägt ist dieses Verhalten bei Ihnen?

0 = gar nicht, 1 = sehr schwach, 2 = schwach, 3 = mittelmäßig, eher in Richtung schwach, 4 = mittelmäßig, eher in Richtung stark, 5 = stark, 6= sehr stark, 7 = absolut

87. *Ich verändere mein Verhalten solange, bis für mich wünschenswerte Ergebnisse eintreten.*

Wie stark ausgeprägt ist dieses Verhalten bei Ihnen?

0 = gar nicht, 1 = sehr schwach, 2 = schwach, 3 = mittelmäßig, eher in Richtung schwach, 4 = mittelmäßig, eher in Richtung stark, 5 = stark, 6 = sehr stark, 7 = absolut

88. *Durch mein Verhalten erzeuge ich Bedingungen, die mich in angenehmer Weise anregen (z. B. im zwischenmenschlichen oder körperlichen Bereich).*
Wie stark ausgeprägt ist dieses Verhalten bei Ihnen?
0 = gar nicht, 1 = sehr schwach, 2 = schwach, 3 = mittelmäßig, eher in Richtung schwach, 4 = mittelmäßig, eher in Richtung stark, 5 = stark, 6 = sehr stark, 7 = absolut

89. *Ich vermeide in der Regel seelisch-körperliche Überforderungen.*
Wie stark ausgeprägt ist dieses Verhalten bei Ihnen?
0 = gar nicht, 1 = sehr schwach, 2 = schwach, 3 = mittelmäßig, eher in Richtung schwach, 4 = mittelmäßig, eher in Richtung stark, 5 = stark, 6 = sehr stark, 7 = absolut

90. *Ich bete zu Gott für die Überwindung meiner Probleme.*
Wie oft kommt dieses Verhalten bei Ihnen vor?
0 = nie, 1 = sehr selten, 2 = selten, 3 = mittelmäßig, eher in Richtung selten, 4 = mittelmäßig, eher in Richtung oft, 5 = oft, 6 = sehr oft, 7 = immer

91. *Ich nehme Abstand von Personen, die meine gefühlsmäßigen Erwartungen dauerhaft nicht befriedigen.*
Wie stark ist dieses Verhalten bei Ihnen ausgeprägt?
0 = gar nicht, 1 = sehr schwach, 2 = schwach, 3 = mittelmäßig, eher in Richtung schwach, 4 = mittelmäßig, eher in Richtung stark, 5 = stark, 6 = sehr stark, 7 = absolut

92. *Ich achte mich selbst.*
Wie stark ist dieses Verhalten bei Ihnen ausgeprägt?
0 = gar nicht, 1 = sehr schwach, 2 = schwach, 3 = mittelmäßig, eher in Richtung schwach, 4 = mittelmäßig, eher in Richtung stark, 5 = stark, 6 = sehr stark, 7 = absolut

93. *Mein Leben ist sinnvoll und steuert auf ein Ziel zu.*
Wie stark ausgeprägt ist diese Überzeugung bei Ihnen?
0 = gar nicht, 1 = sehr schwach, 2 = schwach, 3 = mittelmäßig, eher in Richtung schwach, 4 = mittelmäßig, eher in Richtung stark, 5 = stark, 6 = sehr stark, 7 = absolut

94. *Ich ernähre mich so, daß ich mich dabei wohlfühle.*
Wie stark ist dieses Verhalten bei Ihnen ausgeprägt?
0 = gar nicht, 1 = sehr schwach, 2 = schwach, 3 = mittelmäßig, eher in Richtung schwach, 4 = mittelmäßig, eher in Richtung stark, 5 = stark, 6 = sehr stark, 7 = absolut

95. *Ich betätige mich körperlich so, daß ich mich dabei wohlfühle.*
Wie stark ist dieses Verhalten bei Ihnen ausgeprägt?
0 = gar nicht, 1 = sehr schwach, 2 = schwach, 3 = mittelmäßig, eher in Richtung schwach, 4 = mittelmäßig, eher in Richtung stark, 5 = stark, 6 = sehr stark, 7 = absolut

96. *Ich distanziere mich von Zuständen und Bedingungen, die mir auf Dauer nicht gut tun.*
Wie ausgeprägt ist dieses Verhalten bei Ihnen?
0 = gar nicht, 1 = sehr schwach, 2 = schwach, 3 = mittelmäßig, eher in Richtung schwach, 4 = mittelmäßig, eher in Richtung stark, 5 = stark, 6 = sehr stark, 7 = absolut

97. *Ich gestalte mein tägliches Leben so, daß ich mich immer wieder entspanne.*
Wie ausgeprägt ist dieses Verhalten bei Ihnen?
0 = gar nicht, 1 = sehr schwach, 2 = schwach, 3 = mittelmäßig, eher in Richtung schwach, 4 = mittelmäßig, eher in Richtung stark, 5 = stark, 6 = sehr stark, 7 = absolut

98. *Wenn ich in einem negativen seelischen Zustand bin, dann resigniere ich nicht, sondern entwickle Aktivitäten mit dem Ziel, diesen zu überwinden.*
Wie stark ausgeprägt ist dieses Verhalten bei Ihnen?
0 = gar nicht, 1 = sehr schwach, 2 = schwach, 3 = mittelmäßig, eher in Richtung schwach, 4 = mittelmäßig, eher in Richtung stark, 5 = stark, 6 = sehr stark, 7 = absolut

99. *Ich verhalte mich auf eine Art und Weise, die meine Bedürfnisse befriedigt und auch anderen Menschen gut tut.*
Wie stark ausgeprägt ist dieses Verhalten bei Ihnen?
0 = gar nicht, 1 = sehr schwach, 2 = schwach, 3 = mittelmäßig, eher in Richtung schwach, 4 =

mittelmäßig, eher in Richtung stark, 5 = stark, 6 = sehr stark, 7 = absolut

100. *Ich stimme meine Verhaltensweisen in unterschiedlichen Bereichen meines Lebens derart ab, daß sie bei mir zu einem anhaltenden Wohlbefinden führen. (Ernährung, Arbeit, Bewegung, Beziehung zum Partner etc.)*
Wie stark ist dieses Verhalten bei Ihnen?
0 = gar nicht, 1 = sehr schwach, 2 = schwach, 3 = mittelmäßig, eher in Richtung schwach, 4 = mittelmäßig, eher in Richtung stark, 5 = stark, 6 = sehr stark, 7 = absolut

101. *Ich beobachte mich selbst im Hinblick auf meinen körperlichen Zustand.*
Wie stark ausgeprägt ist dieses Verhalten bei Ihnen?
0 = gar nicht, 1 = sehr schwach, 2 = schwach, 3 = mittelmäßig, eher in Richtung schwach, 4 = mittelmäßig, eher in Richtung stark, 5 = stark, 6 = sehr stark, 7 = absolut

102. *Ich beobachte mich selbst im Hinblick auf meinen seelischen Zustand.*
Wie stark ausgeprägt ist dieses Verhalten bei Ihnen?
0 = gar nicht, 1 = sehr schwach, 2 = schwach, 3 = mittelmäßig, eher in Richtung schwach, 4 = mittelmäßig, eher in Richtung stark, 5 = stark, 6 = sehr stark, 7 = absolut

103. *Ich achte auf die Folgen meines Verhaltens für mich und andere.*
Wie stark ausgeprägt ist dieses Verhalten bei Ihnen?
0 = gar nicht, 1 = sehr schwach, 2 = schwach, 3 = mittelmäßig, eher in Richtung schwach, 4 = mittelmäßig, eher in Richtung stark, 5 = stark, 6 = sehr stark, 7 = absolut

104. *Ich stelle mir in meiner Phantasie unterschiedliche Verhaltensweisen vor, die ich einsetzten kann, wenn mein bisheriges Verhalten zu Mißerfolg führt.*
Wie stark ausgeprägt ist dieses Verhalten bei Ihnen?
0 = gar nicht, 1 = sehr schwach, 2 = schwach, 3 = mittelmäßig, eher in Richtung schwach, 4 = mittelmäßig, eher in Richtung stark, 5 = stark, 6 = sehr stark, 7 = absolut

105. *Ich richte mein Verhalten an den aufgetretenen Folgen aus, d. h. ich gebe Verhaltensweisen auf, die zu negativen Folgen führen und ich halte Verhaltensweisen aufrecht, die zu positiven Folgen führen.*
Wie stark ausgeprägt ist dieses Verhalten bei Ihnen?
0 = gar nicht, 1 = sehr schwach, 2 = schwach, 3 = mittelmäßig, eher in Richtung schwach, 4 = mittelmäßig, eher in Richtung stark, 5 = stark, 6 = sehr stark, 7 = absolut

106. *Wenn ich einen Mißerfolg erlebe, bin ich durch diesen nicht erschüttert, sondern deute ihn als einen Hinweis darauf, daß ich es in Zukunft anders machen muß.*
Wie stark ausgeprägt ist dieses Verhalten bei Ihnen?
0 = gar nicht, 1 = sehr schwach, 2 = schwach, 3 = mittelmäßig, eher in Richtung schwach, 4 = mittelmäßig, eher in Richtung stark, 5 = stark, 6 = sehr stark, 7 = absolut

107. *Ich übe täglich mehrere verschiedene Aktivitäten aus, die mir gut tun und sich dabei gegenseitig ergänzen.*
Wie stark ausgeprägt ist dieses Verhalten bei Ihnen?
0 = gar nicht, 1 = sehr schwach, 2 = schwach, 3 = mittelmäßig, eher in Richtung schwach, 4 = mittelmäßig, eher in Richtung stark, 5 = stark, 6 = sehr stark, 7 = absolut

108. *Wenn ich die Nähe zu einer gefühlsmäßig wichtigen Person nicht herstellen kann, dann lasse ich diese Person los.*
Wie stark ausgeprägt ist dieses Verhalten bei Ihnen?
0 = gar nicht, 1 = sehr schwach, 2 = schwach, 3 = mittelmäßig, eher in Richtung schwach, 4 = mittelmäßig, eher in Richtung stark, 5 = stark, 6 = sehr stark, 7 = absolut

109. *Ich lebe sowohl mit als auch ohne eine Person, die mir gefühlsmäßig wichtig ist, zufrieden und entspannt.*
Wie stark ausgeprägt ist dieses Verhalten bei Ihnen?
0 = gar nicht, 1 = sehr schwach, 2 = schwach, 3 = mittelmäßig, eher in Richtung schwach, 4 =

mittelmäßig, eher in Richtung stark, 5 = stark, 6 = sehr stark, 7 = absolut

110. *Ich bin immer wieder bemüht, neue Gesichtspunkte und Verhaltensweisen zu finden, die eine überraschende und angenehme Problemlösung ermöglichen.*
Wie stark ausgeprägt ist dieses Verhalten bei Ihnen?
0 = gar nicht, 1 = sehr schwach, 2 = schwach, 3 = mittelmäßig, eher in Richtung schwach, 4 = mittelmäßig, eher in Richtung stark, 5 = stark, 6 = sehr stark, 7 = absolut

111. *Ich bin in meinem Verhalten selbständig, d. h. von niemandem zu meinen Ungunsten auf lange Sicht abhängig.*
Wie stark ausgeprägt ist dieses Verhalten bei Ihnen?
0 = gar nicht, 1 = sehr schwach, 2 = schwach, 3 = mittelmäßig, eher in Richtung schwach, 4 = mittelmäßig, eher in Richtung stark, 5 = stark, 6 = sehr stark, 7 = absolut

112. *Durch mein Verhalten erreiche ich eine gute gefühlsmäßige Stimmung.*
Wie stark ausgeprägt ist dieses Verhalten bei Ihnen?
0 = gar nicht, 1 = sehr schwach, 2 = schwach, 3 = mittelmäßig, eher in Richtung schwach, 4 = mittelmäßig, eher in Richtung stark, 5 = stark, 6 = sehr stark, 7 = absolut

113. *Durch mein Verhalten erreiche ich häufig ein sehr angenehmes Körpergefühl.*
Wie stark trifft diese Aussage auf Sie zu?
0 = gar nicht, 1 = sehr schwach, 2 = schwach,, 3 = mittelmäßig, eher in Richtung schwach, 4 = mittelmäßig, eher in Richtung stark, 5 = stark, 6= sehr stark, 7 = absolut

114. *Ich verlasse mich regelmäßig auf meine Intuition.*
Wie stark trifft diese Aussage auf Sie zu?
0 = gar nicht, 1 = sehr schwach, 2 = schwach, 3 = mittelmäßig, eher in Richtung schwach, 4 = mittelmäßig, eher in Richtung stark, 5 = stark, 6 = sehr stark, 7 = absolut

115. *Durch mein Verhalten erreiche ich innere Zufriedenheit.*
Wie stark ausgeprägt ist dieses Verhalten bei Ihnen?
0 = gar nicht, 1 = sehr schwach, 2 = schwach, 3 = mittelmäßig, eher in Richtung schwach, 4 = mittelmäßig, eher in Richtung stark, 5 = stark, 6 = sehr stark, 7 = absolut

116. *Durch mein Verhalten erreiche ich häufig eine gefühlsmäßige Hochstimmung.*
Wie stark trifft diese Aussage auf Sie zu?
0 = gar nicht, 1 = sehr schwach, 2 = schwach, 3 = mittelmäßig, eher in Richtung schwach, 4 = mittelmäßig, eher in Richtung stark, 5 = stark, 6 = sehr stark, 7 = absolut

117. *Wenn mich jemand bedroht oder aufregt, dann kann ich dementsprechend Aggressionen äußern.*
Wie stark trifft diese Aussage auf Sie zu?
0 = gar nicht, 1 = sehr schwach, 2 = schwach, 3 = mittelmäßig, eher in Richtung schwach, 4 = mittelmäßig, eher in Richtung stark, 5 = stark, 6 = sehr stark, 7 = absolut

118. *Wenn mich bestimmte Personen ungerechtfertigt angreifen, dann verändere ich mein Verhalten so lange, bis ich befähigt bin, mich erfolgreich zu wehren.*
Wie stark ausgeprägt ist dieses Verhalten bei Ihnen?
0 = gar nicht, 1 = sehr schwach, 2 = schwach, 3 = mittelmäßig, eher in Richtung schwach, 4 = mittelmäßig, eher in Richtung stark, 5 = stark, 6 = sehr stark, 7 = absolut

119. *Wenn mich jemand gerechtfertigt kritisiert, dann versuche ich, mein Verhalten positiv zu verändern.*
Wie stark ausgeprägt ist dieses Verhalten bei Ihnen?
0 = gar nicht, 1 = sehr schwach, 2 = schwach, 3 = mittelmäßig, eher in Richtung schwach, 4 = mittelmäßig, eher in Richtung stark, 5 = stark, 6 = sehr stark, 7 = absolut

120. *Ich suche regelmäßig nach Personen und Zuständen, die mir gut tun.*
Wie stark ausgeprägt ist dieses Verhalten bei Ihnen?
0 = gar nicht, 1 = sehr schwach, 2 = schwach, 3 = mittelmäßig, eher in Richtung schwach, 4 = mittelmäßig, eher in Richtung stark, 5 = stark, 6 = sehr stark, 7 = absolut

121. *Ich klebe nicht an Personen und Zuständen, die mir nicht gut tun, ich distanziere mich von diesen früher oder später.*
Wie stark ausgeprägt ist dieses Verhalten bei Ihnen?
0 = gar nicht, 1 = sehr schwach, 2 = schwach, 3 = mittelmäßig, eher in Richtung schwach, 4 = mittelmäßig, eher in Richtung stark, 5 = stark, 6 = sehr stark, 7 = absolut

122. *Ich gebe Gedanken und Verhaltensweisen, die mich hemmen, auf.*
Wie stark ausgeprägt ist dieses Verhalten bei Ihnen?
0 = gar nicht, 1 = sehr schwach, 2 = schwach, 3 = mittelmäßig, eher in Richtung schwach, 4 = mittelmäßig, eher in Richtung stark, 5 = stark, 6= sehr stark, 7 = absolut

123. *Wenn ich persönliche Probleme habe, dann gebe ich diese vor mir selbst und anderen zu.*
Wie stark trifft diese Aussage auf Sie zu?
0 = gar nicht, 1 = sehr schwach, 2 = schwach, 3 = mittelmäßig, eher in Richtung schwach, 4 = mittelmäßig, eher in Richtung stark, 5 = stark, 6 = sehr stark, 7 = absolut

124. *Wenn ich Probleme habe, dann zögere ich nicht, andere um Hilfe zu bitten.*
Wie stark ausgeprägt ist dieses Verhalten bei Ihnen?
0 = gar nicht, 1 = sehr schwach, 2 = schwach, 3 = mittelmäßig, eher in Richtung schwach, 4 = mittelmäßig, eher in Richtung stark, 5 = stark, 6= sehr stark, 7 = absolut

125. *Mein Verhalten ist immer darauf ausgerichtet, Lust und Wohlbefinden im Rahmen einer bestmöglichen Problemlösung zu erreichen.*
Wie stark ausgeprägt ist dieses Verhalten bei Ihnen?
0 = gar nicht, 1 = sehr schwach, 2 = schwach, 3 = mittelmäßig, eher in Richtung schwach, 4 = mittelmäßig, eher in Richtung stark, 5 = stark, 6 = sehr stark, 7 = absolut

126. *Ich bin nicht nachtragend und verzeihe leicht.*
Wie stark trifft diese Aussage auf Sie zu?
0 = gar nicht, 1 = sehr schwach, 2 = schwach,, 3 = mittelmäßig, eher in Richtung schwach, 4 = mittelmäßig, eher in Richtung stark, 5 = stark, 6 = sehr stark, 7 = absolut

127. *Ich beobachte anhaltend die Vorgänge in meinem Körper, um herauszufinden, was mir gut tut.*
Wie stark trifft diese Aussage auf Sie zu?
0 = gar nicht, 1 = sehr schwach, 2 = schwach, 3 = mittelmäßig, eher in Richtung schwach, 4 = mittelmäßig, eher in Richtung stark, 5 = stark, 6 = sehr stark, 7 = absolut

128. *Ich beobachte anhaltend meine Beziehung zu meinen Mitmenschen mit dem Ziel, die bestmögliche* Umgangsform zu entwickeln.
Wie stark ausgeprägt ist dieses Verhalten bei Ihnen?
0 = gar nicht, 1 = sehr schwach, 2 = schwach, 3 = mittelmäßig, eher in Richtung schwach, 4 = mittelmäßig, eher in Richtung stark, 5 = stark, 6 = sehr stark, 7 = absolut

129. *Wenn ich gehemmt bin, meine Wünsche und Erwartungen zu äußern, dann entfalte ich solange Aktivitäten, bis die Hemmung verschwindet.*
Wie stark trifft dieses Verhalten auf Sie zu?
0 = gar nicht, 1 = sehr schwach, 2 = schwach, 3 = mittelmäßig, eher in Richtung schwach, 4 = mittelmäßig, eher in Richtung stark, 5 = stark, 6 = sehr stark, 7 = absolut

130. *Wenn ich innerlich aufgeregt oder verärgert bin, dann entfalte ich Aktivitäten mit dem Ziel, Zustände zu erreichen, die die Aufregung auflösen.*
Wie stark trifft diese Aussage auf Sie zu?
0 = gar nicht, 1 = sehr schwach, 2 = schwach, 3 = mittelmäßig, eher in Richtung schwach, 4 = mittelmäßig, eher in Richtung stark, 5 = stark, 6 = sehr stark, 7 = absolut

131. *Ich bin äußerst gehemmt, für mich Ansprüche zu stellen.*
Wie stark trifft diese Aussage auf Sie zu?
7 = überhaupt nicht, 6 = sehr schwach, 5 = schwach, 4 = mittelmäßig, eher in Richtung schwach, 3 = mittelmäßig, eher in Richtung stark, 2 = stark, 1 = sehr stark, 0 = absolut

132. *Ich gehe eher auf andere ein, als für mich Forderungen zu stellen.*
Wie stark trifft diese Aussage auf Sie zu?

7 = überhaupt nicht, 6 = sehr schwach, 5 = schwach, 4 = mittelmäßig, eher in Richtung schwach, 3 = mittelmäßig, eher in Richtung stark, 2 = stark, 1 = sehr stark, 0 = absolut

133. *Ich richte mein Verhalten eher an den Erwartungen eines nahestehenden Menschen als an meinen eigenen Wünschen aus.*
Wie stark trifft diese Aussage auf Sie zu?
7 = überhaupt nicht, 6 = sehr schwach, 5 = schwach, 4 = mittelmäßig, eher in Richtung schwach, 3 = mittelmäßig, eher in Richtung stark, 2 = stark, 1 = sehr stark, 0 = absolut

134. *Meine eigenen Wünsche stelle für die Aufrechterhaltung eines bestimmten Zustandes zurück (z. B. für zwischenmenschliche Harmonie).*
Wie stark trifft diese Aussage auf Sie zu?
7 = überhaupt nicht, 6 = sehr schwach, 5 = schwach, 4 = mittelmäßig, eher in Richtung schwach, 3 = mittelmäßig, eher in Richtung stark, 2 = stark, 1 = sehr stark, 0 = absolut

135. *Ich bin über Jahre hinweg nicht in der Lage, meine wichtigsten Gefühle und Bedürfnisse anderen Personen gegenüber zu äußern.*
Wie stark trifft diese Aussage auf Sie zu?
7 = überhaupt nicht, 6 = sehr schwach, 5 = schwach, 4 = mittelmäßig, eher in Richtung schwach, 3 = mittelmäßig, eher in Richtung stark, 2 = stark, 1 = sehr stark, 0 = absolut

136. *Seit Jahren ertrage ich Zustände, die mir nicht gut tun, ohne dagegen zu protestieren.*
Wie stark trifft diese Aussage auf Sie zu?
7 = überhaupt nicht, 6 = sehr schwach, 5 = schwach, 4 = mittelmäßig, eher in Richtung schwach, 3 = mittelmäßig, eher in Richtung stark, 2 = stark, 1 = sehr stark, 0 = absolut

137. *Ich habe große Hemmungen, negative Gefühle (z. B. Wut, Haß, Aggression) nach außen hin zu zeigen.*
Wie stark trifft diese Aussage auf Sie zu?
7 = überhaupt nicht, 6 = sehr schwach, 5 = schwach, 4 = mittelmäßig, eher in Richtung schwach, 3 = mittelmäßig, eher in Richtung stark, 2 = stark, 1 = sehr stark, 0 = absolut

138. *Ich neige dazu, seelische Erschütterungen soweit wie möglich nach außen nicht zu zeigen.*
Wie stark trifft diese Aussage auf Sie zu?
7 = überhaupt nicht, 6 = sehr schwach, 5 = schwach, 4 = mittelmäßig, eher in Richtung schwach, 3 = mittelmäßig, eher in Richtung stark, 2 = stark, 1 = sehr stark, 0 = absolut

139. *Wenn meine gefühlsmäßig wichtigsten Erwartungen enttäuscht werden, fühle ich mich innerlich gehemmt und gelähmt.*
Wie stark trifft diese Aussage auf Sie zu?
7 = überhaupt nicht, 6 = sehr schwach, 5 = schwach, 4 = mittelmäßig, eher in Richtung schwach, 3 = mittelmäßig, eher in Richtung stark, 2 = stark, 1 = sehr stark, 0 = absolut

140. *Nach ungünstigen Lebensereignissen (z. B. Tod einer wichtigen Person, Trennung, schockierenden Ereignissen) bin ich nicht in der Lage, meine wichtigsten Gefühle und Wünsche zu äußern.*
Wie stark trifft diese Aussage auf Sie zu?
7 = überhaupt nicht, 6 = sehr schwach, 5 = schwach, 4 = mittelmäßig, eher in Richtung schwach, 3 = mittelmäßig, eher in Richtung stark, 2 = stark, 1 = sehr stark, 0 = absolut

141. *Ich erreiche ein immer wiederkehrendes und lange anhaltendes Wohlbefinden, das ich mit gutem Gewissen (z. B. ohne Schuldgefühle) genießen kann.*
Wie stark trifft diese Aussage auf Sie zu?
0 = gar nicht, 1 = sehr schwach, 2 = schwach, 3 = mittelmäßig, eher in Richtung schwach, 4 = mittelmäßig, eher in Richtung stark, 5 = stark, 6 = sehr stark, 7 = absolut

142. *Ich bin immer wieder fähig (in der Lage) unterschiedliche Quellen von Unwohlsein (z. B. Schmerzgefühle, Enttäuschungen, ungünstige Lebensbedingungen usw.) durch noch stärkere Quellen von Lust und Wohlbefinden auszugleichen (z. B. durch ein Hobby, Liebe zu bestimmten Menschen, aufgrund meiner Gottesbeziehung usw.)*
Wie stark trifft diese Aussage auf Sie zu?
0 = gar nicht, 1 = sehr schwach, 2 = schwach, 3 = mittelmäßig, eher in Richtung schwach, 4 = mittelmäßig, eher in Richtung stark, 5 = stark, 6 = sehr stark, 7 = absolut

143. *Mein ganzes Leben ist auf mehrere positive und für mich sehr wichtige Ziele ausgerichtete (z. B. Beruf, in zwischenmenschlichen Beziehungen, Religion usw.).*

Wie stark trifft diese Aussage auf Sie zu?

0 = gar nicht, 1 = sehr schwach, 2 = schwach, 3 = mittelmäßig, eher in Richtung schwach, 4 = mittelmäßig, eher in Richtung stark, 5 = stark, 6 = sehr stark, 7 = absolut

144. *Ich kann immer wieder Wohlbefinden durch Verzicht erreichen (z. B. auf zuviel Essen, eine bestimmte Partnerbeziehung usw.)*

Wie stark trifft diese Aussage auf Sie zu?

0 = gar nicht, 1 = sehr schwach, 2 = schwach, 3 = mittelmäßig, eher in Richtung schwach, 4 = mittelmäßig, eher in Richtung stark, 5 = stark, 6 = sehr stark, 7 = absolut

145. *Ich setze große Hoffnungen in die Zukunft (z. B. im Beruf, in der Partnerbeziehung usw.).*

Wie stark trifft diese Aussage auf Sie zu?

0 = gar nicht, 1 = sehr schwach, 2 = schwach, 3 = mittelmäßig, eher in Richtung schwach, 4 = mittelmäßig, eher in Richtung stark, 5 = stark, 6 = sehr stark, 7 = absolut

146. *Ich habe eine Gottesbeziehung, die bei mir immer wieder Wohlbefinden und lustvolle Begeisterung auslöst.*

Wie stark trifft diese Aussage auf Sie zu?

0 = gar nicht, 1 = sehr schwach, 2 = schwach,, 3 = mittelmäßig, eher in Richtung schwach, 4 = mittelmäßig, eher in Richtung stark, 5 = stark, 6= sehr stark, 7 = absolut

147. *Ich spüre in mir eine starke Liebesenergie, die sich mal auf bestimmte Mitmenschen, mal auf Gott, mal auf mich selbst konzentriert.*

Wie stark trifft diese Aussage auf Sie zu?

0 = gar nicht, 1 = sehr schwach, 2 = schwach, 3 = mittelmäßig, eher in Richtung schwach, 4 = mittelmäßig, eher in Richtung stark, 5 = stark, 6 = sehr stark, 7 = absolut

148. *In der Regel erreiche ich die Bedingungen und Verhältnisse in meinem Körper, zu Mitmenschen und in der Umwelt, die mich optimal anregen.*

Wie stark trifft diese Aussage auf Sie zu?

0 = gar nicht, 1 = sehr schwach, 2 = schwach, 3 = mittelmäßig, eher in Richtung schwach, 4 = mittelmäßig, eher in Richtung stark, 5 = stark, 6 = sehr stark, 7 = absolut

149. *In der Regel bin ich in der Lage, meine Wünsche und Bedürfnisse, die für mich von größter gefühlsmäßiger Bedeutung sind, zu erreichen und zu befriedigen.*

Wie stark trifft diese Aussage auf Sie zu?

0 = gar nicht, 1 = sehr schwach, 2 = schwach, 3 = mittelmäßig, eher in Richtung schwach, 4 = mittelmäßig, eher in Richtung stark, 5 = stark, 6= sehr stark, 7 = absolut

150. *Wenn ich ein Problem habe, dann entwickle ich solange unterschiedliche Aktivitäten bis ich mein Ziel erreicht habe.*

Wie stark trifft diese Aussage auf Sie zu?

0 = gar nicht, 1 = sehr schwach, 2 = schwach, 3 = mittelmäßig, eher in Richtung schwach, 4 = mittelmäßig, eher in Richtung stark, 5 = stark, 6= sehr stark, 7 = absolut

151. *Ich protestiere seit Jahren gegen Zustände, die mir nicht gut tun, bin aber nicht in der Lage, sie zu ändern.*

Wie stark trifft diese Aussage auf Sie zu?

7 = überhaupt nicht, 6 = sehr schwach, 5 = schwach, 4 = mittelmäßig, eher in Richtung schwach, 3 = mittelmäßig, eher in Richtung stark, 2 = stark, 1 = sehr stark, 0 = absolut

152. *Bestimmte Personen sind dauerhaft die wichtigste Ursache für mein persönliches Unglück.*

Wie stark trifft diese Aussage auf Sie zu?

7 = überhaupt nicht, 6 = sehr schwach, 5 = schwach, 4 = mittelmäßig, eher in Richtung schwach, 3 = mittelmäßig, eher in Richtung stark, 2 = stark, 1 = sehr stark, 0 = absolut

153. *Bestimmte Zustände sind dauerhaft die wichtigste Ursache für mein persönliches Unglück.*

Wie stark trifft diese Aussage auf Sie zu?

7 = überhaupt nicht, 6 = sehr schwach, 5 = schwach, 4 = mittelmäßig, eher in Richtung schwach, 3 = mittelmäßig, eher in Richtung stark, 2 = stark, 1 = sehr stark, 0 = absolut

154. *Ich fühle mich störenden Personen oder Zuständen immer wieder hilflos ausgeliefert (z. B. weil ich weder in der Lage bin, sie zu verändern, noch von ihnen genügend Abstand zu erreichen.)*

Wie stark trifft diese Aussage auf Sie zu?

7 = überhaupt nicht, 6 = sehr schwach, 5 = schwach, 4 = mittelmäßig, eher in Richtung schwach, 3 = mittelmäßig, eher in Richtung stark, 2 = stark, 1 = sehr stark, 0 = absolut

155. *Ich komme anhaltend mit den negativen Eigenschaften bestimmter Personen oder Zustände in Berührung.*
Wie stark trifft diese Aussage auf Sie zu?
7 = überhaupt nicht, 6 = sehr schwach, 5 = schwach, 4 = mittelmäßig, eher in Richtung schwach, 3 = mittelmäßig, eher in Richtung stark, 2 = stark, 1 = sehr stark, 0 = absolut

156. *Bestimmte Personen stören und verhindern mich dauerhaft in meiner Entfaltung.*
Wie stark trifft diese Aussage auf Sie zu?
7 = überhaupt nicht, 6 = sehr schwach, 5 = schwach, 4 = mittelmäßig, eher in Richtung schwach, 3 = mittelmäßig, eher in Richtung stark, 2 = stark, 1 = sehr stark, 0 = absolut

157. *Bestimmte Zustände stören und verhindern mich dauerhaft in meiner Entfaltung.*
Wie stark trifft diese Aussage auf Sie zu?
7 = überhaupt nicht, 6 = sehr schwach, 5 = schwach, 4 = mittelmäßig, eher in Richtung schwach, 3 = mittelmäßig, eher in Richtung stark, 2 = stark, 1 = sehr stark, 0 = absolut

158. *Ich kann die Ursache anhaltender Aufregung und Anspannung nicht verändern, weil sie im Verhalten anderer Personen liegt.*
Wie stark trifft diese Aussage auf Sie zu?
7 = überhaupt nicht, 6 = sehr schwach, 5 = schwach, 4 = mittelmäßig, eher in Richtung schwach, 3 = mittelmäßig, eher in Richtung stark, 2 = stark, 1 = sehr stark, 0 = absolut

159. *Ich kann die Ursache anhaltender Aufregung und Anspannung nicht verändern, weil sie in bestimmten Zuständen liegt, die ich nicht beeinflussen kann.*
Wie stark trifft diese Aussage auf Sie zu?
7 = überhaupt nicht, 6 = sehr schwach, 5 = schwach, 4 = mittelmäßig, eher in Richtung schwach, 3 = mittelmäßig, eher in Richtung stark, 2 = stark, 1 = sehr stark, 0 = absolut

160. *Ich äußere meine Absichten und Ziele, fühle mich aber in der Verwirklichung von außen völlig verhindert.*
Wie stark trifft diese Aussage auf Sie zu?
7 = überhaupt nicht, 6 = sehr schwach, 5 = schwach, 4 = mittelmäßig, eher in Richtung schwach, 3 = mittelmäßig, eher in Richtung stark, 2 = stark, 1 = sehr stark, 0 = absolut

161. *Ich kann weder mit noch ohne eine bestimmte Person zufrieden und innerlich entspannt leben.*
Wie stark trifft diese Aussage auf Sie zu?
7 = überhaupt nicht, 6 = sehr schwach, 5 = schwach, 4 = mittelmäßig, eher in Richtung schwach, 3 = mittelmäßig, eher in Richtung stark, 2 = stark, 1 = sehr stark, 0 = absolut

162. *Ich kann weder in einem bestimmten Zustand noch ohne diesen innerlich zufrieden und entspannt sein. (z. B. weil ich meinen Arbeitsplatz benötige, an ihm aber nicht glücklich bin).*
Wie stark trifft diese Aussage auf Sie zu?
7 = überhaupt nicht, 6 = sehr schwach, 5 = schwach, 4 = mittelmäßig, eher in Richtung schwach, 3 = mittelmäßig, eher in Richtung stark, 2 = stark, 1 = sehr stark, 0 = absolut

163. *Ich werde häufig von negativen und mich erschütternden Gedanken beherrscht.*
Wie stark trifft diese Aussage auf Sie zu?
7 = überhaupt nicht, 6 = sehr schwach, 5 = schwach, 4 = mittelmäßig, eher in Richtung schwach, 3 = mittelmäßig, eher in Richtung stark, 2 = stark, 1 = sehr stark, 0 = absolut

164. *Obwohl meine Beziehung zu bestimmten Personen immer wieder zu negativen Folgen führt, kann ich sie nicht verändern.*
Wie stark trifft diese Aussage auf Sie zu?
7 = überhaupt nicht, 6 = sehr schwach, 5 = schwach, 4 = mittelmäßig, eher in Richtung schwach, 3 = mittelmäßig, eher in Richtung stark, 2 = stark, 1 = sehr stark, 0 = absolut

165. *Obwohl ein bestimmter Zustand (z. B. am Arbeitsplatz) immer wieder zu negativen Folgen führt, bin ich nicht in der Lage, ihn zu verändern.*
Wie stark trifft diese Aussage auf Sie zu?
7 = überhaupt nicht, 6 = sehr schwach, 5 = schwach, 4 = mittelmäßig, eher in Richtung schwach, 3 = mittelmäßig, eher in Richtung stark, 2 = stark, 1 = sehr stark, 0 = absolut

166. *Obwohl ein bestimmter körperlicher Zustand (z. B. Übergewicht) immer wieder zu negativen Folgen führt, bin ich nicht in der Lage, ihn zu verändern.*

Wie stark trifft diese Aussage auf Sie zu?

7 = überhaupt nicht, 6 = sehr schwach, 5 = schwach, 4 = mittelmäßig, eher in Richtung schwach, 3 = mittelmäßig, eher in Richtung stark, 2 = stark, 1 = sehr stark, 0 = absolut

167. *Ich kann mich nur sehr selten seelisch und körperlich entspannen, d. h. ich bin innerlich meistens verspannt.*
Wie stark trifft diese Aussage auf Sie zu?
7 = überhaupt nicht, 6 = sehr schwach, 5 = schwach, 4 = mittelmäßig, eher in Richtung schwach, 3 = mittelmäßig, eher in Richtung stark, 2 = stark, 1 = sehr stark, 0 = absolut

168. *Ich bin nicht fähig, durch mein Verhalten Bedingungen herzustellen, die bei mir Zufriedenheit auslösen.*
Wie stark trifft diese Aussage auf Sie zu?
7 = überhaupt nicht, 6 = sehr schwach, 5 = schwach, 4 = mittelmäßig, eher in Richtung schwach, 3 = mittelmäßig, eher in Richtung stark, 2 = stark, 1 = sehr stark, 0 = absolut

169. *Ich würde lieber sterben als leben.*
Wie stark trifft diese Aussage auf Sie zu?
7 = überhaupt nicht, 6 = sehr schwach, 5 = schwach, 4 = mittelmäßig, eher in Richtung schwach, 3 = mittelmäßig, eher in Richtung stark, 2 = stark, 1 = sehr stark, 0 = absolut

170. *Ich bin schwer zu ertragenden seelischen Erschütterungen (z. B. Depressionen, Angstgefühlen usw.) völlig hilflos ausgeliefert.*
Wie stark trifft diese Aussage auf Sie zu?
7 = überhaupt nicht, 6 = sehr schwach, 5 = schwach, 4 = mittelmäßig, eher in Richtung schwach, 3 = mittelmäßig, eher in Richtung stark, 2 = stark, 1 = sehr stark, 0 = absolut

171. *Ich bin nur selten begeisterungsfähig.*
Wie stark trifft diese Aussage auf Sie zu?
7 = überhaupt nicht, 6 = sehr schwach, 5 = schwach, 4 = mittelmäßig, eher in Richtung schwach, 3 = mittelmäßig, eher in Richtung stark, 2 = stark, 1 = sehr stark, 0 = absolut

172. *Ich kann Gefühle nur dann äußern, wenn sie rational begründet sind.*
Wie stark trifft diese Aussage auf Sie zu?
7 = überhaupt nicht, 6 = sehr schwach, 5 = schwach, 4 = mittelmäßig, eher in Richtung schwach, 3 = mittelmäßig, eher in Richtung stark, 2 = stark, 1 = sehr stark, 0 = absolut

173. *Es fällt mir sehr schwer, Gefühle zu zeigen, weil jedes Dafür ein ebenso starkes Dagegen hat.*
Wie stark trifft diese Aussage auf Sie zu?
7 = überhaupt nicht, 6 = sehr schwach, 5 = schwach, 4 = mittelmäßig, eher in Richtung schwach, 3 = mittelmäßig, eher in Richtung stark, 2 = stark, 1 = sehr stark, 0 = absolut

174. *Mein Verhalten ist ausschließlich vernunftgeleitet und so gut wie gar nicht von Emotionen bestimmt.*
Wie stark trifft diese Aussage auf Sie zu?
7 = überhaupt nicht, 6 = sehr schwach, 5 = schwach, 4 = mittelmäßig, eher in Richtung schwach, 3 = mittelmäßig, eher in Richtung stark, 2 = stark, 1 = sehr stark, 0 = absolut

175. *Wenn an mich gefühlsmäßig hohe Erwartungen gestellt werden, gehe ich darauf rational, aber nie emotional ein.*
Wie stark trifft diese Aussage auf Sie zu?
7 = überhaupt nicht, 6 = sehr schwach, 5 = schwach, 4 = mittelmäßig, eher in Richtung schwach, 3 = mittelmäßig, eher in Richtung stark, 2 = stark, 1 = sehr stark, 0 = absolut

176. *Ich bin vollkommen unfähig, mein Verhalten durch gefühlsmäßige Regungen leiten zu lassen.*
Wie stark trifft diese Aussage auf Sie zu?
7 = überhaupt nicht, 6 = sehr schwach, 5 = schwach, 4 = mittelmäßig, eher in Richtung schwach, 3 = mittelmäßig, eher in Richtung stark, 2 = stark, 1 = sehr stark, 0 = absolut

177. *Mein Verhalten war nie derart von Gefühlen geleitet, daß es als unvernünftig angesehen werden mußte.*
Wie stark trifft diese Aussage auf Sie zu?
7 = überhaupt nicht, 6 = sehr schwach, 5 = schwach, 4 = mittelmäßig, eher in Richtung schwach, 3 = mittelmäßig, eher in Richtung stark, 2 = stark, 1 = sehr stark, 0 = absolut

178. *Ich bin immer bestrebt, das zu tun, was vernünftig und logisch richtig ist.*
Wie stark trifft diese Aussage auf Sie zu?
7 = überhaupt nicht, 6 = sehr schwach, 5 = schwach, 4 = mittelmäßig, eher in Richtung schwach, 3 = mit-

telmäßig, eher in Richtung stark, 2 = stark, 1 = sehr stark, 0 = absolut

179. *Ich versuche, meine Bedürfnisse ausschließlich durch sachliche und vernunftgeleitete Verhaltensweisen zu äußern und zu befriedigen.*
Wie stark trifft diese Aussage auf Sie zu?
7 = überhaupt nicht, 6 = sehr schwach, 5 = schwach, 4 = mittelmäßig, eher in Richtung schwach, 3 = mittelmäßig, eher in Richtung stark, 2 = stark, 1 = sehr stark, 0 = absolut

180. *Ich versuche, meine Probleme durch ausschließlich sachliches und vernunftgeleitetes Verhalten zu lösen.*
Wie stark trifft diese Aussage auf Sie zu?
7 = überhaupt nicht, 6 = sehr schwach, 5 = schwach, 4 = mittelmäßig, eher in Richtung schwach, 3 = mittelmäßig, eher in Richtung stark, 2 = stark, 1 = sehr stark, 0 = absolut

181. *Ich glaube nur an das, was einwandfrei sachlich und vernunftgeleitet nachzuweisen ist.*
Wie stark trifft diese Aussage auf Sie zu?
7 = überhaupt nicht, 6 = sehr schwach, 5 = schwach, 4 = mittelmäßig, eher in Richtung schwach, 3 = mittelmäßig, eher in Richtung stark, 2 = stark, 1 = sehr stark, 0 = absolut

182. *Durch meine tägliche Aktivität löse ich bei mir immer wieder lustbetonte Zufriedenheit aus.*
Wie stark trifft diese Aussage auf Sie zu?
0 = überhaupt nicht, 1 = sehr schwach, 2 = schwach, 3 = mittelmäßig, eher in Richtung schwach, 4 = mittelmäßig, eher in Richtung stark, 5 = stark, 6 = sehr stark, 7 = absolut

183. *Wenn ich die Nähe zu einer gefühlsmäßig wichtigen Person nicht verwirklichen kann, bin ich fähig, sie innerlich loszulassen.*
Wie stark trifft diese Aussage auf Sie zu?
0 = überhaupt nicht, 1 = sehr schwach, 2 = schwach, 3 = mittelmäßig, eher in Richtung schwach, 4 = mittelmäßig, eher in Richtung stark, 5 = stark, 6 = sehr stark, 7 = absolut

184. *Durch mein Verhalten erreiche ich zu wichtigen Bezugspersonen sowohl die erwünschte Nähe als auch den benötigten Abstand.*
Wie stark trifft diese Aussage auf Sie zu?
0 = überhaupt nicht, 1 = sehr schwach, 2 = schwach, 3 = mittelmäßig, eher in Richtung schwach, 4 = mittelmäßig, eher in Richtung stark, 5 = stark, 6 = sehr stark, 7 = absolut

185. *Wenn mein Verhalten nicht zum erwünschten Erfolg führt, bin ich fähig, neue Verhaltensweisen zu finden und zu erproben.*
Wie stark trifft diese Aussage auf Sie zu?
0 = überhaupt nicht, 1 = sehr schwach, 2 = schwach, 3 = mittelmäßig, eher in Richtung schwach, 4 = mittelmäßig, eher in Richtung stark, 5 = stark, 6 = sehr stark, 7 = absolut

186. *Ich kann sowohl mit als auch ohne eine Person, die mir gefühlsmäßig wichtig ist, zufrieden und entspannt leben.*
Wie stark trifft diese Aussage auf Sie zu?
0 = überhaupt nicht, 1 = sehr schwach, 2 = schwach, 3 = mittelmäßig, eher in Richtung schwach, 4 = mittelmäßig, eher in Richtung stark, 5 = stark, 6 = sehr stark, 7 = absolut

187. *Ich bin in der Lage, mein Verhalten durch die eingetretenen Folgen zu verändern, d. h. Verhalten abzubauen, das zu anhaltend negativen (unangenehmen) Folgen führt und solches auszubauen, das zu langfristig positiven (angenehmen) Folgen führt.*
Wie stark trifft diese Aussage auf Sie zu?
0 = überhaupt nicht, 1 = sehr schwach, 2 = schwach, 3 = mittelmäßig, eher in Richtung schwach, 4 = mittelmäßig, eher in Richtung stark, 5 = stark, 6 = sehr stark, 7 = absolut

188. *Ich bin immer wieder fähig, neue Gesichtspunkte und Verhaltensweisen zu finden, die eine überraschende und angenehme Problemlösung ermöglichen.*
Wie stark trifft diese Aussage auf Sie zu?
0 = überhaupt nicht, 1 = sehr schwach, 2 = schwach, 3 = mittelmäßig, eher in Richtung schwach, 4 = mittelmäßig, eher in Richtung stark, 5 = stark, 6 = sehr stark, 7 = absolut

189. *Ich bin in meinem Verhalten selbständig, d. h. von niemandem zu meinen Ungunsten auf lange Zeit abhängig.*
Wie stark trifft diese Aussage auf Sie zu?
0 = überhaupt nicht, 1 = sehr schwach, 2 = schwach, 3 = mittelmäßig, eher in Richtung schwach, 4 = mittelmäßig, eher in Richtung stark, 5 = stark, 6 = sehr stark, 7 = absolut

190. *Wenn mein Verhalten zu einem Mißerfolg führt, dann ist dies nie ein Grund zur Resignation, sondern Anlaß zur Verhaltensänderung.*
Wie stark trifft diese Aussage auf Sie zu?
0 = überhaupt nicht, 1 = sehr schwach, 2 = schwach, 3 = mittelmäßig, eher in Richtung schwach, 4 = mittelmäßig, eher in Richtung stark, 5 = stark, 6 = sehr stark, 7 = absolut

191. *Wenn mir bestimmte Zustände nicht guttun, dann kann ich sie durch mein Verhalten regelmäßig positiv verändern.*
Wie stark trifft diese Aussage auf Sie zu?
0 = überhaupt nicht, 1 = sehr schwach, 2 = schwach, 3 = mittelmäßig, eher in Richtung schwach, 4 = mittelmäßig, eher in Richtung stark, 5 = stark, 6 = sehr stark, 7 = absolut

192. *Ich habe eine gute Beziehung zu meinem Unbewußten, d. h. ich kann mich im tiefsten Inneren fragen, was ich wirklich will und wie ich mein Ziel erreichen kann, kann aber auch meinem Unbewußten helfen, daß es seine Ziele und Aufgaben noch klarer erkennt und verwirklicht.*
Wie stark trifft diese Aussage auf Sie zu?
0 = überhaupt nicht, 1 = sehr schwach, 2 = schwach, 3 = mittelmäßig, eher in Richtung schwach, 4 = mittelmäßig, eher in Richtung stark, 5 = stark, 6 = sehr stark, 7 = absolut

193. *Bestimmte Situationen überfordern mich derart, daß ich keinen Weg sehe/finde, durch mein Verhalten die Situation wunschgemäß/erfolgreich zu meistern, wobei bestimmte Symptome auftreten, z. B. Angst, Verzweiflung, seelisch-körperliche Erschöpfung, Depression, Aufregung, innere Hemmung, übermäßige Aggression, starke Gereiztheit, Überanspannung, Unwohlsein usw.*
Wie stark trifft diese Aussage auf Sie zu?
0 = überhaupt nicht, 1 = sehr schwach, 2 = schwach, 3 = mittelmäßig, eher in Richtung schwach, 4 = mittelmäßig, eher in Richtung stark, 5 = stark, 6 = sehr stark, 7 = absolut

194. *In bestimmten Situationen, die an mich eine hohe Herausforderung stellen (z. B. im Berufsleben, in den zwischenmenschlichen Beziehungen, bei der Überwindung einer Krankheit, im Sport, in der persönlichen Weiterentwicklung usw.) entwickle ich ein erfolgreiches Verhalten, durch das ich die anstehenden Schwierigkeiten und Hindernisse überwinde und dabei Zufriedenheit, Wohlbefinden und Sicherheit empfinde.*
Wie stark trifft diese Aussage auf Sie zu?
0 = überhaupt nicht, 1 = sehr schwach, 2 = schwach, 3 = mittelmäßig, eher in Richtung schwach, 4 = mittelmäßig, eher in Richtung stark, 5 = stark, 6 = sehr stark, 7 = absolut

195. *Auf lange Sicht steuere ich mein Verhalten in Richtung Aufrechterhaltung der Gesundheit und langes Leben.*
Wie stark trifft diese Aussage auf Sie zu?
0 = überhaupt nicht, 1 = sehr schwach, 2 = schwach, 3 = mittelmäßig, eher in Richtung schwach, 4 = mittelmäßig, eher in Richtung stark, 5 = stark, 6 = sehr stark, 7 = absolut

196. *Mein Verhalten ist von einem langfristigen Bedürfnis leben zu wollen bestimmt.*
Wie stark trifft diese Aussage auf Sie zu?
0 = überhaupt nicht, 1 = sehr schwach, 2 = schwach, 3 = mittelmäßig, eher in Richtung schwach, 4 = mittelmäßig, eher in Richtung stark, 5 = stark, 6 = sehr stark, 7 = absolut

197. *Mein Verhalten ist immer von einem Bedürfnis nach Wohlbefinden gesteuert.*
Wie stark trifft diese Aussage auf Sie zu?
0 = überhaupt nicht, 1 = sehr schwach, 2 = schwach, 3 = mittelmäßig, eher in Richtung schwach, 4 = mittelmäßig, eher in Richtung stark, 5 = stark, 6 = sehr stark, 7 = absolut

198. *Mein Verhalten ist stets von einem Wunsch nach beruflichem Erfolg beeinflußt.*
Wie stark trifft diese Aussage auf Sie zu?
0 = überhaupt nicht, 1 = sehr schwach, 2 = schwach, 3 = mittelmäßig, eher in Richtung schwach, 4 = mittelmäßig, eher in Richtung stark, 5 = stark, 6 = sehr stark, 7 = absolut

199. *Mein Verhalten ist stets von dem Wunsch nach guter zwischenmenschlicher Beziehung beeinflußt.*
Wie stark trifft diese Aussage auf Sie zu?
0 = überhaupt nicht, 1 = sehr schwach, 2 = schwach, 3 = mittelmäßig, eher in Richtung schwach, 4 = mittelmäßig, eher in Richtung stark, 5 = stark, 6 = sehr stark, 7 = absolut

200. *Ich bin stets von einem Bedürfnis nach einer positiven Gottesbeziehung geleitet.*
Wie stark trifft diese Aussage auf Sie zu?
0 = überhaupt nicht, 1 = sehr schwach, 2 = schwach, 3 = mittelmäßig, eher in Richtung schwach, 4 = mittelmäßig, eher in Richtung stark, 5 = stark, 6 = sehr stark, 7 = absolut

201. *Mein Verhalten ist stets von einem Bedürfnis nach innerem Gleichgewicht geleitet.*
Wie stark trifft diese Aussage auf Sie zu?
0 = überhaupt nicht, 1 = sehr schwach, 2 = schwach, 3 = mittelmäßig, eher in Richtung schwach, 4 = mittelmäßig, eher in Richtung stark, 5 = stark, 6 = sehr stark, 7= absolut

202. *Ich erstrebe regelmäßig innere Zufriedenheit.*
Wie stark trifft diese Aussage auf Sie zu?
0 = überhaupt nicht, 1 = sehr schwach, 2 = schwach, 3 = mittelmäßig, eher in Richtung schwach, 4 = mittelmäßig, eher in Richtung stark, 5 = stark, 6 = sehr stark, 7 = absolut

203. *Mein Leben ist häufig von einer Todessehnsucht begleitet.*
Wie stark trifft diese Aussage auf Sie zu?
7 = überhaupt nicht, 6 = sehr schwach, 5 = schwach, 4 = mittelmäßig, eher in Richtung schwach, 3 = mittelmäßig, eher in Richtung stark, 2 = stark, 1 = sehr stark, 0 = absolut

204. *Ich fühle häufig eine starke mich beherrschende Resignation.*
Wie stark trifft diese Aussage auf Sie zu?
7 = überhaupt nicht, 6 = sehr schwach, 5 = schwach, 4 = mittelmäßig, eher in Richtung schwach, 3 = mittelmäßig, eher in Richtung stark, 2 = stark, 1 = sehr stark, 0 = absolut

205. *Ich bin anhaltend hoffnungslos und innerlich verzweifelt.*
Wie stark trifft diese Aussage auf Sie zu?
7 = überhaupt nicht, 6 = sehr schwach, 5 = schwach, 4 = mittelmäßig, eher in Richtung schwach, 3 = mittelmäßig, eher in Richtung stark, 2 = stark, 1 = sehr stark, 0 = absolut

206. *Mein Verhalten ist häufig von starkem Pessimismus begleitet.*
Wie stark trifft diese Aussage auf Sie zu?
7 = überhaupt nicht, 6 = sehr schwach, 5 = schwach, 4 = mittelmäßig, eher in Richtung schwach, 3 = mittelmäßig, eher in Richtung stark, 2 = stark, 1 = sehr stark, 0 = absolut

207. *Häufig fühle ich mich innerlich ratlos und ausweglos.*
Wie stark trifft diese Aussage auf Sie zu?
7 = überhaupt nicht, 6 = sehr schwach, 5 = schwach, 4 = mittelmäßig, eher in Richtung schwach, 3 = mittelmäßig, eher in Richtung stark, 2 = stark, 1 = sehr stark, 0 = absolut

208. *Häufig leide ich unter starken Schuldgefühlen und Selbstvorwürfen.*
Wie stark trifft diese Aussage auf Sie zu?
7 = überhaupt nicht, 6 = sehr schwach, 5 = schwach, 4 = mittelmäßig, eher in Richtung schwach, 3 = mittelmäßig, eher in Richtung stark, 2 = stark, 1 = sehr stark, 0 = absolut

209. *Mein Verhalten ist häufig von einem Selbstzerstörungsdrang beherrscht.*
Wie stark trifft diese Aussage auf Sie zu?
7 = überhaupt nicht, 6 = sehr schwach, 5 = schwach, 4 = mittelmäßig, eher in Richtung schwach, 3 = mittelmäßig, eher in Richtung stark, 2 = stark, 1 = sehr stark, 0 = absolut

210. *Mein Verhalten ist häufig durch mangelnde Selbstanerkennung gekennzeichnet.*
Wie stark trifft diese Aussage auf Sie zu?
7 = überhaupt nicht, 6 = sehr schwach, 5 = schwach, 4 = mittelmäßig, eher in Richtung schwach, 3 = mittelmäßig, eher in Richtung stark, 2 = stark, 1 = sehr stark, 0 = absolut

211. *Meine körperliche Bewegung ist für mich angenehm.*
Wie stark trifft diese Aussage auf Sie zu?
0 = überhaupt nicht, 1 = sehr schwach, 2 = schwach, 3 = mittelmäßig, eher in Richtung schwach, 4 = mittelmäßig, eher in Richtung stark, 5 = stark, 6 = sehr stark, 7 = absolut

212. *Mein Schlaf ist für mich wohltuend und angenehm.*
Wie stark trifft diese Aussage auf Sie zu?
0 = überhaupt nicht, 1 = sehr schwach, 2 = schwach, 3 = mittelmäßig, eher in Richtung schwach, 4 = mittelmäßig, eher in Richtung stark, 5 = stark, 6 = sehr stark, 7 = absolut

213. *Ich fühle mich am morgen ausgeruht und erholt.*

Wie stark trifft diese Aussage auf Sie zu?

0 = überhaupt nicht, 1 = sehr schwach, 2 = schwach, 3 = mittelmäßig, eher in Richtung schwach, 4 = mittelmäßig, eher in Richtung stark, 5 = stark, 6 = sehr stark, 7 = absolut

214. *Meine Ernährung tut mir gut.*
Wie stark trifft diese Aussage auf Sie zu?

0 = überhaupt nicht, 1 = sehr schwach, 2 = schwach, 3 = mittelmäßig, eher in Richtung schwach, 4 = mittelmäßig, eher in Richtung stark, 5 = stark, 6 = sehr stark, 7 = absolut

215. *Meine Trinkgewohnheiten sind für mich wohltuend.*
Wie stark trifft diese Aussage auf Sie zu?

0 = überhaupt nicht, 1 = sehr schwach, 2 = schwach, 3 = mittelmäßig, eher in Richtung schwach, 4 = mittelmäßig, eher in Richtung stark, 5 = stark, 6 = sehr stark, 7 = absolut

216. *Meine Hobbies sind für mich angenehm.*
Wie stark trifft diese Aussage auf Sie zu?

0 = überhaupt nicht, 1 = sehr schwach, 2 = schwach, 3 = mittelmäßig, eher in Richtung schwach, 4 = mittelmäßig, eher in Richtung stark, 5 = stark, 6 = sehr stark, 7 = absolut

217. *Meine berufliche Tätigkeit ist für mich anregend und wohltuend.*
Wie stark trifft diese Aussage auf Sie zu?

0 = überhaupt nicht, 1 = sehr schwach, 2 = schwach, 3 = mittelmäßig, eher in Richtung schwach, 4 = mittelmäßig, eher in Richtung stark, 5 = stark, 6 = sehr stark, 7 = absolut

218. *Ich fühle mich in meiner Wohnlage und -umgebung wohl.*
Wie stark trifft diese Aussage auf Sie zu?

0 = überhaupt nicht, 1 = sehr schwach, 2 = schwach, 3 = mittelmäßig, eher in Richtung schwach, 4 = mittelmäßig, eher in Richtung stark, 5 = stark, 6 = sehr stark, 7 = absolut

219. *Ich fühle mich in meiner Wohnstätte, meinem Zimmer, meinem Haus wohl.*
Wie stark trifft diese Aussage auf Sie zu?

0 = überhaupt nicht, 1 = sehr schwach, 2 = schwach, 3 = mittelmäßig, eher in Richtung schwach, 4 = mittelmäßig, eher in Richtung stark, 5 = stark, 6 = sehr stark, 7 = absolut

220. *Mein Körpergefühl ist für mich angenehm.*
Wie stark trifft diese Aussage auf Sie zu?

0 = überhaupt nicht, 1 = sehr schwach, 2 = schwach, 3 = mittelmäßig, eher in Richtung schwach, 4 = mittelmäßig, eher in Richtung stark, 5 = stark, 6 = sehr stark, 7 = absolut

221. *Ich spüre, daß ich den Personen, die für mich von Bedeutung sind, wichtig bin.*
Wie stark trifft diese Aussage auf Sie zu?

0 = überhaupt nicht, 1 = sehr schwach, 2 = schwach, 3 = mittelmäßig, eher in Richtung schwach, 4 = mittelmäßig, eher in Richtung stark, 5 = stark, 6 = sehr stark, 7 = absolut

222. *Ich spüre, daß ich von den Personen, die für mich von Bedeutung sind, gebraucht werde.*
Wie stark trifft diese Aussage auf Sie zu?

0 = überhaupt nicht, 1 = sehr schwach, 2 = schwach, 3 = mittelmäßig, eher in Richtung schwach, 4 = mittelmäßig, eher in Richtung stark, 5 = stark, 6 = sehr stark, 7= absolut

223. *Ich fühle mich den Personen, die für mich von Bedeutung sind, zugehörig.*
Wie stark trifft diese Aussage auf Sie zu?

0 = überhaupt nicht, 1 = sehr schwach, 2 = schwach, 3 = mittelmäßig, eher in Richtung schwach, 4 = mittelmäßig, eher in Richtung stark, 5 = stark, 6 = sehr stark, 7 = absolut

224. *Ich spüre, daß ich von den Personen, die für mich von Bedeutung sind, anerkannt werde.*
Wie stark trifft diese Aussage auf Sie zu?

0 = überhaupt nicht, 1 = sehr schwach, 2 = schwach, 3 = mittelmäßig, eher in Richtung schwach, 4 = mittelmäßig, eher in Richtung stark, 5 = stark, 6 = sehr stark, 7 = absolut

225. *Ich spüre, daß ich von Personen, die für mich von Bedeutung sind, geliebt werde.*
Wie stark trifft diese Aussage auf Sie zu?

0 = überhaupt nicht, 1 = sehr schwach, 2 = schwach, 3 = mittelmäßig, eher in Richtung schwach, 4 = mittelmäßig, eher in Richtung stark, 5 = stark, 6 = sehr stark, 7= absolut

226. *Ich fühle mich sozial sicher (z. B. im Beruf, in bezug auf Einkommen, zwischenmenschliche Beziehungen etc.).*
Wie stark trifft diese Aussage auf Sie zu?

0 = überhaupt nicht, 1 = sehr schwach, 2 = schwach, 3 = mittelmäßig, eher in Richtung schwach, 4 = mittelmäßig, eher in Richtung stark, 5 = stark, 6 = sehr stark, 7 = absolut

227. *Ich habe das Gefühl, daß ich sozial etwas bewirken kann.*
Wie stark trifft diese Aussage auf Sie zu?
0 = überhaupt nicht, 1 = sehr schwach, 2 = schwach, 3 = mittelmäßig, eher in Richtung schwach, 4 = mittelmäßig, eher in Richtung stark, 5 = stark, 6 = sehr stark, 7 = absolut

228. *Ich fühle mich als jemand, der dauerhaft im Schatten anderer steht, sich selbst aber nicht entfalten kann.*
Wie stark trifft diese Aussage auf Sie zu?
7 = überhaupt nicht, 6 = sehr schwach, 5 = schwach, 4 = mittelmäßig, eher in Richtung schwach, 3 = mittelmäßig, eher in Richtung stark, 2 = stark, 1 = sehr stark, 0 = absolut

229. *Ich bin durch andere Menschen positiv angeregt.*
Wie stark trifft diese Aussage auf Sie zu?
0 = überhaupt nicht, 1 = sehr schwach, 2 = schwach, 3 = mittelmäßig, eher in Richtung schwach, 4 = mittelmäßig, eher in Richtung stark, 5 = stark, 6 = sehr stark, 7 = absolut

230. *Ich fühle mich durch andere Menschen wohltuend unterstützt.*
Wie stark trifft diese Aussage auf Sie zu?
0 = überhaupt nicht, 1 = sehr schwach, 2 = schwach, 3 = mittelmäßig, eher in Richtung schwach, 4 = mittelmäßig, eher in Richtung stark, 5 = stark, 6 = sehr stark, 7 = absolut

231. *Ich fühle mich der Gesellschaft, in der ich lebe, zugehörig.*
Wie stark trifft diese Aussage auf Sie zu?
0 = überhaupt nicht, 1 = sehr schwach, 2 = schwach, 3 = mittelmäßig, eher in Richtung schwach, 4 = mittelmäßig, eher in Richtung stark, 5 = stark, 6 = sehr stark, 7 = absolut

232. *Ich fühle mich von der Gesellschaft, in der ich lebe, gebraucht.*
Wie stark trifft diese Aussage auf Sie zu?
0 = überhaupt nicht, 1 = sehr schwach, 2 = schwach, 3 = mittelmäßig, eher in Richtung schwach, 4 = mittelmäßig, eher in Richtung stark, 5 = stark, 6 = sehr stark, 7 = absolut

233. *Ich fühle mich von anderen immer wieder ausgestoßen und abgewiesen.*
Wie stark trifft diese Aussage auf Sie zu?
7 = überhaupt nicht, 6 = sehr schwach, 5 = schwach, 4 = mittelmäßig, eher in Richtung schwach, 3 = mittelmäßig, eher in Richtung stark, 2 = stark, 1 = sehr stark, 0 = absolut

234. *Ich fühle mich durch bestimmte Menschen zu stark gebunden, so daß die eigene Entfaltung behindert wird.*
Wie stark trifft diese Aussage auf Sie zu?
7 = überhaupt nicht, 6 = sehr schwach, 5 = schwach, 4 = mittelmäßig, eher in Richtung schwach, 3 = mittelmäßig, eher in Richtung stark, 2 = stark, 1 = sehr stark, 0 = absolut

235. *Mein Bedürfnis zu leben ist stark ausgeprägt.*
Wie stark trifft diese Aussage auf Sie zu?
0 = überhaupt nicht, 1 = sehr schwach, 2 = schwach, 3 = mittelmäßig, eher in Richtung schwach, 4 = mittelmäßig, eher in Richtung stark, 5 = stark, 6 = sehr stark, 7 = absolut

236. *Ich lebe gerne.*
Wie stark trifft diese Aussage auf Sie zu?
0 = überhaupt nicht, 1 = sehr schwach, 2 = schwach, 3 = mittelmäßig, eher in Richtung schwach, 4 = mittelmäßig, eher in Richtung stark, 5 = stark, 6 = sehr stark, 7 = absolut

237. *Es macht mir viel Freude zu leben.*
Wie stark trifft diese Aussage auf Sie zu?
0 = überhaupt nicht, 1 = sehr schwach, 2 = schwach, 3 = mittelmäßig, eher in Richtung schwach, 4 = mittelmäßig, eher in Richtung stark, 5 = stark, 6 = sehr stark, 7 = absolut

238. *Mein Leben ist für mich wohltuend.*
Wie stark trifft diese Aussage auf Sie zu?
0 = überhaupt nicht, 1 = sehr schwach, 2 = schwach, 3 = mittelmäßig, eher in Richtung schwach, 4 = mittelmäßig, eher in Richtung stark, 5 = stark, 6 = sehr stark, 7 = absolut

239. *Ich würde lieber sterben als leben.*
Wie stark trifft diese Aussage auf Sie zu?
7 = überhaupt nicht, 6 = sehr schwach, 5 = schwach, 4 = mittelmäßig, eher in Richtung schwach, 3 = mittelmäßig, eher in Richtung stark, 2 = stark, 1 = sehr stark, 0 = absolut

240. Ich verspüre keinen großen Drang, leben zu wollen.
Wie stark trifft diese Aussage auf Sie zu?
7 = überhaupt nicht, 6 = sehr schwach, 5 = schwach, 4 = mittelmäßig, eher in Richtung schwach, 3 = mittelmäßig, eher in Richtung stark, 2 = stark, 1 = sehr stark, 0 = absolut

241. Mein Wunsch zu sterben ist stärker ausgeprägt als mein Wunsch zu leben.
Wie stark trifft diese Aussage auf Sie zu?
7 = überhaupt nicht, 6 = sehr schwach, 5 = schwach, 4 = mittelmäßig, eher in Richtung schwach, 3 = mittelmäßig, eher in Richtung stark, 2 = stark, 1 = sehr stark, 0 = absolut

242. Das Gefühl, bald zu sterben, tröstet mich.
Wie stark trifft diese Aussage auf Sie zu?
7 = überhaupt nicht, 6 = sehr schwach, 5 = schwach, 4 = mittelmäßig, eher in Richtung schwach, 3 = mittelmäßig, eher in Richtung stark, 2 = stark, 1 = sehr stark, 0 = absolut

243. Ich habe meinen eigenen Tod innerlich akzeptiert und sehne ihn herbei.
Wie stark trifft diese Aussage auf Sie zu?
7 = überhaupt nicht, 6 = sehr schwach, 5 = schwach, 4 = mittelmäßig, eher in Richtung schwach, 3 = mittelmäßig, eher in Richtung stark, 2 = stark, 1 = sehr stark, 0 = absolut

244. Ich lebe so gerne, daß ich mir den eigenen Tod nicht vorstellen kann.
Wie stark trifft diese Aussage auf Sie zu?
0 = überhaupt nicht, 1 = sehr schwach, 2 = schwach, 3 = mittelmäßig, eher in Richtung schwach, 4 = mittelmäßig, eher in Richtung stark, 5 = stark, 6 = sehr stark, 7 = absolut

Auswertung

Die Punktzahlen aller Fragen werden addiert und durch 244 dividiert. Je höher die Punktzahl, desto ausgeprägter ist die Selbstregulation.

7 bis 6 Punkte:	ausgezeichnete Selbstregulation
5 bis 6 Punkte:	sehr gute Selbstregulation
4 bis 5 Punkte:	gute Selbstregulation
3,5 bis 4 Punkte:	befriedigende Selbstregulation
2 bis 3,5 Punkte:	eher schlechte Selbstregulation
0 bis 2 Punkte:	sehr schlechte Selbstregulation

Test-Retestreabilität 0,77
Cronbachs alpha 0,79

13.1 Kurzfragebogen zur Messung der Selbstregulation

1 Durch mein Verhalten erreiche ich regelmäßig solche Zustände und Situationen, die mich positiv anregen und für das Leben motivieren.
Wie stark trifft diese Aussage auf Sie zu?
0 = überhaupt nicht, 1 = sehr schwach, 2 = schwach, 3 = mittelmäßig, eher in Richtung schwach, 4 = mittelmäßig, eher in Richtung stark, 5 = stark, 6 = sehr stark, 7 = absolut

2 Ich verstehe es immer wieder meine gefühlsmäßig wichtigsten Wünsche zu verwirklichen und meine bedeutendsten Bedürfnisse zu befriedigen.
Wie stark trifft diese Aussage auf Sie zu?
0 = überhaupt nicht, 1 = sehr schwach, 2 = schwach, 3 = mittelmäßig, eher in Richtung schwach, 4 = mittelmäßig, eher in Richtung stark, 5 = stark, 6 = sehr stark, 7 = absolut

3 Wenn ich mich mal nicht wohl fühle, verstehe ich es immer durch mein Verhalten für mich positive Situationen und Zustände zu erreichen, die mein Wohlbefinden wiederherstellen.
Wie stark trifft diese Aussage auf Sie zu?
0 = überhaupt nicht, 1 = sehr schwach, 2 = schwach, 3 = mittelmäßig, eher in Richtung schwach, 4 = mittelmäßig, eher in Richtung stark, 5 = stark, 6 = sehr stark, 7 = absolut

4 Wenn mir eine Situation, eine Gruppe von Menschen oder eine Person nicht guttut, entwickle ich solange unterschiedliche Aktivitäten, bis ich die Zustände zu meiner Zufriedenheit verändert habe.
Wie stark trifft diese Aussage auf Sie zu?
0 = überhaupt nicht, 1 = sehr schwach, 2 = schwach, 3 = mittelmäßig, eher in Richtung schwach, 4 = mittelmäßig, eher in Richtung stark, 5 = stark, 6 = sehr stark, 7 = absolut

5 *Ich verstehe es immer wieder unterschiedliche Bereiche in meinem Leben (z. B. Arbeit, Erholung, Privates, Hobbys, Ernährung, Bewegung, Partnerbeziehung usw.) für mich optimal zu vereinbaren, so daß daraus lang anhaltendes Wohlbefinden entsteht.*
Wie stark trifft diese Aussage auf Sie zu?

0 = überhaupt nicht, 1 = sehr schwach, 2 = schwach, 3 = mittelmäßig, eher in Richtung schwach, 4 = mittelmäßig, eher in Richtung stark, 5 = stark, 6 = sehr stark, 7 = absolut

6 *Wenn ich mich in einer Situation bedroht fühle, verhalte ich mich letztlich immer so, daß ich aus dieser wieder heil herauskomme.*
Wie stark trifft diese Aussage auf Sie zu?

0 = überhaupt nicht, 1 = sehr schwach, 2 = schwach, 3 = mittelmäßig, eher in Richtung schwach, 4 = mittelmäßig, eher in Richtung stark, 5 = stark, 6 = sehr stark, 7 = absolut

7 *Durch mein Verhalten erreiche ich immer wieder meine wichtigsten Ziele.*
Wie stark trifft diese Aussage auf Sie zu?

0 = überhaupt nicht, 1 = sehr schwach, 2 = schwach, 3 = mittelmäßig, eher in Richtung schwach, 4 = mittelmäßig, eher in Richtung stark, 5 = stark, 6 = sehr stark, 7 = absolut

8 *Durch mein Verhalten erreiche ich immer wieder Situationen und Zustände, die meine ganz persönlichen Wünsche und Bedürfnisse optimal anregen und befriedigen, so daß Zufriedenheit und Wohlbefinden entstehen.*
Wie stark trifft diese Aussage auf Sie zu?

0 = überhaupt nicht, 1 = sehr schwach, 2 = schwach, 3 = mittelmäßig, eher in Richtung schwach, 4 = mittelmäßig, eher in Richtung stark, 5 = stark, 6 = sehr stark, 7 = absolut

9 *Wenn mein Verhalten zu einem Mißerfolg führt, ist dies nie ein Grund zur Resignation, sondern Anlaß zur Verhaltensänderung.*
Wie stark trifft diese Aussage auf Sie zu?

0 = überhaupt nicht, 1 = sehr schwach, 2 = schwach, 3 = mittelmäßig, eher in Richtung schwach, 4 = mittelmäßig, eher in Richtung stark, 5 = stark, 6 = sehr stark, 7 = absolut

10 *Ich bin immer wieder fähig neue Gesichtspunkte und Verhaltensweisen zu finden, die eine überraschende und angenehme Problemlösung ermöglichen.*
Wie stark trifft diese Aussage auf Sie zu?

0 = überhaupt nicht, 1 = sehr schwach, 2 = schwach, 3 = mittelmäßig, eher in Richtung schwach, 4 = mittelmäßig, eher in Richtung stark, 5 = stark, 6 = sehr stark, 7 = absolut

11 *Ich bin in der Lage, mein Verhalten entsprechend den eingetretenen Folgen zu verändern, d. h. ich kann Verhalten abbauen, das anhaltend unangenehme Folgen hat und ich kann solches aufbauen, das langfristig angenehme Folgen hat.*
Wie stark trifft diese Aussage auf Sie zu?

0 = überhaupt nicht, 1 = sehr schwach, 2 = schwach, 3 = mittelmäßig, eher in Richtung schwach, 4 = mittelmäßig, eher in Richtung stark, 5 = stark, 6 = sehr stark, 7 = absolut

12 *Wenn mein Verhalten nicht zum erwünschten Erfolg führt, bin ich fähig neue Verhaltensweisen zu erfinden und zu erproben.*
Wie stark trifft diese Aussage auf Sie zu?

0 = überhaupt nicht, 1 = sehr schwach, 2 = schwach, 3 = mittelmäßig, eher in Richtung schwach, 4 = mittelmäßig, eher in Richtung stark, 5 = stark, 6 = sehr stark, 7 = absolut

13 *Durch mein Verhalten erreiche ich zu wichtigen Bezugspersonen sowohl die gewünschte Nähe als auch den notwendigen Abstand.*
Wie stark trifft diese Aussage auf Sie zu?

0 = überhaupt nicht, 1 = sehr schwach, 2 = schwach, 3 = mittelmäßig, eher in Richtung schwach, 4 = mittelmäßig, eher in Richtung stark, 5 = stark, 6 = sehr stark, 7 = absolut

14 *Durch meine tägliche Aktivität löse ich bei mir immer wieder innere Zufriedenheit aus.*
Wie stark trifft diese Aussage auf Sie zu?

0 = überhaupt nicht, 1 = sehr schwach, 2 = schwach, 3 = mittelmäßig, eher in Richtung schwach, 4 = mittelmäßig, eher in Richtung stark, 5 = stark, 6 = sehr stark, 7 = absolut

15 *Durch meine tägliche Aktivität erreiche ich immer wieder seelisches und körperliches Wohlbefinden.*
Wie stark trifft diese Aussage auf Sie zu?

0 = überhaupt nicht, 1 = sehr schwach, 2 = schwach, 3 = mittelmäßig, eher in Richtung schwach, 4 = mittelmäßig, eher in Richtung stark, 5 = stark, 6 = sehr stark, 7= absolut

16 Durch mein Verhalten erreiche ich immer wieder Situationen, die bei mir lustvolle Erlebnisse hervorrufen.
Wie stark trifft diese Aussage auf Sie zu?

0 = überhaupt nicht, 1 = sehr schwach, 2 = schwach, 3 = mittelmäßig, eher in Richtung schwach, 4 = mittelmäßig, eher in Richtung stark, 5 = stark, 6 = sehr stark, 7= absolut

Auswertung

Die Punktzahlen aller Fragen werden addiert und durch 16 dividiert. Je höher die Punktzahl, desto ausgeprägter ist die Selbstregulation.

6 bis 7 Punkte:	ausgezeichnete Selbstregulation
5 bis 6 Punkte:	sehr gute Selbstregulation
4 bis 5 Punkte:	gute Selbstregulation
3,5 bis 4 Punkte:	befriedigende Selbstregulation
2 bis 3,5 Punkte:	eher schlechte Selbstregulation
1 bis 2 Punkte:	sehr schlechte Selbstregulation

Test-Retestreabilität 0,80
Cronbachs alpha 0,82

13.2 Teste und aktiviere Dich selbst

Beantworten Sie bitte den großen Fragebogen zur Selbstregulation und den Kurzfragebogen zur Selbstregulation zwölfmal im Jahr, jeden Monat einmal, und notieren Sie das Ergebnis. Tun Sie das möglicherweise über viele Jahre hinweg. Addieren Sie die Punktzahlen auf beiden Fragebögen (244 Fragen beim großen Fragebogen zur Selbstregulation und 16 Fragen beim Kurzfragebogen = insgesamt 260). Addieren Sie die Punktzahl und dividieren die Summe mit 260. Dann erhalten Sie den Durchschnittswert für Ihre Selbstregulation. Beobachten Sie, ob Ihre Selbstregulation tendenziell eher steigt, fällt oder gleich bleibt. Wenn sich die Selbstregulation von Messung zu Messung verschlechtert, dann überlegen Sie bitte, was die Ursache dafür sein könnte und was Sie tun können, um ihre Selbstregulation zu verbessern. Schauen Sie dabei auch auf die Fragen und Bereiche des Fragebogens, die besonders verantwortlich sind für die Verschlechterung des Durchschnittswertes. Dabei können Sie neue Ideen und eine positive Anregung zur Problemlösung bekommen. Auch wenn die Selbstregulation gleichbleibend ist oder sich verbessert, können Sie immer noch überlegen, welche Aktivitäten und zusätzlichen Schritte sie zur weiteren Verbesserung unternehmen könnten.

Bitte tragen Sie Ihre Durchschnittswerte in die folgende Tabelle ein:

	Januar	Februar	März	April	Mai	Juni	Juli	August	September	Oktober	November	Dezember
1. Jahr												
2. Jahr												
3. Jahr												

13.3 Fragebogen Hemmung, Übererregung, Gleichgewicht

1. Wenn man mich bedroht, belästigt, abweist, ungerecht behandelt, bin ich innerlich eher:

a) gehemmt, überruhig, sprachlos, gelähmt, wie versteinert
Wie stark trifft diese Aussage auf Sie zu?

0 = überhaupt nicht, 1 = sehr schwach, 2 = schwach, 3 = mittelmäßig, eher in Richtung schwach, 4 = mittelmäßig, eher in Richtung stark, 5 = stark, 6 = sehr stark, 7= absolut

b) übererregt, unruhig, wütend, „nicht mehr zu halten"
Wie stark trifft diese Aussage auf Sie zu?

0 = überhaupt nicht, 1 = sehr schwach, 2 = schwach, 3 = mittelmäßig, eher in Richtung schwach, 4 = mittelmäßig, eher in Richtung stark, 5 = stark, 6 = sehr stark, 7= absolut

c) immer noch ausgeglichen, weder stark gehemmt noch übermäßig übererregt
Wie stark trifft diese Aussage auf Sie zu?

0 = überhaupt nicht, 1 = sehr schwach, 2 = schwach, 3 = mittelmäßig, eher in Richtung schwach, 4 = mittelmäßig, eher in Richtung stark, 5 = stark, 6 = sehr stark, 7= absolut

2. Ich bin innerlich eher:

a) ein gehemmter und sehr ruhiger Mensch
Wie stark trifft diese Aussage auf Sie zu?

0 = überhaupt nicht, 1 = sehr schwach, 2 = schwach, 3 = mittelmäßig, eher in Richtung schwach, 4 = mittelmäßig, eher in Richtung stark, 5 = stark, 6 = sehr stark, 7= absolut

b) ein übererregter, zur Aufregung und Verärgerung neigender Mensch
Wie stark trifft diese Aussage auf Sie zu?

0 = überhaupt nicht, 1 = sehr schwach, 2 = schwach, 3 = mittelmäßig, eher in Richtung schwach, 4 = mittelmäßig, eher in Richtung stark, 5 = stark, 6 = sehr stark, 7= absolut

c) ein ausgeglichener Mensch
Wie stark trifft diese Aussage auf Sie zu?

0 = überhaupt nicht, 1 = sehr schwach, 2 = schwach, 3 = mittelmäßig, eher in Richtung schwach, 4 = mittelmäßig, eher in Richtung stark, 5 = stark, 6 = sehr stark, 7= absolut

3. Ich sehe die Welt eher:

a) durchweg positiv
Wie stark trifft diese Aussage auf Sie zu?

0 = überhaupt nicht, 1 = sehr schwach, 2 = schwach, 3 = mittelmäßig, eher in Richtung schwach, 4 = mittelmäßig, eher in Richtung stark, 5 = stark, 6 = sehr stark, 7= absolut

b) überwiegend negativ
Wie stark trifft diese Aussage auf Sie zu?

0 = überhaupt nicht, 1 = sehr schwach, 2 = schwach, 3 = mittelmäßig, eher in Richtung schwach, 4 = mittelmäßig, eher in Richtung stark, 5 = stark, 6 = sehr stark, 7= absolut

c) gemischt, mal positiv, mal negativ, je nach Laune und Gegebenheit
Wie stark trifft diese Aussage auf Sie zu?

0 = überhaupt nicht, 1 = sehr schwach, 2 = schwach, 3 = mittelmäßig, eher in Richtung schwach, 4 = mittelmäßig, eher in Richtung stark, 5 = stark, 6 = sehr stark, 7= absolut

4. Ich leide eher:

a) weil ich auf Dauer zu bestimmten, für mich sehr wichtigen Personen nicht die erwünschte Nähe erreichen kann (z. B. deren Zuneigung, das Zusammenleben nach Trennung, Tod usw.)
Wie stark trifft diese Aussage auf Sie zu?

0 = überhaupt nicht, 1 = sehr schwach, 2 = schwach, 3 = mittelmäßig, eher in Richtung schwach, 4 = mittelmäßig, eher in Richtung stark, 5 = stark, 6 = sehr stark, 7= absolut

b) weil ich von bestimmten Personen, die ich auf Dauer als negativ erlebe, nicht den benötigten und erstrebten Abstand erreichen kann (z. B. von einem mich negativ beeinflussenden Partner, einem uneinsichtigen Vorgesetzten usw.)
Wie stark trifft diese Aussage auf Sie zu?

0 = überhaupt nicht, 1 = sehr schwach, 2 = schwach, 3 = mittelmäßig, eher in Richtung schwach, 4 = mittelmäßig, eher in Richtung stark, 5 = stark, 6 = sehr stark, 7= absolut

c) überhaupt nicht, weil ich auf Dauer sowohl die erwünschte Nähe zu wichtigen Personen als auch den gewünschten Abstand zu störenden Personen erreiche.

Wie stark trifft diese Aussage auf Sie zu?

0 = überhaupt nicht, 1 = sehr schwach, 2 = schwach, 3 = mittelmäßig, eher in Richtung schwach, 4 = mittelmäßig, eher in Richtung stark, 5 = stark, 6 = sehr stark, 7= absolut

5. *Ich leide eher:*

a) *weil ich bestimmte, für mich wichtige Ziele (z. B. im Beruf) oder Zustände (z. B. Harmonie in der Familie) auf Dauer nicht erreichen, bzw. verwirklichen kann*
Wie stark trifft diese Aussage auf Sie zu?

0 = überhaupt nicht, 1 = sehr schwach, 2 = schwach, 3 = mittelmäßig, eher in Richtung schwach, 4 = mittelmäßig, eher in Richtung stark, 5 = stark, 6 = sehr stark, 7= absolut

b) *weil mich dauerhaft bestimmte negative Zustände und Hindernisse, die mir in den Weg gestellt werden, anhaltend aufregen*
Wie stark trifft diese Aussage auf Sie zu?

0 = überhaupt nicht, 1 = sehr schwach, 2 = schwach, 3 = mittelmäßig, eher in Richtung schwach, 4 = mittelmäßig, eher in Richtung stark, 5 = stark, 6 = sehr stark, 7= absolut

c) *überhaupt nicht, weil ich in der Regel meine Ziele verwirkliche und negative Zustände beseitigen kann*
Wie stark trifft diese Aussage auf Sie zu?

0 = überhaupt nicht, 1 = sehr schwach, 2 = schwach, 3 = mittelmäßig, eher in Richtung schwach, 4 = mittelmäßig, eher in Richtung stark, 5 = stark, 6 = sehr stark, 7= absolut

6. *In Situationen, in denen mich jemand extrem abweist, beleidigt, bedroht oder ungerecht behandelt, bin ich eher ein Mensch, der*

a) *äußerst gehemmt ist, Aggressionen – sowohl in Worten als auch in Taten – zu äußern*
Wie stark trifft diese Aussage auf Sie zu?

0 = überhaupt nicht, 1 = sehr schwach, 2 = schwach, 3 = mittelmäßig, eher in Richtung schwach, 4 = mittelmäßig, eher in Richtung stark, 5 = stark, 6 = sehr stark, 7= absolut

b) *leicht und sehr schnell – sowohl in Worten als auch in Taten – aggressiv wird*
Wie stark trifft diese Aussage auf Sie zu?

0 = überhaupt nicht, 1 = sehr schwach, 2 = schwach, 3 = mittelmäßig, eher in Richtung schwach, 4 = mittelmäßig, eher in Richtung stark, 5 = stark, 6 = sehr stark, 7= absolut

c) *keine Hemmungen hat Aggressionen zu zeigen, wo dies angebracht ist, aber auch keine übertriebenen Aggressionen aufweist*
Wie stark trifft diese Aussage auf Sie zu?

0 = überhaupt nicht, 1 = sehr schwach, 2 = schwach, 3 = mittelmäßig, eher in Richtung schwach, 4 = mittelmäßig, eher in Richtung stark, 5 = stark, 6 = sehr stark, 7= absolut

7. *Ich habe eher das Gefühl, daß ich auf Dauer:*

a) *die erstrebte und innerlich benötigte Nähe zu sehr wichtigen Personen nicht erreichen kann*
Wie stark trifft diese Aussage auf Sie zu?

0 = überhaupt nicht, 1 = sehr schwach, 2 = schwach, 3 = mittelmäßig, eher in Richtung schwach, 4 = mittelmäßig, eher in Richtung stark, 5 = stark, 6 = sehr stark, 7= absolut

b) *den benötigten Abstand zu mich störenden, behindernden Personen nicht erreichen kann*
Wie stark trifft diese Aussage auf Sie zu?

0 = überhaupt nicht, 1 = sehr schwach, 2 = schwach, 3 = mittelmäßig, eher in Richtung schwach, 4 = mittelmäßig, eher in Richtung stark, 5 = stark, 6 = sehr stark, 7= absolut

c) *sowohl die gewünschte Nähe zu wichtigen Personen, als auch den benötigten Abstand zu störenden Personen erreiche*
Wie stark trifft diese Aussage auf Sie zu?

0 = überhaupt nicht, 1 = sehr schwach, 2 = schwach, 3 = mittelmäßig, eher in Richtung schwach, 4 = mittelmäßig, eher in Richtung stark, 5 = stark, 6 = sehr stark, 7= absolut

8. *Nach für mich einschneidenden Verlusterlebnissen (z. B. Tod, Trennung, Mißerfolg im Beruf usw.), reagiere ich eher:*

a) *mit langanhaltender innerer Lähmung, „wie unter einer Glasglocke", Neigung zu Depressionen und Selbstvorwürfen*
Wie stark trifft diese Aussage auf Sie zu?

0 = überhaupt nicht, 1 = sehr schwach, 2 = schwach, 3 = mittelmäßig, eher in Richtung schwach, 4 = mittel-

mäßig, eher in Richtung stark, 5 = stark, 6 = sehr stark, 7= absolut

b) *mit langanhaltender innerer Unruhe, Verärgerung, Übererregung und Aufregung gegenüber den Schuldigen*
Wie stark trifft diese Aussage auf Sie zu?

0 = überhaupt nicht, 1 = sehr schwach, 2 = schwach, 3 = mittelmäßig, eher in Richtung schwach, 4 = mittelmäßig, eher in Richtung stark, 5 = stark, 6 = sehr stark, 7 = absolut

c) *mit kurzer und angemessener Trauer, auf die bald wieder inneres Gleichgewicht folgt*
Wie stark trifft diese Aussage auf Sie zu?

0 = überhaupt nicht, 1 = sehr schwach, 2 = schwach, 3 = mittelmäßig, eher in Richtung schwach, 4 = mittelmäßig, eher in Richtung stark, 5 = stark, 6 = sehr stark, 7 = absolut

9. *Wenn ich unter negativen Zuständen und Bedingungen lebe, die mir auf lange Sicht nicht guttun:*

a) *arrangiere ich mich, finde mich mit der mißlichen Situation ab und versuche aus dieser Lage das beste zu machen, z. B. Harmonie herzustellen*
Wie stark trifft diese Aussage auf Sie zu?

0 = überhaupt nicht, 1 = sehr schwach, 2 = schwach, 3 = mittelmäßig, eher in Richtung schwach, 4 = mittelmäßig, eher in Richtung stark, 5 = stark, 6 = sehr stark, 7 = absolut

b) *protestiere ich zwar heftig, gerate immer wieder in Streit und Konflikte, bleibe aber doch dauerhaft in der ungünstigen Situation*
Wie stark trifft diese Aussage auf Sie zu?

0 = überhaupt nicht, 1 = sehr schwach, 2 = schwach, 3 = mittelmäßig, eher in Richtung schwach, 4 = mittelmäßig, eher in Richtung stark, 5 = stark, 6 = sehr stark, 7 = absolut

c) *rette ich mich durch eigene Verhaltensweisen aus der Situation (z. B. durch Entziehen von negativen Personen und Zuständen, radikale Veränderung der Situation)*
Wie stark trifft diese Aussage auf Sie zu?

0 = überhaupt nicht, 1 = sehr schwach, 2 = schwach, 3 = mittelmäßig, eher in Richtung schwach, 4 = mittelmäßig, eher in Richtung stark, 5 = stark, 6 = sehr stark, 7 = absolut

10. *Meine geistigen und/oder physischen Aktivitäten (Arbeit, Hobbies etc.) führen bei mir in der Regel*

a) *zu seelisch-körperlicher Erschöpfung und Depressionen, so daß ich mich ausgelaugt und ausgepowert fühle*
Wie stark trifft diese Aussage auf Sie zu?

0 = überhaupt nicht, 1 = sehr schwach, 2 = schwach, 3 = mittelmäßig, eher in Richtung schwach, 4 = mittelmäßig, eher in Richtung stark, 5 = stark, 6 = sehr stark, 7 = absolut

b) *zu innerer Übererregung, Anspannung, Überreizung, mit dem Gefühl gleich zu explodieren*
Wie stark trifft diese Aussage auf Sie zu?

0 = überhaupt nicht, 1 = sehr schwach, 2 = schwach, 3 = mittelmäßig, eher in Richtung schwach, 4 = mittelmäßig, eher in Richtung stark, 5 = stark, 6 = sehr stark, 7 = absolut

c) *zu Wohlbefinden, positiver Anregung und innerer Zufriedenheit*
Wie stark trifft diese Aussage auf Sie zu?

0 = überhaupt nicht, 1 = sehr schwach, 2 = schwach, 3 = mittelmäßig, eher in Richtung schwach, 4 = mittelmäßig, eher in Richtung stark, 5 = stark, 6 = sehr stark, 7 = absolut

11. *Ich fühle mich innerlich hilflos und nicht in der Lage, die Bedingungen und Zustände zu erreichen, die ich für mein Wohlbefinden erstrebe und benötige,*

a) *wobei ich mich an die negativen Zustände protestlos anpasse (z. B. durch Selbstzurückstellung)*
Wie stark trifft diese Aussage auf Sie zu?

0 = überhaupt nicht, 1 = sehr schwach, 2 = schwach, 3 = mittelmäßig, eher in Richtung schwach, 4 = mittelmäßig, eher in Richtung stark, 5 = stark, 6 = sehr stark, 7 = absolut

b) *wobei ich mich über die Ursachen dieses Zustandes anhaltend aufrege und gegen diese protestiere*
Wie stark trifft diese Aussage auf Sie zu?

0 = überhaupt nicht, 1 = sehr schwach, 2 = schwach, 3 = mittelmäßig, eher in Richtung schwach, 4 = mittelmäßig, eher in Richtung stark, 5 = stark, 6 = sehr stark, 7 = absolut

c) *nein, da ich die Bedingungen und Zustände so beeinflusse, daß sich immer wieder Wohlbefinden einstellt*
Wie stark trifft diese Aussage auf Sie zu?

0 = überhaupt nicht, 1 = sehr schwach, 2 = schwach, 3 = mittelmäßig, eher in Richtung schwach, 4 = mittelmäßig, eher in Richtung stark, 5 = stark, 6 = sehr stark, 7 = absolut

Auswertungsschlüssel

Zählen Sie gesondert bei jeder Frage die Punktzahl bei allen a) und dividieren Sie mit 11, dann erhalten Sie die durchschnittliche Punktzahl für Hemmung. Dasselbe bei allen b), dann bekommen Sie die durchschnittliche Punktzahl für Übererregung. Bei c) erhalten Sie die durchschnittliche Punktzahl für Gleichgewicht. Das Gesamtergebnis zeigt Ihnen das Verhältnis zwischen Hemmung, Übererregung und Gleichgewicht.

Test-Retestreabilität 0,73
Cronbachs alpha 0,75

14 Literatur zum Autonomietraining und psycho-physischen Wechselwirkungen

[1] Grossarth-Maticek, R. (1980). Social psychotherapy and course of disease. First experiments with cancer patients. Psychotherapy and Psychosomatics, 33, 3.

[2] Grossarth-Maticek, R. (1980). Synergetic effects of cigarette smoking, systolic blood pressure, and psychosocial risk factors for lung cancer, cardiac infarct and apoplexy cerebri. Psychotherapy and Psychosomatics, 34, 267–272.

[3] Grossarth-Maticek, R. (1979). Kognitive Verhaltenstherapie. Berlin: Springer.

[4] Grossarth-Maticek, R. (1979). Krankheit als Biographie. Ein medizinsoziologisches Modell der Krebsentstehung und -therapie. Köln: Kiepenheuer & Witsch.

[5] Grossarth-Maticek, R. & Vetter, H. (1980). Lebensverändernde Ereignisse, psychosoziale Disposition und Krankheitsausbruch bei Krebspatienten. Abschlußbericht an die Deutsche Forschungsgemeinschaft, Heidelberg 1980.

[6] Grossarth-Maticek, R. & Vetter, H. (1981). Psychosoziale Faktoren für die Krebserkrankung – Darstellung einer retrospektiven Studie. Zeitschrift für Analyse, Prävention und Therapie psychosozialer Konflikte und Krankheiten, 1, 108–125.

[7] Grossarth-Maticek, R., Siegrist, J., & Vetter, H. (1982). Interpersonal repression as a predictor of cancer. Social Science and Medicine, 16, 493–498.

[8] Grossarth-Maticek, R., Kanazir, D. T., Schmidt, P., & Vetter, H. (1982). Psychosomatic factors in the progress of cancerogenesis, Theoretical models and empirical results. Psychotherapy and Psychosomatics, 38, 284–302.

[9] Grossarth-Maticek, R., Frentzel-Beyme, R., & Becker, N. (1984). Cancer risk associated with life events and conflict solution. Cancer Detection and Prevention, 7, 201–209.

[10] Kanazir, D. T., Djordjevic-Markovic, R., & Grossarth-Maticek, R. (1984). Psychosocial (emotional) stress, steroid hormones and cancerogenesis. Molecular aspects. Facts and speculations. In Y. A. Ovchinnikov (ed.). Progress in bioorganic chemistry and molecular biology. Proceedings of the International Symposium on Frontiers in Bioorganic Chemistry and Molecular Biology held in Moscow and Alma-Ata, USSR, on 19–24 June 1984 Amsterdam: Elsevier Science.

[11] Grossarth-Maticek, R., Bastiaans, J. & Kanazir, D. T. (1985). Psychosocial factors as strong predictors of mortality from cancer, ischaemic heart disease and stroke: The Yugoslav Prospective Study. Journal of Psychosomatic Research, 29, 167–176.

[12] Grossarth-Maticek, R., Kanzir, D. T., Schmidt, P., & Vetter, H. (1985). Psychosocial and organic variables as predictors of lung cancer, cardiac infarct and apoplexy: Some differential predictors. Personality and Individual Differences, 6, 313

[13] Grossarth-Maticek, R., Kanazir, D. T., Vetter, H., & Schmidt, P. (1983). Psychosomatic factors involved in the process of cancerogenesis – Preliminary results of the Yugoslav Prospective Study. Psychotherapy and Psychosomatics, 40, 191–120.

[14] Grossarth-Maticek, R., Schmidt, P., Vetter, H., & Arndt, S. (1984). Psychotherapy research in oncology. In A. Steptoe & A Mathews (eds.), Health care and human behavior. New York: Academic Press.

[15] Grossarth-Maticek, R. (1992). Die Bedeutung psychosozialer Faktoren für die Überlebenszeit von Krebspatienten. In: Integrative Betreuung des chronisch kranken Krebspatienten, Kongreßband des V. Stuttgarter Immuntherapie-Symposium vom 6. bis 7. September 1992.

[16] Grossarth-Maticek, R. (1992). Die Bedeutung der Interaktion zwischen psychosozialen und organischen Risikofaktoren für die primäre Prävention des Mammakarzinoms. Referat, gehalten am 4.11.1992 in der Frauenklinik der Universität Heidelberg.

[17] Grossarth-Maticek, R. (1992). Krebs und Psyche. Die Verhaltensdimension in der Onkologie (1. Teil). Deutsche Zeitschrift für Onkologie, 24 (6), 155–162.

[18] Grossarth-Maticek, R. (1993). Krebs und Psyche. Die Verhaltensdimension in der Onkologie (2. Teil). Deutsche Zeitschrift für Onkologie, 25 (1), 19–23.

[19] Grossarth-Maticek, R. Krebs und Psyche. Die Verhaltensdimension in der Onkologie (3. Teil). Deutsche Zeitschrift für Onkologie, 25 (2), 49–55.

[20] Grossarth-Maticek, R., Eysenck, H. J. & Barrett, P. (1993), Prediction of cancer and coronary heart disease as a function of method of questionnaire administration. Psychological Reports, 73, 943–959.

[21] Grossarth-Maticek, R. (1994). Der systemische Charakter ausgewählter Krebserkrankungen. Deskriptive Ergebnisse der Heidelberger Prospektiven Interventionsstudie 1973–1988. Deutsche Zeitschrift für Onkologie, 26 (4), 85–102.

[22] Grossarth-Maticek, R. (1994). The effects of alcohol consumption dependent on circumstances corresponding to disease and health. Vortrag, gehalten auf dem 38. Kongreß des International Institutes on the Prevention and Treatment of Alcoholism and Drug Dependence, Prag, 5.–10. Juni 1994

[23] Grossarth-Maticek, R., & Eysenck, H. J. (1994) Self-regulation and mortality from cancer, coronary heart disease, and other causes: A prospective study. Personality and Individual Differences, Volume 19, No. 6, pp. 781–795.

[24] Grossarth-Maticek, R., Eysenck, H. J. & Boyle, G. (1994). Am empirical study of the diathesis-stress theory of disease. International Journal of Stress Management, 1, 3–18.

[25] Grossarth-Maticek, R. (1995). Interaktion von physischen und psychischen Risikofaktoren bei der Tumorprogression. Vortrag, gehalten am Onkologischen Arbeitskreis Heidelberg am 14.6.95.

[26] Grossarth-Maticek, R. (1985). Das Autonomietraining. Der Kassenarzt, 27 (3), 29–44

[27] Grossarth-Maticek, R.(1986). Psychosoziale Verhaltenstypen und chronische Erkrankungen Der Kassenarzt, 29, 26–35.

[28] Grossarth-Maticek, R., Frentzel-Beyme, R., Kanazir, D. T., Jankovic, M., & Vetter, H. (1987). Reported herpes virus-infection, fever and cancer incidence in a prospective study. Journal of Chronic Disease, 40, 967–976.

[29] Grossarth-Maticek, R., Vetter, H., Frentzel-Beyme, R., & Heller, W. D. (1988). Precursor lesions of the GI tract and psychosocial risk factors for prediction and prevention of gastric cancer. Cancer Detection and Prevention, 13, 23–29.

[30] Grossarth-Maticek, R., Eysenck, H. J., Vetter, H., & Schmidt, P. (1988). Psychosocial types and chronic diseases: Results of the Heidelberg prospective psychosomatic intervention study. In S. Maes, C. D. Spielberger, P. B. Defares. & I. G. Sarason (eds.), Topics in Health Psychology. New York: Wiley.

[31] Grossarth-Maticek, R., Eysenck, H. J., & Vetter, H. (1988). Personality type, smoking habit and their interaction as predictors of cancer and coronary heart disease. Personality and Individual Differences, 9, 479–495.

[32] Grossarth-Maticek, R. (1989).Disposition, Exposition, Verhaltensmuster, Organvorschädigung und Stimulierung des zentralen Nervensystems in der Ätiologie des Bronchial-, Magen- und Leberkarzinoms. Deutsche Zeitschrift für Onkologie, 21, 62–78

[33] Eysenck, H. J., & Grossarth-Maticek, R. (1989). Prevention of cancer and coronary heart disease and the reduction in the cost of the National Health Service, Journal of Social, Political and Economic Studies, 14, 25–47.

[34] Eysenck, H. J., & Grossarth-Maticek, R. (1989). Personality and stress as factors in cancer and coronary heart disease. 2nd International Montreux Congress on Stress. Montreux, Switzerland, November 1989.

[35] Grossarth-Maticek, R., & Eysenck, H. J. (1989). Creative novational behaviour therapy in the prevention of cancer and coronary heart disease. 2nd International Montreux Congress on Stress. Montreux, Switzerland, November 1989.

[36] Grossarth-Maticek, R. & Eysenck, H. J. (1990). Coffee-drinking and personality as factors in the genesis of cancer and coronary heart disease. Neurobiology, 23, 153–159.

[37] Grossarth-Maticek, R., Eysenck, H. J. (1990). Prophylactic effects of psychoanalysis on cancer-prone and coronary heart disease-prone probands, as compared with control groups and behaviour therapy groups. Journal of Behaviour Therapy and Experimental Psychiatry, 21, 91–99.

[38] Grossarth-Maticek, R., Eysenck, H. J. (1990). Psychological factors in the prognosis, prophylaxis, and treatment of cancer and coronary heart disease. Directions in Psychiatry, 9, 2–7.

[39] Grossarth-Maticek, R., Eysenck, H. J. (1990). Personality, smoking and alcohol as synergistic risk

factors for cancer of the mouth and pharynx. Psychological Reports, 67, 1024–1026.

[40] Grossarth-Maticek, R., Eysenck, H. J., Uhlenbruck, G., Rieder, H., Vetter, H., Freesemann, C., Rakic, L., Gallasch, G., Kanazir, D. T., & Liesen, H. (1990). Sports activity and personality as elements in preventing cancer and coronary heart disease. Perceptual and Motor Skills, 71, 199–209.

[41] Grossarth-Maticek, R., & Eysenck, H. J. (1990). Personality, stress and disease: description and validation of an new inventory. Psychological Reports, 66, 355–373.

[42] Grossarth-Maticek, R. (1990). Krebs und Psyche. Referat, gehalten auf der wissenschaftlichen Sitzung der Berliner Röntgen-Gesellschaft e. V., gemeinsam mit dem Tumorzentrum Berlin am 11.12.1990.

[43] Grossarth-Maticek, R. (1991). Die Bedeutung des Verhaltensmusters in der Entstehung und Prognose von Krebserkrankungen. In K. F. Klippel (Hrsg.), Aktive Tumornachsorge: Psychologische Führung, medikamentöse Betreuung, berufliche Integration. Kongreßband, IV. Stuttgarter Immuntherapie-Symposium am 21.–22. September 1990.

[44] Grossarth-Maticek, R., Eysenck, H. J. (1991). Personality, stress and motivational factors in drinking as determinant of risk for cancer and coronary heart disease. Psychological Reports, 69, 1027–1093.

[45] Grossarth-Maticek, R., Eysenck, H. J. (1991). Creative novation behaviour therapy as a prophylactic treatment for cancer and coronary heart disease: Part I – Description of treatment. Behaviour Research and Therapy, 29, 1–16.

[46] Eysenck, H. J., Grossarth-Maticek, R. (1991). Creative novation behaviour therapy as a prophylactic treatment for cancer and coronary heart disease: Part II – Effects of treatment. Behaviour Research and Therapy, 29, 17–31.

[47] Grossarth-Maticek, R., Eysenck, H. J. (1991). Prevalence and etiology of psychological problems in cancer patients. In A. Seva et al. (eds.), The European Handbook of Psychotherapy and Mental Health. Vol. II, 1392–1396. Barcelona: Anthropos.

[48] Grossarth-Maticek, R., Eysenck, H. J., Gallasch, G., Vetter, H. & Frentzel-Beyme, R. (1991).Changes in degree of sclerosis as a function of prophylactic treatment in cancer-prone and CHD-prone probands. Behaviour Research and Therapy, 29, 343–351.

[49] Grossarth-Maticek, R., Eysenck, H. J. (1991). Personality and cancer: Prediction and prophylaxis, In F. Nygaard & A. C. Upton (eds.), Anticarcinogenesis and radiation protection, 2. New York: Plenum.

[50] Eysenck, H. J., Grossarth-Maticek, R., & Everitt, B. (1991). Personality, stress, smoking and genetic predisposition as synergistic risk factors for cancer and coronary heart disease. Integrative Physiological and Behavioral Science, 26, 309–322.

[51] Grossarth-Maticek, R., Eysenck, H. J. & Rakic, L. (1991). Central nervous system and cancer. In F. Nygaard (ed.), Anticarcinogenesis and radiation: Strategies in protection from radiation and cancer. New York: Plenum.

[52] Grossarth-Maticek, R., Eysenck, H. J., Vetter, H., & Frentzel-Beyme, R. (1988). The Heidelberg prospective intervention study. In W. J. Eylenbosch, A. M. Depoorter & N. van Lerebecke (eds.) Primary prevention of cancer. New York: Raven.

[53] Grossarth-Maticek, R., Eysenck, H. J. (1996). Psychological Factors in the Treatment of Cancer and Coronary Heart Disease In: Issues in Modern Therapy, Hatherleigh Press, New York.

[54] Stierlin, Helm u. Grossarth-Maticek, R. (1998), Krebsrisiken – Überlebenschancen: Wie Körper, Seele und soziale Umwelt zusammenwirken. Carl-Auer-Systeme Verlag. Heidelberg.

[55] Grossarth-Maticek, R. (1999). Systemische Epidemiologie und präventive Verhaltensmedizin chronischer Erkrankungen: Strategien zur Aufrechterhaltung der Gesundheit. Walter de Gruyter. Berlin. New York.

[56] Grossarth-Maticek, R., Eysenck H. J., Boyle, G. J., Heep J., Costa, S., Diel, J.. Interaction of Psychosocial and Physical Risk Factors in the Causation of Mammary Cancer, and its Prevention through Psychological Methods of Treatment (1999). Journal of Clinical Psychology. Vol. 56, No. 1 Jan. 2000.